# 全国高等医学院校规划教材精讲与习题<br>丛书编委会

全国高等医学院校规划教材精讲与习题

# 药理学

Pharmacology

何 蔚　叶和杨　主编

化学工业出版社

·北 京·

**内容简介**

本书共49章，章节编排与规划教材基本一致。每章先列出学习目的，强调本章重点掌握、熟悉和了解的内容；内容精讲对本章的学习内容和知识点进行了提炼、归纳和总结，突出重点、要点和核心内容；章后设同步练习，题型包括选择题、名词解释、填空题、问答题，并附有参考答案，力求贴近执业医师考试、毕业考试等各种实战。书后附一套模拟试卷，以供学习者检查自己对知识的掌握程度。

本书适于高等医学院校临床医学、预防医学、麻醉学、儿科学、口腔医学等各专业本科学生使用，也可作为报考研究生的专业课复习用书及教师教学、临床医师的参考用书。

**图书在版编目（CIP）数据**

药理学/何蔚，叶和杨主编. —北京：化学工业出版社，2021.2

全国高等医学院校规划教材精讲与习题

ISBN 978-7-122-38210-8

Ⅰ.①药… Ⅱ.①何… ②叶… Ⅲ.①药理学-医学院校-教学参考资料 Ⅳ.①R96

中国版本图书馆CIP数据核字（2020）第245010号

责任编辑：邱飞婵 满孝涵　　文字编辑：朱 允 陈小滔
责任校对：边 涛　　装帧设计：刘丽华

出版发行：化学工业出版社（北京市东城区青年湖南街13号 邮政编码100011）
印　　刷：三河市航远印刷有限公司
装　　订：三河市宇新装订厂
787mm×1092mm 1/16 印张22 字数640千字 2021年3月北京第1版第1次印刷

购书咨询：010-64518888　　售后服务：010-64518899
网　　址：http://www.cip.com.cn
凡购买本书，如有缺损质量问题，本社销售中心负责调换。

定　　价：66.00元

# 编写人员名单


主　　编　何　蔚　叶和杨

副 主 编　曾昭毅　黄贤华　刘建新

编　　者（以姓氏笔画为序）

万航娟　叶和杨　田原僮　刘建新　何　蔚

陈伟伟　罗　丽　周钰梅　黄贤华　曾昭毅

廖　芳

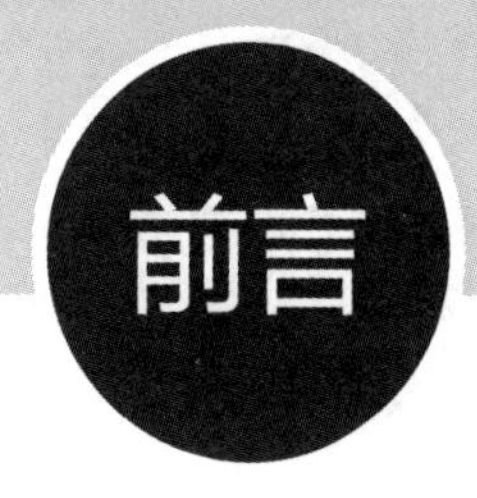


# 前言

本书是国家卫生健康委员会“十三五”规划教材《药理学》（第9版）的配套学习教材。两本书的编排次序基本一致，本书每章的内容由“学习目标”“内容精讲”“同步练习”及“参考答案”组成。“学习目标”列出了本章需掌握、熟悉和了解的内容。“内容精讲”系统地总结了各章节的基本概念、基本知识和基本理论，重点归纳了常用药物的药理作用、作用机制、临床应用、不良反应、禁忌证、药代动力学特点及药物相互作用等方面的知识，便于学生学习和掌握各章节的重点、难点及核心内容。“同步练习”参照目前的考试模式，选用了药理学考试中常见的4种题型，即选择题（A型题、B型题、C型题和X型题）、名词解释、填空题、问答题（简答题和论述题），每道题均附有参考答案。习题内容不仅涵盖了本科药理学教学大纲的内容，同时又兼顾了执业医师、执业药师考试和硕士研究生入学考试的要求，可供学生学习和自测用。

本书可作为普通高等院校基础、临床、预防、口腔医学类专业和护理学、药学及相关学科的本科学生学习药理学的辅导教材；也可作为研究生入学考试和执业医师及执业药师考试的参考资料。另外，对于从事药理学教学的教师，本书也有很好的参考价值。

由于编者的学识水平有限，书中的错误和缺点在所难免，恳请各位读者给予批评指正。

**编者**

**2020年9月**

# 目录

# 第一章　药理学总论——绪言

学习目标

1. **掌握**　药物、药理学、药物效应动力学和药物代谢动力学的概念；药理学的学科任务。
2. **熟悉**　新药的研究与开发。
3. **了解**　药物与药理学的发展史。

内容精讲

药理学是一门与医学和药学相关的综合性学科，涉及药学、基础医学和临床医学的相关内容，其发展与科学技术的进步密切相关。

## 一、药理学的性质与任务

**药物**(drug) 是指可以改变或查明机体的生理功能及病理状态，用以预防、诊断和治疗疾病的物质。

**药理学**(pharmacology) 是研究药物与机体（含病原体）相互作用及作用规律的学科。药理学既研究药物对机体的作用及作用机制，即**药物效应动力学**(pharmacodynamics)，简称**药效学**；也研究药物在机体的影响下所发生的变化及其规律，即**药物代谢动力学**(pharmacokinetics)，简称**药动学**。

**药理学的学科任务主要包括**：①阐明药物的作用及作用机制，为临床合理用药、发挥药物最佳疗效、防治不良反应提供理论依据；②研究开发新药，发现药物新用途；③为其他生命科学研究提供重要的科学依据和研究方法。

药理学的研究和发展以其他生命科学和化学知识为基础，以科学实验为手段，因此，药理学既是理论科学，又是实践科学。即在严格控制的条件下，在整体、器官、组织、细胞和分子水平，研究药物的作用及作用机制。常用的药理学实验方法有整体与离体功能检测法、行为学实验方法、形态学方法、生物检定法、电生理学方法、生物化学和分子生物学方法、免疫学方法及化学分析方法等。根据实验不同，药理学实验方法分为：实验药理学方法、实验治疗学方法和临床药理学方法。

## 二、药物与药理学的发展史

药物的应用历史可追溯到五六千年以前，药物的发现是人类从尝试各种食物时中毒然后寻找解毒物开始的。

公元 1 世纪前后我国就著有《神农本草经》，该书共收载药物 365 种，是一本专门记载药物的书籍。唐代的《新修本草》是我国第一部由政府颁布的药典，收载药物 884 种。明代医药学家李时珍所著《本草纲目》汇集了 800 余种先贤典籍，全书约 190 万字，共 52 卷，共收载药物 1892 种，被国外学者誉为“中国的百科全书”。

药理学的建立和发展与现代科学技术的发展紧密相关。19 世纪初，在化学和实验生理学基础上建立了实验药理学整体动物水平的研究方法。19 世纪 20 年代开始了器官药理学研究。有机化学和实验医学的发展使药物研究和开发进入了一个新的阶段。进入 20 世纪后，通过利用人工合成的化合物或改造天然有效成分的分子结构，药学家们开发出了一批新型、高效的药物。20 世纪 30 年代到 50 年代是新药发展的黄金时期。

随着自然科学技术特别是生命科学领域技术的发展，药理学也快速发展，由过去只与生理学有联系的单一学科发展成为与生物物理学、生物化学以及分子生物学等学科密切联系的综合学科。药理学随之也出现许多新的分支。药物作用机制的研究从宏观引入微观，从原来的系统、器官水平进入到分子水平。

### 三、新药研究与开发

新药研究过程大致可分为临床前研究、临床研究和上市后药物监测（post-marketing surveillance）三个阶段。

临床前研究主要由药学和药理学两部分内容组成，前者包括药物制备工艺路线、理化性质及质量控制标准等，后者包括以符合《实验动物管理条例》的实验动物为研究对象的药效学、药动学及毒理学研究。

新药的临床研究一般分为四期。**Ⅰ期临床试验**是在20～30例正常成年志愿者身上进行的药理学及人体安全性试验，是新药人体试验的起始阶段。**Ⅱ期临床试验**为随机双盲对照临床试验，观察病例不少于100例，主要是对新药的有效性及安全性作出初步评价，并推荐临床给药剂量。**Ⅲ期临床试验**是新药批准上市前、试生产期间，扩大的多中心临床试验，目的在于对新药的有效性、安全性进行社会性考察，观察例数一般不应少于300例。**Ⅳ期临床试验**是上市后在社会人群大范围内继续进行的受试新药安全性和有效性评价，在广泛长期使用的条件下考察疗效和不良反应，也叫售后调研。

目前新药研发领域又提出0期临床试验的概念。**0期临床试验**是一种先于传统Ⅰ期临床试验的研究，旨在评价受试药物的药效动力学和药代动力学特征。特点是：小剂量、短周期、少量受试者、不以药物疗效评价为目的。其目的是对作用于靶点指标和（或）生物标记物的抗肿瘤候选药物的药效学和药动学进行评价。

## 同步练习

**一、名词解释**

1. 药物（drug）
2. 药理学（pharmacology）
3. 药物效应动力学（pharmacodynamics）
4. 药物代谢动力学（pharmacokinetics）

**二、填空题**

1. 药物是指可以改变或查明机体的________及________，用于________、________和________的物质。
2. 药理学是研究________与________相互作用及作用规律的学科。
3. 根据实验不同，药理学实验方法分为________、________和________。
4. 新药研究过程大致可分为________、________和________三个阶段。

**三、问答题**

1. 药理学的学科任务是什么？
2. 新药的临床研究分为几期？每期研究的主要内容是什么？

## 参考答案

**一、名词解释**

1. 药物（drug）：是指可以改变或查明机体的生理功能及病理状态，用以预防、诊断和治疗疾病的物质。

2. 药理学（pharmacology）：是研究药物与机体（含病原体）相互作用及作用规律的学科，它既研究药物对机体的作用及作用机制，也研究药物在机体的影响下发生的变化及其规律。

3. 药物效应动力学（pharmacodynamics）：研究药物对机体的作用及作用机制，简称药效学。

4. 药物代谢动力学（pharmacokinetics）：研究药物在机体的影响下所发生的变化及其规律，简称药动学。

## 二、填空题

1. 生理功能　病理状态　预防　诊断　治疗疾病

2. 药物　机体（含病原体）

3. 实验药理学方法　实验治疗学方法　临床药理学方法

4. 临床前研究　临床研究　上市后药物监测

## 三、问答题

1. 答：药理学的学科任务主要包括：①阐明药物的作用及作用机制，为临床合理用药、发挥药物最佳疗效、防治不良反应提供理论依据；②研究开发新药，发现药物新用途；③为其他生命科学的研究探索提供重要的科学依据和研究方法。

2. 答：新药的临床研究一般分为四期。Ⅰ期临床试验是在20～30例正常成年志愿者身上进行的药理学及人体安全性试验，是新药人体试验的起始阶段。Ⅱ期临床试验为随机双盲对照临床试验，观察病例不少于100例，主要是对新药的有效性及安全性作出初步评价，并推荐临床给药剂量。Ⅲ期临床试验是新药批准上市前、试生产期间，扩大的多中心临床试验，目的在于对新药的有效性、安全性进行社会性考察，观察例数一般不应少于300例。Ⅳ期临床试验是上市后在社会人群大范围内继续进行的受试新药安全性和有效性评价，在广泛长期使用的条件下考察疗效和不良反应，也叫售后调研。

（何　蔚）

# 第二章　药物代谢动力学

学习目标

**1. 掌握**　药物的 $pK_a$ 及膜两侧 pH 对药物跨膜转运的影响；首过消除、血浆半衰期、生物利用度、表观分布容积、稳态血药浓度、血药峰浓度、清除率、消除速率常数、负荷剂量的概念和意义；肝药酶的特性、肝药酶诱导和抑制及其对药物作用的影响；肾小管重吸收对药物排泄的影响；肝肠循环的意义。

**2. 熟悉**　药物跨膜转运的主要方式和特点；药物的吸收、分布、代谢和排泄的过程及其影响因素；房室模型的概念；一级消除动力学及零级消除动力学的特点。

**3. 了解**　药物体内生物转化（代谢）的主要方式和特点；药物排泄的主要途径。

内容精讲

药物代谢动力学主要是研究药物的体内过程（包括吸收、分布、代谢和排泄），并运用数学原理和方法阐释体内药物浓度随时间变化的动态规律。药物在作用部位能否达到安全、有效的浓度是确定给药剂量和间隔时间的依据。

## 第一节　药物分子的跨膜转运

### 一、药物通过细胞膜的方式

药物分子通过细胞膜的方式有被动转运［包括滤过（水溶性扩散）、简单扩散（脂溶性扩散）］、载体转运（包括主动转运和易化扩散）和膜动转运（包括胞饮和胞吐）。

#### （一）被动转运

被动转运（passive transport）是指存在于细胞膜两侧的药物顺浓度梯度从高浓度侧向低浓度侧扩散的过程。被动转运的特点：①顺浓度梯度转运；②不需要载体，膜对通过的物质无特殊选择性；③不消耗能量；④无饱和性，无竞争性抑制，一般也无部位特异性。

**1. 滤过**（filtration）　是指水溶性的极性或非极性药物分子借助于流体静压或渗透压随体液通过细胞膜的水性通道而进行的跨膜转运，又称水溶性扩散（aqueous diffusion），为被动转运方式。

**2. 简单扩散**（simple diffusion）　是指脂溶性药物溶解于细胞膜的脂质层，顺浓度差通过细胞膜，又称**脂溶性扩散**（lipid diffusion），是被动转运方式。绝大多数药物按此种方式通过生物膜。简单扩散的速度主要取决于药物的油水分配系数和膜两侧药物浓度差。

#### （二）载体转运

载体转运（carrier-mediated transport）的特点：①对转运物质有选择性（specificity）；②载体的转运能力有限，故具有饱和性（saturation）；③结构相似的药物或内源性物质可竞争同一载体而具有竞争性（competition），并可发生竞争性抑制（competitive inhibition）；④具有结构特异性和部位特异性。

载体转运主要有主动转运和易化扩散两种方式。

**1. 主动转运**（active transport）　药物借助载体或酶促系统的作用，从低浓度侧向高浓度侧逆浓度梯度的跨膜转运。主动转运需要耗能，能量可直接来源于 ATP 的水解，或间接来源于其他

离子如 $Na^+$ 的电化学差。主动转运可逆电化学差转运药物。

**2. 易化扩散**(facilitated diffusion)　指药物在载体的作用下顺浓度梯度从膜的高浓度侧向低浓度侧进行跨膜转运的方式，不需要消耗能量，不能逆电化学差转运，是一种被动转运。易化扩散可以加快药物的转运速率。

#### （三）膜动转运

膜动转运（membrane moving transport）是指大分子物质通过膜的运动而转运，包括胞饮和胞吐。

### 二、影响药物通透细胞膜的因素

#### （一）药物的解离度和体液的酸碱度

(1) 分子型（非解离型）药物疏水而亲脂，易于通过细胞膜；离子型药物极性高，不易通过细胞膜脂质层，这种现象称为**离子障**(ion trapping)。

(2) 药物的解离度取决于体液 pH 和药物的解离常数（$K_a$）。

(3) 解离常数的负对数值为 $pK_a$，表示药物的解离度，当药物的解离型与非解离型比例相等时，$pH=pK_a$，即**$pK_a$ 等于药物解离 50%时所在体液的 pH**。各药都有固定的 $pK_a$。

(4) 当 $pK_a$ 与 pH 的差值以数学值增减时，药物的离子型与非离子型浓度比值以指数值相应变化。

① 弱酸性药物：[离子型]/[非离子型]$=[A^-]/[HA]=10^{pH-pK_a}$

② 弱碱性药物：[离子型]/[非离子型]$=[BH^+]/[B]=10^{pK_a-pH}$

#### （二）药物浓度差以及细胞膜通透性、面积和厚度

(1) 药物分子跨膜转运的速率（单位时间通过的药物分子数）与膜两侧药物浓度差（$C_1-C_2$）、膜面积、膜的通透系数和膜的厚度有关。

(2) 通透量（单位时间分子数）$=(C_1-C_2)\times$面积$\times$通透系数/厚度

#### （三）血流量

血流量的改变可影响细胞膜两侧药物浓度差。

#### （四）细胞膜转运蛋白的量和功能

营养状况和蛋白质的摄入量影响细胞膜转运蛋白的数量，从而影响药物的跨膜转运；转运蛋白的功能受基因型控制。

## 第二节　药物的体内过程

### 一、吸收

药物的**吸收**(absorption) 是指药物自用药部位进入血液循环的过程。

#### （一）口服给药

(1) 口服给药是最常用的给药途径。胃肠道的吸收面积大、内容物的拌和作用以及小肠内适中的酸碱性（pH 5.0～8.0）对药物解离影响小等有利于药物的吸收。其中小肠内 pH 接近中性，黏膜吸收面广，缓慢蠕动能增加药物与黏膜接触机会，是药物口服时的主要吸收部位。

(2) 大多数药物在胃肠道内是以简单扩散方式被吸收的。

(3) 影响胃肠道对药物吸收的因素包括：服药时饮水量、是否空腹、胃肠蠕动度、胃肠道 pH、药物颗粒大小、药物与胃肠道内容物的理化性相互作用等。此外，胃肠道分泌的酸和酶以及肠道内菌群的生化作用均可影响药物的口服吸收。

(4) 首过消除（first pass elimination）　从胃肠道吸收的药物在到达全身血液循环前，有些药物在首次通过肠壁和肝脏时部分被代谢灭活，从而使进入全身血液循环内的有效药物量明显减

少，这种现象称为首过消除，也称首过代谢（first pass metabolism）或首过效应（first pass effect）。也是影响药物口服吸收的重要因素。

### （二）注射给药

（1）肌内注射及皮下注射药物主要经毛细血管以简单扩散和滤过方式吸收，吸收速率受注射部位血流量和药物剂型的影响。

（2）静脉注射可使药物迅速而准确地进入体循环，没有吸收过程。

（3）动脉注射和鞘内注射为特殊给药途径，用以在特定的靶器官产生较高的药物浓度而发挥局部疗效。

### （三）吸入给药

肺泡表面积大，与血液只隔肺泡上皮及毛细管内皮各一层，而且血流量大，只要具有一定溶解度的气态药物即能经肺迅速吸收。有些药物在吸收进入血液循环前可在肺内排泄或被代谢一部分药物，这也是一种首过消除。

### （四）局部用药

（1）局部用药的目的是在皮肤、眼、鼻、喉和阴道等部位主要产生局部作用。

（2）局麻药进行表面麻醉也是一种局部用药。

（3）直肠给药　有时直肠给药的目的是产生局部抗炎作用，但大部分直肠给药是为了产生吸收作用。直肠给药的剂量约50%可以绕过肝脏，在一定程度上可以避免首过消除。

### （五）舌下给药

（1）通过血流丰富的颊黏膜吸收，直接进入全身循环。

（2）在很大程度可避免首过消除，吸收也较迅速。

## 二、分布

药物吸收后从血液循环到达机体各个部位和组织的过程称为**分布**（distribution）。影响药物在体内分布的因素包括药物的脂溶度、毛细血管通透性、器官和组织的血流量、药物与血浆蛋白和组织结合的能力、药物的 $pK_a$ 和局部 pH、药物转运载体的数量和功能、组织的通透性及特殊组织的屏障作用。

### （一）血浆蛋白的结合率

（1）大多数药物在血浆中均可与血浆蛋白不同程度地结合而形成结合型药物，它与未结合的游离型药物同时存在于血液中，并以一定百分数的结合率达到平衡。

（2）结合型药物不能进行跨膜转运，是药物在血液中的一种暂时贮存形式。因此，药物与血浆蛋白结合影响药物在体内的分布、转运速度以及作用强度和消除速率。

（3）决定药物血浆蛋白结合率的因素为游离药物浓度、血浆蛋白量和药物与血浆蛋白的亲和力的大小。

（4）药物与血浆蛋白结合后暂时失去药理活性，药物与血浆蛋白结合的特异性低，与相同血浆蛋白结合的药物之间可发生竞争性置换的相互作用。药物与内源性化合物也可在血浆蛋白结合部位发生竞争性置换作用。

### （二）组织器官血流量

药物由血液向组织器官的分布速度主要决定于该组织器官的血流量和膜的通透性。

### （三）组织细胞结合

药物与组织细胞结合是由于药物与某些组织细胞成分具有特殊的亲和力，使这些组织中的药物浓度高于血浆游离药物浓度，使药物的分布具有一定的选择性。

### （四）体液的pH和药物的解离度

由于弱酸性药物在较碱性的细胞外液中解离增多，因而细胞外液浓度高于细胞内液，升高血液 pH 可使弱酸性药物由细胞内向细胞外转运，降低血液 pH 则使弱酸性药物向细胞内转移。弱碱性药物则相反。

**（五）体内屏障**

**1. 血脑屏障**（blood-brain barrier）　许多分子量较大、极性较高的解离型药物不能穿透血脑屏障，进而不易进入脑组织。

**2. 胎盘屏障**（placental barrier）　对药物的转运并无屏障作用，对药物的通透性与一般的毛细血管无明显差别，几乎所有药物都能穿透胎盘屏障进入胎儿体内。

**3. 血眼屏障**（blood-eye barrier）　可影响药物在眼组织中的浓度。全身给药时有些药物在眼内很难达到有效浓度，因此在治疗眼部感染时，可采用局部滴眼或眼周边给药，包括结膜下注射、球后注射或结膜囊给药等。

## 三、代谢

**（一）药物代谢的意义**

药物经过代谢后其药理活性或毒性发生改变，大多数药物被灭活，药理活性降低或完全消失，但也有少数药物被活化而产生药理作用或毒性。

**（二）药物代谢部位**

体内各种组织均有不同程度的代谢药物的能力，但肝脏是最主要的药物代谢器官，此外，胃肠道、肺、皮肤、肾也可产生药物代谢作用。

**（三）药物代谢时相**

大多数药物代谢发生在吸收进入血液后、肾脏排泄之前，也有少数药物代谢发生在肠腔和肠壁细胞内。药物代谢通常涉及Ⅰ相（phase Ⅰ）和Ⅱ相（phase Ⅱ）反应。

**（四）药物代谢酶**

**1. 细胞色素 $P_{450}$ 单氧化酶系**（cytochrome $P_{450}$ monooxygenases 或 $CYP_{450}$，简称 CYP）　为一类亚铁血红素-硫醇盐蛋白的超家族，它参与内源性物质和药物、环境化合物外源性物质的代谢。

**2. 其他代谢酶**　包括含黄素单加氧酶系、环氧化物水解酶系、结合酶系、脱氢酶系等。

**（五）影响药物代谢的因素**

**1. 遗传因素**　遗传因素是药物代谢差异的决定因素。

**2. 药物代谢酶的诱导与抑制**　①酶诱导可引起合用的底物药物代谢速率加快，因而药理作用和毒性反应发生改变。②有些药物可抑制肝微粒体酶的活性，导致同时应用的一些药物代谢减慢。这类抑制物和药物代谢酶结合，竞争性抑制其他底物的代谢。

**3. 肝血流量的改变**　肝血流量是决定肝脏药物清除率的重要因素。

**4. 其他因素**　包括环境、昼夜节律、生理因素、病理因素等。

## 四、排泄

**（一）肾脏排泄**

**1. 肾小球滤过**　滤过速度受药物分子大小、血浆内药物浓度以及肾小球滤过率的影响。

**2. 肾小管分泌**　近曲小管细胞能以主动方式将药物自血浆分泌入肾小管内。

**3. 肾小管重吸收**　①肾脏主要在远曲小管通过简单扩散的方式对肾小管内非解离型的弱酸性药物和弱碱性药物进行重吸收。重吸收程度受血和尿的 pH 以及药物 $pK_a$ 的影响。②当尿液酸性增高时，碱性药物解离程度随之增高，重吸收减少，酸性药物则相反。而尿液碱性增高时，酸性药物解离程度随之增高，重吸收减少，碱性药物相反。

**（二）消化道排泄**

（1）药物可通过胃肠道壁脂质膜自血浆内以简单扩散方式排入胃肠腔内，位于肠上皮细胞膜上的P-糖蛋白也可直接将药物及其代谢产物从血液内分泌排入肠道。

(2) 被分泌到胆汁内的药物及其代谢产物经由胆道及胆总管进入肠腔，然后随粪便排泄出去，经胆汁排入肠腔的药物部分可再经小肠上皮细胞吸收经肝脏进入血液循环，这种肝脏、胆汁、小肠间的循环称**肝肠循环**(hepato-enteral circulation)。

**(三) 其他途径的排泄**

药物也可经汗液、唾液、泪液和乳汁排泄。挥发性药物和气态麻醉药可通过肺排出体外。

## 第三节 房室模型

**房室模型**(compartment model) 是将整个机体视为一个系统，系统内部按动力学特点分为若干房室。房室被视为一个假设空间，它的划分与解剖学部位或生理学功能无关，只要体内某些部位的转运速率相同，均视为同一室。根据药物在体内的动力学特性，房室模型可分为一室模型、二室模型和多室模型。

## 第四节 药物消除动力学

### 一、药物的血药浓度-时间关系

绝大多数药物的药理作用强弱与其血药浓度平行，血药浓度随时间的推移而变化。一次给药后在不同时间测定血药浓度，可以描记出血药浓度与时间关系的曲线（药-时曲线）。静脉注射形成的曲线由急速下降的以分布为主的分布相和缓慢下降的以消除（包括代谢和排泄）为主的消除相两部分组成，而口服给药形成的曲线则是由迅速上升的以吸收为主的吸收相和缓慢下降的以消除为主的消除相两部分组成。

### 二、药物消除动力学类型

**1. 一级消除动力学**

(1) 一级消除动力学（first-order elimination kinetics）是体内药物在单位时间内消除的药物百分率不变，也就是体内药物按恒定比例消除，单位时间内消除的药物量与血浆药物浓度成正比。

(2) 药-时曲线在常规坐标图上作图时呈曲线，在半对数坐标图上则为直线，呈指数衰减，故一级动力学过程也称为线性动力学过程。

(3) 药物在体内消除时血浆药物浓度衰减规律的方程式为：$\mathrm{d}C/\mathrm{d}t=-K_eC$

**2. 零级消除动力学**

(1) 零级消除动力学（zero-order elimination kinetics）是药物在体内以恒定的速率消除，即不论血浆药物浓度高低，单位时间内消除的药物量不变。

(2) 药-时曲线在半对数坐标图上为曲线，故也称为非线性动力学过程。

(3) 药物在体内的消除能力达到饱和。

(4) 零级消除动力学的计算公式为：$\mathrm{d}C/\mathrm{d}t=-K_0$

**3. 混合消除动力学** 一些药物在体内可表现为混合消除动力学，即在低浓度或低剂量时，按一级动力学消除，达到一定高浓度或高剂量时，按零级动力学消除。混合消除动力学过程可用米-曼（Michaelis-Menten）方程式表示。

## 第五节 药物代谢动力学重要参数

### 一、峰浓度和达峰时间

血管外给药时药-时曲线的最高点称为**峰浓度**(peak concentration，$C_{max}$)，达到峰浓度的时间称为**达峰时间**（peak time，$T_{max}$）。

### 二、曲线下面积

药-时曲线下所覆盖的面积称为**曲线下面积**（area under curve，$AUC$），其大小反映药物进入血液循环的相对量。

### 三、生物利用度

**生物利用度**（bioavailability，$F$）是指药物经血管外途径给药后吸收进入全身血液循环的相对量和速度。计算公式为 $F=A/D\times 100\%$。生物利用度可分为绝对生物利用度和相对生物利用度。

### 四、表观分布容积

**表观分布容积**（apparent volume of distribution，$V_d$）是指当血浆和组织内药物分布达到平衡时，体内药物按此时的血浆药物浓度在体内分布所需体液容积。计算公式为 $V_d=A/C_0$。表观分布容积是一个假想的容积，而不是具体的生理空间。**表观分布容积的意义**：①可以计算出达到期望血浆药物浓度时的给药剂量；②可以推测药物在体内的分布程度和组织中的摄取程度。

### 五、消除速率常数

**消除速率常数**（elimination rate constant，$K_e$）是指单位时间内消除药物的分数。如 $K_e$ 为 0.18/h，表示每小时消除前一小时末体内剩余药量的 18%。$K_e$ 反映体内各种途径消除药物的总和。对于正常人来说，$K_e$ 基本恒定，其数值大小反映药物在体内消除的速率，只依赖于药物本身的理化性质和消除器官的功能，与药物的剂型无关。

### 六、消除半衰期

**药物消除半衰期**（half life，$t_{1/2}$）是血浆药物浓度下降一半所需要的时间。其长短可反映体内药物消除速度。根据半衰期可确定给药间隔时间，通常给药间隔时间约为 1 个半衰期。

**1. 按一级动力学消除的药物的 $t_{1/2}$ 计算**　$t_{1/2}=0.693/K_e$。按一级动力学消除的药物，经过 1 个 $t_{1/2}$ 后，消除 50%；经过 2 个 $t_{1/2}$ 后，消除 75%；经过 5 个 $t_{1/2}$，体内药物消除约 97%，也就是说约经过 5 个 $t_{1/2}$，药物可从体内基本消除。反之，若按照固定剂量、固定间隔时间给药，或恒速静脉滴注，经过 4～5 个 $t_{1/2}$ 基本达到稳态血药浓度。

**2. 按零级动力学消除的药物的 $t_{1/2}$ 计算**　$t_{1/2}=0.5\times C_0/K_e$。按零级动力学消除的药物，$t_{1/2}$ 和血浆药物初始浓度成正比，即给药剂量越大，$t_{1/2}$ 越长。

### 七、清除率

**清除率**（clearance，$CL$）是机体消除器官在单位时间内清除药物的血浆容积，也就是单位时间内有多少体积血浆中所含药物被机体清除。计算公式为：$CL=V_d\cdot K_e$

## 第六节　药物剂量的设计和优化

### 一、多次给药的稳态血浆药物浓度

（1）按照一级动力学规律消除的药物，其体内药物总量随着不断给药而逐步增多，直至从体内消除的药量和进入体内的约量相等时，体内药物总量不再增加而达到稳定状态，此时的血药浓度称为**稳态浓度**（steady-state concentration，$C_{ss}$）。

（2）多次给药后药物达到稳态浓度的时间仅取决于药物的消除半衰期。①一般来说，药物在剂量和给药间隔时间不变时，约经 4～5 个半衰期可分别达到稳态浓度的 94%和 97%。提高给药频率或增加给药剂量均不能使稳态浓度提前达到，而只能改变体内药物总量（即提高稳态浓度水平）或峰浓度（peak concentration，$C_{ss.max}$）与谷浓度（trough concentration，$C_{ss.min}$）之差。②在剂量不变时，加快给药频率使体内药物总量增加、峰谷浓度之差缩小；延长给药间隔时间使体内药物总量减少、峰谷浓度差加大。③一般来说，长期慢性给药时给药间隔时间长于 2 个半衰期较为安全，多不会出现有重要临床意义的毒性反应。

### 二、靶浓度和维持剂量

(1) 合理的用药方案是使稳态血药浓度达到一个有效而不产生毒性反应的治疗浓度范围，称为**靶浓度**。

(2) 在大多数情况下，临床多采用多次间歇给药或是持续滴注，以使稳态血浆药物浓度维持在一个治疗浓度范围。因此，要计算药物**维持剂量**(maintenance dose)。为了维持选定的稳态浓度或靶浓度，需调整给药速度以使进入体内的药物速度等于体内消除药物的速度。

### 三、负荷剂量

因维持量给药通常需要4～5个$t_{1/2}$才能达到稳态血药浓度，增加剂量或者缩短给药间隔时间均不能提前达到稳态，只能提高药物浓度，因此如果患者急需达到稳态血药浓度以迅速控制病情，可用**负荷剂量**(loading dose) 给药法。负荷剂量是指首次剂量加大，然后再给予维持剂量，使稳态血药浓度（即事先为该患者设定的靶浓度）提前产生。

如果口服间歇给药采用每隔1个$t_{1/2}$给药一次，负荷剂量可采用首剂加倍；持续静脉滴注时，负荷剂量可采用1.44倍第1个的静脉滴注量静推。

### 四、个体化治疗

在制订一个药物的合理治疗方案时，必须知道所用药物的$F$、$CL$、$V_{ss}$、$t_{1/2}$，了解药物的吸收速度和分布特点，并且要根据可能引起这些参数改变的患者的情况对剂量进行调整。对于某些治疗范围很窄的药物，应测出$C_{ss.max}$，直接估算$F$、$CL$、$V_{ss}$，使给药方案较为合理。

## 同步练习

### 一、选择题

【A型题】

1. 药物代谢动力学研究（　　）
   A. 药物对机体的影响　B. 血药浓度与疗效的关系　C. 药物在体内的分布
   D. 药物在体内的生物转化　E. 药物在机体的影响下所发生的变化及规律
2. 最常用的给药途径是（　　）
   A. 肌内注射　B. 静脉注射　C. 皮下注射
   D. 口服给药　E. 舌下给药
3. 大多数药物通过细胞膜的方式是（　　）
   A. 水溶性扩散　B. 脂溶性扩散　C. 易化扩散
   D. 主动转运　E. 胞饮
4. 弱酸性或弱碱性药物的$pK_a$等于（　　）
   A. 药物解离25%时所在体液的pH
   B. 药物解离50%时所在体液的pH
   C. 药物解离75%时所在体液的pH
   D. 药物解离99%时所在体液的pH
   E. 药物全部解离时所在体液的pH
5. 某弱酸性药物的$pK_a$为5.5，它在pH为7.5的小肠中可吸收约（　　）
   A. 0.01%　B. 0.1%　C. 1%
   D. 90%　E. 99%
6. 某弱酸性药物的$pK_a$为4.4，当血浆中的pH为7.4，尿液中的pH为5.4时，血浆药物浓度是尿液中药物浓度的（　　）
   A. 9倍　B. 100倍　C. 91倍

D. 1/100　　E. 1/10

7. 某弱碱性药物在血浆中（pH 7.4）有10%解离，其p$K_a$约为（　　）

A. 5.4　　B. 6.4　　C. 7.4

D. 8.4　　E. 9.4

8. 某弱酸性药物在pH为7的溶液中约90%解离，其p$K_a$约为（　　）

A. 9　　B. 8　　C. 7

D. 6　　E. 5

9. 关于药物与血浆蛋白结合，叙述正确的是（　　）

A. 结合后转运加快　　B. 结合后药效增强　　C. 结合后代谢加快

D. 结合后排泄加快　　E. 结合后暂时失去药理活性

10. 以简单扩散的方式较易通过血脑屏障的药物是（　　）

A. 解离型药物　　B. 脂溶性高的药物　　C. 极性高的药物

D. 大分子药物　　E. 与血浆蛋白结合的药物

11. 在碱性尿液中弱酸性药物（　　）

A. 解离少，重吸收多，排泄慢　　B. 解离少，重吸收多，排泄快

C. 解离多，重吸收少，排泄快　　D. 解离多，重吸收多，排泄慢

E. 排泄速度不变

12. 某药在体内按一级动力学消除，其消除半衰期为（　　）

A. $2.303/K_e$　　B. $0.693/K_e$　　C. $0.5C_0/K_e$

D. $K_e/0.693$　　E. $K_e/2.303$

13. 某药在体内按一级动力学消除，其消除半衰期为10h，一次给药后，药物在体内基本消除的时间约为（　　）

A. 1天　　B. 2天　　C. 3天

D. 4天　　E. 5天

14. 某药在体内按零级动力学消除，其消除半衰期为（　　）

A. $2.303/K_e$　　B. $0.693/K_e$　　C. $0.5C_0/K_e$

D. $K_e/0.693$　　E. $K_e/2.303$

15. 静脉注射某药100mg，其血药浓度为5μg/mL，该药的表观分布容积为（　　）

A. 0.05L　　B. 2L　　C. 5L

D. 20L　　E. 200L

16. 药物在体内按一级动力学规律消除，多次给药后达到稳态血药浓度的时间取决于（　　）

A. 给药的剂量　　B. 给药的次数　　C. 表观分布容积

D. 生物利用度　　E. 药物的消除半衰期

17. 药物的生物转化和排泄速度决定其（　　）

A. 起效的快慢　　B. 作用持续时间的长短　　C. 最大效应的高低

D. 效价强度的高低　　E. 副作用的多少

18. 药-时曲线下所覆盖的面积为曲线下面积，其大小反映药物（　　）

A. 给药的剂量　　B. 吸收速度　　C. 消除速度

D. 消除半衰期　　E. 进入血液循环的相对量

**【X型题】**

19. 下列关于药物通过载体转运特点的描述，正确的有（　　）

A. 对转运物质有选择性　　B. 具有饱和性　　C. 可发生竞争性抑制

D. 主动转运需要耗能　　E. 易化扩散需要耗能

20. 下列哪些因素可影响胃肠道对药物的吸收（　　）

A. 胃肠蠕动度　　B. 胃肠道pH　　C. 胃肠道内容物的理化性质

D. 药物的颗粒大小　　E. 胃肠道分泌的酸和酶的生化作用

21. 下列哪些因素可影响药物在体内的分布（　　）
A. 药物的脂溶度　　B. 器官和组织的血流量　　C. 毛细血管通透性
D. 药物的 $pK_a$ 和局部 pH　　E. 药物转运载体的数量和功能

22. 影响药物代谢的因素有（　　）
A. 遗传因素　　B. 药物代谢酶的诱导与抑制
C. 环境因素　　D. 昼夜节律
E. 生理因素

23. 临床上静脉滴注碳酸氢钠抢救苯巴比妥药物中毒的作用机制是（　　）
A. 促进苯巴比妥由脑细胞向血浆转运　　B. 抑制胃肠道吸收苯巴比妥
C. 抑制苯巴比妥在肝脏的代谢　　D. 促进苯巴比妥在肝脏的代谢
E. 碱化尿液，减少苯巴比妥在肾小管的重吸收

24. 药物按一级动力学消除的特点是（　　）
A. 体内药物按恒定比例消除
B. 药-时曲线在半对数坐标图上作图时呈直线
C. 药-时曲线在半对数坐标图上作图时呈曲线
D. 药物的消除半衰期不受药物初始浓度和给药剂量的影响
E. 药物的消除半衰期和药物初始浓度成正比

25. 药物按零级动力学消除的特点是（　　）
A. 体内药物按恒定比例消除
B. 药-时曲线在半对数坐标图上作图时呈直线
C. 药-时曲线在半对数坐标图上作图时呈曲线
D. 药物的消除半衰期不受药物初始浓度和给药剂量的影响
E. 药物的消除半衰期和药物初始浓度成正比

26. 下列关于消除速率常数 $K_e$ 的描述，正确的是（　　）
A. 指单位时间内消除药物的分数　　B. 反映体内各种途径消除药物的总和
C. 对于正常人来说，$K_e$ 基本恒定　　D. 与药物的剂型有关
E. 只依赖于药物本身的理化性质和消除器官的功能

## 二、名词解释

1. 首过消除（first pass elimination）
2. 肝肠循环（hepato-enteral circulation）
3. 一级消除动力学（first-order elimination kinetics）
4. 零级消除动力学（zero-order elimination kinetics）
5. 曲线下面积（area under curve，$AUC$）
6. 稳态浓度（steady-state concentration，$C_{ss}$）
7. 消除半衰期（half life，$t_{1/2}$）
8. 清除率（clearance，$CL$）
9. 表观分布容积（apparent volume of distribution，$V_d$）
10. 生物利用度（bioavailability，$F$）
11. 负荷剂量（loading dose）
12. 房室模型（compartment model）

## 三、填空题

1. 药物的体内过程包括________、________、________和________。
2. 在生理状态下，细胞内液 pH 为________，细胞外液 pH 为________。由于弱酸性药物在细胞外液中解离________，因而细胞外液浓度________细胞内液，升高血液 pH 可使弱酸性药

物由细胞________向细胞________转运，降低血液 pH 则使弱酸性药物向细胞________转移。

3. 药物与血浆蛋白结合影响药物在体内的________、________、________和________。

4. 在体内按一级动力学消除的药物，一次给药后，经过________个消除半衰期，体内药物消除约 97%，即药物可从体内基本消除。

5. 药物经过代谢后，绝大多数成为极性________、水溶性________的产物经肾脏排泄。

6. 药物表观分布容积的意义是________________和________________。

**四、问答题**

**（一）简答题**

1. 简述药物的主动转运和被动转运的特点。
2. 影响药物通透细胞膜的因素有哪些？
3. 口服给药时影响胃肠道对药物吸收的因素有哪些？
4. 影响药物在体内分布的因素有哪些？
5. 简述尿液酸碱度的变化对药物经肾脏排泄的影响。

**（二）论述题**

试述药代动力学参数 $K_e$、$t_{1/2}$、$CL$、$V_d$、$F$ 和 $C_{ss}$ 的意义。

## 参考答案

**一、选择题**

1. E　2. D　3. B　4. B　5. C　6. C　7. B　8. D　9. E　10. B　11. C　12. B　13. B　14. C　15. D　16. E　17. B　18. E　19. ABCD　20. ABCDE　21. ABCDE　22. ABCDE　23. AE　24. ABD　25. CE　26. ABCE

**二、名词解释**

1. 首过消除（first pass elimination）：从胃肠道吸收的药物在到达全身血液循环前，有些药物在首次通过肠壁和肝脏时部分被代谢灭活，从而使进入全身血液循环内的有效药物量减少的现象，称为首过消除，也称首过代谢或首过效应。

2. 肝肠循环（hepato-enteral circulation）：被分泌到胆汁内的药物及其代谢产物经由胆道及胆总管进入肠腔，然后随粪便排泄出去，经胆汁排入肠腔的药物部分可再经小肠上皮细胞吸收经肝脏进入血液循环，这种肝脏、胆汁、小肠间的循环称肝肠循环。

3. 一级消除动力学（first-order elimination kinetics）：体内药物按恒定比例消除，单位时间内消除的药物量与血浆药物浓度成正比。

4. 零级消除动力学（zero-order elimination kinetics）：药物在体内以恒定的速率消除，即不论血浆药物浓度高低，单位时间内消除的药物量不变。

5. 曲线下面积（area under curve，$AUC$）：药-时曲线下所覆盖的面积称为曲线下面积，其大小反映药物进入血液循环的相对量。

6. 稳态浓度（steady-state concentration，$C_{ss}$）：按照一级动力学规律消除的药物，其体内药物总量随着不断给药而逐步增多，直至从体内消除的药量和进入体内的药量相等时，体内药物总量不再增加而达到稳定状态，此时的血药浓度称为稳态浓度。

7. 消除半衰期（half life，$t_{1/2}$）：是血浆药物浓度下降一半所需要的时间，其长短可反映体内药物消除速度。

8. 清除率（clearance，$CL$）：是机体消除器官在单位时间内清除药物的血浆容积，也就是单位时间内有多少体积血浆中所含药物被机体清除。

9. 表观分布容积（apparent volume of distribution，$V_d$）：是指当血浆和组织内药物分布达到平衡时，体内药物按此时的血浆药物浓度在体内分布所需体液容积。

10. 生物利用度（bioavailability，$F$）：是指药物经血管外途径给药后吸收进入全身血液循环的相对量和速度。

11. 负荷剂量（loading dose）：负荷剂量是指首次剂量加大，然后再给予维持剂量，使稳态血药浓度（即事先为该患者设定的靶浓度）提前产生。

12. 房室模型（compartment model）：是药动学模型，是将整个机体视为一个系统，并将该系统按动力学特征划分为若干个房室，将机体看成是由若干个房室组成的一个完整的系统。

**三、填空题**

1. 吸收　分布　代谢　排泄
2. 7.0　7.4　增多　高于　内　外　内
3. 分布　转运速度　作用强度　消除速率
4. 5
5. 大　高
6. 可以计算出达到期望血浆药物浓度时的给药

剂量　可以推测药物在体内的分布程度和组织中的摄取程度

## 四、问答题

### （一）简答题

1.答：（1）主动转运的特点是：①不依赖浓度梯度，从低浓度侧向高浓度侧逆浓度梯度转运；②需要载体；③消耗能量；④有饱和性，有竞争性抑制；⑤可逆电化学差转运。

（2）被动转运的特点是：①顺浓度梯度转运；②不需要载体，膜对通过的物质无特殊选择性；③不消耗能量；④无饱和性，无竞争性抑制，一般也无部位特异性。

2.答：影响药物通透细胞膜的因素有：①药物的解离度和体液的酸碱度；②药物浓度差以及细胞膜通透性、面积和厚度；③血流量；④细胞膜转运蛋白的量和功能。

3.答：大多数药物在胃肠道内是以简单扩散方式被吸收的，影响胃肠道对药物吸收的因素主要包括：服药时饮水量、是否空腹、胃肠蠕动度、胃肠道的吸收面积、胃肠道pH、药物解离度、药物颗粒大小、药物与胃肠道内容物的理化性相互作用等，此外，胃肠道分泌的酸和酶以及肠道内菌群的生化作用，首过消除的影响等均可影响药物的口服吸收。

4.答：影响药物在体内分布的因素包括药物的脂溶度、毛细血管通透性、器官和组织的血流量、药物与血浆蛋白和组织结合的能力、药物的$pK_a$和局部pH、药物转运载体的数量和功能、组织的通透性及特殊组织的屏障作用。

5.答：当尿液酸性增高时，弱碱性药物解离程度增高，重吸收减少，排泄增加；弱酸性药物则相反，即解离程度减少，重吸收增加，排泄减少。而尿液碱性增高时，弱酸性药物解离程度增高，重吸收减少，排泄增加；弱碱性药物相反，即解离程度减少，重吸收增加，排泄减少。

### （二）论述题

答：①$K_e$为消除速率常数，反映体内药物的消除速率，通过$K_e$可以计算用药后体内的血药浓度或存留量。②$t_{1/2}$是药物消除半衰期，指血浆药物浓度下降一半所需要的时间，其长短可反映体内药物消除速度。③$CL$即清除率，是机体消除器官在单位时间内清除药物的血浆容积，也就是单位时间内有多少体积血浆中所含药物被机体清除，反映机体清除药物的能力。④$V_d$即表观分布容积，是指当血浆和组织内药物分布达到平衡后，体内药物按此时的血浆药物浓度在体内分布时所需体液容积，根据$V_d$的大小可以推测药物在体内的分布情况，用$V_d$可以计算出达到一定血药浓度所需要的药量或应用了一定量的药物后所形成的血药浓度。⑤$F$即生物利用度，是指药物经血管外途径给药后吸收进入全身血液循环的相对量，反映药物经吸收后进入体循环的相对量和速度。⑥$C_{ss}$即稳态血药浓度，此时从体内消除的药量和进入体内的药量相等时，体内药物总量不再增加而达到稳定状态，是制订各种给药方案的重要药动学参数之一。合理的给药方案是使达到一个有效而不产生毒性反应的治疗浓度范围，即靶浓度，根据治疗目标，确定要达到的靶浓度（即理想的$C_{ss}$范围），再根据靶浓度计算给药量，制订给药方案。

（何　蔚）

# 第三章　药物效应动力学

**学习目标**

**1. 掌握**　药物作用、药理效应、选择性、特异性、药物作用的两重性、对症治疗、对因治疗、副反应、毒性反应、后遗效应、停药反应、变态反应、特异质反应等；剂量-效应关系、量反应、质反应、最小有效量、半数有效量、半数致死量、效能、效价强度、治疗指数、安全范围、激动药、拮抗药、竞争性拮抗药、非竞争性拮抗药、受体脱敏、受体增敏、下调和上调等概念。

**2. 熟悉**　受体的概念和特征，作用于受体的药物分类。

**3. 了解**　受体的类型，药物与受体的相互作用及细胞内信号转导。

**内容精讲**

药物效应动力学研究药物对机体的作用及作用机制。药理效应包括治疗作用和不良反应，其机制涉及药物与靶分子的相互作用及其后续分子事件，如信号转导通路。药效学可为临床合理用药和新药研发奠定基础。

## 第一节　药物的基本作用

### 一、药物作用与药理效应

**1. 药物作用**（drug action）　是指药物对机体的初始作用，是动因。

**2. 药理效应**（pharmacological effect）　是药物作用的结果，是机体反应的表现。药理效应是机体器官原有功能水平的改变，功能的提高称为兴奋（excitation），功能的降低称为抑制（inhibition）。

**3. 药物作用的特异性**（specificity）　多数药物是通过化学反应而产生药理效应的，这种化学反应的专一性使药物的作用具有特异性。药物作用特异性的物质基础是药物的化学结构。

**4. 药物作用的选择性**（selectivity）　是指在一定的剂量下，药物对不同组织器官作用的差异性。选择性形成的基础是药物在体内的分布不均匀、机体组织细胞的结构不同、生化功能存在差异。药物作用特异性与选择性并不一定平行。

### 二、治疗效果

**治疗效果**，也称**疗效**(therapeutic effect)，是指药物作用的结果有利于改变患者的生理、生化功能或病理过程，使患病的机体恢复正常。根据治疗作用的效果，可将治疗作用分为：

**1. 对因治疗**（etiological treatment）　用药目的在于消除原发致病因子，彻底治愈疾病，称为对因治疗。

**2. 对症治疗**（symptomatic treatment）　用药目的在于改善症状，称为对症治疗，或称治标。对症治疗未能根除病因，但对诊断未明或病因未明暂时无法根治的疾病却是必不可少的。在某些重危急症如休克、惊厥、心力衰竭、高热、剧痛时，对症治疗可能比对因治疗更为迫切。

### 三、不良反应

凡不符合用药目的并为患者带来不适或痛苦的反应统称为**药物不良反应**(adverse reaction)。多数不良反应是药物固有效应的延伸，在一般情况下是可以预知的，但不一定是可以避免的。少数较严重的不良反应是较难恢复的，称为**药源性疾病**(drug induced disease)。药物的治疗作用与不良反应有时根据治疗目的而互换，称为药物作用的两重性。

**1. 副反应**（side reaction） 由于选择性低，药理效应涉及多个效应器官，当某一效应用作治疗目的时，其他效应就成为副反应（通常也称副作用)。副反应是在常用治疗剂量下发生的，是药物本身固有的作用，多数较轻微并可以预料。

**2. 毒性反应**（toxic reaction） 是指在剂量过大或药物在体内蓄积过多时发生的危害性反应，一般比较严重。毒性反应一般可以预知，也是应该避免发生的不良反应。急性毒性多损害循环、呼吸及神经系统功能，慢性毒性多损害肝、肾、骨髓、内分泌等功能。致癌（carcinogenesis)、致畸胎（teratogenesis）和致突变（mutagenesis）反应也属于慢性毒性范畴。

**3. 后遗效应**（residual effect） 是指停药后血药浓度已降至最小有效浓度（阈浓度）以下时残存的药理效应。

**4. 停药反应**（withdrawal reaction） 指突然停药后原有疾病加剧，又称回跃反应（rebound reaction）或反跳反应。

**5. 变态反应**（allergic reaction） 是一类免疫反应。非肽类药物作为半抗原与机体蛋白结合为抗原后，经过接触 10 天左右敏感化过程而发生的反应称为变态反应，也称过敏反应（hypersensitive reaction)。变态反应常见于过敏体质患者。反应性质与药物原有效应无关，用药理性拮抗药解救无效。反应的严重程度差异很大，与剂量无关。停药后反应逐渐消失，再用时可能再发。

**6. 特异质反应**（idiosyncratic reaction） 少数特异体质患者对某些药物反应特别敏感，反应性质也可能与常人不同，但与药物固有药理作用基本一致，反应严重度与剂量成比例，药理性拮抗药救治可能有效。这种反应不是免疫反应，故不需预先敏化过程。

## 第二节 药物剂量与效应关系

**1. 剂量-效应关系**（dose-effect relationship） 药理效应与剂量在一定范围内成比例，这就是剂量-效应关系。由于药理效应与血药浓度的关系密切，故在药理学研究中常用**浓度-效应关系**(concentration-effect relationship）。

**2. 量-效曲线**（dose-effect curve） 用效应强度为纵坐标、药物剂量或药物浓度为横坐标作图则得量-效曲线。

药理效应按性质可以分为量反应和质反应两种情况。

**3. 量反应**（graded response） 药理效应的强弱呈连续增减的变化，可用具体数量或最大反应的百分率表示者称为量反应。从量反应的量-效曲线可以看出下列几个特定位点：

① **最小有效量**(minimal effective dose）或**最低有效浓度**(minimal effective concentration)：刚能引起效应的最小药物剂量或最小药物浓度，亦称**阈剂量**(threshold dose）或**阈浓度**(threshold concentration)。

② **最大效应**(maximal effect，$E_{max}$)：随着剂量或浓度的增加，效应也增加，当效应增加到一定程度后，若继续增加药物浓度或剂量而其效应不再继续增强，这一药理效应的极限称为最大效应，也称**效能**(efficacy)。

③ **半最大效应浓度**(concentration for 50% of maximal effect，$EC_{50}$)：是指能引起 50%最大效应的浓度。

④ **效价强度**(potency)：是指能引起等效反应（一般采用 50%效应量）的相对浓度或剂量。其值越小则强度越大。药物的最大效应与效价强度含意完全不同，二者并不平行。

**4. 质反应**（quantal response，all-or-none response） 如果药理效应不是随着药物剂量或浓度的增减呈连续性量的变化，而表现为反应性质的变化，则称为质反应。质反应以阳性或阴性、全或无的方式表现，如死亡与生存、惊厥与不惊厥等，其研究对象为一个群体。从质反应的量-效曲线可以看出下列特定位点：

① **半数有效量**(median effective dose，$ED_{50}$)：能引起50%的实验动物出现阳性反应时的药物剂量。如效应为死亡，则称为**半数致死量**(median lethal dose，$LD_{50}$)。

② **治疗指数**(therapeutic index，TI)：药物的 $LD_{50}$ 与 $ED_{50}$ 的比值（$LD_{50}/ED_{50}$），用以表示药物的安全性。

**5. 药物安全性评价指标** 治疗指数大的药物相对治疗指数小的药物安全。但以治疗指数来评价药物的安全性，并不完全可靠。因为有效剂量与其致死剂量之间有重叠。为此，有人用1%致死量（$LD_1$）与99%有效量（$ED_{99}$）的比值或5%致死量（$LD_5$）与95%有效量（$ED_{50}$）之间的距离来衡量药物的安全性。

# 第三节 药物与受体

## 一、受体的概念和特性

**1. 受体**（receptor） 是一类介导细胞信号转导的功能蛋白质，能识别周围环境中某种微量化学物质，首先与之结合，并通过中介的信息放大系统，触发后续的生理反应或药理效应。

**2. 配体**（ligand） 体内能与受体特异性结合的物质称为配体，也称第一信使。

**3. 受体的特性** 灵敏性（sensitivity）、特异性（specificity）、饱和性（saturability）、可逆性（reversibility）、多样性（multiple-variation）。

## 二、受体与药物的相互作用

### 经典的受体学说——占领学说

受体只有与药物结合才能被激活并产生效应，而效应的强度与被占领的受体数目成正比。

亲和力（affinity）是指药物与受体的结合能力，内在活性（intrinsic activity，$\alpha$）指药物与受体结合后产生效应的能力。

$K_D$ 是药物-受体复合物的解离常数，单位为摩尔，其意义是引起最大效应的一半时（即50%受体被占领时）所需的药物剂量。$K_D$ 可反映药物与受体的亲和力，$K_D$ 越大时，药物与受体的亲和力越小，即两者成反比。将药物-受体复合物的解离常数 $K_D$ 的负对数（$-\lg K_D$）称为亲和力指数（$pD_2$），则 $pD_2$ 与亲和力成正比。

药物与受体结合产生效应不仅要有亲和力，而且还要有内在活性，后者是决定药物与受体结合时产生效应大小的性质。

当两药亲和力相等时，其效应强度取决于内在活性强弱；当内在活性相等时，则取决于亲和力大小。

## 三、作用于受体的药物分类

根据药物与受体结合后所产生效应的不同，习惯上将作用于受体的药物分为激动药（又分为完全激动药和部分激动药）和拮抗药（阻断药）。

**1. 激动药** 指既有亲和力又有内在活性的药物，它们能与受体结合并激动受体而产生效应。依其内在活性大小又可分为**完全激动药**(full agonist) 和**部分激动药**(partial agonist)。前者具有较强亲和力和较强内在活性（$\alpha=1$）；后者有较强亲和力，但内在活性不强（$\alpha<1$），与完全激动药并用还可拮抗完全激动药的部分效应。

**2. 拮抗药** 指能与受体结合，具有较强亲和力而无内在活性（$\alpha=0$）的药物。根据拮抗药与受体结合是否具有可逆性而将其分为**竞争性拮抗药**(competitive antagonist) 和**非竞争性拮抗药**(noncompetitive antagonist)。

竞争性拮抗药能与激动药竞争相同受体，其结合是可逆的。通过增加激动药的剂量与拮抗药竞争结合部位，可使量-效曲线平行右移，但最大效能不变。可用拮抗参数（$pA_2$）表示竞争性拮抗药的作用强度，其含义为：①当激动药与拮抗药合用时，若2倍浓度激动药所产生的效应恰好等于未加入拮抗药时激动药所引起的效应，则所加入拮抗药的物质的量浓度的负对数值为$pA_2$；②$pA_2$越大，拮抗作用越强；③$pA_2$还可用以判断激动药的性质，如两种激动药被同一拮抗药拮抗，且二者$pA_2$相近，则说明此两种激动药是作用于同一受体的。

非竞争性拮抗药与激动药并用时，可使亲和力与活性均降低，即不仅使激动药的量-效曲线右移，而且也降低其最大效能。与受体结合非常牢固，产生不可逆结合的药物也能产生类似效应。

占领学说强调受体必须与药物结合才能被激活并产生效应，效应的强度与药物所占领的受体数量成正比，全部受体被占领时方可产生最大效应。但是一些活性高的药物只需与一部分受体结合就能发挥最大效能，在产生最大效能时，常有95％～99％受体未被占领，剩余的未结合的受体称为**储备受体**(spare receptor)。拮抗药必须完全占领储备受体后才能发挥其拮抗效应。

**二态模型学说**：受体蛋白有两种可以互变的构型状态，活动状态（active，$R_a$）与静息状态(inactive，$R_i$)。静息时平衡趋向$R_i$。激动药对$R_a$的亲和力大于对$R_i$的亲和力，可使平衡趋向$R_a$，并同时激动受体产生效应。部分激动药对$R_a$的亲和力仅比对$R_i$的亲和力大50％左右，即便是有足够的药量，也只能产生较小的效应。拮抗药对$R_a$及$R_i$亲和力相等，并不改变两种受体状态的平衡。另有些药物对$R_i$亲和力大于$R_a$，药物与受体结合后引起与激动药相反的效应，称为**反向激动药**(inverse agonist)。

## 四、受体类型

根据受体蛋白结构、信号转导过程、效应性质、受体位置等特点，受体大致可分为下列5类：G蛋白偶联受体、配体门控离子通道受体、酪氨酸激酶受体、细胞内受体、其他酶类受体。

## 五、细胞内信号转导

第一信使是指多肽类激素、神经递质及细胞因子等细胞外信使物质。大多数第一信使不能进入细胞内，而是与靶细胞膜表面的特异性受体结合，激活受体而引起细胞某些生物特性的改变。

第二信使是第一信使作用于靶细胞后在胞质内产生的信息分子。细胞内第二信使将获得信息增强、分化、整合并传递给效应器才能发挥其特定的生理功能或药理效应。如环磷腺苷(cAMP)、环磷鸟苷（cGMP)、肌醇磷脂（phosphatidylinositol)、钙离子等许多物质参与细胞内信号转导。

第三信使是指负责细胞核内外信息传递的物质，包括生长因子、转化因子等。

## 六、受体的调节

受体的调节是维持机体内环境稳定的一个重要因素，其调节方式有脱敏和增敏两种类型。

**1. 受体脱敏**（receptor desensitization） 是指在长期使用一种激动药后，组织或细胞对激动药的敏感性和反应性下降的现象。如仅对一种类型的受体激动药的反应性下降，而对其他类型受体激动药的反应性不变，称为**激动药特异性脱敏**；若组织或细胞对一种类型激动药脱敏，对其他类型受体激动药也不敏感，则称为**激动药非特异性脱敏**。

**2. 受体增敏**（receptor hypersensitization） 是与受体脱敏相反的一种现象，可因受体激动药水平降低或长期应用拮抗药而造成。

若受体脱敏和增敏只涉及受体密度的变化，则分别称之为**下调**(down-regulation) 和**上调**(up-regulation)。

# 同步练习

一、选择题

【A型题】

1. 药物效应动力学研究（ ）

A. 影响药物疗效的因素　　B. 药物对机体的作用及其机制

C. 机体对药物的作用　D. 药物剂量与效应的关系
E. 药物的治疗效应

2. 药物副反应产生的药理学基础是（　）
A. 用药剂量太大　B. 机体疾病状态　C. 用药时间太长
D. 药物作用的选择性低　E. 药物的内在活性太高

3. 用药剂量过大或药物在体内蓄积过多时发生的危害性反应是（　）
A. 副反应　B. 毒性反应　C. 停药反应
D. 后遗效应　E. 特异质反应

4. 阿托品用于解除胃肠平滑肌痉挛时引起口干、心悸、便秘等反应称为（　）
A. 副反应　B. 毒性反应　C. 停药反应
D. 后遗效应　E. 变态反应

5. 下列药物中，治疗指数最小的药物是（　）
A. $LD_{50}$＝100mg/kg，$ED_{50}$＝50mg/kg
B. $LD_{50}$＝150mg/kg，$ED_{50}$＝50mg/kg
C. $LD_{50}$＝100mg/kg，$ED_{50}$＝25mg/kg
D. $LD_{50}$＝150mg/kg，$ED_{50}$＝100mg/kg
E. $LD_{50}$＝150mg/kg，$ED_{50}$＝25mg/kg

6. 效价强度高，效能强的药物是（　）
A. 高亲和力，高内在活性　B. 高亲和力，低内在活性
C. 低亲和力，高内在活性　D. 低亲和力，低内在活性
E. 药物-受体复合物的 $K_D$ 值较大

7. 药物的内在活性是指（　）
A. 药物与受体结合的能力　B. 药物分子进行跨膜转运的能力
C. 药物脂溶性的大小　D. 药物水溶性的大小
E. 药物与受体结合后产生效应的能力

8. 能与受体结合，具有较强的亲和力和较强的内在活性的药物是（　）
A. 完全激动药　B. 竞争性拮抗药　C. 非竞争性拮抗药
D. 部分激动药　E. 部分拮抗药

9. 拮抗药的特点是（　）
A. 有亲和力，无内在活性　B. 无亲和力，有内在活性
C. 有亲和力，有内在活性　D. 无亲和力，无内在活性
E. 以上均不对

10. 下列对某受体具有竞争性拮抗作用的药物中，拮抗作用最强的是（　）
A. $pA_2$＝3.5　B. $pA_2$＝4.0　C. $pA_2$＝4.5
D. $pA_2$＝5.0　E. $pA_2$＝5.5

11. 药物的 $pD_2$ 值大说明（　）
A. 药物与受体亲和力大，用药剂量大
B. 药物与受体亲和力大，用药剂量小
C. 药物与受体亲和力小，用药剂量大
D. 药物与受体亲和力小，用药剂量小
E. 与亲和力无关，反映药物的内在活性大

12. 药物与受体结合后，可能激动受体，也可能拮抗受体，这取决于（　）
A. 给药的途径　B. 药物的剂量大小　C. 药物是否有亲和力
D. 药物是否有内在活性　E. 药物作用的选择性

13. 长期应用β受体阻断药时如果突然停药，可引起原来的病情加重，这种现象称为（　）

A. 药物的副反应　B. 药物的耐受性　C. 反跳现象
D. 药物的依赖性　E. 耐药性

【B型题】

A. 副反应　B. 毒性反应　C. 停药反应
D. 后遗效应　E. 特异质反应

14. 服用巴比妥类催眠药物后，次晨出现的乏力、困倦等现象（　）
15. 长期服用可乐定降血压，停药次日血压明显回升（　）
16. 先天性血浆胆碱酯酶缺乏的患者应用骨骼肌松弛药琥珀胆碱后可引起（　）
17. 氨基糖苷类药物引起听力减退和永久性耳聋（　）

A. 完全激动药　B. 部分激动药　C. 竞争性拮抗药
D. 非竞争性拮抗药　E. 反向激动药

18. 与受体有较强亲和力强，但内在活性不强（　）
19. 与受体有较强的亲和力和较强的内在活性（　）
20. 与激动药竞争同一受体并使激动药量-效曲线平行右移，最大效能不变（　）
21. 不仅使激动药的量-效曲线右移，而且也降低其最大效能（　）
22. 药物与受体结合后引起与激动药相反的效应（　）

【C型题】

A. 较强的亲和力　B. 较强的内在活性
C. 两者均有　D. 两者均没有

23. 激动药具有（　）
24. 部分激动药具有（　）
25. 拮抗药具有（　）

【X型题】

26. 副反应是（　）
A. 在治疗剂量下发生的　B. 多数较轻微　C. 大多可以预料
D. 无法预料　E. 药物本身固有的作用
27. 毒性反应是（　）
A. 药物剂量过大或在体内蓄积过多时发生　B. 一般比较轻微
C. 通常比较严重　D. 一般是可以预知的
E. 一般是无法预知的
28. 特异质反应是（　）
A. 患者对某些药物反应特别敏感　B. 反应性质与药物固有的药理作用基本一致
C. 药理性拮抗药救治完全无效　D. 是一种免疫反应，需要预先敏化过程
E. 先天性遗传异常所致的反应
29. 受体具有如下特征（　）
A. 受体只需与很低浓度的配体结合就能产生显著的效应
B. 受体具有特异性
C. 受体的数目是一定的，有饱和性
D. 药物与受体的结合是可逆的
E. 同一受体分到不同的组织细胞可产生不同的效应
30. 下列有关竞争性拮抗药的描述，正确的是（　）
A. 能与激动药竞争相同的受体，其结合是可逆的
B. 可使激动药的量-效曲线平行右移，但最大效能不变
C. 与激动药并用时不仅使激动药的量-效曲线右移，而且也降低其最大效能
D. $pA_2$ 越大，拮抗作用越强

E. $pA_2$ 越大，拮抗作用越弱

31. 下列有关非竞争性拮抗药的描述，正确的是（　　）
   A. 能与激动药竞争相同的受体
   B. 可使激动药的量-效曲线右移，但最大效能不变
   C. 不仅使激动药的量-效曲线右移，而且也降低其最大效能
   D. 能与受体发生不可逆的结合
   E. 可使激动药的亲和力与内在活性均降低
32. 下列有关受体与药物相互作用占领学说的描述，正确的是（　　）
   A. 受体只有与药物结合才能被激活并产生效应
   B. 效应的强度与被占领的受体数目成正比
   C. 当两药亲和力相等时，其效应强度取决于内在活性强弱
   D. 当两药内在活性相等时，其效应强度取决于亲和力大小
   E. 亲和力指数（$pD_2$）与亲和力成反比

**二、名词解释**

1. 药物作用（drug action）
2. 药理效应（pharmacological effect）
3. 不良反应（adverse reaction）
4. 副反应（side reaction）
5. 毒性反应（toxic reaction）
6. 后遗效应（residual effect）
7. 停药反应（withdrawal reaction）
8. 变态反应（allergic reaction）
9. 特异质反应（idiosyncratic reaction）
10. 量反应（graded response）
11. 质反应（quantal response）
12. 剂量-效应关系（dose-effect relationship）
13. 最大效应（maximal effect）
14. 最小有效量（minimal effective dose）
15. 效价强度（potency）
16. 半数有效量（median effective dose）
17. 治疗指数（therapeutic index，TI）

**三、填空题**

1. 药理效应是机体器官原有功能水平的改变，功能提高称为________，功能降低称为________。
2. 药物的不良反应有________、________、________、________、________和________等。
3. 长期应用激动药可使相应受体数目________，这种现象称为________；长期应用拮抗药，可使相应受体数目________，这种现象称为________。
4. 长期使用一种激动药后，组织或细胞仅对该种类型的受体激动药的反应性下降，而对其他类型受体激动药的反应性不变，称为________；若组织或细胞对一种类型激动药脱敏，对其他类型受体激动药也不敏感，称为________。

**四、问答题**

**（一）简答题**

1. 简述药物的效能与效价强度的区别。
2. 从药物量反应的量-效曲线可以看出哪些与临床用药有关的特定位点？
3. 从药物质反应的量-效曲线可以看出哪些特定位点以及获得哪些可以评价药物安全性的指标或参数？

**（二）论述题**

试述激动药和拮抗药的分类和特点。

## 参考答案

**一、选择题**

1. B　2. D　3. B　4. A　5. D　6. A　7. E　8. A　9. A　10. E　11. B　12. D　13. C　14. D　15. C　16. E　17. B　18. B　19. A　20. C　21. D　22. E　23. C　24. A　25. A　26. ABCE　27. ACD　28. ABE　29. ABCDE　30. ABD　31. ACDE　32. ABCD

## 二、名词解释

1. 药物作用（drug action）：是指药物对机体的初始作用，是动因。

2. 药理效应（pharmacological effect）：是药物作用的结果，是机体反应的表现。

3. 不良反应（adverse reaction）：凡不符合用药目的并为患者带来不适或痛苦的反应统称为药物不良反应。

4. 副反应（side reaction）：由于选择性低，药理效应涉及多个效应器官，当某一效应用作治疗目的时，其他效应就成为副反应（通常也称副作用）。

5. 毒性反应（toxic reaction）：是指在剂量过大或药物在体内蓄积过多时发生的危害性反应，一般比较严重。

6. 后遗效应（residual effect）：是指停药后血药浓度已降至最小有效浓度（阈浓度）以下时残存的药理效应。

7. 停药反应（withdrawal reaction）：指突然停药后原有疾病加剧，又称回跃反应（rebound reaction）或反跳反应。

8. 变态反应（allergic reaction）：是一类免疫反应。非肽类药物作为半抗原与机体蛋白结合为抗原后，经过接触10天左右敏感化过程而发生的反应，也称过敏反应。

9. 特异质反应（idiosyncratic reaction）：少数特异体质患者对某些药物反应特别敏感，反应性质也可能与常人不同，但与药物固有药理作用基本一致，反应严重度与剂量成比例，药理性拮抗药救治可能有效。

10. 量反应（graded response）：药理效应的强弱呈连续增减的变化，可用具体数量或最大反应的百分率表示者称为量反应。

11. 质反应（quantal response）：药理效应不是随着药物剂量或浓度的增减呈连续性量的变化，而表现为反应性质的变化，称为质反应。

12. 剂量-效应关系（dose-effect relationship）：药理效应与剂量在一定范围内成比例，这就是剂量-效应关系。

13. 最大效应（maximal effect）：随着剂量或浓度的增加，效应也增加，当效应增加到一定程度后，若继续增加药物浓度或剂量而其效应不再继续增强，这一药理效应的极限称为最大效应，也称效能。

14. 最小有效量（minimal effective dose）：刚能引起效应的最小药物剂量或最小药物浓度，亦称阈剂量或阈浓度。

15. 效价强度（potency）：是指能引起等效反应（一般采用50%效应量）的相对浓度或剂量。其值越小则强度越大。

16. 半数有效量（median effective dose）：能引起50%的实验动物出现阳性反应时的药物剂量。

17. 治疗指数（therapeutic index，TI）：药物的 $LD_{50}$ 与 $ED_{50}$ 的比值（$LD_{50}/ED_{50}$）称为治疗指数，用以表示药物的安全性。

## 三、填空题

1. 兴奋　抑制

2. 副反应　毒性反应　后遗效应　停药反应　变态反应　特异质反应

3. 减少　受体下调　增加　受体上调

4. 激动药特异性脱敏　激动药非特异性脱敏

## 四、问答题

### （一）简答题

1. 答：在一定范围内增加药物的剂量或浓度，药理效应也增加，当效应增加到一定程度后，若继续增加药物浓度或剂量而其效应不再继续增强，这一药理效应的极限称为最大效应，也称效能。效价强度是指能引起等效反应（一般采用50%效应量）的相对浓度或剂量，其值越小则强度越大。药物的最大效应与效价强度含意完全不同，反映药物的性质不同，二者并不平行，在临床用药时可作为选择药物和确定剂量的依据。

2. 答：从量反应的量-效曲线可以看出下列几个特定位点：①最小有效量或最低有效浓度，即刚能引起效应的最小药量或最小药物浓度，亦称阈剂量或阈浓度；②最大效应，也称效能；③半最大效应浓度（$ED_{50}$），是指能引起50%最大效应的浓度；④效价强度，指能引起等效反应（一般采用50%效应量）的相对浓度或剂量，其值越小则强度越大。

3. 答：半数有效量（$ED_{50}$），即能引起50%的实验动物出现阳性反应时的药物剂量，如效应为死亡，则称为半数致死量（$LD_{50}$）。通常将药物的 $LD_{50}$ 与 $ED_{50}$ 的比值（$LD_{50}/ED_{50}$）称为药物治疗指数，用以表示药物的安全性。治疗指数大的药物相对治疗指数小的药物安全。但以治疗指数来评价药物的安全性，并不完全可靠。因为有效剂量与其致死剂量之间有重叠。为此，还可用1%致死量（$LD_1$）与99%有效量（$ED_{99}$）的比值或5%致死量（$LD_5$）与95%有效量（$ED_{50}$）之间的距离来衡量药物的安全性。

### （二）论述题

答：根据药物与受体结合后所产生效应的不同，将作用于受体的药物分为激动药（又分为完全激动药和部分激动药）和拮抗药（阻断药）。①激动药是指既有亲和力又有内在活性的药物，它们能与受体结合并激动受体而产生效应。依其内在活性大小又可分为完全激动药和部分激动药，前者具有较强亲和力和较强内在活性；后者有较强亲和力，但内在活性不强，与完全激动药并用还可拮抗完全激动药的部分效应。②拮抗药是指能与受体结合，具有较强亲和力而无内在活性的药物。根据拮抗药与受体结合是否具有可逆性而将其分为竞争性拮抗药和非竞争性拮抗药。竞争性拮抗药能与激动药竞争相同受体，其结合是可逆的。通过增加激动药的剂量与拮抗药竞争结合部位，可使量-效曲线平行右移，但最大效能不变。非竞争性拮抗药与受体结合非常牢固，产生不可逆结合，与激动药并用时，可使亲和力与活性均降低，即不仅使激动药的量效曲线右移，而且也降低其最大效能。

（何　蔚）

# 第四章　影响药物效应的因素

学习目标

**1. 掌握**　药物因素和机体因素对药物效应的影响；安慰剂、耐受性、急性耐受性、交叉耐受性、耐药性、依赖性、停药症状和停药综合征的概念。

**2. 熟悉**　遗传多态性、药物反应种族差异。

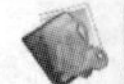

内容精讲

药物在机体内产生的药理作用和效应是药物和机体相互作用的结果，受药物和机体的多种因素影响。这些因素往往会引起药物在不同个体中出现药物代谢动力学差异或药物效应动力学差异，这两方面的变异均能引起药物反应的个体差异（individual variation）。

## 第一节　药物因素

### 一、药物制剂和给药途径

药物可制成多种剂型并采用不同的给药途径。同一药物由于剂型不同而采用的给药途径不同，所引起的药物效应也会不同。通常注射药物比口服吸收快，到达作用部位的时间也短，因而起效快、作用显著。注射剂中的水溶性制剂比油溶液和混悬剂吸收快、起效时间短。口服制剂中的溶液剂比片剂和胶囊容易吸收。控释制剂是一种可以控制药物缓慢释放的制剂，其作用更为持久和温和。

药物的制备工艺和原辅料的不同，也可能显著影响药物的吸收和生物利用度。

有的药物采用不同给药途径时可能还会产生不同的作用和用途，如硫酸镁。

### 二、药物相互作用

两种或两种以上药物同时或先后序贯应用时，药物之间的相互影响和干扰可改变药物的体内过程（吸收、分布、代谢和排泄）及机体对药物的反应性，从而使药物的药理效应或毒性发生变化。

**1. 配伍禁忌**（incompatibility）　药物在体外配伍直接发生物理性的或化学性的相互作用而影响药物疗效或毒性反应称为配伍禁忌。在静脉滴注时尤应注意配伍禁忌。

**2. 药物相互作用**（drug interaction）　主要表现在两个方面。①不影响药物在体液中的浓度，但改变药理作用，表现为药物效应动力学的相互作用。其结果有使原有效应增强的协同作用或使原有效应减弱的拮抗作用。②通过影响药物的吸收、分布、代谢和排泄，改变药物在作用部位的浓度而影响药物作用，表现为药物代谢动力学的相互作用。

## 第二节　机体因素

### 一、年龄

年龄对药物作用的影响主要表现在：①新生儿和老年人体内药物代谢和肾脏排泄功能较弱，

大部分药物可能会有更强和更持久的作用；②药物效应靶点的敏感性发生改变；③老年人的特殊生理因素（如心血管反射减弱）和病理因素（如体温过低）；④机体组成发生变化，如老年人的脂肪在机体中所占比例增大，导致药物分布容积发生相应的改变；⑤老年人常需服用更多的药物，发生药物相互作用的概率相应增加。

新生儿体内药物的结合、代谢能力相对较低或缺乏，易导致严重的后果，如胆红素与白蛋白结合的位点被药物置换后引起核黄疸；氯霉素在肝脏的代谢能力低下，易引起灰婴综合征。

肝微粒体酶活性随年龄的增长而缓慢降低。

老年人药物作用靶点的敏感性升高或降低导致药物反应性发生相应改变。

## 二、性别

女性体重一般轻于男性，在使用治疗指数低的药物时，为维持相同效应，女性可能需要较小剂量。女性的脂肪比例比男性高，而水的比例比男性低，可影响药物的分布和作用。妊娠妇女除了维持妊娠的药物以外，其他药物的应用均应审慎，因为进入母体内的药物均能进入胎儿体内。在分娩过程中对母体使用的药物也可能对新生儿产生持久的作用。

## 三、遗传因素

遗传是药物代谢和效应的决定因素，基因是决定药物代谢酶、药物转运蛋白和受体活性及功能表达的结构基础，基因的突变可引起所编码的药物代谢酶、转运蛋白和受体蛋白氨基酸序列和功能异常，成为产生药物效应个体差异和种族差异的主要原因。

**1. 遗传多态性**（genetic polymorphism）　是一种孟德尔单基因性状，由同一正常人群中的同一基因位点上具有多种等位基因引起，并由此导致多种表型。表型是在环境影响下基因型所产生的机体的物理表现和可见性状。药物代谢酶的表型表现为催化代谢的活性大小，可通过测定其底物的代谢率确定。基因型是生物机体形成表型性状的遗传结构。表型是个体间药物代谢和反应差异的表现，而基因型则是反应差异的根本原因。

**2. 药物反应种族差异**（racial differences in drug response）　种族因素包含遗传和环境两个方面。不同种族具有不同的遗传背景，长期生活在不同的地理环境中，具有不同的文化背景、食物来源和习惯，这些对药物代谢酶的活性和作用靶点的敏感性都有显著影响，导致一些药物的代谢和反应存在种族差异（racial/ethnic difference）。

**3. 个体差异**　人群中即使各方面条件都相同，还有少数人对药物的反应性不同，称为个体差异。与种族之间的药物代谢反应差异比较，同一种族内的个体差异更为重要。

**4. 特异质反应**　是一种性质异常的药物反应，通常是有害的，甚至是致命的，反应是否发生常与剂量无关，即使很小剂量也会发生。这种反应只在极少数患者中出现。特异质反应通常与遗传变异有关。该反应不是免疫反应，故不需预先敏化过程。

## 四、疾病状态

疾病本身能导致药物代谢动力学和药物效应动力学的改变。

## 五、心理因素——安慰剂效应

**安慰剂**（placebo）一般指由本身没有特殊药理活性的中性物质如乳糖、淀粉等制成的外形似药的制剂。但从广义上讲，安慰剂还包括那些本身没有特殊作用的医疗措施，如假手术等。安慰剂产生的效应称为**安慰剂效应**（placebo effect）。

## 六、长期用药引起的机体反应性变化

### 1. 耐受性和耐药性

（1）**耐受性**（tolerance）为机体在连续多次用药后反应性降低。增加剂量可恢复反应，停药后耐受性可消失，再次连续用药又可发生。有些药物仅在应用很少几个剂量后就可迅速产生耐药性，这种现象称为**急性耐受性**（acute tolerance，tachyphylaxis）。**交叉耐受性**（cross tolerance）是指对一种药物产生耐受性后，在应用同一类药物（即使第一次使用）时也会产生耐受性。

（2）**耐药性**(drug resistance) 是指病原体或肿瘤细胞等对反复使用的化学治疗药物的敏感性降低，也称**抗药性**。

**2. 依赖性和停药症状或停药综合征**

（1）**依赖性**(dependence) 是指在长期应用某种药物后，机体对这种药物产生了生理性的或是精神性的依赖和需求，分生理依赖性和精神依赖性。生理依赖性也称躯体依赖性，即停药后患者产生身体戒断症状。精神依赖性指停药后患者只表现为主观不适，无客观症状和体征。

（2）患者在长期反复用药后突然停药可发生停药症状（withdrawal symptoms）或停药综合征（withdrawal syndrome），如高血压患者长期应用β受体阻断药，如果突然停药，可引起原来的病情加重，血压及心率可反跳性升高。因此长期用药的患者停药时必须逐渐减量至停药，以避免停药综合征的发生。

## 同步练习

**一、选择题**

**【A型题】**

1. 病原体或肿瘤细胞对反复应用的化学治疗药物的敏感性降低，称为（　　）
   A. 耐药性　　B. 耐受性　　C. 停药综合征
   D. 依赖性　　E. 依从性
2. 机体在连续多次用药后对药物的反应性降低，称为（　　）
   A. 依赖性　　B. 耐受性　　C. 抗药性
   D. 耐药性　　E. 依从性
3. 长期应用某种药物后，机体对这种药物产生生理性或精神性的依赖和需求，称为（　　）
   A. 耐受性　　B. 依从性　　C. 抗药性
   D. 依赖性　　E. 耐药性
4. 麻黄碱短期内反复给药，作用逐渐减弱，机体对药物反应性降低，称为（　　）
   A. 快速依从性　　B. 快速耐受性　　C. 快速抗药性
   D. 快速依赖性　　E. 快速耐药性
5. 遗传变异对药物代谢动力学的影响主要表现在（　　）
   A. 药物在体内分布异常　　B. 药物经肠道吸收异常　　C. 药物在体内生物转化异常
   D. 药物经肾脏排泄异常　　E. 以上都不对
6. 下列有关药物制剂和给药途径及药物效应的叙述，不正确的是（　　）
   A. 同一药物由于剂型不同而采用不同的给药途径，但所引起的药物效应完全相同
   B. 注射药物通常比口服药物吸收更快，因而起效更快
   C. 注射剂中的水溶性制剂比油溶液和混悬剂吸收快、起效时间短
   D. 口服制剂中的溶液剂比片剂和胶囊容易吸收
   E. 控释制剂一般作用更为持久和温和
7. 下列有关年龄对药物作用的影响的描述，不正确的是（　　）
   A. 老年人体内药物代谢与肾脏排泄功能较低
   B. 药物效应靶点的敏感性发生改变
   C. 肝微粒体酶活性随着年龄的增长而缓慢降低
   D. 新生儿体内药物经肾脏排泄功能较低
   E. 新生儿体内药物的结合和代谢能力相对较强
8. 下列有关特异质反应的描述，正确的是（　　）
   A. 通常与遗传变异有关　　B. 是一种常见的不良反应
   C. 是一种免疫反应　　D. 反应是否发生通常与剂量有关

E. 是一种停药反应

## 二、名词解释

1. 安慰剂（placebo）
2. 耐药性（drug resistance）
3. 耐受性（tolerance）
4. 交叉耐受性（cross tolerance）
5. 依赖性（dependence）
6. 配伍禁忌（incompatibility）

## 三、论述题

1. 举例说明药物的相互作用对药物效应的影响。
2. 影响药物效应的因素是什么？

# 参考答案

## 一、选择题

1. A　2. B　3. D　4. B　5. C　6. A　7. E　8. A

## 二、名词解释

1. 安慰剂（placebo）：一般指由本身没有特殊药理活性的中性物质如乳糖、淀粉等制成的外形似药的制剂。

2. 耐药性（drug resistance）：指病原体或肿瘤细胞等对反复应用的化学治疗药物的敏感性降低，也称抗药性。

3. 耐受性（tolerance）：机体在连续多次用药后对药物的反应性降低，增加剂量可恢复反应，停药后耐受性可消失。

4. 交叉耐受性（cross tolerance）：是对一种药物产生耐受性后，在应用同一类药物（即使是第一次使用）时也会产生耐受性。

5. 依赖性（dependence）：是指在长期应用某种药物后，机体对这种药物产生了生理性或精神性的依赖和需求。

6. 配伍禁忌（incompatibility）：药物在体外配伍直接发生物理性的或化学性的相互作用而影响药物疗效或毒性反应称为配伍禁忌。

## 三、论述题

1. 答：药物相互作用对药物效应的影响主要表现在两个方面。①不影响药物在体液中的浓度，但改变药理作用，表现为药物效应动力学的相互作用，如α肾上腺素受体阻断药可通过竞争同一受体而拮抗α肾上腺素受体激动药的作用。②通过影响药物的吸收、分布、代谢和排泄，改变药物在作用部位的浓度而影响药物作用，表现为药物代谢动力学的相互作用。如抑制胃排空的药物阿托品可延缓合并应用的药物吸收；血浆蛋白结合率高的药物可被同时应用的另一血浆蛋白结合率高的药物置换，导致被置换的药物分布加快，作用部位药物浓度高，从而使药物的临床效应或毒性反应增强。

2. 答：影响药物效应的因素有药物因素和机体因素。

（1）药物因素　主要有：①药物的剂型、生物利用度；②给药的剂量；③给药途径；④联合用药与药物的相互作用；⑤给药时间、给药间隔时间和疗程等。

（2）机体因素　主要有：①年龄；②性别；③种族和遗传因素；④心理因素，如安慰剂效应；⑤疾病因素，如肝功能损害、肾功能损害、心功能不全、神经内分泌功能失调、营养不良、水电解质和酸碱平衡紊乱等；⑥长期反复用药引起机体反应性变化。

（何　蔚）

# 第五章　传出神经系统药理概论

学习目标

1. **掌握**　传出神经系统递质和受体的分类及其生理功能；传出神经系统药物的基本作用及其分类。
2. **熟悉**　乙酰胆碱和去甲肾上腺素的生物合成、转运、贮存、释放和代谢。
3. **了解**　传出神经系统解剖学的分类。

内容精讲

神经系统通常可分为中枢神经系统和外周神经系统，前者包括脑和脊髓，后者包括脑和脊髓以外的神经和神经节。按功能分类，外周神经系统分为传入神经系统（afferent nervous system）和传出神经系统（efferent nervous system）。

## 第一节　概　　述

传出神经系统包括自主神经系统（autonomic nervous system；也称植物神经系统，vegetative nervous system）和运动神经系统（somatic motor nervous system）。自主神经系统又分为交感神经系统（sympathetic nervous system）和副交感神经系统（parasympathetic nervous system），主要支配内脏器官、平滑肌和腺体等效应器，其活动为非随意性的，如心脏排血、血流分配和食物消化等。运动神经系统则支配骨骼肌，通常为随意活动，如肌肉的运动和呼吸等。

传出神经根据其末梢释放的递质不同，可分为胆碱能神经和去甲肾上腺素能神经，前者释放乙酰胆碱，后者主要释放去甲肾上腺素。胆碱能神经主要包括全部交感神经和副交感神经的节前纤维、运动神经、全部副交感神经的节后纤维和极少数交感神经节后纤维（支配汗腺分泌和骨骼肌血管舒张神经）。去甲肾上腺素能神经包括几乎全部交感神经节后纤维。

除交感和副交感神经系统外，肠神经系统已日益受到关注。

## 第二节　传出神经系统的递质和受体

作用于传出神经系统的药物，主要作用靶位是传出神经系统的递质和受体。药物可通过影响递质的合成、贮存、释放、代谢等环节或通过直接与受体结合而产生生物效应。

### 一、传出神经系统的递质

#### （一）基本概念

化学传递的物质基础是神经递质（neurotransmitter），包括经典神经递质、神经肽、神经调质、神经激素和神经蛋白几大类，它们广泛分布于神经系统，担负着神经元与神经元之间、神经元与靶细胞之间的信息传递。突触是指神经元与神经元之间或神经元与某些非神经元细胞之间的一种特化的细胞连接，通过它的电信号或者化学信号的传递作用可以实现细胞间的通讯联系。

#### （二）传出神经递质的生物合成和贮存

乙酰胆碱主要在胆碱能神经末梢合成，少量在胞体内合成，以胆碱和乙酰辅酶A（acetyl coenzyme A，AcCoA）为原料。胆碱和乙酰辅酶 A 在胆碱乙酰化酶（choline acetylase，ChAT，又称胆碱乙酰转移酶）的作用下形成乙酰胆碱。乙酰胆碱形成后，即进入囊泡并与 ATP 和囊泡蛋白共同贮存于囊泡中。

去甲肾上腺素生物合成的主要部位在去甲肾上腺素能神经末梢。酪氨酸在酪氨酸羟化酶催化下生成多巴（dopa），再经多巴脱羧酶的催化，脱羧后生成多巴胺（dopamine），后者进入囊泡中，经多巴胺-β-羟化酶的催化，转变为去甲肾上腺素。去甲肾上腺素形成后，与 ATP 的嗜铬颗粒蛋白结合，贮存于囊泡中。酪氨酸羟化酶的活性较低，反应速度慢，底物要求专一，是调节去甲肾上腺素生物合成的限速酶。

#### （三）传出神经递质的释放

（1）胞裂外排　当神经冲动到达神经末梢时，钙离子进入神经末梢，促进囊泡膜与突触前膜融合，形成裂孔，通过裂孔将囊泡内容物一并排出至突触间隙并立即与突触后膜（或前膜）的相应受体结合而产生效应。

（2）量子化释放和其他释放机制。

#### （四）传出神经递质作用的消失

乙酰胆碱作用的消失主要由于突触间隙中的乙酰胆碱酯酶将其水解。去甲肾上腺素通过摄取和降解两种方式失活，去甲肾上腺素被摄取入神经末梢是其失活的主要方式。

### 二、传出神经系统的受体

#### （一）传出神经系统受体的命名

受体的命名常根据能与之选择性相结合的递质或药物而定。能与乙酰胆碱结合的受体，称为胆碱受体（cholinoceptor）。副交感神经节后纤维所支配的效应器细胞膜的胆碱受体对以毒蕈碱为代表的拟胆碱药较为敏感，故这部分受体被称为毒蕈碱（muscarine）型胆碱受体（M 胆碱受体）。位于神经节和神经肌肉接头的胆碱受体对烟碱比较敏感，故这些部位的受体被称为烟碱（nicotine）型胆碱受体（N 胆碱受体）。

能与去甲肾上腺素或肾上腺素结合的受体称为肾上腺素受体（adrenoceptor）。肾上腺素受体又可分为 α 肾上腺素受体（α 受体）和 β 肾上腺素受体（β 受体）。

#### （二）传出神经系统受体亚型

**1. M 胆碱受体亚型**　根据配体对不同组织 M 受体相对亲和力不同将 M 受体分为 $M_1$、$M_2$、$M_3$、$M_4$ 和 $M_5$ 等。$M_1$ 主要位于中枢神经系统、外周神经元和胃壁细胞，介导兴奋作用；$M_2$ 主要位于心脏和突触前末梢，调节心率；$M_3$ 主要位于腺体、平滑肌，刺激腺体分泌，引起平滑肌收缩；$M_4$ 和 $M_5$ 主要位于中枢神经系统。

**2. N 胆碱受体亚型**　根据分布部位不同可分为：神经肌肉接头 N 受体，即 $N_M$（nicotinic muscle）受体；神经节 N 受体和中枢 N 受体称为 $N_N$（nicotinic neuronal）受体。

**3. 肾上腺素受体亚型**　分为 α 和 β 受体亚型。α 受体亚型主要为 $\alpha_1$ 和 $\alpha_2$ 两种亚型，$\alpha_1$ 受体主要分布于皮肤黏膜血管和内脏血管平滑肌等部位，$\alpha_2$ 受体主要分布于突触前膜。β 受体亚型主要分为 $\beta_1$、$\beta_2$ 和 $\beta_3$ 三种亚型，$\beta_1$ 受体主要分布于心脏，$\beta_2$ 受体主要分布于支气管平滑肌、冠状动脉和骨骼肌血管等部位，$\beta_3$ 受体主要分布于脂肪组织。

#### （三）传出神经系统受体功能及其分子机制

**1. M 胆碱受体**　$M_1$、$M_3$ 和 $M_5$ 受体与 $G_{q/11}$ 蛋白偶联，联后的受体激活磷脂酶 C（phospholipase C），促进第二信使 1,4,5-三磷酸肌醇（inositol 1,4,5-triphosphate，$IP_3$）和二酯酰甘油（diacylglycerol，DAG）的生成而产生一系列效应。$M_2$ 和 $M_4$ 受体与 $G_{i/o}$ 蛋白偶联，抑制腺苷酸环化酶活性，并可激活 $K^+$ 通道或抑制 $Ca^{2+}$ 通道。

**2. N 胆碱受体**　属于配体门控离子通道型受体，均为五聚体结构，与配体结合可使离子通道开放，从而调节 $Na^+$、$K^+$ 和 $Ca^{2+}$ 流动。

**3. 肾上腺素受体** 属于G蛋白偶联受体，$\alpha_1$受体激动可激活磷脂酶（C、D、$A_2$），增加第二信使1,4,5-三磷酸肌醇（$IP_3$）和二酯酰甘油（DAG）的生成而产生效应；$\alpha_2$受体激动则可抑制腺苷酸环化酶活性，使cAMP减少。所有β受体亚型激动后均能兴奋腺苷酸环化酶，使cAMP增加而产生不同效应。

## 第三节 传出神经系统的生理功能

传出神经系统药物的药理作用共性为拟似或拮抗传出神经系统的功能，熟悉传出神经系统即去甲肾上腺素能神经和胆碱能神经的生理功能是掌握各药药理作用的基础。

机体的多数器官都受胆碱能神经和去甲肾上腺素能神经的双重支配，而这两类神经兴奋时所产生的效应又往往相互拮抗，当两类神经同时兴奋时，则占优势的神经的效应通常会显现出来。

## 第四节 传出神经系统药物的基本作用及其分类

### 一、传出神经系统药物的基本作用

传出神经系统药物的基本作用靶点在于受体和递质两方面。

#### （一）直接作用于受体

许多传出神经系统药物能直接与胆碱受体或肾上腺素受体结合而发挥作用。与受体结合后所产生的效应与神经末梢释放的神经递质效应相似，称为**激动药**(agonist)；如果与受体结合后不产生或较少产生拟似递质的作用，并可妨碍递质与受体的结合，从而产生与递质相反的作用，就称为**阻断药**(blocker)，对激动药而言，可称**拮抗药**(antagonist)。

#### （二）影响递质

**1. 影响递质的生物合成** 包括前体药物和递质合成酶抑制剂，如密胆碱抑制ACh的生物合成，α-甲基酪氨酸抑制NA的合成。

**2. 影响递质的释放** 如麻黄碱和间羟胺可促进NA的释放，碳酸锂抑制中枢NA的释放等。

**3. 影响递质的转运和贮存** 如药物干扰递质NA的再摄取，利血平为囊泡摄取抑制剂而使囊泡内NA减少至耗竭，地昔帕明和可卡因都是摄取-1抑制剂。

**4. 影响递质的生物转化** 如胆碱酯酶抑制药可抑制体内ACh的代谢，造成体内ACh堆积，从而产生效应。

### 二、传出神经系统药物的分类

传出神经系统药物可按其作用性质（激动受体或阻断受体）和对不同类型受体的选择性进行分类。

**同步练习**

一、选择题

【A型题】

1. 去甲肾上腺素能神经末梢中合成去甲肾上腺素的初始原料是（ ）
A. 酪氨酸　B. 谷氨酸　C. 蛋氨酸
D. 缬氨酸　E. 丝氨酸

2. 自主神经系统支配的效应器不包括（ ）
A. 血管　B. 心脏　C. 腺体
D. 平滑肌　E. 骨骼肌

3. 去甲肾上腺素生物合成的限速酶是（ ）
A. 甲基转移酶 B. 乙酰转移酶 C. β-羟化酶
D. 酪氨酸羟化酶 E. 多巴脱羧酶
4. $N_M$ 受体主要分布于（ ）
A. 自主神经节 B. 支气管平滑肌 C. 血管内皮
D. 神经肌肉接头 E. 血管平滑肌
5. $M_2$ 受体主要分布于（ ）
A. 支气管平滑肌 B. 胃肠平滑肌 C. 自主神经节
D. 神经肌肉接头 E. 心脏和突触前末梢
6. 位于血管内皮细胞，激动后可使血管舒张的受体是（ ）
A. $M_1$ 受体 B. $M_2$ 受体 C. $M_3$ 受体
D. $M_4$ 受体 E. $M_5$ 受体
7. 位于肾小球旁细胞，激动后可增加肾素分泌的受体是（ ）
A. $\alpha_1$ 受体 B. $\alpha_2$ 受体 C. $\beta_1$ 受体
D. $\beta_2$ 受体 E. $\beta_3$ 受体
8. $\beta_1$ 受体主要分布于（ ）
A. 骨骼肌 B. 血管平滑肌 C. 支气管平滑肌
D. 血管内皮 E. 心脏

【B 型题】

A. 皮肤黏膜血管收缩 B. 心肌收缩力增强 C. 骨骼肌收缩
D. 支气管平滑肌舒张 E. 瞳孔缩小
9. M 受体激动时（ ）
10. $N_M$ 受体激动时（ ）
11. $\alpha_1$ 受体激动时（ ）
12. $\beta_1$ 受体激动时（ ）
13. $\beta_2$ 受体激动时（ ）

【C 型题】

A. $\alpha_1$ 受体 B. $\beta_2$ 受体
C. 两者均可 D. 两者均不可
14. 位于血管平滑肌（ ）
15. 位于瞳孔开大肌（ ）

【X 型题】

16. 在 NA 能神经末梢中参与 NA 生物合成的酶有（ ）
A. 酪氨酸羟化酶 B. 多巴脱羧酶 C. 多巴胺-β-羟化酶
D. 苯乙醇胺氮位甲基转移酶 E. 儿茶酚氧位甲基转移酶
17. 激动 M 受体可产生的效应是（ ）
A. 支气管平滑肌收缩 B. 瞳孔括约肌收缩 C. 环状睫状肌收缩
D. 胃肠平滑肌收缩 E. 膀胱逼尿肌收缩，外括约肌舒张
18. 去甲肾上腺素能神经兴奋可产生的效应是（ ）
A. 心肌收缩性加强 B. 瞳孔扩大 C. 肾脏血管收缩
D. 促进脂肪分解 E. 皮肤黏膜血管收缩
19. 胆碱能神经主要包括（ ）
A. 副交感神经的节前纤维 B. 副交感神经节后纤维 C. 运动神经
D. 交感神经的节前纤维 E. 支配汗腺的交感神经节后纤维
20. 激动 $\beta_2$ 受体可产生的效应是（ ）

A. 骨骼肌血管收缩　　B. 支气管平滑肌收缩　　C. 膀胱括约肌收缩
D. 支气管平滑肌舒张　　E. 骨骼肌血管舒张

21. 下列属于N受体激动时产生的效应是（　　）
A. 骨骼肌松弛　　B. 神经节兴奋　　C. 支气管平滑肌收缩
D. 骨骼肌收缩　　E. 肾上腺髓质分泌

22. 下列有关突触前膜受体的描述，正确的是（　　）
A. 激动突触前膜 $\alpha_2$ 受体，促进NA的释放
B. 阻断突触前膜 $\alpha_2$ 受体，促进NA的释放
C. 阻断突触前膜 $\beta_2$ 受体，减少NA的释放
D. 阻断突触前膜 $\beta_2$ 受体，促进NA的释放
E. 阻断突触前膜 $\alpha_2$ 受体，不影响NA释放

**二、填空题**

1. 传出神经系统药物的基本作用靶点在于________和________两方面。
2. M受体广泛分布于全身各个器官组织，主要起到胆碱能神经传递的作用。________位于心脏和突触前末梢，调节心率；________主要位于腺体和平滑肌，刺激腺体分泌，引起平滑肌收缩。
3. 乙酰胆碱主要在胆碱能神经末梢合成，少量在胞体内合成，以________和________为原料，在________的作用下生成乙酰胆碱。去甲肾上腺素生物合成的主要部位在去甲肾上腺素能神经末梢，酪氨酸在________催化下生成________，再经________的催化，脱羧后生成________，后者进入囊泡中，经________的催化，转变为去甲肾上腺素。
4. 乙酰胆碱作用的消失主要由于突触间隙中的________将其水解。去甲肾上腺素通过________和________两种方式失活，肾上腺素能神经末梢破坏去甲肾上腺素的酶主要是________和________。
5. $M_1$、$M_3$ 和 $M_5$ 受体与 $G_{q/11}$ 蛋白偶联，偶联后的受体激活________，促进第二信使________和________的生成而产生一系列效应。$M_2$ 和 $M_4$ 受体与 $G_{i/o}$ 蛋白偶联，________腺苷酸环化酶活性，并可激活 $K^+$ 通道或抑制 $Ca^{2+}$ 通道。
6. $\alpha_1$ 受体激动可激活磷脂酶（C、D、$A_2$），增加第二信使________和________的生成而产生效应；$\alpha_2$ 受体激动则可抑制________活性，使________减少。β受体亚型激动后均能兴奋________，使________增加而产生不同效应。

**三、简答题**

传出神经系统药物的基本作用是什么？

## 参考答案

**一、选择题**

1. A　2. E　3. D　4. D　5. E　6. C　7. C　8. E　9. E　10. C　11. A　12. B　13. D　14. C　15. A　16. ABC　17. ABCDE　18. ABCDE　19. ABCDE　20. DE　21. BDE　22. BC

**二、填空题**

1. 受体　递质
2. $M_2$ 受体　$M_3$ 受体
3. 胆碱　乙酰辅酶A　胆碱乙酰化酶　酪氨酸羟化酶　多巴　多巴脱羧酶　多巴胺　多巴胺-β-羟化酶
4. 乙酰胆碱酯酶　摄取　降解　单胺氧化酶　儿茶酚氧位甲基转移酶
5. 磷脂酶C　1,4,5-三磷酸肌醇（$IP_3$）　二酯酰甘油（DAG）　抑制
6. 1,4,5-三磷酸肌醇（$IP_3$）　二酯酰甘油（DAG）　腺苷酸环化酶　cAMP　腺苷酸环化酶　cAMP

**三、简答题**

答：（1）直接作用于受体　许多传出神经系统药物能直接与胆碱受体或肾上腺素受体结合。结合后，如果产生与递质相似的作用，就称激动药；如果结合后不产生或较少产生拟似递质的作用，并可妨碍递质与受体的结合，从而产生与递质相反的作用，就称为阻断药。

（2）影响递质　①影响递质的生物合成，如密

胆碱可抑制ACh的合成；②影响递质的释放，如麻黄碱和间羟胺可促进NA释放；③影响递质的转运和贮存，如利血平为囊泡摄取抑制剂而使囊泡内NA减少至耗竭；④影响递质的生物转化，如胆碱酯酶抑制药可干扰体内ACh的代谢。

（何 蔚）

# 第六章　胆碱受体激动药

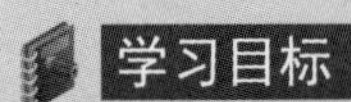

学习目标

**1. 掌握**　毛果芸香碱的药理作用、临床应用及不良反应。

**2. 熟悉**　乙酰胆碱的药理作用；胆碱受体激动药的分类及代表药物。

**3. 了解**　烟碱的药理作用。

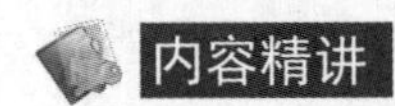

内容精讲

胆碱受体激动药（cholinoceptor agonists）也称直接作用的拟胆碱药（direct-acting cholinomimetic drugs），可直接激动胆碱受体，产生与乙酰胆碱类似的作用。按作用选择性不同，胆碱受体激动药可分为M胆碱受体激动药和N胆碱受体激动药。

## 第一节　M胆碱受体激动药

M胆碱受体激动药根据其化学结构不同可分为两类：胆碱酯类和天然形成的拟胆碱生物碱。前者中多数药物对M、N胆碱受体均有兴奋作用，但以M胆碱受体为主，后者主要兴奋M胆碱受体。

### 一、胆碱酯类

**胆碱酯类**（choline esters）包括乙酰胆碱和合成的胆碱酯类如醋甲胆碱、卡巴胆碱和贝胆碱。其药物结构上的共同特点是具有一个带正电荷的季铵基团，因此该类药物的亲水性强，脂溶性相对较差。

#### （一）乙酰胆碱

**乙酰胆碱**（acetylcholine，ACh）是胆碱能神经递质，性质不稳定，在体内极易被胆碱酯酶迅速分解。其在体内分布较广，且作用广泛，选择性差，故除作为药理学研究的工具药外，无临床实用价值。了解其生理、药理作用，将便于学习和掌握胆碱受体激动药和胆碱受体阻断药的药理作用。

**药理作用**

**1. 心血管系统**　静脉注射小剂量ACh对心血管系统的作用主要表现为：舒张血管、减弱心肌收缩力、减慢心率、减慢房室结和浦肯野纤维传导、缩短心房不应期。

① 舒张血管：主要由于ACh激动血管内皮细胞$M_3$胆碱受体，导致内皮依赖性舒张因子（EDRF）即一氧化氮释放，引起邻近平滑肌细胞松弛；也可能通过压力感受器或化学感受器反射引起。如果血管内皮受损，ACh可引起血管收缩。此外，ACh也可激动去甲肾上腺素能神经末梢突触前膜$M_1$胆碱受体，抑制NA的释放而产生舒张血管作用。

② 减弱心肌收缩力：即负性肌力作用，胆碱能神经主要分布于窦房结、房室结、浦肯野纤维和心房，而心室较少有胆碱能神经支配，故ACh对心脏的直接作用主要在心房。对心室的作用主要通过影响去甲肾上腺素能神经活性而间接产生。ACh对心室肌的作用不太明显，只有当去甲肾上腺素能神经明显兴奋时，ACh对心室肌的抑制作用才会显现出来。由于迷走神经末梢与交感神经末梢紧密相邻，当去甲肾上腺素能神经兴奋时，除自身负反馈作用抑制NA的释放

外，由胆碱能神经末梢释放的 ACh 可激动交感神经末梢突触前膜 M 胆碱受体，反馈性抑制交感神经末梢 NA 的释放，导致心室肌收缩力减弱。

③ 减慢心率：即负性频率作用，ACh 能使窦房结舒张期自动除极延缓，复极化电流增加，使动作电位达到阈值的时间延长，导致心率减慢。

④ 减慢房室结和浦肯野纤维传导：即负性传导作用，ACh 可延长房室结和浦肯野纤维的不应期，使其传导减慢。

⑤ 缩短心房不应期：ACh 可使心房不应期及动作电位时程缩短，即为迷走神经作用。

**2. 胃肠道**　ACh 可兴奋胃肠道平滑肌，使其收缩的幅度、张力和蠕动增加，能促进胃、肠的分泌，引起恶心、嗳气、呕吐、腹痛及排便等症状。

**3. 泌尿道**　ACh 可使泌尿道平滑肌蠕动增加，膀胱逼尿肌收缩，使膀胱最大自主排空压力增加，降低膀胱容积，同时膀胱三角区和外括约肌舒张，导致膀胱排空。

**4. 其他**　ACh 可使腺体分泌增加，瞳孔括约肌和睫状肌收缩，支气管平滑肌收缩；ACh 还能兴奋颈动脉体和主动脉体化学感受器；ACh 作用于自主神经节 $N_N$ 受体和骨骼肌神经肌肉接头的 $N_M$ 受体，引起交感、副交感神经节兴奋及骨骼肌收缩。此外，因肾上腺髓质受交感神经节前纤维支配，故 $N_N$ 胆碱受体激动能引起肾上腺素释放。尽管中枢神经系统有胆碱受体存在，由于 ACh 不易通过血脑屏障，故外周给药很少产生中枢作用。

#### (二)醋甲胆碱

**醋甲胆碱**(methacholine)　又称乙酰甲胆碱，由于甲基增强了其对胆碱酯酶水解作用的抵抗力，所以该药的水解速度较 ACh 慢，作用时间较 ACh 长。本品对 M 胆碱受体具有相对选择性，尤其是对心血管系统的作用明显，临床主要用于治疗口腔黏膜干燥症。禁忌证为支气管哮喘、冠状动脉缺血和溃疡病患者。

#### (三)卡巴胆碱

**卡巴胆碱**(carbachol)又称氨甲酰胆碱，化学性质稳定，不易被胆碱酯酶水解，作用时间长，对 M、N 胆碱受体的选择性与 ACh 相似，均有激动作用。该药对膀胱和肠道作用明显，可用于术后腹气胀和尿潴留。仅用于皮下注射，禁用于静脉注射给药。由于该药副作用较多，且阿托品对它的解救效果较差，因此临床主要用于局部滴眼治疗青光眼。禁忌证同醋甲胆碱。

#### (四)贝胆碱

**贝胆碱**(bethanechol)的化学性质稳定，不易被胆碱酯酶水解，口服和注射均有效。本品可兴奋胃肠道和泌尿道平滑肌，对心血管作用弱。其临床可用于术后腹气胀、胃张力缺乏症及胃滞留等的治疗。由于该药对 M 胆碱受体具有相对选择性，故其疗效较卡巴胆碱好。

### 二、生物碱类

**生物碱类**(alkaloids)主要包括三种天然生物碱——毛果芸香碱(pilocarpine)、槟榔碱(arecoline)和毒蕈碱(muscarine)，另外还有合成的类似物震颤素(oxotremorine)。该类药物因具有叔胺基团，脂溶性增强，可通过各种给药途径被吸收。

#### (一)毛果芸香碱的药理作用

毛果芸香碱能直接作用于副交感神经(包括支配汗腺的交感神经)节后纤维支配的效应器官的 M 胆碱受体，对眼和腺体的作用较明显。

**1. 眼**　滴眼后能引起缩瞳、降低眼内压和调节痉挛等作用。

① 缩瞳：虹膜内有两种平滑肌，一种是瞳孔括约肌，受动眼神经的副交感神经纤维(胆碱能神经)支配，兴奋时瞳孔括约肌收缩，瞳孔缩小；另一种是瞳孔开大肌，受去甲肾上腺素能神经支配，兴奋时瞳孔开大肌向外周收缩，使瞳孔扩大。用毛果芸香碱后，可激动瞳孔括约肌的 M 胆碱受体，表现为瞳孔缩小。局部用药后作用可持续数小时至 1 天。

② 降低眼内压：毛果芸香碱可通过缩瞳作用使虹膜向中心拉紧，虹膜根部变薄，从而使处

在虹膜周围部分的前房角间隙扩大，房水易于经滤帘进入巩膜静脉窦，使眼内压下降。

③ 调节痉挛：眼在视近物时，通过调节晶状体的曲度，使物体成像于视网膜上，从而看清物体，此为眼调节作用。眼的调节主要取决于晶状体的曲度变化。由于睫状小带（悬韧带）向外缘的牵拉，通常使晶状体维持于比较扁平的状态。睫状小带又受睫状肌控制，睫状肌由环状和辐射状两种平滑肌纤维组成，其中以胆碱能神经（动眼神经）支配的环状肌纤维为主。动眼神经兴奋时或用拟胆碱药如毛果芸香碱作用后，环状肌向瞳孔中心方向收缩，造成悬韧带放松，晶状体变凸，屈光度增加，只适合于视近物，而看远物则难以使其清晰地成像于视网膜上。故看近物清楚，看远物模糊。拟胆碱药的这种作用称为调节痉挛。

**2. 腺体** 较大剂量的毛果芸香碱（10～15mg 皮下注射）可明显增加汗腺和唾液腺的分泌，也可使泪腺、胃腺、胰腺、小肠腺和呼吸道黏膜分泌增加。

**3. 平滑肌** 毛果芸香碱可使肠平滑肌兴奋，肠平滑肌的张力和蠕动增加；支气管平滑肌兴奋，可诱发哮喘；此外，也可兴奋子宫、膀胱、胆囊与胆道平滑肌。

#### （二）毛果芸香碱的临床应用

**1. 青光眼** 闭角型青光眼（充血性青光眼）患者前房角狭窄，眼内压增高。低浓度的毛果芸香碱（2%以下）滴眼可治疗闭角型青光眼，滴眼后可使患者瞳孔缩小，前房角间隙扩大，房水回流通畅，眼内压降低，从而缓解或消除青光眼症状。毛果芸香碱对开角型青光眼（单纯性青光眼）的早期也有一定疗效，但机制未明。滴眼时应压迫内眦，避免药液吸收后产生不良反应。

**2. 虹膜睫状体炎** 与扩瞳药交替应用，可防止虹膜与晶状体粘连。

**3. 其他** 口服可用于治疗口腔干燥，但在增加唾液分泌的同时，汗液分泌也明显增加。本品还可用作抗胆碱药阿托品等中毒的抢救。

#### （三）毛果芸香碱的不良反应

本品过量可出现 M 胆碱受体过度兴奋症状，可用阿托品对症处理。滴眼时应压迫内眦，避免药液吸收后产生不良反应。

## 第二节 N 胆碱受体激动药

**烟碱**（nicotine，尼古丁）是 N 胆碱受体激动药的代表，是由烟草中提取的一种重要生物碱成分，脂溶性极强，可经皮肤吸收。烟碱作用很复杂，既作用于自主神经节 $N_N$ 胆碱受体，又作用于神经肌肉接头的 $N_M$ 胆碱受体，此外，尚可作用于中枢神经系统。其对神经节的 $N_N$ 胆碱受体作用呈双相性，即开始使用时可短暂兴奋 $N_N$ 受体，随后出现持续抑制 $N_N$ 受体。烟碱对神经肌肉接头 $N_M$ 胆碱受体的作用与其对神经节 $N_N$ 胆碱受体的作用类似。由于烟碱作用广泛、复杂，故无临床实用价值，仅具有毒理学意义。

### 同步练习

一、选择题

【A 型题】

1. 关于卡巴胆碱的描述，正确的是（　　）

A. 化学性质不稳定，易被胆碱酯酶水解　　B. 作用时间很短

C. 对膀胱和肠道作用明显　　D. 选择性激动 M 胆碱受体

E. 选择性激动 N 胆碱受体

2. 毛果芸香碱对眼的作用是（　　）

A. 缩瞳，升高眼内压，调节痉挛　　B. 缩瞳，降低眼内压，调节麻痹

C. 缩瞳，降低眼内压，调节痉挛　　D. 扩瞳，降低眼内压，调节麻痹

E. 扩瞳，升高眼内压，调节麻痹

3. 关于醋甲胆碱的描述，错误的是（　　）

A. 对心血管系统作用明显

B. 对M胆碱受体具有相对较高的选择性

C. 临床用于治疗口腔黏膜干燥症

D. 水解速度较ACh快，作用时间较ACh短

E. 禁用于支气管哮喘患者

4. 关于贝胆碱的描述，错误的是（　　）

A. 化学性质稳定　　B. 不易被胆碱酯酶水解　　C. 对心血管作用强

D. 可兴奋胃肠道平滑肌　　E. 可兴奋泌尿道平滑肌

5. 烟碱的作用是（　　）

A. 激动M、N胆碱受体　　B. 阻断M、N胆碱受体　　C. 抑制胆碱酯酶

D. 选择性激动M胆碱受体　　E. 激动N胆碱受体

**【X型题】**

6. 静脉注射小剂量ACh对心血管系统主要产生以下作用（　　）

A. 减慢心率　　B. 减弱心肌的收缩力　　C. 舒张血管

D. 缩短心房不应期　　E. 减慢房室结和浦肯野纤维传导

7. 卡巴胆碱的作用特点是（　　）

A. 不易被胆碱酯酶水解，作用时间长

B. 对M、N受体均有激动作用

C. 对膀胱和肠道作用较明显

D. 对膀胱和肠道作用较差

E. 化学性质不稳定

8. 关于ACh的描述，正确的是（　　）

A. 激动M、N受体　　B. 易通过血脑屏障　　C. 化学性质不稳定

D. 作用广泛，选择性差　　E. 体内易被胆碱酯酶水解

9. ACh对泌尿道的作用包括（　　）

A. 泌尿道平滑肌蠕动增加　　B. 膀胱逼尿肌收缩　　C. 膀胱逼尿肌舒张

D. 膀胱三角区和外括约肌舒张　　E. 膀胱三角区和外括约肌收缩

10. ACh舒张血管作用的机制是（　　）

A. 激动血管内皮细胞$M_3$胆碱受体

B. 导致内皮依赖性舒张因子释放

C. 激动血管平滑肌β肾上腺素受体

D. 直接扩张血管作用

E. 激动NA能神经末梢突触前膜$M_1$受体，抑制NA的释放

11. 用1%毛果芸香碱滴眼液滴眼后可引起（　　）

A. 瞳孔括约肌向中心收缩

B. 虹膜向中心拉紧，前房角间隙扩大

C. 虹膜退向四周边缘，前房角间隙变窄

D. 睫状肌松弛退向外缘，悬韧带拉紧

E. 睫状肌向瞳孔中心方向收缩，悬韧带松弛

**二、填空题**

1. ACh可使膀胱逼尿肌________，膀胱三角区和外括约肌________。

2. 动眼神经兴奋时或毛果芸香碱作用后，环状肌向瞳孔中心方向________，造成悬韧带________，晶状体________，屈光度________，此时只适合于视________，而难以看清

________，毛果芸香碱的这种作用称为________。

3. 烟碱对神经节的 $N_N$ 胆碱受体作用________，即开始使用时________，随后出现________。

## 三、简答题

1. 简述静脉注射小剂量 ACh 对心血管系统的作用。
2. ACh 对胃肠道和泌尿道具有哪些作用特点？
3. 毛果芸香碱的药理作用和临床应用有哪些？

# 参考答案

## 一、选择题

1. C　2. C　3. D　4. C　5. E　6. ABCDE　7. ABC　8. ACDE　9. ABD　10. ABE　11. ABE

## 二、填空题

1. 收缩　舒张

2. 收缩　放松　变凸　增加　近物　远物　调节痉挛

3. 呈双相性　可短暂兴奋 $N_N$ 受体　持续抑制 $N_N$ 受体

## 三、简答题

1. 答：静脉注射小剂量 ACh 对心血管的作用表现为：舒张血管、减弱心肌收缩力、减慢心率、减慢房室结和浦肯野纤维传导、缩短心房不应期。

2. 答：①ACh 可兴奋胃肠道平滑肌，使其收缩的幅度、张力和蠕动增加，能促进胃、肠的分泌，引起恶心、嗳气、呕吐、腹痛及排便等症状。②ACh 可使泌尿道平滑肌蠕动增加，膀胱逼尿肌收缩，使膀胱最大自主排空压力增加，降低膀胱容积，同时膀胱三角区和外括约肌舒张，导致膀胱排空。

3. 答：毛果芸香碱能直接作用于副交感神经（包括支配汗腺的交感神经）节后纤维支配的效应器官的 M 胆碱受体，对眼和腺体的作用较明显。①毛果芸香碱对眼的作用是：滴眼后能激动瞳孔括约肌和睫状肌的 M 胆碱受体，使瞳孔括约肌和睫状肌收缩，引起缩瞳、降低眼内压和调节痉挛，用于青光眼和虹膜睫状体炎。②毛果芸香碱吸收后能激动腺体的 M 胆碱受体，使腺体分泌增加，尤其是汗腺和唾液腺分泌增加最明显，口服可用于治疗口腔干燥。

（何　蔚）

# 第七章　抗胆碱酯酶药和胆碱酯酶复活药

学习目标

**1. 掌握**　新斯的明、毒扁豆碱的药理作用及临床应用；有机磷酸酯类的中毒机制、中毒表现及其治疗。

**2. 熟悉**　乙酰胆碱酯酶水解乙酰胆碱的过程。

**3. 了解**　抗胆碱酯酶药的作用机制；常用易逆性抗胆碱酯酶药的特点。

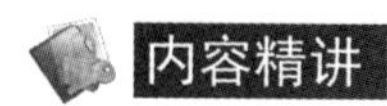

## 第一节　胆碱酯酶

胆碱酯酶（cholinesterase，ChE）分为乙酰胆碱酯酶（acetylcholinesterase，AChE，即真性胆碱酯酶）和丁酰胆碱酯酶（假性胆碱酯酶）。AChE 蛋白分子表面的活性中心有两个能与 ACh 结合的部位，即带负电荷的阴离子部位和酯解部位。酯解部位含有一个由丝氨酸的羟基构成的酸性作用点和一个由组氨酸咪唑环构成的碱性作用点，两者通过氢键结合，增强了丝氨酸羟基的亲核活性，使之易于与 ACh 结合。

AChE 水解 ACh 的过程可分为三个步骤：①ACh 分子结构中带正电荷的季铵阳离子头，以静电引力与 AChE 的阴离子部位相结合，同时 ACh 分子中的羰基碳与 AChE 酯解部位的丝氨酸的羟基以共价键形式结合，形成 ACh 和 AChE 的复合物；②ACh 的酯键断裂，乙酰基转移到 AChE 的丝氨酸羟基上，生成乙酰化 AChE，并释放出胆碱；③乙酰化 AChE 迅速水解，分离出乙酸，并使 AChE 游离，使酶的活性恢复。

## 第二节　抗胆碱酯酶药

抗胆碱酯酶药（anticholinesterase agents）又称间接作用的拟胆碱药（indirect-acting cholinomimetics），能与 AChE 牢固结合，使 AChE 活性受抑，从而导致胆碱能神经末梢释放的 ACh 堆积，产生拟胆碱作用。按药理学性质，抗胆碱酯酶药可分为易逆性抗胆碱酯酶药和难逆性抗胆碱酯酶药。

### 一、易逆性抗胆碱酯酶药

#### （一）易逆性抗 AChE 药的作用机制

易逆性抗 AChE 药结构中的季铵阳离子头以静电引力与 AChE 的阴离子部位结合，同时其分子中的羰基碳与 AChE 酯解部位的丝氨酸羟基以共价键结合，生成 AChE 和易逆性抗 AChE 药的复合物；由复合物进而裂解成的二甲氨基甲酰化 AChE 的水解速度较乙酰化 AChE 的水解速度慢，故酶被抑制的时间较长，但比难逆性抗 AChE 药有机磷酸酯类短，故属易逆性抗 AChE 药。二甲氨基甲酰化 AChE 水解后，形成二甲氨基甲酸和复活的胆碱酯酶，酶的活性才得以恢复。

#### （二）易逆性抗 AChE 药的一般特性

**1. 药理作用**

① 眼：结膜用药时可导致结膜充血，收缩瞳孔括约肌和睫状肌，导致瞳孔缩小和睫状肌调

节痉挛；促进房水回流，降低眼内压。

② 胃肠道：不同药物对胃肠平滑肌的作用不同。新斯的明（neostigmine）可促进胃平滑肌收缩及增加胃酸分泌。新斯的明对食管下段具有兴奋作用，对食管明显弛缓和扩张的患者，能明显促进食管的蠕动，并增加其张力。此外，新斯的明可促进小肠、大肠（尤其是结肠）的活动，促进肠内容物排出。

③ 骨骼肌和神经肌肉接头：大多数强效抗 AChE 药对骨骼肌的作用主要是通过其抑制神经肌肉接头 AChE，但亦有一定的直接兴奋作用（如新斯的明）。抗 AChE 药可逆转由竞争性神经肌肉阻滞药引起的肌肉松弛，但并不能有效拮抗由除极化型肌松药引起的肌肉麻痹，因为后者引起的肌肉麻痹主要是由神经肌肉运动终板去极化所致。

④ 心血管系统：抗 AChE 药对心血管系统的作用较复杂，因为 ACh 可作用于神经节和节后纤维，影响心血管的功能。而交感和副交感神经节兴奋后对心血管系统的节后效应是相反的，因此其最后效应为两者的综合结果。由于副交感神经对心脏的支配占优势，ACh 对心脏的作用主要表现为心率减慢、心输出量下降。AChE 抑制剂对血管平滑肌和血压的影响较直接作用的胆碱受体激动剂弱。但大剂量抗 AChE 药可引起血压下降，此作用也常与药物作用于延髓的血管运动中枢有关。

⑤ 其他：由于许多腺体受胆碱能节后纤维支配，低剂量抗 AChE 药物可增强神经冲动所致的腺体分泌作用，较高剂量可增加基础分泌率。抗 AChE 药对中枢各部位有一定的兴奋作用，而在高剂量时，常引起中枢抑制或麻痹，而且与血氧浓度过低密切相关。

**2. 临床应用** 主要用于：①重症肌无力；②腹气胀和尿潴留；③青光眼；④竞争性神经肌肉阻滞药过量时的解毒和 M 胆碱受体阻断剂中毒后的解救；⑤阿尔茨海默病。

**（三）常用易逆性抗 AChE 药**

**1. 新斯的明**

① 新斯的明化学结构中具有季铵基团，故口服吸收少而不规则。其不易透过血脑屏障，无明显的中枢作用。溶液滴眼时，新斯的明不易透过角膜进入前房，故对眼的作用也较弱。

② 新斯的明对心血管、腺体、眼和支气管平滑肌作用较弱，对胃肠道和膀胱平滑肌有较强的兴奋作用；而对骨骼肌的兴奋作用最强，因为它除通过抑制胆碱酯酶而发挥作用外，还能直接激动骨骼肌运动终板上的 $N_M$ 胆碱受体以及促进运动神经末梢释放乙酰胆碱。

③ 临床应用：本品可用于重症肌无力、腹气胀和尿潴留、阵发性室上性心动过速、竞争性神经肌肉阻滞药（非除极化型肌松药）如筒箭毒碱过量时的解毒。

④ 不良反应：副作用较小，过量可产生恶心、呕吐、腹痛、肌肉颤动等，其 M 样作用可用阿托品对抗，机械性肠梗阻或泌尿道梗阻患者禁用。

**2. 吡斯的明**（pyridostigmine） 为季铵类化合物，作用类似于新斯的明，但起效缓慢，作用时间较长。本品口服后胃肠道吸收差，主要用于治疗重症肌无力，也可用于麻痹性肠梗阻和术后尿潴留。不良反应与新斯的明相似，但 M 胆碱受体效应较弱。机械性肠梗阻或泌尿道梗阻患者禁用，支气管哮喘患者慎用。

**3. 依酚氯胺**（edrophonium chloride） 显效快，对骨骼肌作用强大，用药后立即改善症状，使肌肉收缩力增强，但维持时间很短（5～15min），故不宜作为治疗用药。本品可用于诊断重症肌无力，诊断用药时应准备阿托品，以防出现严重不良反应。

**4. 安贝氯铵**（ambenonium chloride） 又称酶抑宁（mytelase），作用类似于新斯的明，但抗胆碱酯酶作用和兴奋骨骼肌作用都较新斯的明强，作用持续时间也较长（4～8h）。本品主要用于治疗重症肌无力，尤其是不能耐受新斯的明或吡斯的明的患者。其不良反应和应用时注意事项与新斯的明相似。

**5. 毒扁豆碱**（physostigmine） 又称**依色林**（eserine），为叔胺类化合物，易通过黏膜吸收，口服及注射都易吸收，也易于透过血脑屏障。其吸收后在外周可出现拟胆碱作用，进入中枢后，可抑制中枢 AChE 活性而产生作用（小剂量兴奋，大剂量抑制）。本品主要局部用于治疗青光眼，能缩小瞳孔，降低眼内压，收缩睫状肌而引起调节痉挛等。常用 0.005%溶液滴眼，作用较毛果芸香碱强而持久，但刺激性较大。又由于其收缩睫状肌的作用较强，可引起头痛。滴眼后 5min 即出现缩瞳，眼内压下降作用可维持 1～2 天，调节痉挛现象消失较快。滴眼时应压迫内眦，避免药液流入鼻腔后吸收，引起中毒。

**6. 地美溴铵**（demecarium bromide） 作用时间较长，用于治疗青光眼、无晶状体畸形的开角型青光眼及对其他药物无效的患者。

## 二、难逆性抗胆碱酯酶药——有机磷酸酯类

### （一）中毒机制

有机磷酸酯类（organophosphate）分子中亲电性的磷原子与 AChE 酯解部位丝氨酸的羟基上具有亲核性的氧原子通过共价键结合，形成难以水解的磷酰化 AChE，使 AChE 失去水解 ACh 的能力，造成 ACh 在体内大量积聚而引起一系列中毒症状。若不及时抢救，AChE 可在几分钟或几小时内就“老化”。“老化”过程可能是磷酰化 AChE 的磷酰化基团上的一个烷氧基断裂，生成更稳定的单烷氧基磷酰化 AChE。此时即使用 AChE 复活药也难以使酶的活性恢复，必须等待新生的 AChE 形成，才可水解 ACh，此恢复过程需 15～30 天。

### （二）中毒表现

**1. 急性毒性** 由于 ACh 的作用广泛，故有机磷酸酯类的中毒症状表现多样化。轻者以 M 样症状为主，中度者可同时有 M 样症状和 N 样症状，严重中毒者除外周 M 样和 N 样症状外，还出现中枢神经系统症状。

（1） M 样症状

① 眼：瞳孔缩小、视物模糊、睫状肌痉挛而感觉眼痛。随着症状的加重，由于交感神经节的兴奋，缩瞳作用可能并不明显。

② 腺体：唾液腺、汗腺和支气管腺体等分泌增多，引起流涎和出汗，严重者可口吐白沫、大汗淋漓。

③ 呼吸系统：支气管平滑肌收缩和腺体分泌增加，引起呼吸困难甚至肺水肿。

④ 胃肠道：由于胃肠道平滑肌的兴奋和有机磷酸酯类对胃肠道黏膜的刺激作用，可引起恶心、呕吐、腹痛和腹泻等。

⑤ 泌尿系统：严重病例由于膀胱逼尿肌收缩而引起小便失禁。

⑥ 心血管系统：M 样作用可引起心率减慢和血压下降，但由于同时有 N 样作用，故有时也可引起心率加快和血压升高。

（2） N 样症状 激动神经节 $N_N$ 受体，引起交感神经节后纤维兴奋，可出现心动过速和血压升高；胆碱能神经肌肉接头 $N_M$ 受体激动，表现为不自主肌束颤动，常先从眼睑和颜面等处小肌肉开始，逐渐波及全身，最后又转为肌无力，并可导致明显的肌麻痹，严重时可引起呼吸肌麻痹。

（3） 中枢神经系统症状 除了脂溶性极低的毒物外，其他毒物均可透过血脑屏障而产生中枢作用，表现为先兴奋、不安，继而出现惊厥，后由过度兴奋转入抑制，出现意识模糊、共济失调、谵妄、反射消失、昏迷等症状。严重中毒晚期，可出现呼吸中枢麻痹所致的呼吸抑制，甚至呼吸停止；血管运动中枢抑制引起的血压下降或循环衰竭，危及生命。

**2. 慢性毒性** 表现为血中 AChE 活性显著而持久地下降。主要症状有神经衰弱症候群、腹胀、多汗、偶有肌束颤动及瞳孔缩小。

### （三）中毒的防治

**1. 预防** 按照预防为主的方针，严格执行农药的管理制度，加强生产及使用农药的劳动保护措施。

**2. 急性中毒的治疗**

（1）消除毒物　一旦发现中毒，应立即让患者脱离有毒环境，避免毒物继续吸收。对于经皮肤吸收中毒者，应用大量温水和肥皂清洗皮肤，切勿使用热水，以免皮肤血管扩张，加速毒物吸收。经口中毒者，应首先抽出胃内容物，并用2%碳酸氢钠溶液或1%盐水反复洗胃，直至洗出液中不含农药味，然后用硫酸镁导泻。美曲膦酯（敌百虫）口服中毒时不能用碱性溶液洗胃，因其在碱性溶液中可转化为毒性更强的敌敌畏。对于眼部染毒者，可用2%碳酸氢钠溶液或0.9%生理盐水冲洗数分钟。

（2）使用解毒药物

① 阿托品：须及早、足量、反复地注射阿托品，通过阻断M胆碱受体，能迅速解除有机磷酸酯类中毒时的M样症状；较大剂量也能解除一部分中枢神经系统中毒症状，但对抗作用较差。阿托品对 $N_M$ 受体无效，因此不能制止骨骼肌震颤，对中毒晚期的呼吸肌麻痹也无效，也无复活胆碱酯酶作用，疗效不易巩固，因此须与胆碱酯酶复活药合用，对中度和重度中毒病例，更须如此。

② AChE复活药：可使被有机磷酸酯类抑制的AChE恢复活性，常用的有氯解磷定、碘解磷定和双复磷等。

（3）解毒药物的应用原则　联合用药、尽早用药、足量用药和重复用药。

（4）对症处理　维持呼吸道通畅、人工呼吸、吸氧、抗惊厥和抗休克等。

**3. 慢性中毒的治疗**　对慢性中毒，目前尚无特殊治疗方法，使用阿托品和解磷定类药物，疗效并不理想。对生产工人，或经常接触者，当血中胆碱酯酶活性下降至50%以下时，应暂时脱离与有机磷酸酯类的接触，以免中毒。

## 第三节　胆碱酯酶复活药

胆碱酯酶复活药是一类能使已被有机磷酸酯类抑制的AChE恢复活性的药物，目前常用的有氯解磷定、碘解磷定和双复磷等，它们均为肟类化合物。

### 一、氯解磷定

氯解磷定（pralidoxime chloride，PAM-Cl）的水溶液较稳定，可肌内注射或静脉给药，给药方便，作用快，不良反应较少。

#### （一）药理作用

**1. 恢复AChE的活性**　氯解磷定进入有机磷酸酯类中毒者体内，其带正电荷的季铵氮即与被磷酰化的AChE的阴离子部位以静电引力结合，结合后使其肟基趋向磷酰化AChE的磷原子，进而与磷酰基以共价键结合，生成磷酰化AChE和氯解磷定复合物，后者进一步裂解成为磷酰化氯解磷定。同时使AChE游离出来，恢复其水解ACh的活性。

**2. 直接解毒作用**　能直接与体内游离的有机磷酸酯类结合，成为无毒的磷酰化氯解磷定从尿中排出，从而阻止游离的有机磷酸酯类继续抑制AChE的活性。

#### （二）临床应用

氯解磷定可明显减轻N样中毒症状，对骨骼肌最为明显，能迅速抑制肌束颤动；对中枢神经系统的中毒症状也有一定的改善作用；但对M样中毒症状的影响较小，故应与阿托品合用，以控制症状。

#### （三）不良反应

氯解磷定一般治疗量时的不良反应少见，但如剂量超过2g或静脉注射速度过快（每分钟超过500mg）时，由于药物本身的神经肌肉阻断作用和抑制AChE的作用，可产生轻度乏力、视物模糊、复视、眩晕、头痛、恶心、呕吐和心动过速等症状，严重者可出现癫痫样发作、抽搐、呼吸抑制。

## 二、碘解磷定

碘解磷定（pralidoxime iodide，**派姆**，PAM）为最早应用的胆碱酯酶复活药。其药理作用和临床应用与氯解磷定相似。该药水溶性较低，水溶液不稳定，久置可释放出碘。

本品对不同有机磷酸酯类中毒疗效存在差异，如对内吸磷、马拉硫磷和对硫磷中毒疗效较好，对敌百虫、敌敌畏中毒疗效稍差，而对乐果中毒则无效。

## 同步练习

### 一、选择题

**【A 型题】**

1. 下列不属于易逆性抗胆碱酯酶药临床应用的是（　　）
A. 重症肌无力　B. 琥珀胆碱过量中毒　C. 筒箭毒碱过量中毒
D. 青光眼　E. 腹气胀和尿潴留

2. 新斯的明对下列效应器兴奋作用最强的是（　　）
A. 腺体　B. 心血管　C. 骨骼肌
D. 眼　E. 支气管平滑肌

3. 关于新斯的明的描述，错误的是（　　）
A. 易逆性抑制 AChE　B. 较易透过血脑屏障　C. 对心血管的作用较弱
D. 为季铵类化合物　E. 可直接兴奋骨骼肌运动终板上的 $N_M$ 受体

4. 与毛果芸香碱相比，毒扁豆碱对眼的作用（　　）
A. 较强而持久　B. 刺激性较弱　C. 毒副作用较小
D. 起效较慢　E. 不引起调节痉挛

5. 有机磷酸酯类中毒的机制是（　　）
A. 抑制 AChE　B. 阻断 M、N 胆碱受体　C. 抑制 COMT
D. 抑制 MAO　E. 直接激动 M、N 胆碱受体

6. 氯解磷定解救有机磷酸酯类中毒作用最明显的是（　　）
A. 减轻流涎　B. 使缩小的瞳孔扩大　C. 抑制肌束颤动
D. 抑制胃肠道平滑肌兴奋　E. 抑制支气管平滑肌收缩

7. 碘解磷定对下列哪项中毒的解救无效（　　）
A. 敌百虫　B. 马拉硫磷　C. 内吸磷
D. 对硫磷　E. 乐果

**【X 型题】**

8. 可用于治疗青光眼的药物有（　　）
A. 毛果芸香碱　B. 毒扁豆碱　C. 地美溴铵
D. 乙硫磷　E. 异氟磷

9. 关于毒扁豆碱的描述，正确的是（　　）
A. 为叔胺类化合物　B. 可进入中枢　C. 无直接兴奋 M 受体的作用
D. 缩瞳，降低眼内压　E. 滴眼后可致睫状肌收缩，并可出现头痛

10. 新斯的明可用于治疗（　　）
A. 重症肌无力　B. 琥珀胆碱过量中毒　C. 筒箭毒碱过量中毒
D. 机械性肠梗阻　E. 阵发性室上性心动过速

11. 下列关于阿托品用于解救有机磷酸酯类中毒的描述，正确的是（　　）
A. 能迅速缓解 M 样中毒症状　B. 中、重度中毒须与 AChE 复活药联合应用

C. 对中毒引起的中枢症状对抗作用效果较差
D. 能迅速改善 N 样中毒症状
E. 阿托品应尽量早期和足量使用

12. 下列关于氯解磷定用于解救有机磷酸酯类中毒的描述，正确的是（　　）
A. 恢复 AChE 的活性　　B. 能直接与体内游离的有机磷酸酯类结合
C. 对 M 样中毒症状影响较小　　D. 能迅速改善 N 样中毒症状
E. 对有机磷酸酯类中毒引起的中枢症状有改善作用

## 二、填空题

1. AChE 蛋白分子表面活性中心有两个能与 ACh 结合的部位，即________和________。
2. 抗 AChE 药可逆转由________引起的肌肉松弛，但并不能有效拮抗由________引起的肌肉麻痹。
3. 氯解磷定解救有机磷酸酯类中毒的作用机制是________和________。

## 三、问答题

### （一）简答题

1. 新斯的明的药理作用和临床应用是什么？
2. 动眼神经睫状神经节受损后（或将动眼神经睫状神经节切除），分别用毛果芸香碱和毒扁豆碱滴眼，是否能缩小瞳孔？为什么？

### （二）论述题

有机磷酸酯类中毒的机制是什么？氯解磷定解救有机磷酸酯类中毒的机制是什么？

# 参考答案

## 一、选择题

1. B　2. C　3. B　4. A　5. A　6. C　7. E　8. ABCDE　9. ABCDE　10. ACE　11. ABCE　12. ABCDE

## 二、填空题

1. 带负电荷的阴离子部位　酯解部位
2. 竞争性神经肌肉阻滞药　除极化型肌松药
3. 恢复 AChE 的活性　直接解毒作用

## 三、问答题

### （一）简答题

1. 答：（1）药理作用　新斯的明对心血管、腺体、眼和支气管平滑肌作用较弱，对胃肠道和膀胱平滑肌有较强的兴奋作用；而对骨骼肌的兴奋作用最强，因为它除通过抑制胆碱酯酶而发挥作用外，还能直接激动骨骼肌运动终板上的 $N_M$ 胆碱受体以及促进运动神经末梢释放乙酰胆碱。

（2）临床应用　用于重症肌无力、腹气胀和尿潴留、阵发性室上性心动过速、竞争性神经肌肉阻滞药（非除极化型肌松药）如筒箭毒碱过量时的解毒。

2. 答：动眼神经睫状神经节受损后（或将动眼神经睫状神经节切除），用毛果芸香碱滴眼，能缩小瞳孔，而用毒扁豆碱滴眼，不能使瞳孔缩小。因为毛果芸香碱是 M 胆碱受体激动药，能直接兴奋瞳孔括约肌上的 M 受体，引起瞳孔缩小；毒扁豆碱是易逆性抗 AChE 药，通过抑制 AChE，抑制其对 ACh 的水解，使 ACh 在突触间隙增多而发挥缩瞳作用，如果动眼神经睫状神经节受损或将动眼神经睫状神经节切除后，神经末梢很少或没有 ACh 释放，所以，此时用毒扁豆碱滴眼，不能使瞳孔缩小。

### （二）论述题

答：（1）有机磷酸酯类中毒的机制　有机磷酸酯类是难逆性抗 AChE 药，其分子中亲电性的磷原子与 AChE 酯解部位丝氨酸的羟基上具有亲核性的氧原子通过共价键结合，形成难以水解的磷酰化 AChE，使 AChE 失去水解 ACh 的能力，造成 ACh 在体内大量积聚而引起一系列中毒症状。

（2）氯解磷定解救有机磷酸酯类中毒的机制　氯解磷定进入有机磷酸酯类中毒者体内，其带正电荷的季铵氮即与被磷酰化的 AChE 的阴离子部位以静电引力结合，结合后使其肟基趋向磷酰化 AChE 的磷原子，进而与磷酰基以共价键结合，生成磷酰化 AChE 和氯解磷定复合物，后者进一步裂解成为磷酰化氯解磷定，同时使 AChE 游离出来，恢复其水解 ACh 的活性。氯解磷定还有直接解毒作用，氯解磷定能与体内游离的有机磷酸酯类直接接合，成为无毒的磷酰化氯解磷定，由尿排出，从而阻止游离的有机磷酸酯类继续抑制 AChE 的活性。

（何　蔚）

# 第八章　胆碱受体阻断药（Ⅰ）——M胆碱受体阻断药

学习目标

**1. 掌握**　阿托品的药理作用及机制、临床应用、不良反应及禁忌证。

**2. 熟悉**　东莨菪碱、山莨菪碱的作用特点和临床应用。

**3. 了解**　阿托品合成代用品的分类。

内容精讲

胆碱受体阻断药（cholinoceptor blocking drugs）对胆碱受体亲和力强，能与乙酰胆碱（ACh）或其拟似药竞争与受体结合，但无内在活性，从而阻断ACh或拟胆碱药对胆碱受体的激动，发挥抗胆碱作用。其按作用选择性不同，可分为M胆碱受体阻断药和N胆碱受体阻断药。M胆碱受体阻断药（muscarinic cholinoceptor blocking drugs）能阻碍ACh或胆碱受体激动药与M胆碱受体结合，拮抗其拟胆碱作用。

## 第一节　阿托品及其类似生物碱

### 一、阿托品

#### （一）药动学特点

阿托品（atropine）为叔胺类生物碱，易透过生物膜，可透过眼结膜。口服后在胃肠道迅速吸收，吸收率为50%，经1h血药浓度达峰值。本品也可经黏膜吸收，但皮肤吸收较差。吸收后广泛分布于全身，可透过血脑屏障，口服30～60min后，中枢神经系统可达到较高的药物浓度。50%～60%的阿托品以原形经尿排泄，其余可被水解，并与葡萄糖醛酸结合后从尿排出。$t_{1/2}$约为4h。阿托品对副交感神经的拮抗作用可维持3～4h，但对眼（虹膜或睫状肌）的作用可持续72h或更久。

#### （二）药理作用及机制

阿托品为竞争性M胆碱受体阻断药，与M胆碱受体有较高的亲和力，但内在活性小，一般不产生激动作用，却能阻断ACh或胆碱受体激动药与受体结合，拮抗其对M胆碱受体的激动作用。阿托品对M胆碱受体有较高的选择性，但对M胆碱受体各亚型的选择性较低。大剂量阿托品对神经节N胆碱受体也有阻断作用。

阿托品的作用广泛，各器官对阿托品敏感性不同。随剂量的增加，可依次出现腺体分泌减少、瞳孔扩大、心率加快、调节麻痹、膀胱和胃肠道平滑肌的兴奋性下降，大剂量可出现中枢症状。

**1. 腺体**　阿托品阻断腺体细胞膜上M胆碱受体，抑制腺体分泌；对唾液腺和汗腺的作用最为明显，用0.5mg阿托品即可显著抑制汗腺和唾液腺的分泌，引起口干和皮肤干燥，同时泪腺和呼吸道分泌也大为减少。较大剂量可减少胃液分泌，因胃酸分泌还受体液因素如胃泌素的调节，阿托品同时抑制胃中$HCO_3^-$的分泌，故对胃酸浓度影响较小。

**2. 眼** 阿托品阻断眼部M胆碱受体，因而使瞳孔括约肌和睫状肌松弛，表现为扩瞳、眼内压升高和调节麻痹。

① 扩瞳：阿托品阻断瞳孔括约肌上的M胆碱受体，松弛瞳孔括约肌，使去甲肾上腺素能神经支配的瞳孔扩大肌的功能占优势，从而使瞳孔扩大。

② 眼内压升高：由于瞳孔扩大，虹膜退向四周边缘，因而前房角间隙变窄，阻碍房水回流进入巩膜静脉窦，造成眼内压升高。因此阿托品禁用于青光眼或有眼内压升高倾向者。

③ 调节麻痹：阿托品阻断睫状肌的M胆碱受体，使睫状肌松弛而退向外缘，从而使悬韧带拉紧，晶状体变为扁平，屈光度降低，从而不能将近物清晰地成像于视网膜上，故看近物模糊不清，只适合看远物，这一作用称为调节麻痹。

**3. 平滑肌** 阿托品对胆碱能神经支配的多种内脏平滑肌有松弛作用，尤其对过度活动或痉挛的内脏平滑肌，其松弛作用更为明显。可抑制胃肠道平滑肌痉挛，降低蠕动的幅度和频率，缓解胃肠绞痛。阿托品对胃肠道括约肌的反应主要取决于括约肌的功能状态，例如胃幽门括约肌痉挛时，阿托品具有松弛作用，但作用较弱且不稳定。阿托品对尿道和膀胱逼尿肌也有解痉作用，可降低尿道和膀胱逼尿肌的张力和收缩幅度。但其对胆管、支气管和子宫平滑肌的解痉作用较弱。

**4. 心血管系统**

① 心率：治疗剂量阿托品（0.4～0.6mg）可使部分患者的心率轻度短暂地减慢，一般每分钟减少4～8次，这可能是由阿托品阻断突触前膜$M_1$受体，从而减弱突触中ACh对递质释放的负反馈作用所致。较大剂量的阿托品（1～2mg）则阻断窦房结的$M_2$受体，解除迷走神经对心脏的抑制作用，使心率加速。心率加速的程度取决于迷走神经张力，对于迷走神经张力高的青壮年，心率加速作用明显。

② 房室传导：阿托品能拮抗迷走神经过度兴奋所致的房室传导阻滞和心律失常，也可缩短房室结的有效不应期，增加心房纤颤或心房扑动患者的心室率。

③ 血管与血压：治疗量阿托品对血管与血压无显著影响，但阿托品可完全拮抗由胆碱酯类药物所引起的外周血管扩张和血压下降。大剂量阿托品可引起皮肤血管扩张，产生皮肤潮红和温热等。当机体组织器官的微循环小血管痉挛时，阿托品有解除小血管痉挛的作用。其扩血管作用的机制未明。

**5. 中枢神经系统** 治疗量阿托品对中枢神经系统影响不明显。较大剂量（1～2mg）可兴奋延髓和大脑，5mg时兴奋加强，出现焦躁不安、精神亢奋甚至谵妄、呼吸兴奋等。中毒剂量（如10mg以上）常致烦躁、幻觉、定向障碍、运动失调、抽搐或惊厥等。继续增加剂量，可由兴奋转入抑制，出现昏迷及呼吸麻痹，最后死于循环和呼吸衰竭。

### （三）临床应用

**1. 解除平滑肌痉挛** 阿托品适用于治疗各种内脏绞痛，对胃肠绞痛及膀胱刺激症状如尿频、尿急等疗效较好。对胆绞痛及肾绞痛的疗效较差，在治疗这两种绞痛时，其常与阿片类镇痛药合用。

**2. 抑制腺体分泌** 本品适用于全身麻醉前给药，以减少呼吸道分泌，防止分泌物阻塞呼吸道及吸入性肺炎的发生，也可用于严重的盗汗和流涎症。

**3. 眼科应用**

① 虹膜睫状体炎：阿托品溶液滴眼，松弛虹膜括约肌和睫状肌，使之充分休息，有利于炎症的消退；还可与缩瞳药交替应用预防虹膜与晶状体的粘连。

② 验光、检查眼底：阿托品可使睫状肌的调节功能充分麻痹，晶状体固定，以便正确地检验出晶状体的屈光度。也可利用其扩瞳作用检查眼底，但阿托品作用持续时间过长，扩瞳作用可维持1～2周，调节麻痹也可维持2～3天，视力恢复较慢，现已少用，目前常以作用较短的后马托品溶液取代之。但儿童验光时，仍需用阿托品，因儿童的睫状肌调节机能较强，须用阿托品发挥其充分的调节麻痹作用，才能正确地检验屈光的异常情况。

**4. 缓慢型心律失常** 阿托品可用于治疗迷走神经过度兴奋所致的窦性心动过缓、窦房传导阻滞、房室传导阻滞等缓慢型心律失常。

**5. 抗休克** 对暴发型流行性脑脊髓膜炎、中毒性菌痢、中毒性肺炎等所致的感染性休克，可用大剂量阿托品治疗，能解除血管痉挛，舒张外周血管，改善微循环。对于休克伴有心率过快或高热患者，不宜用阿托品。

**6. 解救有机磷酸酯类中毒** 见第七章。

#### （四）不良反应及中毒

阿托品常见的不良反应有口干、视物模糊、心率加快，瞳孔扩大及皮肤潮红等，随着剂量增加，上述症状加重，甚至出现中枢中毒症状。阿托品的最低致死量在成人约为80～130mg，儿童约为10mg。

中毒的解救主要为对症处理。如属口服中毒，应立即洗胃、导泻，以促进毒物排出，并可用毒扁豆碱缓慢静脉注射。如患者有明显中枢兴奋时，可用地西泮对抗，但剂量不宜过大，以免与阿托品导致的中枢抑制作用产生协同作用。

#### （五）禁忌证

青光眼及前列腺肥大者禁用。

### 二、东莨菪碱

① 东莨菪碱（scopolamine）的外周作用与阿托品相似，仅在作用强度上略有不同。抑制腺体分泌作用较阿托品强，扩瞳和调节麻痹作用较阿托品稍弱，对心血管系统的作用较弱。

② 东莨菪碱对中枢神经系统的抑制作用比阿托品强，持续时间更久。治疗剂量时即可引起中枢神经系统抑制。

③ 临床上主要用于麻醉前给药，此外还有抗晕动病和抗震颤麻痹的作用和用途，也用于妊娠呕吐及放射病呕吐。

④ 不良反应和禁忌证同阿托品。

### 三、山莨菪碱

① 山莨菪碱（anisodamine）抑制唾液分泌和扩瞳作用较弱，仅为阿托品的1/20～1/10；解除血管平滑肌痉挛和改善微循环障碍的作用较阿托品强；解除平滑肌痉挛作用与阿托品相似。

② 山莨菪碱因不易穿透血脑屏障，中枢兴奋作用很弱。

③ 山莨菪碱与阿托品相比，其对血管痉挛的解痉作用的选择性相对较高。

④ 山莨菪碱在临床主要用于治疗中毒性休克、内脏平滑肌绞痛。

⑤ 不良反应和禁忌证与阿托品相似，但其毒性较低。

## 第二节 阿托品的合成代用品

### 一、合成扩瞳药

目前临床主要用于扩瞳的药物有后马托品、托吡卡胺、环喷托酯和尤卡托品等。这些药物与阿托品比较，其扩瞳作用维持时间明显缩短，故适合于一般的眼科检查。

### 二、合成解痉药

合成的季铵类解痉药包括异丙托溴铵、溴丙胺太林（普鲁本辛）、溴甲东莨菪碱、格隆溴铵、奥芬溴铵等；合成的叔胺类解痉药有双环维林、黄酮哌酯、奥昔布宁、托特罗定和贝那替秦（胃复康）等。

### 三、选择性M受体阻断药

选择性M胆碱受体亚型阻断药对受体的特异性较高，不良反应明显减少。哌仑西平（pirenzepine）为选择性 $M_1$ 受体阻断药，替仑西平（telenzepine）为哌仑西平结构相似的化合物，但其对 $M_1$ 受体的选择性阻断作用更强。二药均可抑制胃酸及胃蛋白酶的分泌，可用于消化性溃疡的治疗，且在治疗剂量时较少出现口干和视物模糊等反应，无阿托品样中枢兴奋作用。

索利那新（solifenacin）为选择性 $M_3$ 受体阻断药，对膀胱平滑肌的选择性较高，临床用于治疗膀胱过度活动症。

## 同步练习

一、选择题

【A 型题】

1. 下列有关阿托品的描述，错误的是（　　）
A. 为叔胺类生物碱　B. 口服胃肠道不吸收
C. 吸收后可分布全身　D. 对 M 胆碱受体有较高的亲和力
E. 对组织器官的选择性不高

2. 阿托品对眼的作用是（　　）
A. 扩瞳，升高眼内压，调节麻痹　B. 扩瞳，降低眼内压，调节麻痹
C. 扩瞳，升高眼内压，调节痉挛　D. 缩瞳，升高眼内压，调节麻痹
E. 缩瞳，降低眼内压，调节痉挛

3. 阿托品解除平滑肌痉挛效果最显著的是（　　）
A. 胃肠平滑肌　B. 胆道平滑肌　C. 胃幽门括约肌
D. 子宫平滑肌　E. 以上都不是

4. 与阿托品比较，东莨菪碱的特点有（　　）
A. 中枢兴奋作用较强　B. 抑制腺体分泌作用较强
C. 扩瞳作用较强　D. 解除胃肠平滑肌痉挛的作用较显著
E. 对心血管系统的作用较强

5. 阿托品用于感染性休克的作用机制主要是（　　）
A. 解除内脏平滑肌痉挛　B. 加强心肌收缩性　C. 加快房室传导
D. 兴奋中枢神经　E. 舒张小血管，改善微循环

6. 对晕动病和帕金森病有效的药物是（　　）
A. 阿托品　B. 东莨菪碱　C. 山莨菪碱
D. 溴丙胺太林　E. 异丙托溴铵

7. 阿托品对儿童的最低致死量大约是（　　）
A. 5mg　B. 10mg　C. 20mg
D. 30mg　E. 40mg

【B 型题】

A. 缓慢型心律失常　B. 重症肌无力　C. 青光眼
D. 晕动病　E. 抗高血压

8. 阿托品的适应证（　　）
9. 东莨菪碱的适应证（　　）
10. 新斯的明的适应证（　　）
11. 毛果芸香碱的适应证（　　）

【C 型题】

A. 阿托品　B. 毛果芸香碱
C. 两者均可　D. 两者均不可

12. 视近物模糊不清（　　）

13. 视远物模糊不清（　　）
14. 治疗青光眼（　　）
15. 改变晶状体的屈光度（　　）
A. 东莨菪碱　　B. 山莨菪碱
C. 两者均可　　D. 两者均不可
16. 阻断M胆碱受体（　　）
17. 不但能抑制腺体分泌，而且具有中枢抑制作用，用于全身麻醉前给药（　　）
18. 对血管痉挛的解痉作用的选择性相对较高，用于感染性休克（　　）

**【X型题】**

19. 下列解救阿托品中毒的措施，正确的是（　　）
A. 缓慢静脉注射毒扁豆碱　　B. 口服中毒应立即洗胃和导泻
C. 用地西泮对抗中枢兴奋　　D. 用新斯的明对抗阿托品的中枢作用
E. 用氯丙嗪控制躁动不安
20. 阿托品常见的不良反应有（　　）
A. 口干　　B. 皮肤潮红　　C. 瞳孔扩大
D. 心率加快　　E. 视物模糊
21. 下列不宜使用阿托品的有（　　）
A. 青光眼患者　　B. 高热患者　　C. 膀胱刺激症状
D. 前列腺肥大患者　　E. 心率过快患者
22. 与阿托品比较，山莨菪碱的特点有（　　）
A. 中枢兴奋作用很弱　　B. 扩瞳作用较弱
C. 毒性较低　　D. 对血管痉挛的解痉作用的选择性较高
E. 抑制唾液分泌作用较弱
23. 下列药物中可通过抑制呼吸道腺体及唾液腺分泌，用于全身麻醉前给药的有（　　）
A. 阿托品　　B. 东莨菪碱　　C. 山莨菪碱
D. 后马托品　　E. 托吡卡胺
24. 下列禁用于青光眼患者的药物有（　　）
A. 卡巴胆碱　　B. 东莨菪碱　　C. 山莨菪碱
D. 琥珀胆碱　　E. 新斯的明
25. 下列有关阿托品对眼的作用的描述，正确的有（　　）
A. 瞳孔括约肌松弛
B. 虹膜向中心拉紧，前房角间隙扩大
C. 虹膜退向四周边缘，前房角间隙变窄
D. 悬韧带拉紧致晶状体呈扁平状态
E. 悬韧带松弛致晶状体变凸
26. 下列有关阿托品对平滑肌作用的描述，正确的有（　　）
A. 对过度活动或痉挛性收缩的内脏平滑肌作用更明显
B. 对胃肠括约肌的作用取决于括约肌功能状态
C. 可降低尿道和膀胱逼尿肌的张力与收缩幅度
D. 对胆管和支气管平滑肌的解痉作用较弱
E. 对子宫平滑肌的解痉作用较弱

**二、填空题**

1. 阿托品抑制腺体分泌，对________和________的作用最为明显。
2. 阿托品阻断M胆碱受体，使瞳孔括约肌和睫状肌________，表现为________、________和________。

3. 阿托品作用选择性差、不良反应多，针对其缺点，通过改变其化学结构，合成其代用品，其中，合成扩瞳药有________、________和________等，合成的季铵类解痉药有________、________和________等，合成的叔铵类解痉药有________、________和________等。

三、问答题

(一) 简答题

1. 东莨菪碱与阿托品比较有哪些特点？东莨菪碱的临床应用有哪些？
2. 阿托品的药理作用是什么？
3. 山莨菪碱与阿托品比较有哪些特点？
4. 分别给成年患者肌内注射 0.5mg 和 1.5mg 阿托品对心率有何影响？

(二) 论述题

1. 阿托品的临床应用有哪些？
2. 阿托品的主要不良反应是什么？如何救治阿托品中毒？

## 参考答案

一、选择题

1. B 2. A 3. A 4. B 5. E 6. B 7. B 8. A 9. D 10. B 11. C 12. A 13. B 14. B 15. C 16. C 17. A 18. B 19. ABC 20. ABCDE 21. ABDE 22. ABCDE 23. AB 24. BCD 25. ACD 26. ABCDE

二、填空题

1. 唾液腺 汗腺

2. 松弛 扩瞳 眼内压升高 调节麻痹

3. 后马托品 托吡卡胺 环喷托酯 异丙托溴铵 溴甲东莨菪碱 溴丙胺太林 双环维林 黄酮哌酯 贝那替秦

三、问答题

(一) 简答题

1. 答：(1) 东莨菪碱与阿托品比较的特点 ①东莨菪碱对中枢神经的抑制作用比阿托品强，治疗剂量时即可引起中枢神经系统抑制，表现为困倦、遗忘和疲乏等；②抑制腺体分泌作用较阿托品强；③扩瞳、调节麻痹作用较阿托品稍弱；④对心血管系统作用较弱。

(2) 东莨菪碱的临床应用 主要用于麻醉前给药，此外还有抗晕动病和抗震颤麻痹的作用和用途，也用于妊娠呕吐及放射病呕吐。

2. 答：①阿托品抑制腺体分泌，唾液腺和汗腺最敏感，泪腺和呼吸道分泌也大为减少，较大剂量可减少胃液分泌。②阿托品使瞳孔括约肌和睫状肌松弛，表现为扩瞳、眼内压升高和调节麻痹。③阿托品能松弛许多内脏平滑肌，尤其对过度活动或痉挛的内脏平滑肌，其松弛作用更为显著。④心血管系统：大剂量可使心率加快；能拮抗迷走神经过度兴奋所致的传导阻滞和心律失常；⑤大剂量有解除小血管痉挛和改善微循环的作用。⑥中枢神经系统：较大剂量（1～2mg）可兴奋延髓和大脑，5mg 时兴奋加强，出现焦虑不安、精神亢奋甚至谵妄、呼吸兴奋等；中毒剂量（如 10mg 以上）常致烦躁、幻觉、定向障碍、运动失调、抽搐或惊厥等；继续增加剂量可由兴奋转入抑制，出现昏迷及呼吸麻痹，最后死于循环和呼吸衰竭。

3. 答：①山莨菪碱抑制唾液分泌和扩瞳作用比阿托品弱，仅为阿托品的 1/20～1/10；②因不易穿透血脑屏障，其中枢兴奋作用很弱；③山莨菪碱对抗 ACh 所致的平滑肌痉挛和抑制心血管的作用与阿托品相似而稍弱；④山莨菪碱能解除血管痉挛，改善微循环，和阿托品相比，其解痉作用的选择性相对较高。

4. 答：肌内注射 0.5mg 阿托品可使部分患者的心率轻度短暂地减慢，一般每分钟减少 4～8 次，这可能是由阿托品阻断突触前膜 $M_1$ 受体，从而减弱突触中 ACh 对递质释放的负反馈作用所致。肌内较大剂量的阿托品（1～2mg）则阻断窦房结的 $M_2$ 受体，解除迷走神经对心脏的抑制作用，使心率加速。心率加速的程度取决于迷走神经张力，对于迷走神经张力高的青壮年，心率加速作用明显。

(二) 论述题

1. 答：①解除平滑肌痉挛：阿托品适用于各种内脏绞痛，对胃肠绞痛及膀胱刺激症状如尿频、尿急等，疗效较好。对胆绞痛及肾绞痛的疗效较差，在治疗这两种绞痛时，其常与阿片类镇痛药合用。②抑制腺体分泌：阿托品适用于全身麻醉前给药，以减少呼吸道分泌，防止分泌物阻塞呼吸道及吸入性肺炎的发生，也可用于严重的盗汗和流涎症。③眼科：其与缩瞳药交替应用治疗虹膜睫状体炎，可预防虹膜与晶状体的粘连；扩瞳用于检查眼底；阿托品可使睫状肌的调节功能充分麻痹，晶状体固定，以便正确地检验出晶状体的屈光度，用于验光。④缓慢型心律失常：阿托品可用于治疗迷走神经过度兴奋所致的窦性心动过缓、窦房传导阻滞、房室传导阻滞等缓慢型心律失常。⑤抗休克：对暴发型流行性脑脊髓膜炎、中毒性菌痢、中毒性肺炎等所致的感染性休克，可用大剂量阿托品治疗，能解除血管痉挛，舒张外周血管，改善微循环。对于休克伴有心率过速或高热患者，不宜用阿托品。⑥解救有机磷酸酯类中毒。

2.答：①阿托品常见的不良反应有口干、视物模糊、心率加快，瞳孔扩大及皮肤潮红等；随着剂量增加，上述症状加重，甚至出现中枢中毒症状。②阿托品中毒的解救主要为对症处理。如属口服中毒，应立即洗胃、导泻，以促进毒物排出，并可用毒扁豆碱缓慢静脉注射。如果有明显中枢兴奋时，可用地西泮对抗，但剂量不宜过大，以免同阿托品导致的中枢抑制作用产生协同作用。对有呼吸抑制的患者应进行人工呼吸。如有高热，还应敷以冰袋以及乙醇擦浴以降低患者的体温。

（何　蔚）

# 第九章　胆碱受体阻断药（Ⅱ）——N 胆碱受体阻断药

学习目标

**1. 掌握**　除极化型肌松药和非除极化型肌松药的药理作用特点；琥珀胆碱的药理作用、临床应用及主要不良反应。

**2. 熟悉**　筒箭毒碱的药理作用、临床应用和禁忌证。

**3. 了解**　神经节阻断药的药理作用和临床应用。

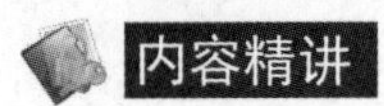

N 胆碱受体阻断药（nicotinic cholinoceptor blocking drugs）可阻碍 ACh 或胆碱受体激动药与神经节或运动终板上的 N 胆碱受体结合，表现出相应部位胆碱能神经的阻断和抑制效应。可分为 $N_N$ 和 $N_M$ 胆碱受体阻断剂。

## 第一节　神经节阻断药

### 一、药理作用

神经节阻断药（ganglion blocking drugs）又称 $N_N$ 胆碱受体阻断药，能选择性地与神经节的 $N_N$ 胆碱受体结合，竞争性地阻断 ACh 与其受体结合，使 ACh 不能引起神经节细胞的除极化，从而阻断了神经冲动在神经节中的传递。

神经节阻断药对交感神经节和副交感神经节都有阻断作用，它对效应器的具体效应则视两类神经对该器官的支配以何者占优势而定。①交感神经对血管的支配占优势，用神经节阻断药后，则使血管扩张，特别是小动脉扩张，总外周阻力下降，加上静脉扩张，回心血量和心输出量减少，结果常使血压显著下降。②在胃肠道、眼、膀胱等平滑肌和腺体则以副交感神经占优势，因此，用药后常出现便秘、扩瞳、口干和尿潴留及胃肠道分泌减少等。

### 二、临床应用

（1）神经节阻断药可用于麻醉时控制性降压，以减少手术区出血。其也可用于主动脉瘤手术，尤其是当禁忌使用 β 肾上腺素受体阻断药时，此时用神经节阻断药不仅能降压，而且能有效防止因手术剥离而撕拉组织所造成交感神经反射，使患者血压不致明显升高。

（2）神经节阻断药在过去曾用于治疗高血压，但由于其作用过于广泛，副作用多，故现已少用于治疗高血压。

## 第二节　骨骼肌松弛药

**骨骼肌松弛药**（skeletal muscular relaxants）又称 $N_M$ 胆碱受体阻断药或神经肌肉阻滞药（neuromuscular blocking agents），能作用于神经肌肉接头后膜的 $N_M$ 胆碱受体，妨碍神经冲动的传递，产生神经肌肉阻滞作用，使骨骼肌松弛。按其作用机制的不同，可分为除极化型肌松药（depolarizing muscular relaxants）和非除极化型肌松药（nondepolarizing muscular relaxants）。

## 一、除极化型肌松药

除极化型肌松药又称非竞争性型肌松药（noncompetitive muscular relaxants），与神经肌肉接头后膜上的 $N_M$ 胆碱受体有较强的亲和力，且在神经肌肉接头处不易被 AChE 分解，产生与 ACh 相似但较持久的除极化作用，使神经肌肉接头后膜上的 $N_M$ 胆碱受体不能对 ACh 起反应，此时神经肌肉的阻滞方式已由除极化转变为非除极化，前者为Ⅰ相阻断，后者为Ⅱ相阻断，从而使骨骼肌松弛。除极化型肌松药的作用特点是：①最初常出现短时的肌束颤动，这是由不同部位的骨骼肌在药物作用下除极化出现的时间先后不同所致；②连续用药可产生快速耐受性；③抗胆碱酯酶药不仅不能拮抗这类药的肌松作用，反能加强之；④治疗剂量时并无神经节阻断作用；⑤目前临床应用的除极化肌松药只有琥珀胆碱。

### 琥珀胆碱

**1. 药理作用** 静脉注射 10～30mg 琥珀胆碱（succinylcholine，**司可林**，scoline）后，患者先出现短时间肌束颤动。1～1.5min 即转为松弛，通常从颈部肌肉开始，逐渐波及肩胛、腹部和四肢。约在 2min 时肌松作用最明显，持续时间为 5～8min。为了达到较长时间的肌松作用，可采用持续静脉滴注法。肌松部位以颈部和四肢肌肉最明显，而面、舌、咽喉和咀嚼肌次之，呼吸肌麻痹作用不明显。但其对喉头和气管肌作用强。

**2. 临床应用**

（1）气管内插管、气管镜、食管镜检查等短时的操作 本品对喉肌松弛作强，静脉注射作用快而短暂，对喉肌的麻痹力强。

（2）辅助麻醉 静脉滴注可维持较长时间的肌松作用，便于在浅麻下进行外科手术，以减少麻醉药用量。

**3. 不良反应** ① 过量致呼吸肌麻痹、窒息，用时必须备有人工呼吸机；②眼内压升高，青光眼和白内障晶状体摘除术患者禁用；③肌束颤动；④血钾升高；⑤心血管反应；⑥恶性高热；⑦其他如增加腺体分泌，促进组胺释放等。

**4. 药物相互作用** 本品在碱性溶液中可分解，不宜与硫喷妥钠混合使用。凡可降低假性胆碱酯酶活性的药物都可使其作用增加。有些氨基糖苷类抗生素和多肽类抗生素也有肌肉松弛作用，与琥珀胆碱合用时，易致呼吸麻痹，应注意。

## 二、非除极化型肌松药

非除极化型肌松药又称竞争型肌松药（competitive muscular relaxants），此类药物与 ACh 竞争神经肌肉接头后膜上的 $N_M$ 胆碱受体，但不能激动受体，能竞争性地阻断 ACh 的除极化作用，使骨骼肌松弛。抗胆碱酯酶药可拮抗其肌松作用，故过量时可用适量的新斯的明解毒。本类药物多为天然生物碱及其类似物，化学上属苄基异喹啉类，主要有筒箭毒碱、阿曲库铵、多库铵和米库铵等。

### 筒箭毒碱

**1. 药理作用** ①肌松作用，**筒箭毒碱**（*d*-tubocurarine）静脉注射后，快速运动肌如眼部肌肉首先松弛，随后四肢、颈部和躯干肌肉松弛，继之肋间肌松弛，出现腹式呼吸，如剂量加大，最终可致膈肌麻痹，患者呼吸停止。肌肉松弛恢复时，其次序与肌松时相反，即膈肌麻痹恢复最快。②组胺释放作用。③神经节阻滞作用。

**2. 临床应用** 本品为麻醉的辅助药。但其作用时间较长，用药后作用不易逆转，不良反应多，目前临床已少用。

**3. 禁忌证** 重症肌无力、支气管哮喘和严重休克。

## 同步练习

一、选择题

【A型题】

1. 关于筒箭毒碱的描述，错误的是（　　）

A. 非除极化型肌松药　　B. 常用量有自主神经节阻断作用

C. 促进组胺释放的作用　　D. 抗胆碱酯酶药能拮抗其肌松作用

E. 作用持续时间短，容易逆转

2. 除极化型肌松药的作用特点不包括（　　）

A. 最初常出现短时的肌束颤动　　B. 治疗剂量时并无神经节阻断作用

C. 抑制腺体分泌的作用　　D. 连续用药可产生快速耐受性

E. 抗胆碱酯酶药不仅不能拮抗这类药的肌松作用，反能加强之

3. 下列有关琥珀胆碱的描述，错误的是（　　）

A. 除极化型肌松药　　B. 肌松作用快而短暂　　C. 可见短暂的肌束颤动

D. 有抗胆碱酯酶作用　　E. 肌松部位以颈部和四肢肌肉最明显

4. 解救琥珀胆碱过量中毒可用（　　）

A. 美卡拉明　　B. 氯解磷定　　C. 新斯的明

D. 毛果芸香碱　　E. 人工呼吸

5. 可用于解救筒箭毒碱过量中毒的药物是（　　）

A. 阿托品　　B. 新斯的明　　C. 毛果芸香碱

D. 解磷定　　E. 多库铵

【X型题】

6. 关于神经节阻断药作用特点的描述，正确的是（　　）

A. 可使静脉舒张　　B. 可使动脉舒张

C. 可使血压降低　　D. 竞争性地阻断ACh与受体结合

E. 阻断神经冲动在神经节中的传递

7. 下列属于琥珀胆碱的不良反应的是（　　）

A. 肌束颤动　　B. 呼吸肌麻痹　　C. 血钾升高

D. 眼内压升高　　E. 心血管反应

8. 下列哪些药物与琥珀胆碱合用时易致呼吸麻痹（　　）

A. 红霉素　　B. 氟喹诺酮类　　C. 多黏菌素B

D. 青霉素G　　E. 氨基苷类抗生素

9. 下列属于筒箭毒碱的禁忌证的是（　　）

A. 严重休克　　B. 重症肌无力　　C. 支气管哮喘

D. 青光眼　　E. 高血压

10. 神经节阻断药对胃肠道和泌尿道的作用可表现为（　　）

A. 胃肠蠕动减少　　B. 胃肠道分泌减少　　C. 胃肠蠕动增加

D. 胃肠道分泌增加　　E. 尿潴留

二、填空题

1. 神经节阻断药能与________受体结合，竞争性阻断ACh与受体结合，使ACh不能引起________，从而阻断了神经冲动在________中的传递。

2. 骨骼肌松弛药能作用于________胆碱受体，产生神经肌肉阻滞作用，使骨骼肌松弛，根据其作用机制的不同，可分为________和________两类。

**三、简答题**

1. 除极化型肌松药的作用特点是什么？
2. 琥珀胆碱的临床应用和不良反应是什么？

## 参考答案

**一、选择题**

1.E 2.C 3.D 4.E 5.B 6.ABCDE 7.ABCDE 8.CE 9.ABC 10.ABE

**二、填空题**

1.神经节的 $N_N$ 神经节细胞除极化 神经节

2.$N_M$ 除极化型肌松药 非除极化型肌松药

**三、简答题**

1.答：除极化型肌松药的作用特点是：①最初常出现短时的肌束颤动，这是由不同部位的骨骼肌在药物作用下除极化出现的时间先后不同所致；②连续用药可产生快速耐受性；③抗胆碱酯酶药不仅不能拮抗这类药的肌松作用，反能加强之；④治疗剂量时并无神经节阻断作用。

2.答：(1) 琥珀胆碱的临床应用 ①气管内插管、气管镜、食管镜检查等短时的操作：本品对喉肌松弛作强，静脉注射作用快而短暂，对喉肌的麻痹力强。② 辅助麻醉：静脉滴注可维持较长时间的肌松作用，便于在浅麻下进行外科手术，以减少麻醉药用量。

(2) 琥珀胆碱的不良反应 ①过量致呼吸肌麻痹、窒息，用时必须备有人工呼吸机；②眼内压升高，青光眼和白内障晶状体摘除术患者禁用；③肌束颤动；④血钾升高；⑤心血管反应；⑥恶性高热；⑦其他如增加腺体分泌，促进组胺释放等。

（万航娟 何 蔚）

# 第十章 肾上腺素受体激动药

学习目标

**1. 掌握** 肾上腺素受体激动药的分类和各类药物的代表药物；去甲肾上腺素、肾上腺素、异丙肾上腺素、间羟胺、多巴胺、麻黄碱的药理作用、临床应用、不良反应及禁忌证。

**2. 熟悉** 去甲肾上腺素、肾上腺素、异丙肾上腺素、间羟胺、多巴胺、麻黄碱的药动学特点。

**3. 了解** 肾上腺素受体激动药的构效关系。

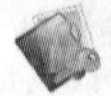
内容精讲

肾上腺素受体激动药（adrenoceptor agonists）是一类化学结构及药理作用同肾上腺素、去甲肾上腺素相似的药物，与肾上腺素受体结合并激动受体，产生肾上腺素样作用，又称拟肾上腺素药。它们都是胺类，而且作用又与兴奋交感神经的效应相似，故又称拟交感胺类（sympathomimetic amines）。

## 第一节 构效关系及分类

### 一、构效关系

肾上腺素受体激动药的基本化学结构是$\beta$-苯乙胺。当苯环$\alpha$位或$\beta$位碳原子的氢及末端氨基被不同基团取代时，可人工合成多种肾上腺素受体激动药。肾上腺素、去甲肾上腺素、异丙肾上腺素和多巴胺等在苯环3、4位C上都有羟基形成儿茶酚，故称儿茶酚胺类（catecholamines）。

### 二、分类

按其对不同肾上腺素受体的选择性而分为三大类：①α肾上腺素受体激动药（α-adrenoceptor agonists)；②α、β肾上腺素受体激动药（α，β-adrenoceptor agonists)；③β肾上腺素受体激动药(β-adrenoceptor agonists)。

## 第二节 α肾上腺素受体激动药

### 一、去甲肾上腺素

去甲肾上腺素（noradrenaline，NA；norepinephrine，NE）是去甲肾上腺素能神经末梢释放的主要递质，肾上腺髓质亦能少量分泌。药用的NA是人工合成品，化学性质不稳定，见光、遇热易分解，在中性尤其在碱性溶液中迅速氧化变为粉红色乃至棕色而失效，在酸性溶液中较稳定。

#### （一）药动学特点

(1) 口服因局部作用使胃黏膜血管收缩而影响吸收，在肠内易被碱性肠液破坏；皮下注射时，因血管剧烈收缩，吸收很少，且易发生局部组织坏死，一般采用静脉滴注给药。

(2) 外源性去甲肾上腺素不易透过血脑屏障而很少到达脑组织。

(3) 内源性和外源性去甲肾上腺素大部分被去甲肾上腺素能神经末梢摄取，进入囊泡贮存起来（摄取-1），还有一些被非神经细胞摄取（摄取-2）。被摄取入非神经细胞内者，大多被 COMT 和 MAO 代谢而失活。

（4）代谢产物为活性很低的间甲去甲肾上腺素，其中一部分再经 MAO 作用，形成 VMA，后者可与葡萄糖醛酸或硫酸结合，经肾排泄。由于去甲肾上腺素进入体内后迅速被摄取和代谢，故作用短暂。

#### （二）药理作用

去甲肾上腺素激动 α 受体作用强大，对 $\alpha_1$ 和 $\alpha_2$ 受体无选择性；对心脏 $\beta_1$ 受体作用较弱，对 $\beta_2$ 受体几乎无作用。

**1. 血管** 去甲肾上腺素激动血管的 $\alpha_1$ 受体，使血管收缩，主要是使小动脉和小静脉收缩。皮肤黏膜血管收缩最明显，其次是肾脏血管。此外，脑、肝、肠系膜甚至骨骼肌血管也呈收缩反应。冠状血管舒张，主要由心脏兴奋，心肌的代谢产物（如腺苷等）增加，从而舒张血管所致，同时因血压升高，提高了冠状血管的灌注压力，故冠脉流量增加。激动血管壁的去甲肾上腺素能神经末梢突触前膜 $\alpha_2$ 受体，抑制去甲肾上腺素释放。

**2. 心脏** 去甲肾上腺素较弱激动心脏的 $\beta_1$ 受体，使心肌收缩性加强，心率加快，传导加速，心输出量增加。在整体情况下，心率由于血压升高而反射性减慢；由于药物强烈的血管收缩作用，总外周阻力增高，增加了心脏的射血阻力，使心输出量不变或下降。剂量过大时，心脏自动节律性增加，可引起心律失常，但较肾上腺素少见。

**3. 血压** 小剂量滴注时由于心脏兴奋，收缩压升高，此时血管收缩作用尚不十分剧烈，故舒张压升高不多而脉压加大。较大剂量时，因血管强烈收缩使外周阻力明显增高，故收缩压升高的同时舒张压也明显升高，脉压变小。

**4. 其他** 对机体代谢的影响较弱，只有在大剂量时才出现血糖升高。对中枢作用也较弱。对于孕妇，可增加子宫收缩的频率。

#### （三）临床应用

**1. 休克** 本品仅限于某些休克类型如早期经原性休克及嗜铬细胞瘤切除后或药物中毒引起的低血压。

**2. 上消化道出血** 取本品 1～3mg 适当稀释后口服，在食管或胃内因局部作用收缩黏膜血管，产生局部止血效果。

#### （四）不良反应

**1. 局部组织缺血坏死** 静脉滴注时间过长、浓度过高或药液漏出血管，可引起局部缺血坏死。

**2. 急性肾衰竭** 滴注时间过长或剂量过大，可使肾脏血管剧烈收缩，产生少尿、无尿和肾实质损伤，故用药期间尿量至少保持在 25mL/h 以上。

#### （五）禁忌证

高血压、动脉硬化症、器质性心脏病、少尿、无尿、严重微循环障碍的患者及孕妇禁用。

### 二、间羟胺

（1）**间羟胺**（metaraminol）的化学性质较去甲肾上腺素稳定，不易被单胺氧化酶破坏，故作用较持久。

（2）其主要作用是直接激动 α 受体，对 $\beta_1$ 受体作用较弱。间羟胺也可被肾上腺素能神经末梢摄取进入囊泡，通过置换作用促使囊泡中的去甲肾上腺素释放，间接地发挥作用。

（3）短时间内连续应用间羟胺，可因囊泡内去甲肾上腺素减少，使效应逐渐减弱，产生快速耐受性。

（4）间羟胺收缩血管、升高血压作用较去甲肾上腺素弱而持久，略增加心肌收缩性，使休克患者的心输出量增加。其对心率的影响不明显，有时血压升高反射地使心率减慢，很少引起心律失常，对肾脏血管的收缩作用也较弱。

（5）临床上常将其作为去甲肾上腺素的代用品，用于各种休克早期及手术后或脊椎麻醉后的休克。

### 三、去氧肾上腺素和甲氧明

（1）本品不易被单胺氧化酶破坏，作用机制与间羟胺相似，可直接和间接激动 $\alpha_1$ 受体。

（2）本品主要激动 $\alpha_1$ 受体，作用与去甲肾上腺素相似而较弱，在产生与去甲肾上腺素相似的收缩血管升高血压的作用时，肾血流的减少比去甲肾上腺素更为明显。其作用维持时间较久，除可静脉滴注外也可肌内注射。

（3）本品用于抗休克，也可用于防治脊椎麻醉或全身麻醉的低血压。

（4）甲氧明与去氧肾上腺素均能收缩血管，升高血压，通过迷走神经反射地使心率减慢，可用于阵发性室上性心动过速。

（5）去氧肾上腺素还能兴奋瞳孔扩大肌的 $\alpha_1$ 受体，使瞳孔扩大，作用较阿托品弱，持续时间较短，一般不引起眼内压升高（老年人前房角狭窄者可能引起眼内压升高）和调节麻痹。用其1%～2.5%溶液滴眼，在眼底检查时作为快速短效的扩瞳药。

### 四、羟甲唑啉和阿可乐定

（1）羟甲唑啉可直接激动血管平滑肌 $\alpha_1$ 受体引起血管收缩，滴鼻时收缩局部血管可用于治疗鼻黏膜充血和鼻炎。

（2）阿可乐定是外周突触后膜 $\alpha_2$ 受体激药，通过负反馈机制，抑制交感神经，并减少房水生成，增加房水流出，产生降低眼压的作用，用于青光眼的短期辅助治疗，特别在激光疗法之后，预防眼压的回升。

### 五、右美托咪定

右美托咪定对中枢 $\alpha_2$ 受体激动的选择性强，具有抗交感、镇静和镇痛作用。激动突触前膜的 $\alpha_2$ 受体，引起负反馈，抑制去甲肾上腺素的释放；激动突触后膜的 $\alpha_2$ 受体，抑制交感神经活性。

## 第三节　α、β 肾上腺素受体激动药

### 一、肾上腺素

**肾上腺素**（adrenaline，epinephrine，AD）的理化性质与去甲肾上腺素相似，化学性质不稳定，见光易失效，在中性尤其是碱性溶液中易氧化变色失去活性。

#### （一）药动学特点

其口服后在碱性肠液、肠黏膜和肝内易被破坏，吸收很少，不能达到有效血药浓度。皮下注射因能收缩血管，故吸收缓慢，作用维持时间长。肌内注射的吸收远较皮下注射快。肾上腺素在体内的摄取与代谢途径与去甲肾上腺素相似。

#### （二）药理作用

肾上腺素主要激动 α 和 β 受体。

**1. 心脏**　作用于心肌、传导系统和窦房结的 $\beta_1$ 及 $\beta_2$ 受体，加强心肌收缩性，加速传导，加速心率，提高心肌的兴奋性。由于心肌收缩性增加，心率加快，故心输出量增加。肾上腺素舒张冠状血管，改善心肌的血液供应，且作用迅速。肾上腺素兴奋心脏，提高心肌代谢，使心肌耗氧量增加，如剂量大或静脉注射快，可引起心律失常，出现期前收缩，甚至引起心室纤颤。

**2. 血管**　肾上腺素可激动血管平滑肌上的 α 受体，血管收缩；激动 $\beta_2$ 受体，血管舒张。由于体内各部位血管的肾上腺素受体的种类和密度各不相同，所以肾上腺素对各部位血管的效应也不一致，以皮肤黏膜血管收缩为最强烈；内脏血管，尤其是肾血管，也显著收缩；对脑和肺血管

收缩作用十分微弱，有时由于血压升高而被动地舒张；骨骼肌和肝脏血管的 $\beta_2$ 受体占优势，故呈舒张作用；能舒张冠状血管，此作用可在不增加主动脉血压时发生，机制是：①兴奋冠脉血管 $\beta_2$ 受体，血管舒张；②心脏的收缩期缩短，相对延长舒张期；③肾上腺素使心肌收缩力增强和心肌耗氧量增加，促使心肌细胞释放扩血管的代谢产物腺苷。

**3. 血压**　在皮下注射治疗量（0.5～1mg）或低浓度静脉滴注（每分钟滴入 10μg）时，由于心脏兴奋，心输出量增加，故收缩压升高；由于骨骼肌血管舒张作用对血压的影响，抵消或超过了皮肤黏膜血管收缩作用的影响，故舒张压不变或下降；此时身体各部位血液重新分配，使更适合于紧急状态下机体能量供应的需要。较大剂量静脉注射时，收缩压和舒张压均升高。肾上腺素的典型血压改变多为双相反应，即给药后迅速出现明显的升压作用，而后出现微弱的降压反应，后者持续时间更长。

**4. 平滑肌**　①肾上腺素能激动支气管平滑肌的 $\beta_2$ 受体，发挥强大舒张作用，并能抑制肥大细胞释放组胺等过敏性物质，激动支气管黏膜血管的 α 受体，可使支气管黏膜血管收缩，降低毛细血管的通透性，有利于消除支气管黏膜水肿。②肾上腺素的 β 受体激动作用可使膀胱逼尿肌舒张，α 受体激动作用使三角肌和括约肌收缩，引起排尿困难和尿潴留。③本品可使 $\beta_1$ 受体占优势的胃肠道平滑肌张力降低、自发性收缩频率和幅度减少。④肾上腺素对子宫平滑肌的作用与性周期、充盈状态和给药剂量有关。

**5. 代谢**　肾上腺素能提高机体代谢。

**6. 中枢神经系统**　肾上腺素不易透过血脑屏障，仅在大剂量时才出现中枢兴奋症状。

### （三）临床应用

**1. 心脏骤停**　肾上腺素可用于溺水、麻醉和手术过程中的意外、药物中毒、传染病和心脏传导阻滞等所致的心脏骤停。对电击所致的心脏骤停也可用肾上腺素配合心脏除颤器或利多卡因等除颤，一般用心室内注射，同时必须进行有效的人工呼吸、心脏按压和纠正酸中毒等。

**2. 过敏性疾病**

（1）过敏性休克　肾上腺素激动 α 受体，收缩小动脉和毛细血管前括约肌，降低毛细血管的通透性；激动 β 受体可改善心功能，缓解支气管痉挛；减少过敏介质释放，扩张冠状动脉，可迅速缓解过敏性休克的临床症状，挽救患者的生命，为治疗过敏性休克的首选药。其应用时一般肌内或皮下注射给药，严重病例亦可用生理盐水稀释 10 倍后缓慢静脉注射，但必须控制注射速度和用量，以免引起血压骤升及心律失常等不良反应。

（2）支气管哮喘　本品可控制支气管哮喘的急性发作，但由于不良反应严重，仅用于急性发作的患者。

（3）血管神经性水肿及血清病　肾上腺素可迅速缓解血管神经性水肿、血清病、荨麻疹、花粉症等变态反应性疾病的症状。

**3. 与局麻药配伍及局部止血**

（1）肾上腺素加入局麻药注射液中，可延缓局麻药的吸收，减少吸收中毒的可能性，同时又可延长局麻药的麻醉时间。一般局麻药中肾上腺素的浓度为 1∶250000，一次用量不要超过 0.3mg。

（2）当鼻黏膜和齿龈出血时可将浸有 0.1%盐酸肾上腺素的纱布或棉花球填塞于出血处。

**4. 治疗青光眼**　肾上腺素可通过促进房水流出以及使 β 受体介导的眼内反应脱敏感化，降低眼内压。

### （四）不良反应

主要不良反应为心悸、烦躁、头痛和血压升高等，剂量过大时，α 受体过度兴奋使血压骤升，有发生脑出血的危险，故老年人慎用。当 β 受体兴奋过强时，可使心肌耗氧量增加，能引起心肌缺血和心律失常，甚至心室纤颤，故应严格掌握剂量。

### （五）禁忌证

禁用于高血压、脑动脉硬化、器质性心脏病、糖尿病和甲状腺功能亢进症等。

## 二、多巴胺

### （一）药动学特点

口服**多巴胺**（dopamine，DA）在肠和肝中易被破坏而失效。一般用静脉滴注给药，在体内迅速经 MAO 和 COMT 的催化而代谢失效，故作用时间短暂，不易透过血脑屏障。

### （二）药理作用

多巴胺主要激动 α、β 和外周的多巴胺受体，多巴胺也可促进神经末梢释放去甲肾上腺素。

**1. 心血管** 多巴胺对心血管的作用与用药浓度有关，低浓度（每分钟 10μg/kg）时主要与位于肾脏、肠系膜和冠脉的多巴胺受体（$D_1$）结合，通过激活腺苷酸环化酶，使细胞内 cAMP 水平提高而导致血管舒张。高浓度（每分钟 20μg/kg）的多巴胺可作用于心脏 $\beta_1$ 受体，使心肌收缩力增强，心输出量增加。其可增加收缩压和脉压，但对舒张压无明显影响或轻微增加。由于心输出量增加，而肾和肠系膜血管阻力下降，其他血管阻力基本不变，总外周阻力变化不大。继续增加给药浓度，多巴胺可激动血管的 α 受体，导致血管收缩，引起总外周阻力增加，使血压升高。

**2. 肾脏** 多巴胺在低剂量时作用于血管的 $D_1$ 受体，舒张肾血管，使肾血流量增加，肾小球的滤过率也增加。同时多巴胺有排钠利尿作用，可能是多巴胺直接对肾小管 $D_1$ 受体的作用。大剂量时作用于肾血管的 α 受体，可使肾血管明显收缩。

### （三）临床应用

多巴胺用于各种休克，如感染中毒性休克、心源性休克及出血性休克等。此外，多巴胺与利尿药联合应用于急性肾衰竭。本品也可用于急性心功能不全，具有改善血流动力学的作用。

### （四）不良反应

不良反应一般较轻，偶见恶心、呕吐。如剂量过大或滴注太快可出现心动过速、心律失常和肾血管收缩引致肾功能下降等，一旦发生，应减慢滴注速度或停药。

### （五）注意事项

与单胺氧化酶抑制剂或三环类抗抑郁药合用时，多巴胺剂量应酌减。嗜铬细胞瘤患者禁用。室性心律失常、闭塞性血管病、心肌梗死、动脉硬化和高血压患者慎用。

## 三、麻黄碱

### （一）药动学特点

**麻黄碱**（ephedrine）口服易吸收，可通过血脑屏障进入脑脊液。小部分在体内经脱胺氧化而被代谢，大部分以原形经肾排泄。代谢和排泄都缓慢，故作用较肾上腺素持久。

### （二）药理作用

麻黄碱激动 α、β 两种受体，具有直接和间接作用，即除直接激动受体外，还可促进肾上腺素能神经末梢释放去甲肾上腺素而发挥间接作用。麻黄碱具有下列特点：①化学性质稳定，口服有效；②拟肾上腺素作用弱而持久；③中枢兴奋作用较显著；④易产生快速耐受性。

**1. 心血管** 兴奋心脏，使心肌收缩加强、心输出量增加。在整体情况下由于血压升高，反射性减慢心率，这一作用抵消了它直接加速心率的作用，故心率变化不大。麻黄碱的升高血压作用出现缓慢，但维持时间较长。

**2. 支气管平滑肌** 其松弛作用较肾上腺素弱，起效慢，作用持久。

**3. 中枢神经系统** 本品具有较显著的中枢兴奋作用，较大剂量可兴奋大脑和皮质下中枢，引起精神兴奋、不安和失眠等。

**4. 快速耐受性**　麻黄碱短期内反复给药，作用可逐渐减弱，称为快速耐受性，也称脱敏。停药后可以恢复。产生快速耐受性的机制认为有受体逐渐饱和与递质逐渐耗损两种因素。

**（三）临床应用**

**1. 支气管哮喘**　用于预防发作和轻症的治疗，对于重症急性发作效果较差。

**2. 鼻黏膜充血引起鼻塞**　常用0.5%～1%溶液滴鼻，可消除黏膜肿胀。

**3. 防治某些低血压状态**　用于防治硬膜外和蛛网膜下腔麻醉所引起的低血压。

**4. 其他**　缓解荨麻疹和血管性神经水肿的皮肤黏膜症状。

**（四）不良反应与禁忌证**

有时出现中枢兴奋所致的不安、失眠等，晚间服用宜加镇静催眠药以防止失眠。禁忌证同肾上腺素。

### 四、美芬丁胺

**美芬丁胺**（mephentermine）对α和β受体具有直接激动作用，还能间接促进去甲肾上腺素释放。本品能加强心肌收缩力，增加心输出量，略增加外周血管阻力，使收缩压和舒张压升高。其对CNS有轻度兴奋作用。美芬丁胺主要用于腰麻时预防血压下降，也可用于心源性休克或其他原因所致低血压，另外，因有缩血管作用，故可用于鼻塞。甲状腺功能亢进症患者禁用，失血性休克患者慎用。

## 第四节　β肾上腺素受体激动药

### 一、异丙肾上腺素

**（一）药动学特点**

**异丙肾上腺素**（isoprenaline，isoproterenol）口服易在肠黏膜与硫酸基结合而失效，气雾剂吸入给药，吸收较快。舌下含药因能舒张局部血管，少量可从黏膜下的舌下静脉丛迅速吸收。吸收后主要在肝及其他组织中被COMT所代谢。异丙肾上腺素较少被MAO代谢，也较少被去甲肾上腺素能神经所摄取，因此其作用维持时间较肾上腺素略长。

**（二）药理作用**

本品主要激动β受体，对$\beta_1$和$\beta_2$受体选择性很低。

**1. 心脏**　异丙肾上腺素对心脏$\beta_1$受体具有强大的激动作用，表现为正性肌力和正性缩率作用，缩短收缩期和舒张期。

**2. 血管和血压**　本品对血管有舒张作用，主要是激动$\beta_2$受体使骨骼肌血管舒张，对肾血管和肠系膜血管舒张作用较弱，对冠状血管也有舒张作用。由于心脏兴奋和外周血管舒张，使收缩压升高而舒张压略下降，此时冠脉流量增加；但如果静脉注射给药，则可引起舒张压明显下降，降低了冠状血管的灌注压，冠脉有效血流量不增加。

**3. 支气管平滑肌**　本品激动$\beta_2$受体，舒张支气管平滑肌，并具有抑制组胺等过敏性物质释放的作用。

**4. 其他**　异丙肾上腺素能增加肝糖原、肌糖原分解，增加组织耗氧量。其升高血中游离脂肪酸作用与肾上腺素相似，而升高血糖作用较弱。

**（三）临床应用**

**1. 支气管哮喘**　舌下或喷雾给药，用于控制支气管哮喘急性发作，疗效快而强。

**2. 房室传导阻滞**　采用舌下含药或静脉滴注给药，治疗二度、三度房室传导阻滞。

**3. 心脏骤停**　本品适用于心室自身节律缓慢，高度房室传导阻滞或窦房结功能衰竭而并发的心脏骤停，常与去甲肾上腺素或间羟胺合用作心室内注射。

**4. 休克** 本品适用于中心静脉压高、心输出量低的感染性休克，但要注意补液及心脏毒性。

**（四）不良反应**

常见的不良反应是心悸、头晕。用药过程中应注意控制心率。支气管哮喘患者，已具有缺氧状态，加以气雾剂剂量不易掌握，如剂量过大，可致心肌耗氧量增加，易引起心律失常，甚至产生危险的心动过速及心室颤动。

**（五）禁忌证**

禁用于冠心病、心肌炎和甲状腺功能亢进症等。

## 二、多巴酚丁胺

**（一）药理作用**

临床应用的**多巴酚丁胺**（dobutamine）是含有右旋多巴酚丁胺和左旋多巴酚丁胺的消旋体。前者阻断 $\alpha_1$ 受体，后者激动 $\alpha_1$ 受体，对 α 受体的作用因此而抵消。两者都激动 β 受体，但前者激动 β 受体作用为后者的 10 倍，消旋多巴酚丁胺的作用是两者的综合表现。由于其对 $\beta_1$ 受体激动作用强于 $\beta_2$ 受体，故主要表现为激动 $\beta_1$ 受体。与异丙肾上腺素比较，本品的正性肌力作用比正性频率作用显著，很少增加心肌耗氧量，也较少引起心动过速。

**（二）临床应用**

本品主要用于治疗心肌梗死并发心力衰竭。多巴酚丁胺可增加心肌收缩力，增加心输出量和降低肺毛细血管楔压，并使左室充盈压明显降低，使心功能改善，继发地促进排钠、排水、增加尿量，有利于消除水肿。

**（三）不良反应及注意事项**

用药期间可引起血压升高、心悸、头痛、气短等不良反应。偶致室性心律失常。梗阻性肥厚型心肌病患者禁用，因其可促进房室传导。心房纤颤、心肌梗死和高血压患者慎用。

## 同步练习

**一、选择题**

**【A 型题】**

1. 下列关于去甲肾上腺素的描述，错误的是（　　）
   A. 化学性质不稳定，见光、遇热易分解
   B. 口服使胃黏膜血管收缩而影响其吸收
   C. 口服后在肠内易被碱性肠液破坏
   D. 皮下注射因血管剧烈收缩而吸收很少
   E. 外源性去甲肾上腺素易透过血脑屏障
2. 去甲肾上腺素通过作用于血管的哪种受体使皮肤黏膜血管收缩（　　）
   A. 激动 α 受体　B. 激动 α 和 $\beta_1$ 受体　C. 激动 α 和 $\beta_2$ 受体
   D. 阻断 α 受体　E. 阻断 α 和 $\beta_1$ 受体
3. 去甲肾上腺素使食管和胃黏膜血管收缩产生局部止血作用的给药方法是（　　）
   A. 皮下注射　B. 肌内注射　C. 静脉注射
   D. 动脉注射　E. 稀释后口服
4. 下列关于肾上腺素的描述，错误的是（　　）
   A. 化学性质不稳定，见光易分解
   B. 口服后在碱性肠液中易被破坏失效
   C. 肾上腺素不易透过血脑屏障
   D. 肾上腺素可抑制肝糖原分解

E. 肾上腺素典型的血压改变多为双相反应

5. 肾上腺素通过作用于血管的哪种受体使血管舒张（　　）

A. 激动 $\alpha$ 受体　B. 激动 $\beta_1$ 受体　C. 激动 $\alpha$ 和 $\beta_1$ 受体

D. 激动 $\beta_2$ 受体　E. 阻断 $\beta_2$ 受体

6. 肾上腺素通过作用于支气管平滑肌的哪种受体使支气管舒张（　　）

A. 激动 $\alpha$ 受体　B. 激动 $\beta_2$ 受体　C. 激动 $\alpha$ 和 $\beta_1$ 受体

D. 阻断 $\beta_2$ 受体　E. 激动 $\beta_1$ 受体

7. 治疗过敏性休克的首选药物是（　　）

A. 去甲肾上腺素　B. 肾上腺素　C. 异丙肾上腺素

D. 多巴胺　E. 麻黄碱

8. 多巴胺舒张肾血管是通过（　　）

A. 激动 $\alpha$ 受体　B. 激动 $\beta_1$ 受体　C. 激动多巴胺受体

D. 阻断多巴胺受体　E. 阻断 $\beta_1$ 受体

9. 异丙肾上腺素通过作用于支气管平滑肌的哪种受体使支气管舒张（　　）

A. 激动 $\alpha$ 受体　B. 激动 $\beta_1$ 受体　C. 激动 $\beta_2$ 受体

D. 阻断 $\beta_2$ 受体　E. 阻断 $\beta_1$ 受体

**【B 型题】**

A. 去甲肾上腺素　B. 肾上腺素　C. 多巴胺

D. 麻黄碱　E. 异丙肾上腺素

10. 中枢兴奋作用最明显的药物是（　　）

11. 加速传导作用较强，治疗二度或三度房室传导阻滞的药物是（　　）

12. 可舒张肾血管，增加肾血流量的药物是（　　）

13. 与局麻药配伍，可延缓局麻药的吸收，延长局麻药作用时间的药物是（　　）

**【C 型题】**

A. 去甲肾上腺素　B. 肾上腺素

C. 两者均可　D. 两者均不可

14. 用于局部止血（　　）

15. 可用于伴有高血压、动脉硬化症和器质性心脏病的患者（　　）

A. 甲氧明　B. 去氧肾上腺素

C. 两者均可　D. 两者均不可

16. 用于阵发性室上性心动过速（　　）

17. 在眼底检查时作为快速短效的扩瞳药（　　）

**【X 型题】**

18. 下列药物属于儿茶酚胺类的是（　　）

A. 去甲肾上腺素　B. 肾上腺素　C. 异丙肾上腺素

D. 麻黄碱　E. 多巴胺

19. 既可直接作用于受体，又具有促使去甲肾上腺素能神经末梢释放递质的药物有（　　）

A. 去甲肾上腺素　B. 肾上腺素　C. 异内肾上腺素

D. 麻黄碱　E. 多巴胺

20. 去甲肾上腺素禁用于（　　）

A. 高血压　B. 动脉硬化症　C. 器质性心脏病

D. 严重微循环障碍　E. 孕妇

21. 间羟胺同去甲肾上腺素相比，前者的药理作用特点是（　　）

A. 化学性质更稳定　B. 升高血压作用弱而持久　C. 对心率影响不明显

D. 很少引起心律失常　E. 对肾血管的收缩作用较弱

22. 肾上腺素禁用于（　　）
A. 高血压　B. 脑动脉硬化　C. 器质性心脏病
D. 糖尿病　E. 甲状腺功能亢进症
23. 下列关于麻黄碱的描述，正确的是（　　）
A. 化学性质稳定　B. 易产生快速耐受性　C. 口服有效
D. 中枢兴奋作用较显著　E. 拟肾上腺素作用弱而持久
24. 下列可用于抢救心脏骤停的药物有（　　）
A. 肾上腺素　B. 利多卡因　C. 阿托品
D. 去氧肾上腺素　E. 麻黄碱
25. 可用于治疗房室传导阻滞的药物有（　　）
A. 异丙肾上腺素　B. 阿托品　C. 间羟胺
D. 去氧肾上腺素　E. 麻黄碱
26. 下列关于去甲肾上腺素药理作用的描述，正确的是（　　）
A. 主要使小动脉和小静脉收缩
B. 较大剂量使外周阻力明显增加而导致脉压减小
C. 可明显收缩冠状血管及降低冠状动脉血流量
D. 对中枢神经系统的作用较弱
E. 在整体情况下，心率由于血压升高而反射性减慢
27. 下列关于异丙肾上腺素药理作用的描述，正确的是（　　）
A. 对窦房结有显著的兴奋作用　B. 较大剂量可使舒张压明显降低
C. 对冠状血管有舒张作用　D. 增加心肌耗氧量
E. 较易产生心室颤动
28. 下列可用于支气管哮喘急性发作的药物有（　　）
A. 去甲肾上腺素　B. 肾上腺素　C. 异丙肾上腺素
D. 多巴胺　E. 间羟胺
29. 下列属于异丙肾上腺素禁忌证的是（　　）
A. 房室传导阻滞　B. 冠心病　C. 心肌炎
D. 甲状腺功能亢进症　E. 感染性休克
30. 下列关于多巴酚丁胺的描述，正确的是（　　）
A. 主要激动 $\beta_1$ 受体　B. 较少引起心动过速　C. 明显增加心肌耗氧量
D. 用于心肌梗死并发心力衰竭　E. 梗阻性肥厚型心肌病患者禁用

## 二、填空题

1. 多巴胺在低浓度时作用于________受体，舒张肾血管，增加肾血流量。
2. 肾上腺素的典型血压改变多为________相反应，即给药后迅速出现明显的________作用，而后出现微弱的________反应。
3. 肾上腺素的 β 受体激动作用可使膀胱逼尿肌________，而 α 受体激动作用使三角肌和括约肌________，由此引起________。
4. 麻黄碱短期内反复给药，作用可逐渐减弱，称为________，停药后可以恢复。产生这种现象的机制认为有________与________两种因素。

## 三、问答题

### （一）简答题

1. 去甲肾上腺素的主要不良反应和禁忌证是什么？
2. 肾上腺素的哪些作用可迅速缓解过敏性休克的临床症状，挽救患者的生命？
3. 简述间羟胺的药理作用特点。
4. 麻黄碱的临床应用有哪些？

5. 异丙肾上腺素的临床应用有哪些？
6. 简述肾上腺素舒张冠状血管的机制。

(二) 论述题

1. 肾上腺素的临床应用、主要不良反应及禁忌证是什么？
2. 多巴胺的药理作用和临床应用是什么？

## 参考答案

### 一、选择题

1. E　2. A　3. E　4. D　5. D　6. B　7. B　8. C　9. C　10. D　11. E　12. C　13. B　14. C　15. D　16. C　17. B　18. ABCE　19. DE　20. ABCDE　21. ABCDE　22. ABCDE　23. ABCDE　24. ABC　25. AB　26. ABDE　27. ABCD　28. BC　29. BCD　30. ABDE

### 二、填空题

1. $D_1$
2. 双　升压　降压
3. 舒张　收缩　排尿困难和尿潴留
4. 快速耐受性　受体逐渐饱和　递质逐渐耗损

### 三、问答题

(一) 简答题

1. 答：(1) 去甲肾上腺素的主要不良反应　①局部组织缺血坏死：静脉滴注时间过长、浓度过高或药液漏出血管，可引起局部缺血坏死。②急性肾功能衰竭：滴注时间过长或剂量过大，可使肾脏血管剧烈收缩，产生少尿、无尿和肾实质损伤，故用药期间尿量至少保持在25mL/h以上。

(2) 去甲肾上腺素的禁忌证　高血压、动脉硬化症、器质性心脏病、少尿、无尿、严重微循环障碍的患者及孕妇禁用。

2. 答：①肾上腺素激动心脏的 $\beta_1$ 受体和血管平滑肌上的 $\alpha$ 受体，兴奋心脏，收缩血管，升高血压。②肾上腺素激动支气管平滑肌上的 $\beta_2$ 受体，舒张支气管平滑肌，缓解支气管痉挛，还能减少过敏介质释放。③肾上腺素激动 $\alpha$ 受体，收缩支气管黏膜血管，降低毛细血管的通透性，消除因过敏介质释放引起的黏膜水肿。

3. 答：间羟胺直接激动 $\alpha$ 受体，对 $\beta_1$ 受体作用较弱。间羟胺也可被肾上腺素能神经末梢摄取进入囊泡，通过置换作用促使囊泡中的去甲肾上腺素释放，间接地发挥作用。短时间内连续应用间羟胺，可产生快速耐受性。间羟胺收缩血管、升高血压作用较去甲肾上腺素弱而持久，略增加心肌收缩性，使休克患者的心输出量增加，对心率的影响不明显，有时血压升高反射地使心率减慢，很少引起心律失常，对肾脏血管的收缩作用也较弱。其临床上用于各种休克早期及手术后或脊椎麻醉后的休克。

4. 答：麻黄碱的临床应用是：①用于预防支气管哮喘发作和轻症的治疗；②鼻黏膜充血引起鼻塞，常用0.5%～1%溶液滴鼻，可消除黏膜肿胀；③防治某些低血压状态，用于防治硬膜外和蛛网膜下腔麻醉所引起的低血压；④缓解荨麻疹和血管性神经水肿的皮肤黏膜症状。

5. 答：异丙肾上腺素的临床应用如下。①支气管哮喘：舌下或喷雾给药，用于控制支气管哮喘急性发作，疗效快而强。②房室传导阻滞：采用舌下含药或静脉滴注给药，治疗二度、三度房室传导阻滞。③心脏骤停：本品适用于心室自身节律缓慢，高度房室传导阻滞或窦房结功能衰竭而并发的心脏骤停，常与去甲肾上腺素或间羟胺合用作心室内注射。④休克：本品适用于中心静脉压高、心输出量低的感染性休克，但要注意补液及心脏毒性。

6. 答：肾上腺素舒张冠状血管的机制是：①兴奋冠脉血管 $\beta_2$ 受体，血管舒张；②心脏的收缩期缩短，相对延长舒张期；③肾上腺素使心肌收缩力增强和心肌耗氧量增加，促使心肌细胞释放扩血管的代谢产物腺苷。

(二) 论述题

1. 答：(1) 肾上腺素的临床应用　①心脏骤停：本品可用于溺水、麻醉和手术过程中的意外、药物中毒、传染病和心脏传导阻滞等所致的心脏骤停。对电击所致的心脏骤停也可用肾上腺素配合心脏除颤器或利多卡因等除颤。②过敏性疾病：a. 过敏性休克，可迅速缓解过敏性休克的临床症状，挽救患者的生命，为治疗过敏性休克的首选药；b. 支气管哮喘，由于不良反应严重，主要用于控制支气管哮喘的急性发作；c. 血管神经性水肿及血清病，肾上腺素可迅速缓解血管神经性水肿、血清病、荨麻疹、花粉症等变态反应性疾病的症状。③与局麻药配伍及局部止血：肾上腺素加入局麻药注射液中，可延缓局麻药的吸收，减少吸收中毒的可能性，同时又可延长局麻药的麻醉时间。当鼻黏膜和齿龈出血时可将浸有0.1%盐酸肾上腺素的纱布或棉花球填塞于出血处。④治疗青光眼：肾上腺素可通过促进房水流出以及 $\beta$ 受体介导的眼内反应脱敏感化，降低眼内压。

(2) 肾上腺素的主要不良反应为心悸、烦躁、头痛和血压升高等，剂量过大时，$\alpha$ 受体过度兴奋使血压骤升，有发生脑出血的危险。当β受体兴奋过强时，可使心肌耗氧量增加，能引起心肌缺血和心律失常，甚至心室纤颤。

(3) 肾上腺素的禁忌证　禁用于高血压、脑动脉硬化、器质性心脏病、糖尿病和甲状腺功能亢进症等。

2.答：(1) 多巴胺的药理作用　通过激动α、β及外周的多巴胺受体，并促进神经末梢释放NA。①心血管：多巴胺对心血管的作用与用药浓度有关，低浓度（每分钟10μg/kg）时主要激动多巴胺受体($D_1$)，舒张肾脏血管、肠系膜血管和冠状血管。高浓度（每分钟20μg/kg）的多巴胺可作用于心脏$\beta_1$受体，使心肌收缩力增强，心输出量增加。其可增加收缩压和脉压，但对舒张压无明显影响或轻微增加。由于心输出量增加，而肾和肠系膜血管阻力下降，其他血管阻力基本不变，总外周阻力变化不大。继续增加给药浓度，多巴胺可激动血管的α受体，导致血管收缩，引起总外周阻力增加，使血压升高。②肾脏：多巴胺在低剂量时作用于血管的$D_1$受体，舒张肾血管，使肾血流量增加，肾小球的滤过率也增加。同时多巴胺有排钠利尿作用，可能是多巴胺直接对肾小管$D_1$受体的作用。大剂量时作用于血管的α受体，可使肾血管明显收缩。

(2) 多巴胺的临床应用　用于各种休克，如感染中毒性休克、心源性休克及出血性休克等。此外，多巴胺与利尿药联合应用于急性肾衰竭。本品也可用于急性心功能不全，具有改善血流动力学的作用。

（何　蔚）

# 第十一章　肾上腺素受体阻断药

## 学习目标

**1. 掌握**　α受体阻断药酚妥拉明的药理作用和临床应用；β受体阻断药的药理作用、临床应用、不良反应及禁忌证。

**2. 熟悉**　α、β受体阻断药拉贝洛尔、卡维地洛的药理学作用特点。

**3. 了解**　α受体阻断和β受体阻断药的分类及各类药物的代表药。

## 内容精讲

## 第一节　α肾上腺素受体阻断药

α受体阻断药能选择性地与α肾上腺素受体结合，其本身不激动或较弱激动肾上腺素受体，却能阻碍去甲肾上腺素能神经递质及肾上腺素受体激动药与α受体结合，从而产生抗肾上腺素作用。它们能将肾上腺素的升压作用翻转为降压，这个现象称为“肾上腺素作用的翻转”（adrenaline reversal）。这是因为α受体阻断药选择性地阻断了与血管收缩有关的α受体，与血管舒张有关的β受体未被阻断，所以肾上腺素的血管收缩作用被取消，而血管舒张作用得以充分地表现出来。

α受体阻断药根据对$\alpha_1$、$\alpha_2$受体的选择性不同，可分为三类：

**1. 非选择性α受体阻断药**

① 短效类：酚妥拉明（phentolamine）、妥拉唑林（tolazoline）。

② 长效类：酚苄明。

**2. 选择性$\alpha_1$受体阻断药**　哌唑嗪（prazosin）。

**3. 选择性$\alpha_2$受体阻断药**　育亨宾（yohimbine）。

### 一、非选择性α肾上腺素受体阻断药

#### （一）酚妥拉明和妥拉唑啉

**1. 药动学特点**　酚妥拉明生物利用度低，口服效果仅为注射给药的20%。口服后30min血药浓度达峰值，作用维持约3～6h；肌内注射作用维持30～45min；大多以无活性的代谢物从尿中排泄。妥拉唑啉口服吸收较慢，以注射给药为主，大部分以原形从肾小管排泄，排泄较快。

**2. 药理作用**　酚妥拉明和妥拉唑啉能竞争性地阻断α受体，对$\alpha_1$、$\alpha_2$受体具有相似的亲和力，拮抗肾上腺素的α型作用，可使激动药的量效曲线平行右移，增加激动药的剂量仍可达到最大效应。

① 血管：具有阻断血管平滑肌$\alpha_1$受体和直接扩张血管作用。静脉注射舒张血管，血压下降，对静脉和小静脉的α受体阻断作用比其对小动脉作用强。

② 心脏：酚妥拉明可兴奋心脏，使心肌的收缩力增强，心率加快，心输出量增加。这种作用部分由血管舒张、血压下降、反射性兴奋交感神经引起；部分是阻断神经末梢突触前膜$\alpha_2$受体，从而促进去甲肾上腺素释放，激动心脏$\beta_1$受体的结果。偶致心律失常。此外，酚妥拉明尚具有阻滞$K^+$通道的作用。

③ 其他：能阻断5-HT受体；激动M胆碱受体，有拟胆碱作用，使胃肠平滑肌兴奋；激动$H_1$、$H_2$受体，有组胺样作用，使胃酸分泌增加。酚妥拉明可引起皮肤潮红等。妥拉唑啉可增加唾液腺、汗腺等分泌。

**3. 临床应用**

（1）用于治疗外周血管痉挛性疾病。

（2）去甲肾上腺素静脉滴注发生外漏。

（3）治疗顽固性充血性心力衰竭和急性心肌梗死。

（4）用于抗休克，适用于感染性、心源性和神经源性休克。但给药前必需补足血容量。

（5）用于肾上腺嗜铬细胞瘤的诊断和此病骤发高血压危象以及手术前的准备，能使嗜铬细胞瘤所致的高血压下降。

（6）治疗药物引起的高血压。

（7）妥拉唑啉可用于治疗新生儿的持续性肺动脉高压症，酚妥拉明口服或直接阴茎海绵体内注射用于诊断或治疗阳痿。

**4. 不良反应** 常见的不良反应有低血压，胃肠道平滑肌兴奋所致的腹痛、腹泻、呕吐和诱发溃疡病。静脉给药有时可引起严重的心律失常和心绞痛，因此须缓慢注射或滴注。胃炎、胃十二指肠溃疡病、冠心病患者慎用。

**（二）酚苄明**

**1. 药动学特点** **酚苄明**(phenoxybenzamine，**苯苄胺**，dibenzyline）口服吸收达20%～30%。因局部刺激性强，不作肌内或皮下注射，仅作静脉注射。静脉注射1h后可达最大效应。本品的脂溶性高，大剂量用药可积蓄于脂肪组织中，然后缓慢释放，故作用持久。

**2. 药理作用** 酚苄明可与α受体形成共价键牢固结合，为长效非竞争性α受体阻断药。其能舒张血管，降低外周阻力。酚苄明除可阻断α受体外，在高浓度应用时，还具有抗5-HT及抗组胺作用。

**3. 临床应用**

① 用于治疗外周血管痉挛性疾病。

② 抗休克，适用于治疗感染性休克。

③ 治疗嗜铬细胞瘤。

④ 治疗良性前列腺增生。

**4. 不良反应** 常见直立性低血压、反射性心动过速、心律失常及鼻塞；口服可致恶心、呕吐、嗜睡及疲乏等。酚苄明静脉注射或用于休克时必须缓慢给药并且充分补液和密切监护。

### 二、选择性$\alpha_1$肾上腺素受体阻断药

此类药选择性地阻断$\alpha_1$受体，对去甲肾上腺素能神经末梢突触前膜$\alpha_2$受体无明显作用，因此在拮抗去甲肾上腺素和肾上腺素的升压作用时，没有促进神经末梢释放去甲肾上腺素及明显加快心率的作用。临床常用的有哌唑嗪、特拉唑嗪和多沙唑嗪及坦洛新等，主要用于治疗高血压和顽固性心功能不全，也用于治疗良性前列腺肥大，改善排尿困难。

### 三、选择性$\alpha_2$肾上腺素受体阻断药

育亨宾（yohimbine）能选择性地阻断$\alpha_2$受体。育亨宾通过阻断$\alpha_2$受体，可促进去甲肾上腺素能神经末梢释放去甲肾上腺素，增加交感神经张力，导致血压升高，心率加快。目前，育亨宾是主要用于科研的工具药。

## 第二节 β肾上腺素受体阻断药

### 一、概述

β肾上腺素受体阻断药（β-adrenoceptor blockers，β-adrenoceptor antagonists）能与去甲肾上

腺素能神经递质或肾上腺素受体激动药竞争β受体，从而拮抗其β型拟肾上腺素作用。它们与激动药呈典型的竞争性拮抗。β肾上腺素受体阻断药可根据其选择性分为非选择性的（$\beta_1$、$\beta_2$ 受体阻断药）和选择性的（$\beta_1$ 受体阻断药）两类。本类药物中有些除具有β受体阻断作用外，还具有一定的内在拟交感活性，因此本类药物又可分为有内在拟交感活性及无内在拟交感活性两类。

**（一）药动学特点**

β受体阻断药口服后自小肠吸收，但由于受脂溶性及首过消除的影响，其生物利用度差异较大。进入血液循环的β受体阻断药一般能分布到全身各组织，高脂溶性和低血浆蛋白结合率的β受体阻断药分布容积较大。脂溶性高的药物主要在肝脏代谢，少量以原形随尿排泄。

**（二）药理作用**

**1. β受体阻断作用**

（1）心血管系统　β受体阻断药可阻断心脏的 $\beta_1$ 受体，使心率减慢，心肌收缩力减弱，心输出量减少，心肌耗氧量下降，血压略降。β受体阻断药还能延缓心房和房室结的传导，延长心电图的P-R间期（房室传导时间）。

（2）支气管平滑肌　非选择性β受体阻断药阻断支气管平滑肌的 $\beta_2$ 受体，收缩支气管平滑肌而增加呼吸道阻力。但这种作用较弱，对正常人影响较小，只有对支气管哮喘或慢性阻塞性肺疾病的患者，有时可诱发或加重哮喘。选择性 $\beta_1$ 受体阻断药此作用较弱。

（3）代谢

① 脂肪代谢：人类脂肪的分解主要与激动 $\beta_1$、$\beta_3$ 受体有关，β受体阻断药可抑制交感神经兴奋所引起的脂肪分解。

② 糖代谢：肝糖原的分解与激动 $\alpha_1$ 和 $\beta_2$ 有关，当β受体阻断药与α受体阻断药合用时则可拮抗肾上腺素的升高血糖的作用。

③ 甲状腺功能亢进时，β受体阻断药不仅能对抗机体对儿茶酚胺的敏感性增高，而且还可抑制甲状腺素（$T_4$）转变为三碘甲状腺原氨酸（$T_3$）的过程，有效控制甲状腺功能亢进症的症状。

（4）肾素　β受体阻断药通过阻断肾小球旁器细胞的 $\beta_1$ 受体而抑制肾素的释放。

**2. 内在拟交感活性**　有些β受体阻断药与β受体结合后除能阻断受体外尚对β受体具有部分激动作用（partial agonistic action），也称内在拟交感活性（intrinsic sympathomimetic activity，ISA）。由于这种作用较弱，一般被其β受体阻断作用所掩盖。ISA较强的β受体阻断药在临床应用时，其抑制心肌收缩力、减慢心率和收缩支气管平滑肌的作用较不具有ISA的β受体阻断药弱。

**3. 膜稳定作用**　有些β受体阻断药具有局部麻醉作用和奎尼丁样作用，这两种作用都是由其降低细胞膜对离子的通透性所致，故称为膜稳定作用。这一作用在常用量时与其治疗作用无明显相关。

**4. 其他**　β受体阻断药尚有降低眼内压作用，这可能由减少房水的形成所致。普萘洛尔有抗血小板聚集作用。

**（三）临床应用**

**1. 心律失常**　β受体阻断药对多种原因引起的过速型心律失常有效，如窦性心动过速等。

**2. 心绞痛和心肌梗死**　β受体阻断药对心绞痛有良好的疗效。其对心肌梗死，早期应用可降低复发和猝死率。

**3. 高血压**　β受体阻断药是治疗高血压的基础药物。

**4. 充血性心力衰竭**　β受体阻断药对扩张型心肌病的心力衰竭治疗作用明显，同以下因素有关：①改善心脏舒张功能；②缓解由儿茶酚胺引起的心脏损害；③抑制前列腺素或肾素所致的缩血管作用；④使β受体上调，恢复心肌对内源性儿茶酚胺的敏感性。

**5. 甲状腺功能亢进症**　近年来普萘洛尔用于治疗甲状腺功能亢进症。

**6. 其他**　噻吗洛尔局部用药减少房水形成，降低眼内压，治疗原发性开角型青光眼。β受体阻断药亦适用于治疗偏头痛、肌震颤以及酒精中毒等。

### （四）不良反应

一般的不良反应如恶心、呕吐、轻度腹泻等，停药后可消失。偶见过敏反应如皮疹、血小板减少等。严重不良反应常与应用不当有关，主要包括：

**1. 心血管反应** 对心脏 $\beta_1$ 受体的阻断作用，出现心脏功能抑制；对血管平滑肌 $\beta_2$ 受体的阻断作用，使外周血管收缩甚至痉挛，如出现雷诺症状或间歇跛行，甚至可引起脚趾溃烂和坏死。

**2. 诱发或加重支气管哮喘** 由于对支气管平滑肌 $\beta_2$ 受体的阻断作用，非选择性 β 受体阻断药可使呼吸道阻力增加，诱发或加重支气管哮喘。

**3. 反跳现象** 长期应用 β 受体阻断药时如突然停药，可使原来病情加重，称为停药反跳。其机制与受体向上调节有关。

**4. 其他** 偶见眼-皮肤黏膜综合征，个别患者有幻觉、失眠和抑郁症状。少数人可出现低血糖及加强降血糖药的降血糖作用，掩盖低血糖时出汗和心悸的症状而出现严重后果。

### （五）禁忌证

禁用于严重左室心功能不全、窦性心动过缓、重度房室传导阻滞和支气管哮喘的患者。心肌梗死患者及肝功能不全者应慎用。

## 二、非选择性 β 受体阻断药

### （一）普萘洛尔

**1. 药动学特点** **普萘洛尔**（propranolol，**心得安**）口服吸收率大于 90%，主要在肝脏代谢，首过消除率 60%～70%，生物利用度仅为 30%。口服后血浆高峰时间为 1～3h，$t_{1/2}$ 为 2～5h。当长期给药或大剂量时，肝的消除功能被饱和，其生物利用度可提高。血浆蛋白结合率大于 90%。易于通过血脑屏障和胎盘，也可分泌于乳汁中。其代谢产物 90%以上从肾排泄。不同个体口服相同剂量的普萘洛尔，血浆高峰浓度相差可达 20 倍之多，这可能是由肝消除功能不同所致。因此临床用药需从小剂量开始，逐渐增加到适当剂量。

**2. 药理作用和临床应用** 普萘洛尔具较强的 β 受体阻断作用，对 $\beta_1$ 和 $\beta_2$ 受体的选择性很低，没有内在拟交感活性。用药后心率减慢，心肌收缩力和心输出量降低，冠脉血流量下降，心肌耗氧量明显减少，可使高血压患者血压下降，支气管阻力也有一定程度的增高。本品可用于治疗心律失常、心绞痛、高血压、甲状腺功能亢进症等。

### （二）纳多洛尔

**纳多洛尔**（nadolol，**羟萘心安**）对 $\beta_1$ 和 $\beta_2$ 受体的亲和力大致相同，作用持续时间长，$t_{1/2}$ 为 10～12h。纳多洛尔在体内代谢不完全，主要以原形经肾脏排泄。其无膜稳定作用和内在拟交感活性，其他作用与普萘洛尔相似，但强度约为普萘洛尔的 6 倍，且可增加肾血流量，肾功能不全且需用 β 受体阻断药者可首选此药。由于半衰期长可每天给药一次。在肾功能不全时可在体内蓄积，应注意调整剂量。

### （三）噻吗洛尔和卡替洛尔

**噻吗洛尔**（timolol，**噻吗心安**）和**卡替洛尔**（carteolol）是非选择性 β 受体阻断药。噻吗洛尔无内在拟交感活性和膜稳定作用，卡替洛尔具有内在拟交感活性。常用其滴眼剂降低眼内压治疗青光眼，二者降低眼压的作用机制主要是减少房水的生成。噻吗洛尔 0.1%～0.5%疗效与毛果芸香碱 1%～4%相近甚至较优，且无缩瞳和调节痉挛等不良反应。

### （四）吲哚洛尔

**吲哚洛尔**（pindolol，**心得静**）作用类似普萘洛尔，其强度为普萘洛尔的 6～15 倍，且有较强的内在拟交感活性，主要表现在激动 $\beta_2$ 受体方面。其激动血管平滑肌 $\beta_2$ 受体而致的舒张血管作用有利于高血压的治疗。对于心肌所含少量 $\beta_2$ 受体的激动又可减少其心肌抑制作用。

### 三、选择性 $\beta_1$ 受体阻断药

#### （一）美托洛尔和阿替洛尔

**美托洛尔**（metoprolol）和**阿替洛尔**（atenolol，**氨酰心安**）对 $\beta_1$ 受体有选择性阻断作用，缺乏内在拟交感活性，对 $\beta_2$ 受体作用较弱，故增加呼吸道阻力作用较轻，但对哮喘患者仍需慎用。阿替洛尔的 $t_{1/2}$ 和作用维持时间均较普萘洛尔和美托洛尔长。

#### （二）艾司洛尔

**艾司洛尔**（esmolol）主要作用于心肌的 $\beta_1$ 受体，大剂量对支气管和血管平滑肌的 $\beta_2$ 受体也有阻断作用。治疗剂量无内在拟交感活性和膜稳定作用。本品起效迅速，作用时间短。

## 第三节　α、β 肾上腺素受体阻断药

### 一、拉贝洛尔

**1. 药理作用及临床应用**　临床应用的拉贝洛尔（labetalol，**柳胺苄心定**）为消旋混合物，兼有 α、β 受体的阻断作用；对 β 受体的阻断作用强于对 α 受体的阻断作用；由于对 $\beta_2$ 受体的内在拟交感活性及药物的直接作用，可使血管扩张，增加肾血流量。本品多用于治疗中度和重度的高血压、心绞痛，静注可用于治疗高血压危象。

**2. 不良反应及应用注意**　常见不良反应有眩晕、乏力、恶心等。哮喘及心功能不全者禁用。本品对儿童、孕妇及脑出血者忌用静注。注射液不能与葡萄糖盐水混合滴注。

### 二、阿罗洛尔

**阿罗洛尔**（arottnolol）为非选择性 α、β 受体阻断药，对 α 及 β 受体阻断作用的强度之比约为 1∶8。本品可降低心肌收缩力、减慢心率，减少心肌耗氧量、减少心输出量，可用于治疗轻中度高血压、心绞痛、室上性心动过速，也可用于原发性震颤的治疗。

### 三、卡维地洛

**卡维地洛**（carvedilol）具有 $\alpha_1$、$\beta_1$ 和 $\beta_2$ 受体阻断活性，无内源性拟交感神经活性，高浓度时有钙拮抗作用，还具有抗氧化、抑制心肌细胞凋亡和抑制心肌重塑等作用。

卡维地洛可用于治疗原发性高血压和充血性心力衰竭。本药用于治疗充血性心力衰竭可以明显改善症状，防止和逆转心力衰竭进展过程中出现的心肌重塑，提高生活质量，降低病死率。

治疗轻、中度高血压疗效与其他 β 受体阻断药、硝苯地平等类似。用药量主张从小剂量开始。

## 同步练习

一、选择题

【A 型题】

1. 可翻转肾上腺素升压作用的药物有（　　）
   A. α 受体阻断药　　B. β 受体阻断药　　C. H 受体阻断药
   D. M 受体阻断药　　E. N 受体阻断药
2. 属于短效非选择性 α 受体阻断药的是（　　）
   A. 酚妥拉明　　B. 酚苄明　　C. 哌唑嗪
   D. 坦洛新　　E. 育亨宾
3. 能选择性阻断 $\alpha_1$ 受体的药物是（　　）
   A. 酚妥拉明　　B. 妥拉唑啉　　C. 酚苄明
   D. 哌唑嗪　　E. 育亨宾
4. 给予酚妥拉明后再给予肾上腺素可出现（　　）

A. 血压升高　B. 血压下降　C. 血压不变
D. 血压先升高后下降　E. 血压先下降后升高

5. 酚妥拉明用量太大引起血压过度下降，为了使血压升高，可采取（　　）
A. 皮下注射去甲肾上腺素　B. 皮下注射肾上腺素
C. 静脉注射异丙肾上腺素　D. 静脉注射肾上腺素
E. 静脉注射去甲肾上腺素

6. 酚妥拉明的药理作用不包括（　　）
A. 直接扩张血管　B. 引起心脏兴奋　C. 降低血压
D. 阻断 M 胆碱受体　E. 阻断血管平滑肌 $\alpha_1$ 受体

7. 能选择性阻断 $\beta_1$ 受体的药物是（　　）
A. 普萘洛尔　B. 纳多洛尔　C. 噻吗洛尔
D. 吲哚洛尔　E. 阿替洛尔

8. 兼有 α 和 β 受体阻断作用的药物是（　　）
A. 普萘洛尔　B. 纳多洛尔　C. 拉贝洛尔
D. 噻吗洛尔　E. 阿替洛尔

9. 下列关于普萘洛尔药理学特点的描述，不正确的是（　　）
A. 有较强的 β 受体阻断作用　B. 对 $\beta_1$ 和 $\beta_2$ 受体的选择性很低
C. 可舒张支气管平滑肌　D. 口服易吸收，但首过消除明显
E. 阻断肾小球旁器细胞的 $\beta_1$ 受体而抑制肾素的释放

**【B型题】**

A. 酚妥拉明　B. 普萘洛尔　C. 噻吗洛尔
D. 哌唑嗪　E. 育亨宾

10. 能阻断血管平滑肌的 $\alpha_1$ 受体和直接扩张血管，降低血压，但可反射性兴奋交感神经而引起心脏兴奋（　　）

11. 对动脉和静脉的 $\alpha_1$ 受体有较高的选择性阻断作用，降低血压，但无明显加快心率的作用（　　）

12. 选择性阻断 $\alpha_2$ 受体，可促进去甲肾上腺素能神经末梢释放去甲肾上腺素，增加交感神经张力，目前，主要用于科研的工具药（　　）

A. 普萘洛尔　B. 噻吗洛尔　C. 吲哚洛尔
D. 美托洛尔　E. 拉贝洛尔

13. 非选择性阻断 β 受体，有内在拟交感活性（　　）

14. 对 α 和 β 受体都有阻断作用（　　）

15. 对 $\beta_1$ 受体有选择性阻断作用，缺乏内在拟交感活性（　　）

**【C型题】**

A. 降低眼内压　B. 缩小瞳孔
C. 两者均可　D. 两者均不可

16. 毛果芸香碱对眼的作用（　　）

17. 噻吗洛尔对眼的作用（　　）

18. 阿托品对眼的作用（　　）

A. 阻断 α 受体　B. 阻断 β 受体
C. 两者均可　D. 两者均不可

19. 酚妥拉明（　　）

20. 拉贝洛尔（　　）

**【X型题】**

21. 下列可翻转肾上腺素升压作用的药物有（　　）
A. 酚妥拉明　B. 妥拉唑林　C. 间羟胺

D. 哌唑嗪　E. 氯丙嗪

22. 酚妥拉明可兴奋心脏，使心肌的收缩力增强的原因是（　　）
A. 反射性兴奋交感神经　B. 直接兴奋交感神经中枢
C. 直接激动心脏的 $\beta_1$ 受体　D. 阻断心脏的 M 受体
E. 阻断神经末梢突触前膜 $\alpha_2$ 受体，从而促进 NA 释放

23. β受体阻断药的药理作用有（　　）
A. 收缩支气管平滑肌　B. 舒张支气管平滑肌　C. 抑制肾素的释放
D. 内在拟交感活性　E. 膜稳定作用

24. β受体阻断药的不良反应有（　　）
A. 出现心脏功能抑制　B. 可使外周血管收缩甚至痉挛
C. 诱发或加重支气管哮喘　D. 眼-皮肤黏膜综合征
E. 长期应用β受体阻断药突然停药，可使原来病情加重

25. 普萘洛尔临床应用于（　　）
A. 窦性心动过速　B. 心绞痛　C. 高血压
D. 甲状腺功能亢进症　E. 房室传导阻滞

26. β受体阻断药的禁忌证包括（　　）
A. 严重左室心功能不全　B. 窦性心动过缓　C. 重度房室传导阻滞
D. 支气管哮喘　E. 心肌梗死

27. 酚妥拉明使血管舒张的原因是（　　）
A. 直接扩张血管　B. 激动 5-HT 受体　C. 激动血管平滑肌 $\beta_2$ 受体
D. 阻断 M 胆碱受体　E. 阻断血管平滑肌 $\alpha_1$ 受体

28. 可用于治疗感染性休克的药物有（　　）
A. 阿托品　B. 异丙肾上腺素　C. 多巴胺
D. 酚妥拉明　E. 酚苄明

29. 对α和β受体均有阻断作用药物有（　　）
A. 拉贝洛尔　B. 卡维地洛　C. 阿罗洛尔
D. 美托洛尔　E. 吲哚洛尔

30. 下列具有降低眼内压作用的药物有（　　）
A. 噻吗洛尔　B. 卡替洛尔　C. 毛果芸香碱
D. 毒扁豆碱　E. 乙酰唑胺

## 二、名词解释

1. 肾上腺素作用的翻转（adrenaline reversal）
2. 内在拟交感活性（intrinsic sympathomimetic activity，ISA）

## 三、填空题

1. 酚妥拉明扩张血管的作用机制是具有________和________。
2. 酚妥拉明可兴奋心脏，使心肌的收缩力增强，心率加快，心输出量增加。这种作用部分由________引起；部分是________的结果。
3. 普萘洛尔可用于治疗________、________、________、________等。
4. 可降低眼压用于治疗青光眼的β受体阻断药有________、________等。

## 四、问答题

### （一）简答题

1. 酚妥拉明的临床应用有哪些？
2. 普萘洛尔的临床应用有哪些？
3. 酚妥拉明治疗顽固性充血性心力衰竭的药理学基础是什么？
4. 普萘洛尔降低血压的机制是什么？

5. 为什么长期应用β受体阻断药时不能突然停药?

(二) 论述题

1. β受体阻断药的药理作用是什么?

2. β受体阻断药的临床应用、主要不良反应及禁忌证是什么?

## 参考答案

一、选择题

1.A 2.A 3.D 4.B 5.E 6.D 7.E 8.C 9.C 10.A 11.D 12.E 13.C 14.E 15.D 16.C 17.A 18.D 19.A 20.C 21.ABDE 22.AE 23.ACDE 24.ABCDE 25.ABCD 26.ABCD 27.AE 28.ABCDE 29.ABC 30.ABCDE

二、名词解释

1. 肾上腺素作用的翻转(adrenaline reversal):α受体阻断药能将肾上腺素的升压作用翻转为降压,这个现象称为"肾上腺素作用的翻转"。这是因为α受体阻断药选择性地阻断了与血管收缩有关的α受体,与血管舒张有关的β受体未被阻断,所以它们能将肾上腺素的血管收缩作用被取消,而血管舒张作用得以充分地表现出来。

2. 内在拟交感活性(intrinsic sympathomimetic activity,ISA):有些β受体阻断药与β受体结合后除能阻断受体外尚对β受体具有部分激动作用,称内在拟交感活性。

三、填空题

1. 阻断血管平滑肌 $\alpha_1$ 受体　直接扩张血管作用

2. 血管舒张、血压下降、反射性兴奋交感神经　阻断神经末梢突触前膜 $\alpha_2$ 受体,从而促进去甲肾上腺素释放,激动心脏 $\beta_1$ 受体

3. 心律失常　心绞痛　高血压　甲状腺功能亢进症

4. 噻吗洛尔　卡替洛尔

四、问答题

(一) 简答题

1. 答:酚妥拉明的临床应用有:①用于治疗外周血管痉挛性疾病如肢端动脉痉挛性病等;②去甲肾上腺素静脉滴注发生外漏,可用酚妥拉明溶于生理盐水中做皮下浸润注射;③治疗急性心肌梗死和顽固性充血性心力衰竭;④用于抗休克,适用于感染性、心源性和神经源性休克,但给药前必需补足血容量;⑤用于肾上腺嗜铬细胞瘤的诊断和此病骤发高血压危象以及手术前的准备,能使嗜铬细胞瘤所致的高血压下降;⑥治疗药物引起的高血压。

2. 答:普萘洛尔临床上可用于治疗心律失常、心绞痛、高血压、甲状腺功能亢进症等。

3. 答:由于充血性心力衰竭时,心输出量不足,导致交感张力增加,外周阻力增高,肺充血和肺动脉压力升高,易产生肺水肿。酚妥拉明阻断α受体,扩张血管,降低外周阻力,使心脏后负荷降低、左室舒张末期压与肺动脉压下降、心输出量增加,从而减轻心力衰竭症状。

4. 答:普萘洛尔降压作用机制是:①降低心输出量,通过阻断心脏的 $\beta_1$ 受体,抑制心肌收缩性,减慢心率,使心输出量减少而降低血压;②抑制肾素释放,通过抑制肾小球人球动脉上 $\beta_1$ 受体,减少肾素释放,降低肾素-血管紧张素-醛固酮系统对血压的影响,发挥降压作用;③中枢作用,即通过改变中枢性血压调节机制产生降压作用;④阻断突触前膜 $\beta_2$ 受体,通过阻断外周去甲肾上腺素能神经末梢突触前膜 $\beta_2$ 受体,抑制正反馈作用,使交感神经末梢释放去甲肾上腺素减少。

5. 答:长期应用β受体阻断药时如突然停药,可使原来病情加重,即出现停药反跳现象。其机制是长期应用β受体阻断药可使相应受体数目增加,产生受体向上调节,受体的敏感性增加。

(二) 论述题

1. 答:(1) β受体阻滞作用

①心血管系统:可阻断心脏的 $\beta_1$ 受体,使心率减慢,心肌收缩力减弱,心输出量减少,心肌耗氧量下降;还能延缓心房和房室结的传导。②支气管平滑肌:阻断支气管平滑肌上的 $\beta_2$ 受体,收缩支气管平滑肌,增加呼吸道阻力,可诱发或加重支气管哮喘。③代谢:可抑制交感神经兴奋所引起的脂肪分解,部分拮抗肾上腺素的升高血糖作用,可掩盖低血糖症状。另外,甲状腺功能亢进时,β受体阻断药不仅能对抗机体对儿茶酚胺的敏感性增高,而且还可抑制 $T_4$ 转变为 $T_3$ 的过程。④阻断肾小球旁器细胞的 $\beta_1$ 受体,抑制肾素的释放。

(2) 内在拟交感活性　有些β受体阻断药与β受体结合后除能阻断受体外尚对β受体具有部分激动作用。

(3) 膜稳定作用　有些β受体阻断药具有局部麻醉作用和奎尼丁样作用,这两种作用都是由其降低细胞膜对离子的通透性所致。

(4) 有些β受体阻断药尚有减少房水的形成而降低眼内压的作用。

2. 答:(1) β受体阻断药的临床应用　①心律失常,对多种原因引起的过速型心律失常有效。②心

绞痛和心肌梗死，对心绞痛有良好的疗效；对心肌梗死，早期应用可降低复发和猝死率。③高血压，是治疗高血压的基础药物。④充血性心力衰竭，β受体阻断药对扩张型心肌病的心力衰竭治疗作用明显，与以下几方面因素有关：改善心脏舒张功能；缓解由儿茶酚胺引起的心脏损害；抑制前列腺素或肾素所致的缩血管作用；使β受体上调，恢复心肌对内源性儿茶酚胺的敏感性。⑤甲状腺功能亢进症的辅助治疗。⑥噻吗洛尔常局部用药治疗青光眼，降低眼内压。β受体阻断药亦适用于治疗偏头痛、肌震颤以及酒精中毒等。

（2）不良反应　一般的不良反应如恶心、呕吐、轻度腹泻等，停药后可消失。偶见过敏反应如皮疹、血小板减少等。严重不良反应常与应用不当有关，主要包括：①心血管反应，出现心脏功能抑制、外周血管收缩甚至痉挛，出现雷诺症状或间歇跛行，甚至可引起脚趾溃烂和坏死；②诱发或加重支气管哮喘；③反跳现象，长期应用如果突然停药，可使原来的病情加重；④其他，偶见眼-皮肤黏膜综合征，个别患者有幻觉、失眠和抑郁症状。

（3）禁忌证　禁用于严重左室心功能不全、窦性心动过缓、重度房室传导阻滞和支气管哮喘的患者。心肌梗死患者及肝功能不良者慎用。

（何　蔚）

# 第十二章　中枢神经系统药理学概论

**学习目标**

**1. 掌握**　中枢神经递质及其相应受体的主要生理功能。

**2. 了解**　中枢神经系统的细胞学基础；中枢神经系统药理学特点。

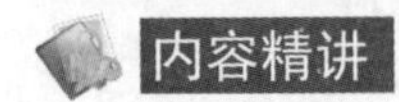


## 第一节　中枢神经系统的细胞学基础

中枢神经系统（central nervous system，CNS）对维持内环境的稳定和对环境变化做出即时反应起主导和协调作用。作用于CNS的药物主要通过影响中枢突触传递的不同环节（如递质、受体、受体后的信号转导等），从而改变人体的生理功能。

### 一、神经元

神经元是CNS的基本结构和功能单位。神经元最主要的功能是传递信息，包括生物电和化学信息。突触是神经元间或神经元与效应器间实现信息传递的部位。典型的神经元由树突、胞体和轴索三个部分组成。

### 二、神经胶质细胞

神经胶质细胞按形态可分为星形胶质细胞、少突胶质细胞、小胶质细胞和室管膜细胞，星形胶质细胞是神经胶质细胞的主要组分。脑内神经元间的空隙几乎全由胶质细胞填充。包围在脑毛细血管周围的细胞以及室管膜细胞都是胶质细胞。髓鞘由一种少突胶质细胞——Schwann细胞包围裹叠而成。

新近的研究资料表明，神经胶质细胞已成为重大脑疾病临床治疗学突破和研发理想治疗药物的重要靶标。

### 三、神经环路

神经元参与神经调节往往是通过不同的神经元组成的各种神经环路进行的，通过这些神经环路对大量繁杂信息进行处理和整合。神经环路中能进行信息传递作用的部位是突触。一个神经元的树突或胞体能够接受许多轴突末梢的突触联系，这些轴突可以来自一个神经元，也可以来自多个神经元，这种多信息影响同一个神经元的调节方式称聚合。一个神经元可以同时与多个神经元建立突触联系，使信息放大，这种方式称为辐散。

CNS存有大量短轴突、胞体较小的中间神经元，占神经元总数的99%，其参与脑内各核团间或核团内局部神经环路的组成。CNS活动的复杂性主要是由神经环路的多样性决定的。

### 四、突触与信息传递

神经元的主要功能是传递信息。神经元之间或神经元与效应器之间的信息传递主要通过突触进行。突触由突触前组分、突触后组分和突触间隙等基本结构构成。根据突触传递的方式及结构特点，突触分为电突触、化学性突触和混合性突触。在哺乳动物脑内，除少部分脑区存在一些电突触外，几乎所有的突触都是化学性突触，是CNS中最重要的信息传递结构。

# 第二节　中枢神经递质及其受体

神经末梢释放的神经活性物质分为神经递质、神经调质和神经激素。神经递质是指神经末梢释放，作用于突触后膜受体，导致离子通道开放并形成兴奋性突触后电位或抑制性突触后电位的化学物质，其特点是传递信息快、作用强、选择性高。神经调质由神经元释放，与G蛋白偶联的受体结合后诱发缓慢的突触前或突触后电位，能调制神经递质在突触前的释放及突触后细胞的兴奋性，调制突触后细胞对递质的反应。神经调质的作用开始慢而持久，但范围较广。神经激素是神经末梢释放的化学物质，主要是神经肽类。神经激素释放后进入血液循环到达远隔的靶器官发挥作用。

## 一、乙酰胆碱

乙酰胆碱（acetylcholine，ACh）是第一个被发现的脑内神经递质。

### （一）中枢乙酰胆碱能通路

(1) 局部分布的中间神经元，参与局部神经回路的组成。

(2) 胆碱能投射神经元。

### （二）脑内乙酰胆碱受体

绝大多数脑内胆碱能受体是M受体，N受体仅占不到10%。脑内的M或N受体的药理特性与外周相似。

### （三）中枢乙酰胆碱的功能

中枢ACh主要涉及觉醒、学习、记忆和运动调节。

## 二、γ-氨基丁酸

**γ-氨基丁酸**（γ- aminobutyric acid，GABA）是脑内最重要的抑制性神经递质，是通过谷氨酸经谷氨酸脱羧酶脱羧而成。GABA能神经元兴奋时，GABA被神经末梢释放到突触间隙，终止递质的作用主要依赖突触前膜和胶质细胞摄取GABA。脑内广泛存在GABA能神经元，主要分布在大脑皮质、海马和小脑。目前仅发现两条长轴突投射的GABA能通路：小脑-前庭外侧核通路；纹状体-中脑黑质通路。黑质是脑内GABA浓度最高的脑区。

GABA受体分为$GABA_A$、$GABA_B$和$GABA_C$三型。

### （一） $GABA_A$受体

脑内的GABA受体主要是$GABA_A$受体，$GABA_A$受体属化学门控离子通道受体，是镇静催眠药和一些抗癫痫药的作用靶点。

### （二） $GABA_B$受体和$GABA_C$受体

$GABA_B$受体较少，主要分布在突触前末梢，通过关闭$Ca^{2+}$通道而负反馈调节神经递质的释放。

$GABA_C$受体目前仅发现在视网膜，本身是$Cl^-$通道。激活引起$Cl^-$内流，产生快速的抑制性突触后电位（IPSP）。

## 三、兴奋性氨基酸

谷氨酸（glutamate，Glu）是CNS内主要的兴奋性递质，脑内50%以上的突触是以谷氨酸为递质的兴奋性突触。除谷氨酸外，天冬氨酸也可以发挥相似的作用。Glu是哺乳动物脑内含量最高的氨基酸。

### （一） NMDA受体

NMDA受体广泛分布在脑内，在海马及大脑皮质分布最密集。NMDA受体已成为研制多种神经精神疾病治疗药物的重要靶标。

#### （二）非 NMDA 受体

非 NMDA 受体包括 AMPA 受体及 KA 受体，是化学门控离子通道受体。

#### （三）亲代谢型谷氨酸受体

亲代谢型谷氨酸受体（metabotropic glutamate receptors，mGluRs）通过 G 蛋白与不同的第二信使偶联，改变第二信使的胞内浓度，触发较缓慢的生物学效应。

### 四、去甲肾上腺素

脑内去甲肾上腺素（noradrenaline，NA，norepinephrine，NE）能突触传递的基本过程包括递质合成、贮存、释放、与受体相互作用和递质的灭活。脑内 NE 能神经元胞体分布相对集中在脑桥和延髓，但 NE 能神经元胞体密集在蓝斑核，从蓝斑核向前脑方向发出三束投射纤维，分别是中央被盖束、中央灰质背纵束和腹侧被盖-内侧前脑束。

### 五、多巴胺

多巴胺（dopamine，DA）神经元在 CNS 的分布相对集中，投射通路清晰，支配范围局限，在大脑的运动控制、情感思维和神经内分泌等方面发挥重要的生理作用，与帕金森病、精神分裂症、药物依赖与成瘾的发生发展密切相关。

#### （一）中枢 DA 神经系统及其生理功能

脑内 DA 能神经纤维主要投射至纹状体、边缘系统和新皮质。人类中枢主要存在 4 条 DA 通路：

（1）黑质-纹状体通路，是锥体外系运动功能的高级中枢。

（2）中脑-边缘通路，主要调控人类情绪反应。

（3）中脑-皮质通路，主要参与认知、思想、感觉和推理能力的调控。

（4）结节-漏斗通路，主要调控垂体激素的分泌。

#### （二） DA 受体及其亚型

黑质-纹状体通路主要存在 $D_1$ 样受体（$D_1$ 和 $D_5$ 亚型）和 $D_2$ 样受体（$D_2$ 和 $D_3$ 亚型），中脑-边缘通路和中脑-皮质通路主要存在 $D_2$ 样受体（$D_2$、$D_3$ 和 $D_4$ 亚型），结节-漏斗通路主要存在 $D_2$ 样受体中的 $D_2$ 亚型。

#### （三） DA 受体和神经精神疾病

黑质-纹状体通路的 DA 功能减弱可导致帕金森病；中脑-边缘通路和中脑-皮质通路的 $D_2$ 样受体功能亢进可导致精神分裂症（尤其是Ⅰ型）。

#### （四） DA 转运体

释放到突触间隙的 DA 的灭活主要依赖于突触前膜的 DA 转运体的再摄取。DA 转运体与许多神经精神疾病的发生发展相关，如可卡因成瘾主要机制在于对 DA 转运体的抑制，DA 转运体功能减退是帕金森病早期的重要病理机制之一。

### 六、5-羟色胺

5-羟色胺（5-hydroxytryptamine，5-HT）能神经元主要集中在脑桥、延髓中线旁的中缝核群，共组成 9 个 5-HT 能神经核团，以中脑核群含量最高。脑内 5-HT 具有广泛的功能，参与心血管活动、觉醒-睡眠周期、痛觉、精神情感活动和下丘脑-垂体的神经内分泌活动的调节。脑内存在众多的 5-HT 受体亚型，与不同的信号传导系统偶联。

### 七、组胺

含组胺（histamine）的神经元主要位于下丘脑结节乳头核和中脑的网状结构，发出上、下行纤维。上行纤维经内侧前脑束弥散投射到端脑，下行纤维可投射到低位脑干及脊髓。脑内组胺的生理作用目前还不清楚，可能参与饮水、摄食、体温调节、觉醒和激素分泌的调节。

组胺受体分为 $H_1$、$H_2$ 和 $H_3$ 受体。$H_1$ 受体可能与觉醒有关。$H_2$ 受体阻断药用于治疗溃疡病。$H_3$ 受体位于突触前膜，激活后可减少组胺及其他单胺递质和神经肽的释放和递质的合成。

**八、神经肽**

加压素和催产素是最早确定的神经肽。目前所知作为激素发挥作用的神经肽仅占少部分，大多数神经肽参与突触信息传递，发挥神经递质或调质的作用。

## 第三节 中枢神经系统药理学特点

作用于 CNS 的药物分为中枢兴奋药和中枢抑制药。

绝大多数中枢药物的作用方式是影响突触化学传递的某一环节，引起相应的功能变化。凡是使抑制性递质释放增多或激动抑制性受体，均可引起抑制性效应，反之，则引起兴奋；凡是使兴奋性递质释放增多或激动兴奋性受体，引起兴奋效应，反之，则导致抑制。

尚有少数药物只一般地影响神经细胞的能量代谢或膜稳定性。药物的效应除随剂量增加外，还表现为作用范围的扩大。这类药物无竞争性拮抗药或特效解毒药。

### 同步练习

**一、选择题**

**【A 型题】**

1. 中枢神经系统中最重要的信息传递结构是（　　）
   A. 神经环路　B. 化学性突触　C. 神经胶质细胞
   D. 电突触　E. 混合性突触
2. 中枢神经系统的基本结构和功能单位是（　　）
   A. 神经元　B. 神经环路　C. 神经胶质细胞
   D. 树突　E. 突触
3. 神经胶质细胞的主要组分是（　　）
   A. 小胶质细胞　B. 少突胶质细胞　C. 室管膜细胞
   D. 星形胶质细胞　E. Schwann 细胞
4. 下列关于神经胶质细胞的叙述，错误的是（　　）
   A. 在人脑中神经元的数量比神经胶质细胞多
   B. 神经胶质细胞可起支持、营养和绝缘作用
   C. 脑内神经元间的空隙几乎全由胶质细胞所填充
   D. 神经胶质细胞的功能状态对于神经元的存活起着重要作用
   E. 神经胶质细胞能对突触信息的传递与整合、突触可塑性发挥调控作用
5. 脑内第一个被发现的神经递质是（　　）
   A. 去甲肾上腺素　D. 多巴胺　C. γ-氨基丁酸
   D. 脑啡肽　E. 乙酰胆碱
6. γ-氨基丁酸是脑内最重要的（　　）
   A. 抑制性神经递质　B. 兴奋性神经递质　C. 细胞因子
   D. 神经激素　E. 神经调质
7. 通过主要抑制脑内 NE、5-HT 的再摄取与转运而增加这两种递质在突触间隙浓度的是（　　）
   A. 抗焦虑药的作用机制　B. 抗抑郁症药的作用机制
   C. 抗惊厥药的作用机制　D. 抗躁狂症药的作用机制
   E. 抗癫痫药的作用机制

8. 谷氨酸是中枢神经系统重要的（　　）

A. 神经调质　　B. 神经激素　　C. 神经肽类

D. 兴奋性神经递质　　E. 抑制性神经递质

9. 脑内的胆碱受体主要是（　　）

A. $M_1$ 受体　　B. $M_2$ 受体　　C. $M_3$ 受体

D. $M_4$ 受体　　E. $M_5$ 受体

10. 脑内的 GABA 受体主要是（　　）

A. $GABA_A$ 受体　　B. $GABA_B$ 受体　　C. $GABA_C$ 受体

D. $GABA_A$ 和 $GABA_B$ 受体　　E. $GABA_B$ 和 $GABA_C$ 受体

**二、填空题**

1. ________是神经元间或神经元与效应器间实现信息传递的部位。

2. 中枢神经递质主要包括________、________、________、________、________和________等。

3. 根据突触传递的方式及结构特点，突触分为________、________和________。

4. 中枢 ACh 主要涉及________、________、________和________。

5. 多巴胺神经元在 CNS 的分布相对集中，投射通路清晰，支配范围局限，在大脑的运动控制、情感思维和神经内分泌等方面发挥着重要的生理作用，与________、________、________与________的发生发展密切相关。

6. 脑内 5-HT 具有广泛的功能，参与________、________、________、________和下丘脑-垂体的神经内分泌活动的调节。

## 参考答案

**一、选择题**

1. B　2. A　3. D　4. A　5. E　6. A　7. B　8. D　9. A　10. A

**二、填空题**

1. 突触

2. 乙酰胆碱　γ-氨基丁酸　谷氨酸　去甲肾上腺素　多巴胺　5-羟色胺

3. 电突触　化学性突触　混合性突触

4. 觉醒　学习　记忆　运动调节

5. 帕金森病　精神分裂症　药物依赖　成瘾

6. 心血管活动　觉醒-睡眠周期　痛觉　精神情感活动

（周钰梅）

# 第十三章　全身麻醉药

学习目标

1. **掌握**　常用全身麻醉药的药理作用、临床应用及优缺点。
2. **熟悉**　吸入性麻醉药的体内过程，吸入麻醉分期；各种复合麻醉的方法、用药情况及临床应用。
3. **了解**　全身麻醉药的作用机制。

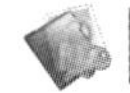

内容精讲

全身麻醉药（general anesthetics）简称全麻药，是具有麻醉作用，能可逆性抑制中枢神经系统功能，引起暂时性感觉、意识和反射消失，骨骼肌松弛，以便进行外科手术的药物。麻醉作用包括镇痛、催眠、肌松、遗忘、意识消失、抑制异常应激反应等方面，镇痛作用是其中最基本、最重要的作用。全麻药分为吸入性麻醉药和静脉麻醉药。

## 第一节　吸入性麻醉药

吸入性麻醉药（inhalational anesthetics）是挥发性液体或气体的全麻药。前者如乙醚（ether）、氟烷（halothane）、异氟烷（isoflurane）、恩氟烷（enflurane）和七氟烷（sevoflurane）等，后者如氧化亚氮（nitrous oxide）。

### 一、体内过程

吸入性麻醉药都是脂溶性高的挥发性液体或气体，易透过肺泡的生物膜吸收，分布至中枢神经系统。吸入性麻醉药浓度越高，吸收速率越快，全麻作用越迅速，跨越外科麻醉期四期分级的速度越快。

最小肺泡浓度（minimal alveolar concentration，MAC）：在一个大气压下，能使50%患者痛觉消失的肺泡气体中全麻药的浓度称为最小肺泡浓度。各种吸入性全麻药都有恒定的MAC值，数值越低，该药物的麻醉作用越强。麻醉药的吸收量和速率与肺通气量和肺血流量成正比。

全麻药在血中的溶解度通常用血/气分布系数表示，即血中药物浓度与吸入气体中药物浓度达平衡时的比值。血/气分布系数大的药物，在血液中溶解度大，溶解量大。因此，肺泡、血中和脑内的药物分压上升比较缓慢，麻醉诱导时间长。血/气分布系数小的药物则相反，在血液中溶解度小，溶解量小，在肺泡、血中和脑内的药物分压能快速上升，麻醉诱导时间较短。

麻醉药物吸收后分布到各个器官，分布的药量和速率与该器官的血流供应量、药物的脂溶性和脑/血分配系数成正比。脑/血分配系数是指血中药物浓度与脑组织中药物浓度达平衡时的比值。

停止给药后，机体组织中未经代谢的原形药物随血流经过肺泡排出。脑/血和血/气分配系数较低的药物易被血液带走，苏醒快。相反则苏醒慢。

### 二、作用机制

全麻药均有较高脂溶性，且脂溶性越高，麻醉作用越强。“脂质学说”认为脂溶性较高的全麻药容易融入神经细胞胞膜的脂质层，引起胞膜物理和化学性质改变，使膜受体蛋白及钠、钾通道发生构象和功能的改变，影响神经细胞除极或递质的释放，进而广泛抑制神经冲动的传递，引起全身麻醉的效应。“蛋白质学说”认为全麻药与配体门控离子通道结合，从而抑制兴奋性突触和增强抑制性突触的传递功能。绝大多数全麻药与 $GABA_A$ 受体上一些特殊受点结合，提高 $GABA_A$ 受体对 GABA 的敏感性，增加 $Cl^-$ 通道开放，使细胞膜超极化，抑制中枢神经系统而产生全麻作用。全麻药的镇痛作用与 $GABA_A$ 受体、NMDA 受体、甘氨酸受体、阿片受体和神经元烟碱受体有关。

### 三、吸入麻醉分期

吸入麻醉时，给药剂量与麻醉深度有明显的量效关系并有相应特征性表现。以乙醚麻醉为代表药，将麻醉深度分为四期：第一期为镇痛期；第二期是兴奋期，第一、二期又合称为麻醉诱导期；第三期为外科麻醉期，外科麻醉期分为四级，一般手术在第三级进行；第四期为延髓麻醉期，患者呼吸停止、血压剧降，此时须立即停药，进行人工呼吸、心脏按压，争分夺秒全力进行复苏。

以上分期是单用乙醚麻醉的典型分期表现。现在临床麻醉大多采取综合用药，上述典型分期已难看到。临床上一般要求吸入性全身麻醉维持在三期的一至二级，手术完毕停药后，患者将沿着与麻醉相反的顺序逐渐恢复，通常没有明显的兴奋期。

### 四、常用药物

#### （一）麻醉乙醚

麻醉乙醚为无色澄明易挥发液体，有特异臭味，易燃易爆，易氧化生成过氧化物及乙醛而产生毒性。

麻醉浓度的乙醚对呼吸功能和血压几乎无影响，对心、肝、肾的毒性也小。有箭毒样作用，故肌肉松弛作用较强。此药的诱导期和苏醒期较长，易发生麻醉意外。其特异臭味可刺激气管黏液分泌，引起吸入性肺炎。

#### （二）氟烷

氟烷为无色透明液体，沸点 50.2℃，不燃不爆，化学性质不稳定。氟烷 MAC 仅为 0.75%，麻醉作用强，血/气分布系数也较小，故诱导期短，苏醒快。

氟烷的肌松和镇痛作用较弱；能扩张脑血管，升高颅内压；增加心肌对儿茶酚胺的敏感性，诱发心律失常等。氟烷可致子宫肌松弛而诱发产后出血，禁用于难产或剖宫产患者。反复应用偶致肝炎或肝坏死。

#### （三）恩氟烷和异氟烷

恩氟烷和异氟烷是目前较为常用的吸入性麻醉药。两者是同分异构物，和氟烷比较，MAC 稍大，麻醉诱导平稳、迅速和舒适，苏醒也快，肌肉松弛良好，不增加心肌对儿茶酚胺的敏感性。反复使用对肝无明显副作用。

#### （四）七氟烷

七氟烷的结构与异氟烷相似，特点是血/气分布系数低，麻醉诱导和苏醒均较快。

#### （五）氧化亚氮

氧化亚氮，又名笑气，为无色、味甜、无刺激性液态气体，性质稳定，不燃不爆，在体内不代谢，绝大多数经肺以原形呼出。其脂溶性低，血/气分配系数仅为 0.47，诱导期短而苏醒快，患者感觉舒适愉快，镇痛作用强，对呼吸和肝、肾功能无不良影响，但对心肌略有抑制作用。氧化亚氮的 MAC 值超过 100，麻醉效能很低，需与其他麻醉药配伍方可达到满意的麻醉效果，主要用于诱导麻醉或与其他全身麻醉药配伍使用。

## 第二节　静脉麻醉药

常用的静脉麻醉药（intravenous anesthetics）有硫喷妥钠（thiopental sodium）、氯胺酮

(ketamine)、丙泊酚 (propofol)、依托咪酯 (etomidate)、咪达唑仑 (midazolam) 和右美托咪定 (dexmedetomidine) 等。

### 一、硫喷妥钠

(1) 硫喷妥钠为超短效作用的巴比妥类药物。其脂溶性高，静脉注射后几秒钟即可进入脑组织，麻醉作用迅速，无兴奋期。由于其再分布，从脑组织转运到肌肉和脂肪等组织，因而作用维持时间短，脑中 $t_{1/2}$ 仅 5min。

(2) 硫喷妥钠的镇痛效应差，肌肉松弛不完全，临床主要用于诱导麻醉、基础麻醉和脓肿的切开引流、骨折、脱臼的闭合复位等短时手术。

(3) 硫喷妥钠对呼吸中枢有明显抑制作用，新生儿、婴幼儿禁用。易诱发喉头和支气管痉挛，故支气管哮喘者禁用。

### 二、氯胺酮

(1) 氯胺酮为中枢兴奋性氨基酸递质 NMDA 受体的特异性阻断剂，能阻断痛觉冲动向丘脑和新皮质的传导，同时又能兴奋脑干及边缘系统。引起意识模糊，短暂性记忆缺失及满意的镇痛效应，但意识并未完全消失，常有梦幻，肌张力增加，血压上升。此状态又称分离麻醉。

(2) 氯胺酮麻醉时对体表镇痛作用明显，内脏镇痛作用差，但诱导迅速。其对呼吸影响轻微，对心血管具有明显兴奋作用。本品可用于短时的体表小手术，如烧伤清创、切痂、植皮等。

### 三、丙泊酚

(1) 丙泊酚对中枢神经有抑制作用，产生良好的镇静、催眠效应，起效快，作用时间短，苏醒迅速，无蓄积作用。

(2) 丙泊酚能抑制咽喉反射，有利于插管，能降低颅内压和眼压，减少脑耗氧量及脑血流量。其镇痛作用微弱，对循环系统有抑制作用，表现为血压下降，外周血管阻力降低，可作为门诊短小手术的辅助用药，也可作为全麻诱导、维持及镇静催眠的辅助用药。

### 四、依托咪酯

依托咪酯为强效、超短效、非巴比妥类催眠药，静脉注射后几秒内意识丧失，睡眠时间持续 5min，无明显镇痛作用，故作诱导麻醉时常需加用镇痛药、肌松药或吸入性麻醉药。其主要缺点是恢复期恶心、呕吐发生率高达 50%，并可抑制肾上腺皮质激素合成。

### 五、咪达唑仑

咪达唑仑又名咪达二氮苯二氮䓬，化学结构属于苯二氮䓬类，作用于苯二氮䓬受体，产生抗焦虑、镇静、催眠、抗惊厥、肌肉松弛及短暂的顺行性记忆缺失和遗忘作用。咪达唑仑可用于危重患者的静脉麻醉，也可以与镇痛药合用做静脉复合麻醉。

### 六、右美托咪定

右美托咪定具有中枢性抗交感、抗焦虑和镇静作用，可用于全身麻醉、气管内插管行呼吸机治疗和有创检查，还可用于治疗时镇静，也可用于心血管手术麻醉以及围术期麻醉合并用药。

## 第三节 复合麻醉

复合麻醉是指同时或先后应用两种以上麻醉药物或其他辅助药物，以达到完善的手术中和术后镇痛及满意的外科手术条件。

**1. 麻醉前给药** (premedication) 手术前夜常用苯巴比妥或地西泮使患者消除紧张情绪。次晨再服地西泮使产生短暂记忆缺失。注射阿片类镇痛药，以增强麻醉效果，注射阿托品以防止唾液及支气管分泌物所致的吸入性肺炎，并防止反射性心律失常。

**2. 基础麻醉** (basal anesthesia) 进入手术室前给予大剂量催眠药，如巴比妥类等，使达深睡状态，在此基础上进行麻醉，可使药量减少，麻醉平稳。常用于小儿。

**3. 诱导麻醉**（induction of anesthesia） 应用诱导期短的硫喷妥钠或氧化亚氮，使迅速进入外科麻醉期，避免诱导期的不良反应，然后改用他药维持麻醉。

**4. 合用肌松药** 在麻醉同时注射琥珀胆碱或筒箭毒碱类，以满足手术时肌肉松弛的要求。

**5. 低温麻醉**（hypothermal anesthesia） 合用氯丙嗪使体温在物理降温时下降至较低水平（28～30℃），降低心、脑等生命器官的耗氧量，以便于截止血流，进行心脏直视手术。

**6. 控制性降压**（controlled hypotension） 加用短效血管扩张药硝普钠或钙拮抗剂使血压适度适时下降，并抬高手术部位，以减少出血。常用于止血难度大的颅脑手术。

**7. 神经安定镇痛术**（neuroleptanalgesia） 常用氟哌利多及芬太尼按 50∶1 制成的合剂作静脉注射，使患者达到意识模糊，自主动作停止，痛觉消失，适用于外科小手术。如同时加用氧化亚氮及肌松药则可达满意的外科麻醉，称为神经安定麻醉（neuroleptanaesthesia）。

## 同步练习

一、选择题

【A 型题】

1. 吸入性麻醉由第二期（兴奋期）转入第三期（外科麻醉期）的主要标志是（　　）
A. 意识完全消失　B. 反射活动减弱　C. 痛觉消失
D. 血压降低，心率加快　E. 患者恢复安静，呼吸和血压平稳

2. 呼吸停止、血压剧降可发生在吸入性麻醉的（　　）
A. 第一期（镇痛期）　B. 第二期（兴奋期）
C. 第三期（外科麻醉期）　D. 第四期（延髓麻醉期）
E. 以上各期均可

3. 关于乙醚的描述错误的是（　　）
A. 有特殊臭味，易燃、易爆和易氧化
B. 麻醉浓度的乙醚对呼吸功能和血压几乎无影响
C. 麻醉浓度的乙醚对心、肝、肾毒性小
D. 麻醉诱导期和苏醒期较短
E. 骨骼肌松弛作用较强

4. 关于异氟烷的描述，错误的是（　　）
A. 麻醉诱导平稳　B. 麻醉时肌肉松弛良好
C. 麻醉停药后苏醒快　D. 对肝无明显副作用
E. 可增加心肌对儿茶酚胺的敏感性

5. 硫喷妥钠麻醉作用时间短的原因是（　　）
A. 迅速在肝内被代谢　B. 在体内迅速重新分布
C. 能迅速与血浆蛋白结合　D. 在血液中迅速分解
E. 很快经肾排泄

6. 吸入氧化亚氮，迅速进入外科麻醉期称为（　　）
A. 基础麻醉　B. 麻醉前给药　C. 分离麻醉
D. 诱导麻醉　E. 神经安定麻醉

7. 下列全麻药中，肌松作用较完全的是（　　）
A. 乙醚　B. 氧化亚氮　C. 硫喷妥钠
D. 氟烷　E. 氯胺酮

8. 下列全麻药可产生分离麻醉的是（　　）
A. 硫喷妥钠　B. 氯胺酮　C. 氟烷
D. 氧化亚氮　E. 异氟烷

9. 易诱发喉头和支气管痉挛，支气管哮喘者禁用的是（　　）

A. 氟烷　　B. 异氟烷　　C. 氧化亚氮

D. 硫喷妥钠　　E. 氯胺酮

【B型题】

A. 氟烷　　B. 氧化亚氮　　C. 硫喷妥钠

D. 乙醚　　E. 氯胺酮

10. 可刺激气管黏液分泌，易引起吸入性肺炎的全麻药是（　　）

11. 麻醉作用迅速，无兴奋期，但维持时间短，对呼吸中枢有明显抑制作用的全麻药是（　　）

A. 吸入性肺炎　　B. 心律失常　　C. 支气管痉挛

D. 暂时性记忆缺失　　E. 恶心、呕吐

12. 氟烷可引起（　　）

13. 硫喷妥钠可诱发（　　）

14. 氯胺酮可引起（　　）

【C型题】

A. 心律失常　　B. 肝坏死

C. 两者均可　　D. 两者均不可

15. 氟烷可引起（　　）

16. 氧化亚氮可引起（　　）

【X型题】

17. 关于氟烷特点的描述，不正确有（　　）

A. 麻醉诱导时间长　　B. 麻醉停药后苏醒慢

C. 肌松和镇痛作用较弱　　D. 增加心肌对儿茶酚胺的敏感性

E. 可使子宫平滑肌松弛而诱发产后出血

18. 下列属于恩氟烷和异氟烷特点的有（　　）

A. 麻醉诱导平稳　　B. 麻醉停药后苏醒快

C. 麻醉时肌肉松弛良好　　D. 反复使用对肝无明显副作用

E. 麻醉停药后苏醒慢

19. 硫喷妥钠静脉麻醉的特点是（　　）

A. 麻醉作用迅速，无兴奋期　　B. 麻醉作用维持时间短

C. 肌肉松弛不完全　　D. 镇痛效应差

E. 对呼吸中枢有明显抑制作用

20. 关于氯胺酮特点的描述，正确的是（　　）

A. 肌张力降低　　B. 意识完全消失　　C. 常伴有梦幻

D. 对体表镇痛作用明显　　E. 对心血管具有明显兴奋作用

## 二、填空题

1. 全麻药在血中的溶解度通常用血/气分布系数表示，血/气分布系数较大的药物，脑内的药物分压上升________，麻醉诱导时间________；全麻药的血中药物浓度与脑组织中药物浓度达到平衡时的比值为脑/血分配系数，此系数越大，进入脑组织的药物量越________，麻醉效应越________。

2. 常用的复合麻醉方法有________、________、________、________、________、________和________。

## 三、问答题

什么是全麻药的血/气分布系数？有什么意义？

## 参考答案

### 一、选择题

1. E 2. D 3. D 4. E 5. B 6. D 7. A 8. B 9. D 10. D 11. C 12. B 13. C 14. D 15. C 16. D 17. AB 18. ABCD 19. ABCDE 20. CDE

### 二、填空题

1. 较慢 较长 大 强而持久

2. 麻醉前给药 诱导麻醉 基础麻醉 合用肌松药 神经安定镇痛术 低温麻醉 控制性降压

### 三、问答题

答：全麻药的血/气分布系数是指血中药物浓度与吸入气体中药物浓度达平衡时的比值。血/气分布系数大的药物，在血液中溶解度大，溶解量大。因此，肺泡、血中和脑内的药物分压上升比较缓慢，麻醉诱导时间长。血/气分布系数小的药物则相反，在血液中溶解度小，溶解量小，在肺泡、血中和脑内的药物分压能快速上升，麻醉诱导时间较短。

（周钰梅）

# 第十四章　局部麻醉药

## 学习目标

**1. 掌握**　常用局部麻醉药的药理作用、临床应用和不良反应。

**2. 熟悉**　局部麻醉药的作用及作用机制；局部麻醉药的吸收作用及不良反应。

**3. 了解**　局部麻醉药的构效关系。

## 内容精讲

局部麻醉药（local anaesthetics）简称局麻药，是一类以适当的浓度应用于局部神经末梢或神经干周围的药物，能暂时、完全和可逆性地阻断神经冲动的产生和传导，在意识清醒的条件下使局部痛觉等感觉暂时消失。局麻作用消失后，神经功能可完全恢复，同时对各类组织无损伤性影响。

### 一、构效关系

常用局麻药在化学结构上由三部分组成，即芳香环、中间链和胺基，中间链可为酯链或酰胺链，它可直接影响本类药物的作用。根据中间链的结构，将常用局麻药分为酯类（普鲁卡因、丁卡因、苯佐卡因等）和酰胺类（利多卡因、布比卡因、罗哌卡因等）两类。

### 二、药理作用及机制

#### （一）局麻作用

局麻药能提高产生神经冲动所需的阈电位，抑制动作电位去极化上升的速度，延长动作电位的不应期，使神经细胞丧失兴奋性和传导性。

局麻作用与神经细胞或神经纤维的直径大小及神经组织的解剖特点有关：①一般规律是神经纤维末梢、神经节及中枢神经系统的突触部位对局麻药最为敏感，细神经纤维比粗神经纤维更易被阻断；②对无髓鞘的交感、副交感神经节后纤维在低浓度时可显效；③对有髓鞘的感觉和运动神经纤维需高浓度才能产生作用；④对混合神经产生作用时，首先消失的是持续性钝痛（如压痛），其次是短暂性锐痛，继之依次为冷觉、温觉、触觉、压觉消失，最后发生运动麻痹；⑤进行蛛网膜下腔麻醉时，首先阻断自主神经，继而按上述顺序产生麻醉作用；⑥神经冲动传导的恢复则按相反的顺序进行。

#### （二）局麻作用机制

目前公认的是局麻药阻滞神经细胞膜上的电压门控性 $Na^+$ 通道，抑制 $Na^+$ 内流，使传导阻滞，产生局麻作用。进一步的研究认为，局麻药主要是以其非解离型进入神经细胞内，以解离型作用在细胞膜的内表面，与 $Na^+$ 通道上一个或多个特殊位点结合，可逆性封闭神经细胞膜 $Na^+$ 通道的内口而产生 $Na^+$ 通道阻滞作用，抑制 $Na^+$ 内流，阻止动作电位的产生和神经冲动的传导，产生局麻作用。局麻药的作用具有频率和电压依赖性。

### 三、临床应用

**1. 表面麻醉**　常选用丁卡因或利多卡因。

**2. 浸润麻醉**　可选用利多卡因、普鲁卡因、布比卡因等，根据需要可在溶液中加少量肾上腺素，可减缓局麻药的吸收，延长作用时间。

**3. 神经阻滞麻醉** 又称传导麻醉，可选用利多卡因、普鲁卡因和布比卡因。为延长麻醉时间，也可将布比卡因和利多卡因合用。

**4. 蛛网膜下腔麻醉** 又称脊髓麻醉或腰麻，是将麻醉药注入腰椎蛛网膜下腔，麻醉该部位的脊神经根。常用药物为利多卡因、布比卡因、罗哌卡因、丁卡因和普鲁卡因。药物在脊髓管内的扩散受患者体位、姿势、药量、注射力量和溶液比重的影响。普鲁卡因溶液通常比脑脊液的比重高。为了控制药物扩散，通常将其配成高比重或低比重溶液。如用放出的脑脊液溶解或在局麻药中加10%葡萄糖溶液，其比重高于脑脊液，用蒸馏水配制溶液的比重可低于脑脊液。患者取坐位或头高位时，高比重溶液可扩散到硬脊膜腔的最低部位，相反，如采用低比重溶液有扩散入颅腔的危险。

脊髓麻醉的主要危险是呼吸麻痹和血压下降。后者主要是由静脉和小静脉失去神经支配后显著扩张所致，其扩张的程度由管腔的静脉压决定。静脉血容量增大时会引起心输出量和血压的显著下降，因此维持足够的静脉血回流心脏至关重要。可取轻度的头低位（10°～15°）或预先应用麻黄碱预防。

**5. 硬膜外麻醉** 是将药液注入硬膜外腔，麻醉药沿着神经鞘扩散，穿过椎间孔阻断神经根。硬膜外麻醉用药量较腰麻大5～10倍，如误入蛛网膜下腔，可引起严重的毒性反应。硬膜外麻醉也可引起外周血管扩张、血压下降及心脏抑制，可应用麻黄碱防治。常用药物为利多卡因、布比卡因及罗哌卡因等。

**6. 区域镇痛** 酰胺类局麻药如布比卡因、左布比卡因及罗哌卡因在区域镇痛中运用最为广泛，尤其是罗哌卡因，具有感觉和运动阻滞分离的特点，使其成为区域镇痛的首选药。

## 四、不良反应及防治

### （一）毒性反应

局麻药的剂量或浓度过高或误将药物注入血管时引起的全身作用，主要表现为中枢神经系统和心血管系统的毒性。

**1. 中枢神经系统** 局麻药对中枢神经系统的作用是先兴奋后抑制。由于中枢抑制性神经元对局麻药比较敏感，首先被阻滞，中枢神经系统脱抑制而出现兴奋症状。初期表现为眩晕、惊恐不安、多言、震颤和焦虑，甚至发生神志错乱和阵挛性惊厥；之后中枢过度兴奋可转为抑制，患者进入昏迷和呼吸衰竭状态。局麻药引起的惊厥是由边缘系统兴奋灶向外周扩散所致，静脉注射地西泮可加强边缘系统GABA能神经元的抑制作用，可防止惊厥发作。

**2. 心血管系统** 局麻药对心肌细胞膜具有膜稳定作用，吸收后可降低心肌兴奋性，使心肌收缩力减弱，传导减慢，不应期延长。多数局麻药可使小动脉扩张，血压下降，因此在血药浓度过高时可引起血压下降，甚至休克等心血管反应。布比卡因较易发生室性心动过速和心室纤颤，利多卡因有抗心律失常作用。

防治：预防为主，掌握药物浓度和一次允许的极量，采用分次小剂量注射的方法。小儿、孕妇、肾功能不全患者应适当减量。

### （二）变态反应

变态反应较少见，在少量用药后立即发生类似过量中毒的症状，出现荨麻疹、支气管痉挛及喉头水肿等症状。一般认为酯类局麻药比酰胺类发生变态反应的概率高。

防治：询问变态反应史和家庭史，麻醉前做试敏，用药时可先给予小剂量，若患者无特殊主诉和异常再给予适当剂量。另外局麻前给予适当巴比妥类药物，使局麻药分解加快，一旦发生变态反应，应立即停药，并抢救。

## 五、常用局麻药

### （一）普鲁卡因

(1) **普鲁卡因**(procaine)，又名奴佛卡因（novocaine），毒性小，是常用的局麻药之一。

（2）普鲁卡因对黏膜的穿透力弱，一般不用于表面麻醉，常局部注射用于浸润麻醉、传导麻醉、蛛网膜下腔麻醉和硬膜外麻醉。

（3）普鲁卡因在血浆中能被酯酶水解，转变为对氨苯甲酸（PABA）和二乙氨基乙醇，前者能对抗磺胺类药物的抗菌作用，故应避免与磺胺类药物同时应用。

（4）普鲁卡因也可用于损伤部位的局部封闭。

（5）普鲁卡因过量应用可引起中枢神经系统和心血管反应。有时可引起过敏反应，故用药前应做皮肤过敏试验，但皮试阴性者仍可发生过敏反应。

**（二）利多卡因**

（1）**利多卡因**(lidocaine)，又名赛罗卡因（xylocaine)，是目前应用最多的局麻药。

（2）相同浓度下与普鲁卡因相比，利多卡因具有起效快、作用强而持久、穿透力强及安全范围较大等特点，同时无扩张血管作用及对组织几乎没有刺激性。

（3）利多卡因可用于多种形式的局部麻醉，有全能麻醉药之称，主要用于传导麻醉和硬膜外麻醉。本药也可用于心律失常的治疗。

**（三）丁卡因**

（1）**丁卡因**(tetracaine)，又称地卡因（dicaine)，化学结构与普鲁卡因相似，属于酯类局麻药，麻醉强度比普鲁卡因强 10 倍，毒性大 10～20 倍。

（2）本药对黏膜的穿透力强，常用于表面麻醉，也可用于传导麻醉、腰麻和硬膜外麻醉。

（3）因毒性大，其一般不用于浸润麻醉。

**（四）布比卡因**

**布比卡因**(bupivacaine)，又称麻卡因（marcaine)，属酰胺类局麻药，化学结构与利多卡因相似，局麻作用较利多卡因强、持续时间长。本药主要用于浸润麻醉、传导麻醉和硬膜外麻醉。与等效剂量利多卡因相比，可产生严重的心脏毒性。

左布比卡因为新型长效局麻药，作为布比卡因的异构体，相对毒性较低。

**（五）罗哌卡因**

**罗哌卡因**(ropivacaine)，的化学结构类似于布比卡因，其阻断痛觉的作用较强而对运动的作用较弱，作用时间短，对心肌的毒性比布比卡因小，有明显的收缩血管作用。本品适用于硬膜外、臂丛阻滞和局部浸润麻醉，对子宫和胎盘血流几乎无影响，故适用于产科手术麻醉，

**（六）其他局麻药**

（1）依替卡因　长效局麻药，起效快，麻醉作用为利多卡因的 2～3 倍，对感觉和运动神经阻滞较好。局麻和全身毒性均较大。

（2）甲哌卡因　局部麻醉作用、毒性与利多卡因相似，但维持时间长（2h 以上)，有微弱的直接收缩血管作用。本品可用于局部浸润、神经阻滞、硬膜外阻滞麻醉和蛛网膜下腔阻滞麻醉。

（3）丙胺卡因　起效快，约 10min，时效与利多卡因相似。其主要用于浸润、神经阻滞、硬膜外阻滞麻醉等，也用于静脉内局麻。

## 同步练习

一、选择题

【A 型题】

1. 局麻药对混合神经产生作用时，首先产生麻醉作用的是（　　）

A. 温觉　　B. 冷觉　　C. 痛觉

D. 触觉　　E. 压觉

2. 局麻药的作用机制是（　　）

A. 促进 $Na^+$ 内流，产生持久去极化
B. 促进 $K^+$ 内流，促进复极化
C. 阻滞 $Ca^{2+}$ 内流，抑制复极化
D. 阻滞 $Na^+$ 内流，抑制去极化
E. 抑制去甲肾上腺素释放

3. 浸润麻醉时局麻药液中加入少量肾上腺素的目的是（　　）
A. 预防手术中出血　B. 预防局麻药过敏　C. 延长局麻药作用时间　D. 预防心脏骤停　E. 防止出现低血压

4. 可用于防治局麻药过量中毒发生惊厥的药物是（　　）
A. 水合氯醛　B. 地西泮　C. 苯妥英钠　D. 苯巴比妥　E. 异戊巴比妥

5. 下列局麻药中穿透力最强的是（　　）
A. 普鲁卡因　B. 利多卡因　C. 罗哌卡因　D. 布比卡因　E. 丁卡因

6. 有时可引起过敏反应，用药前必须做皮肤过敏试验的局麻药是（　　）
A. 利多卡因　B. 普鲁卡因　C. 布比卡因　D. 罗哌卡因　E. 丁卡因

7. 蛛网膜下腔麻醉及硬脊膜外麻醉时常合用麻黄碱，其目的是防止局麻药（　　）
A. 抑制呼吸　B. 引起心律失常　C. 扩散吸收　D. 降低血压　E. 局麻作用过快消失

8. 普鲁卡因一般不用于哪种局麻方式（　　）
A. 浸润麻醉　B. 传导麻醉　C. 蛛网膜下腔麻醉　D. 硬膜外麻醉　E. 表面麻醉

9. 可用于治疗室性心律失常的局麻药是（　　）
A. 普鲁卡因　B. 利多卡因　C. 丁卡因　D. 罗哌卡因　E. 布比卡因

**【B型题】**

A. 布比卡因　B. 利多卡因　C. 丁卡因　D. 普鲁卡因　E. 罗哌卡因

10. 应避免与磺胺类药物同时应用的局麻药是（　　）
11. 毒性相对较大的局麻药是（　　）
12. 具有起效快、作用强而持久、穿透力强及安全范围较大的特点，有全能麻醉药之称的是（　　）

**【C型题】**

A. 表面麻醉　B. 浸润麻醉　C. 两者均可　D. 两者均不可

13. 普鲁卡因可用于（　　）
14. 丁卡因可用于（　　）
15. 利多卡因可用于（　　）

**【X型题】**

16. 下列属于酰胺类的局麻药是（　　）
A. 普鲁卡因　B. 利多卡因　C. 丁卡因　D. 依替卡因　E. 布比卡因

17. 可用于浸润麻醉的药物是（　　）
A. 利多卡因　B. 普鲁卡因　C. 丁卡因　D. 罗哌卡因　E. 布比卡因

18. 丁卡因可用于（　　）
A. 表面麻醉　B. 浸润麻醉　C. 蛛网膜下腔麻醉　D. 传导麻醉　E. 硬膜外麻醉

19. 关于布比卡因的叙述，正确的是（　　）

A. 属酰胺类局麻药　　B. 局麻作用较利多卡因强

C. 作用持续时间较利多卡因长　　D. 属酯类局麻药

E. 与等效剂量利多卡因相比，可产生严重的心脏毒性

20. 下列可影响局麻药作用的因素有（　　）

A. 体液的 pH　　B. 药物的 $pK_a$　　C. 药物浓度

D. 血管收缩药　　E. 神经纤维的粗细

**二、填空题**

1. 常用的局麻方法包括________、________、________、________和________等。
2. 常用局麻药可分为________和________，属于前者的药物有________和________等；属于后者的药物有________和________等。

**三、问答题**

**（一）简答题**

1. 简述局麻药的作用机制。
2. 简述普鲁卡因的作用特点。
3. 简述利多卡因的作用特点。
4. 简述丁卡因的作用特点。

**（二）论述题**

局麻药的剂量或浓度过高或误将药物注入血管时引起的不良反应的主要表现是什么？

## 参考答案

**一、选择题**

1. C　2. D　3. C　4. B　5. E　6. B　7. D　8. E　9. B　10. D　11. C　12. B　13. B　14. A　15. C　16. BDE　17. ABDE　18. ACDE　19. ABCE　20. ABCDE

**二、填空题**

1. 表面麻醉　浸润麻醉　传导麻醉　蛛网膜下腔麻醉　硬膜外麻醉

2. 酯类　酰胺类　普鲁卡因　丁卡因　利多卡因 布比卡因

**三、问答题**

**（一）简答题**

1. 答：局麻药主要作用于神经细胞膜，在正常情况下神经细胞膜的去极化有赖于 $Na^+$ 内流。局麻药主要是以其非解离型进入神经细胞内，以解离型作用在细胞膜的内表面，与 $Na^+$ 通道上一个或多个特殊位点结合，可逆性封闭神经细胞膜 $Na^+$ 通道的内口而产生 $Na^+$ 通道阻断作用，抑制 $Na^+$ 内流，阻止动作电位的产生和神经冲动的传导，产生局麻作用。

2. 答：普鲁卡因的作用特点有：①毒性较小，亲脂性低，对黏膜的穿透力弱，一般不用于表面麻醉，需注射用于浸润麻醉、传导麻醉、蛛网膜下腔麻醉和硬膜外麻醉；②可用于损伤部位的局部封闭；③过量应用可引起中枢神经系统和心血管反应；可引起过敏反应，用药前应做皮肤过敏试验，但皮试阴性者仍可发生过敏反应。

3. 答：利多卡因的作用特点有：①起效快、作用强而持久、穿透力强及安全范围较大，无扩张血管作用及对组织几乎没有刺激性；②可用于多种形式的局部麻醉，主要用于传导麻醉和硬膜外麻醉；③单用此药在反复应用后可产生快速耐受性；④利多卡因的毒性大小与所用药液的浓度有关，增加浓度可相应增加毒性反应。

4. 答：丁卡因的作用特点有：①属于酯类局麻药，麻醉强度比普鲁卡因强 10 倍，毒性大 10～20 倍；②对黏膜的穿透力强，常用于表面麻醉，以 0.5%～1% 溶液滴眼，无角膜损伤等不良反应，作用迅速，1～3min 显效，作用持续时间为 2～3h，也可用于传导麻醉、腰麻和硬膜外麻醉，因毒性大，一般不用于浸润麻醉；③丁卡因主要在肝脏代谢，但转化、降解速度缓慢，加之吸收迅速，易发生毒性反应。

**（二）论述题**

答：局麻药的剂量或浓度过高或误将药物注入血管时引起的全身作用，主要表现为中枢神经系统和心血管系统的毒性。①中枢神经系统：局麻药对中枢神经系统的作用是先兴奋后抑制。初期表现为眩晕、惊恐不安、多言、震颤和焦虑，甚至发生神志错乱和阵挛性惊厥；之后中枢过度兴奋可转为抑制，患者进入昏迷和呼吸衰竭状态。②心血管系统：

局麻药对心肌细胞膜具有膜稳定作用，吸收后可降低心肌兴奋性，使心肌收缩力减弱，传导减慢，不应期延长。多数局麻药可使小动脉扩张，血压下降，因此在血药浓度过高时可引起血压下降，甚至休克等心血管反应。

（周钰梅）

# 第十五章 镇静催眠药

**学习目标**

**1. 掌握** 苯二氮䓬类的药理作用、作用机制、临床应用和不良反应；巴比妥类的药理作用、临床应用和不良反应。

**2. 熟悉** 与苯二氮䓬类比较，巴比妥类镇静催眠作用的特点；苯二氮䓬类和巴比妥类中毒急救原则。

**3. 了解** 新型非苯二氮䓬类镇静催眠药和水合氯醛等其他镇静催眠药的作用特点。

**内容精讲**

镇静催眠药（sedative-hypnotics）是一类抑制中枢神经系统功能而起镇静催眠作用的药物。小剂量引起安静或嗜睡的镇静作用，较大剂量引起类似生理睡眠的催眠作用。巴比妥类更大剂量深度抑制中枢神经系统，引起麻醉，严重者出现昏迷、呼吸循环衰竭而致死。

常用的镇静催眠药分四类：苯二氮䓬类、巴比妥类、新型非苯二氮䓬类及其他镇静催眠药。

## 第一节 苯二氮䓬类

苯二氮䓬类（benzodiazepines，BZ）药物的基本化学结构为1,4-苯并二氮䓬，根据药物（及其活性代谢物）的消除半衰期的长短可分为三类：长效类如地西泮（diazepam），中效类如劳拉西泮（lorazepam），短效类如三唑仑（triazolam）等。

### 一、药动学特点

（1）苯二氮䓬类口服吸收迅速而完全，经0.5～1.5h达峰浓度。肌内注射，吸收缓慢而不规则。临床急需发挥疗效应静脉注射给药。

（2）苯二氮䓬类与血浆蛋白结合率高达95%以上。地西泮脂溶性高，易透过血脑屏障和胎盘屏障。

（3）地西泮在肝脏代谢，主要活性代谢物为去甲西泮，还有奥沙西泮和替马西泮，最后代谢产物与葡萄糖醛酸结合，经肾排泄。

### 二、药理作用与临床应用

**1. 抗焦虑作用** 苯二氮䓬类通过选择性作用于边缘系统的BZ受体而表现出抗焦虑作用。小剂量即可改善焦虑症状，对各种原因引起的焦虑均有显著疗效。苯二氮䓬类其主要用于焦虑症的治疗。

**2. 镇静催眠作用** 随着剂量增大，出现镇静及催眠作用。能明显缩短入睡时间，显著延长睡眠持续时间，减少觉醒次数。主要延长非快速眼动睡眠（NREMS）的第2期，对快速眼动睡眠（REMS）的影响较小，停药后出现反跳性REMS延长较巴比妥类轻，其依赖性和戒断症状也较轻；缩短第3期和第4期的NREMS，减少发生于此期的夜惊或梦游症。

**3. 抗惊厥、抗癫痫作用** BZ可用于辅助治疗破伤风、子痫、小儿高热惊厥及药物中毒性惊厥。地西泮静脉注射是治疗癫痫持续状态的首选药。

**4. 中枢性肌肉松弛作用** BZ有较强的肌松作用，可缓解动物的去大脑僵直和人类大脑损伤所致的肌肉僵直。

**5. 其他** 较大剂量可致暂时性记忆缺失。一般剂量对正常人呼吸功能无影响，较大剂量可轻度抑制肺泡换气功能，可致呼吸性酸中毒，对慢性阻塞性肺疾病患者，上述症状可加剧。对心血管系统，小剂量作用轻微，较大剂量可降低血压，减慢心率。常用作心脏电击复律及各种内窥镜检查前用药。

### 三、作用机制

苯二氮䓬类的中枢作用与加强中枢抑制性神经递质γ-氨基丁酸（GABA）的功能有关，还可能和药物作用的不同部位的 $GABA_A$ 受体有关。$GABA_A$ 受体是神经元膜上的配体门控 $Cl^-$ 通道，含有α、β、γ、δ亚单位。在 $Cl^-$ 通道周围含有5个结合位点，包括γ-氨基丁酸（GABA）、苯二氮䓬类、巴比妥类、印防己毒素和乙醇等。GABA作用于 $GABA_A$ 受体，使细胞膜对 $Cl^-$ 通透性增加，$Cl^-$ 大量进入细胞膜内引起膜超级化，使神经元兴奋性降低。BZ与 $GABA_A$ 受体复合物上的BZ受点结合，可以诱导受体发生构象变化，促进GABA与 $GABA_A$ 受体结合，增加 $Cl^-$ 通道开放的频率，进而增加 $Cl^-$ 内流，产生中枢抑制效应。

### 四、不良反应及防治

苯二氮䓬类毒性较小，安全范围大，很少因用量过大而引起死亡。苯二氮䓬类药物过量中毒可用氟马西尼（flumazenil，安易醒）进行鉴别诊断和抢救。氟马西尼是苯二氮䓬结合位点的拮抗剂，特异地竞争性拮抗苯二氮䓬类衍生物与 $GABA_A$ 受体上特异性结合位点结合。

最常见的不良反应是嗜睡、头昏、乏力和记忆力下降。大剂量时偶见共济失调。静脉注射速度过快可引起呼吸和循环功能抑制，严重者可致呼吸及心搏停止。与其他中枢抑制药、乙醇合用时，中枢抑制作用增强，加重嗜睡、昏睡、呼吸抑制、昏迷，严重者可致死。长期应用仍可产生耐受性，需增加剂量。久服可产生依赖性和成瘾，停用可出现反跳和戒断症状，表现为失眠、焦虑、兴奋、心动过速、呕吐、出汗及震颤，甚至惊厥。

## 第二节 巴比妥类

巴比妥类（barbiturates）是巴比妥酸的衍生物。巴比妥酸本身无中枢抑制作用，用不同基团取代C-5上的两个氢原子后，可获得一系列中枢抑制药。这些药产生中枢抑制强弱不等的镇静催眠作用。

### 一、药理作用和临床应用

巴比妥类对中枢神经系统有普遍性抑制作用。随剂量的增加，中枢抑制作用由弱变强，相应表现为镇静、催眠、抗惊厥及抗癫痫、麻醉等作用。大剂量对心血管系统也有抑制作用。10倍催眠量可引起呼吸中枢麻痹而致死。由于安全性差，易产生依赖性，其应用已日渐减少，目前在临床上主要用于抗惊厥、抗癫痫和麻醉。

**1. 镇静催眠** 小剂量引起镇静作用，可缓解焦虑、烦躁不安状态；中等剂量可催眠，即缩短入睡时间，减少觉醒次数和延长睡眠时间。巴比妥类药物可改变正常睡眠模式，缩短REMS，引起非生理性睡眠。久用停药后，可“反跳性”地显著延长REMS时相，伴有多梦，引起睡眠障碍。因此，巴比妥类少用镇静催眠。

巴比妥类药物在非麻醉剂量时作用于 $GABA_A$ 受体，主要抑制多突触反应，减弱易化，增强抑制。在没有GABA时，模拟GABA的作用，通过延长 $Cl^-$ 通道的开放时间，增加 $Cl^-$ 的通透性，使细胞膜超极化。此外，巴比妥类还可减弱或阻断谷氨酸作用于相应的受体后去极化导致的兴奋性反应，引起中枢抑制作用。

**2. 抗惊厥** 苯巴比妥有较强的抗惊厥作用及抗癫痫作用，用于癫痫大发作和癫痫持续状态的治疗，也用于治疗小儿高热、破伤风、子痫、脑膜炎、脑炎及中枢兴奋药引起的惊厥。

**3. 麻醉** 硫喷妥钠可用做静脉麻醉。

### 二、不良反应和禁忌证

催眠剂量的巴比妥类可致眩晕、困倦，精细运动不协调。偶可引起剥脱性皮炎等严重过敏反应。中等剂量可轻度抑制呼吸中枢，严重肺功能不全和颅脑损伤致呼吸抑制者禁用。其肝药酶诱导作用可加速其他药物的代谢，影响药效。

长期连续服用巴比妥类可使患者产生对该药的精神依赖性和躯体依赖性。成瘾后停药，戒断症状明显，表现为激动、失眠、焦虑，甚至惊厥。

## 第三节　新型非苯二氮䓬类镇静催眠药

### 一、唑吡坦

（1）**唑吡坦**（zolpidem）又名思诺思（Stilnox），为新型非苯二氮䓬类镇静催眠药。

（2）唑吡坦能选择性激动 $GABA_A$ 受体上的 $BZ_1$ 受点调节氯离子通道，药理作用类似苯二氮䓬类，但抗焦虑、中枢性骨骼肌松弛和抗惊厥作用很弱，仅用于镇静和催眠。唑吡坦对正常睡眠时相干扰少，可缩短睡眠潜伏期，减少觉醒次数和延长总睡眠时间。

（3）后遗效应、耐受性、药物依赖性和停药戒断症状轻微。安全范围大，但与其他中枢抑制药（如乙醇）合用可引起严重的呼吸抑制。唑吡坦中毒时可用氟马西尼解救。

（4）15 岁以下的儿童、孕妇和哺乳期妇女禁用。

### 二、佐匹克隆

（1）**佐匹克隆**（zopiclone）又称唑比酮、忆梦返（Imovane），是第三代镇静催眠药的代表药，具有镇静、抗焦虑、抗惊厥和肌松作用。

（2）佐匹克隆作用迅速且有效达 6h，入睡快且能保持充足的睡眠深度，后遗效应和宿醉现象弱于苯二氮䓬类。长期使用无明显的耐药和反跳现象。

### 三、扎来普隆

（1）**扎来普隆**（zaleplon）属新型非苯二氮䓬类药，具有镇静催眠、抗焦虑、抗惊厥和肌松作用。通过选择性激动 $GABA_A$ 受体复合物的 ω1 和 ω2 位点而产生中枢抑制作用。

（2）扎来普隆能有效缩短入睡时间，具有良好的耐受性，长期使用几无依赖性。服用超过 4h，后遗作用小。

## 第四节　其他镇静催眠药

### 一、水合氯醛

（1）**水合氯醛**（chloral hydrate）口服吸收迅速，15min 后起效，催眠作用维持 6 ~8h，在肝中代谢为作用更强的三氯乙醇。

（2）水合氯醛不缩短 REMS，无宿醉后遗效应，可用于顽固性失眠或对其他催眠药效果不佳的患者。大剂量有抗惊厥作用，可用于小儿高热、子痫以及破伤风等惊厥。

（3）水合氯醛安全范围较小。水合氯醛口服具有强烈的胃黏膜刺激性，易引起恶心、呕吐及上腹部不适等，不宜用于胃炎及溃疡患者。大剂量能抑制心肌收缩，缩短心肌不应期，过量对心、肝、肾实质性脏器有损害，故对严重心、肝、肾疾病患者禁用。一般以 10%溶液口服。直肠给药，以减少刺激性。久用可产生耐受和成瘾，戒断症状较严重，应防止滥用。

### 二、甲丙氨酯、格鲁米特和甲喹酮

**甲丙氨酯**（meprobamate）、**格鲁米特**（glutethimide）和**甲喹酮**（methaqualone）都有镇静催眠作用，但久服都可成瘾。

### 三、丁螺环酮

（1）**丁螺环酮**（buspirone）是一新的非苯二氮䓬类，抗焦虑作用与地西泮相似，但无镇静、肌肉松弛和抗惊厥作用。

（2）丁螺环酮为5-$HT_{1A}$受体的部分激动剂，激动突触前5-$HT_{1A}$受体，反馈抑制5-HT释放，而发挥抗焦虑作用。它对$GABA_A$受体并无作用。

（3）丁螺环酮在临床上适用于焦虑性激动、内心不安和紧张等急慢性焦虑状态。

## 同步练习

一、选择题

【A型题】

1. 地西泮不具有以下哪种作用（　　）

A. 镇静　　B. 催眠　　C. 抗惊厥

D. 麻醉作用　　E. 抗焦虑

2. 地西泮抗焦虑作用的主要部位是（　　）

A. 大脑皮质　　B. 纹状体　　C. 边缘系统

D. 中脑网状结构　　E. 下丘脑

3. 下列关于苯二氮䓬类镇静催眠作用特点的叙述，不正确的是（　　）

A. 明显缩短入睡时间　　B. 对快速眼动睡眠的影响较小

C. 延长非快速眼动睡眠的第2期　　D. 显著延长睡眠持续时间

E. 延长非快速眼动睡眠的第4期

4. 苯二氮䓬类结合位点与中枢神经系统中哪种递质受体分布一致（　　）

A. 去甲肾上腺素　　B. 多巴胺　　C. 天冬氨酸

D. $\gamma$-氨基丁酸　　E. 谷氨酸

5. 地西泮的不良反应不包括（　　）

A. 嗜睡、乏力　　B. 呼吸抑制　　C. 共济失调

D. 白细胞减少　　E. 长期服用可产生依赖性和成瘾

6. 下列哪种患者禁止使用巴比妥类药物（　　）

A. 癫痫大发作　　B. 中枢兴奋药引起的惊厥

C. 小儿高热惊厥　　D. 破伤风惊厥

E. 严重肺功能不全和颅脑损伤致呼吸抑制者

7. 下列药物中易引起后遗效应的是（　　）

A. 地西泮　　B. 佐匹克隆　　C. 唑吡坦

D. 巴比妥类　　E. 水合氯醛

8. 因对胃刺激性大，宜稀释后口服或直肠给药的是（　　）

A. 地西泮　　B. 水合氯醛　　C. 甲丙氨酯

D. 苯巴比妥　　E. 司可巴比妥

9. 水合氯醛不宜用于（　　）

A. 溃疡病伴焦虑不安　　B. 顽固性失眠　　C. 破伤风患者惊厥

D. 小儿高热惊厥　　E. 子痫患者惊厥

【B型题】

A. 苯巴比妥　　B. 异戊巴比妥　　C. 司可巴比妥

D. 硫喷妥钠　　E. 地西泮

10. 较大剂量可致暂时性记忆缺失，常用作心脏电击复律前用药的是（　　）

11. 脂溶性高，起效快，作用维持时间短，可用于诱导麻醉的是（　　）
12. 起效慢，作用维持时间较长，可诱导肝药酶，且中等剂量即可轻度抑制呼吸中枢的药物是（　　）

【C型题】

A. 使 $Cl^-$ 通道开放频率增加　　B. 使 $Cl^-$ 通道开放时间延长
C. 两者均可　　D. 两者均不可

13. 苯二氮䓬类药物（　　）
14. 巴比妥类药物（　　）

A. 依赖性　　B. 戒断症状　　C. 两者均可　　D. 两者均不可

15. 苯二氮䓬类长期使用会出现的不良反应（　　）
16. 巴比妥类长期使用会出现的不良反应（　　）

【X型题】

17. 苯二氮䓬类的药动学特点有（　　）
A. 口服吸收迅速而完全　　B. 肌内注射吸收缓慢而不规则
C. 地西泮血浆蛋白结合率高　　D. 易透过血脑屏障
E. 地西泮主要以原形从肾脏排出
18. 地西泮可用于（　　）
A. 麻醉前给药　　B. 癫痫持续状态　　C. 高热惊厥
D. 心脏电击复律前用药　　E. 焦虑症或焦虑性失眠
19. 下列关于苯二氮䓬类的不良反应的叙述，正确的是（　　）
A. 安全范围比巴比妥类大
B. 长期用药可产生耐受性
C. 长期用药可产生依赖性和成瘾
D. 静脉注射速度过快可引起呼吸和循环功能抑制
E. 可透过胎盘屏障和随乳汁分泌，孕妇和哺乳期妇女忌用
20. 下列有关巴比妥类不良反应的叙述，正确的是（　　）
A. 催眠剂量的巴比妥可致眩晕和困倦
B. 偶可引起剥脱性皮炎
C. 中等剂量可抑制呼吸中枢
D. 长期使用可产生依赖性和成瘾
E. 久用停药后，可反跳性延长快速眼动睡眠时相
21. 巴比妥类对睡眠的影响是（　　）
A. 缩短入睡时间　　B. 减少觉醒次数　　C. 缩短快速眼动睡眠时相
D. 延长睡眠时间　　E. 延长快速眼动睡眠时相

**二、填空题**

1. 苯二氮䓬类________睡眠诱导时间，________睡眠持续时间。
2. 苯二氮䓬类过量中毒的特效解毒剂是________，机制是竞争性拮抗________________。
3. 巴比妥类对中枢神经系统有普遍性抑制作用，随着剂量的增加，中枢抑制作用由弱变强，相应表现为________、________、________、________等作用，该类药物起效快慢主要取决于药物的________。

**三、问答题**

1. 苯二氮䓬类药物的药理作用与临床应用是什么？
2. 苯二氮䓬类药物的作用机制是什么？
3. 为什么临床上抢救巴比妥类药物中毒时给患者口服或静脉滴注碳酸氢钠？

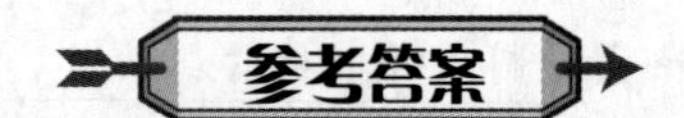

一、选择题

1. D 2. C 3. E 4. D 5. D 6. E 7. D 8. B 9. A 10. E 11. D 12. A 13. A 14. B 15. C 16. C 17. ABCD 18. ABCDE 19. ABCDE 20. ABCDE 21. ABCD

二、填空题

1. 缩短 延长

2. 氟马西尼 苯二氮䓬类衍生物与 $GABA_A$ 受体上特异性结合位点

3. 镇静 催眠 抗惊厥及抗癫痫 麻醉 脂溶性的高低

三、问答题

1. 答：苯二氮䓬类药物的药理作用与临床应用是：①抗焦虑作用；②镇静催眠作用；③抗惊厥和抗癫痫作用；④中枢性肌肉松弛作用；⑤较大剂量可致暂时性记忆缺失，可用作心脏电击复律及各种内窥镜检查前用药。

2. 答：苯二氮䓬类药物的作用机制是：苯二氮䓬类与 $GABA_A$ 受体复合物上的 BZ 受点结合，可以诱导受体发生构象变化，促进 GABA 与 $GABA_A$ 受体结合，增加 $Cl^-$ 通道开放的频率，进而增加 $Cl^-$ 内流，产生中枢抑制效应。

3. 答：口服或静脉滴注碳酸氢钠碱化血液，可促进苯巴比妥由脑细胞向血浆转运；同时，碱化尿液，可减少苯巴比妥在肾小管的重吸收，促进药物从尿中排出。

（周钰梅）

# 第十六章　抗癫痫药和抗惊厥药

学习目标

**1. 掌握**　苯妥英钠的药理作用及机制、临床应用、药动学特点及不良反应；根据癫痫发作类型合理选择抗癫痫药物。

**2. 熟悉**　抗癫痫药物的主要作用机制；各类抗癫痫药物的作用特点、临床应用及不良反应；抗惊厥药硫酸镁的作用、临床应用及用药注意事项。

**3. 了解**　癫痫的发病机制及根据癫痫发作的临床表现分类。

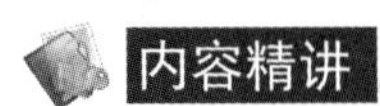


## 第一节　癫痫及临床分类

癫痫（epilepsy）是由脑局部病灶的神经元兴奋性过高而产生阵发性的异常高频放电，并向周围组织扩散，导致大脑功能短暂失调的综合征。发作时可伴有脑电图异常。由于异常高频放电神经元发生部位及扩散范围不同，临床则表现出不同程度短暂的运动、感觉、意识和自主神经功能紊乱及精神等的异常症状，反复发作。根据癫痫发作的临床表现分为局限性发作和全身性发作。

局限性发作：单纯局限性发作（局灶性癫痫）、复合性局限性发作（精神运动性发作）。

全身性发作：失神性发作（小发作）、肌阵挛性发作、强直-阵挛性发作（大发作）、癫痫持续状态。

## 第二节　抗癫痫药

### 一、抗癫痫药作用机制

抗癫痫药主要从两方面来发挥其抗癫痫作用：①抑制病灶神经元异常过度放电；②阻止病灶异常放电向周围正常神经组织扩散。

抗癫痫药的作用机制主要有两方面：一是通过增强 $\gamma$-氨基丁酸（GABA）的作用，拮抗兴奋性氨基酸的作用；二是干扰 $Ca^{2+}$、$Na^{+}$ 和 $K^{+}$ 等离子通道，发挥膜稳定作用。

### 二、常用抗癫痫药物

#### （一）苯妥英钠

**苯妥英钠**（phenytoin sodium）又名大仑丁（dilantin），属乙内酰脲类。

**1. 药动学特点**

（1）苯妥英钠呈弱酸性，$pK_a=8.3$，难溶于水，其钠盐制品呈强碱性（pH=10.4），刺激性大，不宜肌内注射。口服吸收不规则，每日给药，连续服药 6～10 天才能达到有效血药浓度（10～20μg/mL）。静脉注射用于癫痫持续状态。

（2）血浆蛋白结合率 85%～90%，全身分布，$V_d=0.6$ L/kg。

（3）经肝药酶代谢为羟基苯基衍生物而失活，血药浓度低于 10 μg/mL 时按一级动力学消除，$t_{1/2}$ 约 20h。高于此浓度按零级消除动力学消除，$t_{1/2}$ 可延长至 60h。个体差异大，最好在血药浓度监测下给药。

**2. 药理作用及机制** 苯妥英钠不能抑制癫痫病灶异常放电，但可阻止异常放电向正常脑组织扩散。这可能与其抑制突触传递的强直后增强（posttetanic potentiation，PTP）有关。PTP 指反复高频电刺激（强直刺激）突触前神经纤维，引起突触传递的易化，再以单个刺激作用于突触前神经元，使突触后纤维的反应较未经强直刺激前强。癫痫病灶异常放电的扩散过程中 PTP 起易化作用，治疗浓度的苯妥英钠选择性地抑制 PTP 形成，使异常放电的扩散受阻抑。

苯妥英钠具有膜稳定作用，降低细胞膜对 $Na^+$ 和 $Ca^{2+}$ 的通透性，抑制 $Na^+$ 和 $Ca^{2+}$ 内流，导致动作电位不易产生。这种作用是抗癫痫作用、治疗三叉神经痛等中枢疼痛综合征和抗心律失常的药理作用基础。产生膜稳定作用的机制：

（1）阻断电压依赖性钠通道　使钠依赖性动作电位不能形成，是抗惊厥作用的主要机制。

（2）阻断电压依赖性钙通道　治疗浓度的苯妥英钠能选择性阻断 L 型和 N 型 $Ca^{2+}$ 通道，对哺乳动物丘脑神经元的 T 型 $Ca^{2+}$ 通道无阻断作用，这可能是治疗失神性发作无效的原因。

（3）对钙调素激酶系统的影响　抑制钙调素激酶的活性，影响突触传递功能；抑制突触前膜的磷酸化过程，使 $Ca^{2+}$ 依赖性释放过程减弱，减少谷氨酸等兴奋性神经递质的释放；抑制突触后膜的磷酸化，减弱递质与受体结合后引起的去极化反应以及对 $Ca^{2+}$ 通道的阻断作用，共同产生膜稳定作用。

**3. 临床应用**

（1）苯妥英钠是治疗大发作和局限性发作的首选，对小发作（失神发作）无效，甚至使病情恶化。

（2）苯妥英钠可用于治疗三叉神经痛和舌咽神经痛等中枢疼痛综合征。

（3）抗心律失常。

**4. 不良反应及注意事项**

（1）局部刺激　本药局部刺激性较大，口服可引起厌食、恶心、呕吐和腹痛等症状，宜饭后服用。静脉注射可发生静脉炎。

（2）齿龈增生　长期应用出现齿龈增生，多见于儿童和青少年，发生率约 20%，与唾液排出刺激胶原组织增生有关。一般停药 3～6 个月后可自行消退。

（3）神经系统反应　药量过大引起中毒，表现为眼球震颤、复视、眩晕、共济失调等。严重者可出现语言障碍、精神错乱或昏迷等。

（4）血液系统反应　本药可抑制叶酸的吸收并促进其代谢，抑制二氢叶酸还原酶活性，长期用药可导致叶酸缺乏，引起巨幼细胞贫血，宜用甲酰四氢叶酸防治。

（5）骨骼系统反应　通过诱导肝药酶加速维生素 D 的代谢，长期应用可致低钙血症、佝偻病样改变和骨软化症，必要时应用维生素 D 预防。

（6）过敏反应　可出现皮疹、血小板减少、粒细胞缺乏、再生障碍性贫血。

（7）其他　偶见男性乳房增大、女性多毛症、淋巴结肿大等。偶见致畸胎，孕妇慎用。久服骤停可使癫痫发作加剧，甚至诱发癫痫持续状态。

**5. 药物相互作用** 苯二氮䓬类、磺胺类、水杨酸类及口服抗凝药等可与本药竞争血浆蛋白的结合部位，使本药游离型血药浓度增加。异烟肼、氯霉素等抑制肝药酶可提高本药的血药浓度；苯巴比妥和卡马西平等诱导肝药酶加速本药的代谢而降低其血药浓度。

### （二）卡马西平

（1）治疗浓度的**卡马西平**（carbamazepine，**酰胺咪嗪**）阻滞 $Na^+$ 通道，降低细胞兴奋性；也可抑制 T 型 $Ca^{2+}$ 通道，抑制癫痫病灶及周围神经元放电。本品增强中枢性抑制递质 GABA 在突触后的作用。

（2）卡马西平是广谱抗癫痫药，是治疗单纯性局限性发作和大发作的首选药物之一，还用于抗复合性局限性发作和小发作，对癫痫并发的精神症状也有效。

（3）卡马西平治疗神经痛效果优于苯妥英钠。

（4）卡马西平在临床上还可用于治疗尿崩症，对锂盐无效的躁狂症、抑郁症有效。

**（三）苯巴比妥**

（1）**苯巴比妥**（phenobarbital，**鲁米那**，luminal）能抑制病灶的异常放电和抑制异常放电的扩散。

（2）抗癫痫作用机制　①与突触后膜上GABA-苯二氮䓬大分子受体的变构调节单位结合，增加GABA介导的$Cl^-$内流，导致细胞膜超极化，降低膜兴奋性；②阻断突触前膜$Ca^{2+}$的摄取，减少$Ca^{2+}$依赖性的神经递质（NE、ACh和谷氨酸等）的释放；③高浓度时阻断$Na^+$和$Ca^{2+}$（L型和N型）通道。

（3）临床应用　苯巴比妥主要用于治疗癫痫大发作及癫痫持续状态，对单纯的局限性发作及精神运动性发作有效，对小发作和婴儿痉挛效果差。因大剂量有明显中枢抑制作用，均不作为首选药。控制癫痫持续状态时，临床多用静脉注射戊巴比妥钠。

（4）不良反应及注意事项　用药初期易出现嗜睡、精神萎靡等副作用，长期使用易产生耐受性。因肝药酶诱导作用，苯巴比妥与其他药物联合应用时应注意相互影响。

**（四）扑米酮**

**扑米酮**（primidone，**去氧苯比妥，扑痫酮**）的化学结构类似苯巴比妥，活性代谢产物为苯巴比妥和苯乙基丙二酰胺。本品与苯妥英钠和卡马西平合用有协同作用，与苯巴比妥合用无意义，仅用于其他药物无效的患者。

**（五）乙琥胺**

（1）**乙琥胺**（ethosuximide）可抑制T型$Ca^{2+}$通道。其浓度高于治疗浓度时还抑制$Na^+$-$K^+$-ATP酶，抑制GABA转氨酶的作用。

（2）临床应用　本品是治疗小发作（失神性发作）的首选，疗效稍逊于氯硝西泮，但副作用及耐受性的产生较少，对其他类型癫痫无效。

**（六）丙戊酸钠**

（1）**丙戊酸钠**（sodium valproate）能阻止病灶异常放电的扩散。本药是GABA转氨酶和琥珀酸半醛脱氨酶抑制剂，可减少GABA代谢，增加脑内GABA含量；提高谷氨酸脱羧酶活性，使GABA生成增多，提高突触后膜对GABA的反应性，增强GABA能神经突触后抑制作用。此外，本品可抑制$Na^+$通道，减弱T型$Ca^{2+}$电流。

（2）本品为广谱抗癫痫药，各种类型癫痫都有效，大发作疗效不及苯妥英钠、苯巴比妥，对小发作优于乙琥胺，但因肝脏毒性不作为首选药。丙戊酸钠对复杂部分性发作疗效近似卡马西平，对非典型小发作疗效不及氯硝西泮，是大发作合并小发作时的首选药物，对其他药物未能控制的顽固性癫痫也有效。

**（七）苯二氮䓬类**

苯二氮䓬类具有抗惊厥及抗癫痫作用，可抑制病灶异常放电向周围扩散，是癫痫持续状态的首选药。常用药物有地西泮、硝西泮、氯硝西泮和劳拉西泮。

**1. 地西泮**（diazepam，安定）　是治疗癫痫持续状态的首选药，静脉注射显效快且较其他药物安全。癫痫持续状态急性期，地西泮和劳拉西泮联用作用时间延长，致使肌痉挛消失后用苯妥英钠静脉注射维持疗效。静脉注射时注意防止呼吸抑制。

**2. 硝西泮**（nitrazepam，硝基安定）　主要用于治疗癫痫小发作，特别是肌阵挛性发作和婴儿痉挛等。

**3. 氯硝西泮**（clonazepam，氯硝安定）　对癫痫小发作疗效好于地西泮，对阵挛性发作、婴儿痉挛有效。静脉注射可治疗癫痫持续状态。不良反应较轻，常见中枢神经系统反应和消化系统症状，停药可恢复。易产生耐受性，久服突然停药可加剧癫痫发作，甚至诱发癫痫持续状态。乙琥胺是小发作的首选药。

### （八）奥卡西平

（1）**奥卡西平**（oxcarbazepine）是卡马西平的10-酮基衍生物，药效与卡马西平相似或稍强，对大脑皮质运动有高度的选择性抑制。奥卡西平及其代谢产物可阻滞电压依赖性 $Na^+$ 通道，阻止癫痫灶异常放电的扩散。此外，本品亦作用于 $K^+$、$Ca^{2+}$ 通道而发挥作用。

（2）奥卡西平对于单纯及复杂部分性发作、全身强直-阵挛发作效果好。此外其还可用于治疗疼痛性糖尿病性神经病、偏头痛、带状疱疹后神经痛和中枢性疼痛及双相情感障碍等。

（3）奥卡西平的不良反应比卡马西平轻，最常见的为头晕、疲劳、眩晕、头痛、复视、眼球震颤，过量后可出现共济失调。严重的有 Stevens-Johnson 综合征、血管性水肿及多器官过敏反应。

### （九）氟桂利嗪

（1）**氟桂利嗪**（flunarizine）为强效钙拮抗药。近年发现其具有较强的抗惊厥作用，对多种动物癫痫模型均有治疗作用，对抗电休克惊厥作用较强，对戊四氮引起的阵挛性惊厥无效。

（2）其抗癫痫作用机制与阻断 T 型和 L 型 $Ca^{2+}$ 通道、电压依赖性 $Na^+$ 通道有关。

（3）氟桂利嗪适用于治疗各型癫痫，尤其对局限性发作、大发作效果好。

### （十）拉莫三嗪

（1）**拉莫三嗪**（lamotrigine）口服吸收快而完全，生物利用度为98%。

（2）拉莫三嗪为电压敏感性 $Na^+$ 通道阻滞剂，通过减少 $Na^+$ 内流而增加神经元的稳定性。本品也可作用于电压门控性 $Ca^{2+}$ 通道，减少谷氨酸的释放而抑制神经元过度兴奋。

（3）本品可辅助治疗成人局限性发作，单独使用可治疗全身性发作，疗效类似卡马西平，对失神发作也有效。拉莫三嗪多与其他抗癫痫药合用来治疗一些难治性癫痫。

（4）拉莫三嗪的常见不良反应为中枢神经系统反应和胃肠道反应，包括：头痛、头晕、嗜睡、视物模糊、复视、共济失调、皮疹、便秘、恶心、呕吐。

### （十一）托吡酯

（1）**托吡酯**（topiramate）是磺酸基取代的单糖衍生物，为广谱的抗癫痫药物。

（2）其机制可能抑制电压依赖性 $Na^+$ 通道，减少 $Na^+$ 内流；提高 GABA 激活 $GABA_A$ 受体的频率，增加 GABA 诱导的 $Cl^-$ 内流；减少谷氨酸释放，并通过抑制兴奋性氨基酸的 AMPA 受体而抑制谷氨酸介导的兴奋作用。此外，托吡酯还是一种弱的碳酸酐酶抑制药，可使大脑癫痫样放电持续时间和动作电位数量减少。

（3）托吡酯主要用于治疗局限性发作和大发作，尤可作为辅助用药用于治疗难治性癫痫。本品也可用于偏头痛的预防性治疗。

（4）托吡酯的不良反应大多为中枢神经系统症状，头晕、疲乏、复视、眼球震颤、嗜睡、精神异常、思维紊乱等。其他不良反应还有味觉改变、体重降低、恶心、腹泻等。

## 第三节　抗惊厥药

常用抗惊厥药包括巴比妥类、苯二氮䓬类中的部分药物、水合氯醛以及硫酸镁。

### 硫酸镁

（1）注射给药产生全身作用

① 注射**硫酸镁**（magnesium sulfate）能抑制中枢及外周神经系统，使骨骼肌、心肌、血管平滑肌松弛，从而发挥肌松作用和降压作用。作用机制可能是由于 $Mg^{2+}$ 和 $Ca^{2+}$ 化学性质相似，可特异地竞争 $Ca^{2+}$ 结合位点，拮抗 $Ca^{2+}$ 的作用。如运动神经末梢 ACh 的释放过程需要 $Ca^{2+}$ 参与，

而 $Mg^{2+}$ 竞争拮抗 $Ca^{2+}$ 的作用，干扰 ACh 的释放，使神经肌肉接头处 ACh 减少，导致骨骼肌松弛。同时，$Mg^{2+}$ 也作用于中枢神经系统，引起感觉及意识丧失。

② 临床应用：主要用于缓解子痫、破伤风等惊厥，也用于高血压危象。

（2）口服给药很少吸收，产生泻下和利胆作用。

（3）外用热敷可消炎去肿。

（4）不良反应及注意事项安全范围较窄，血浆镁离子浓度过高可抑制延髓呼吸中枢和血管运动中枢，引起呼吸抑制、血压骤降和心脏骤停。肌腱反射消失是呼吸抑制的先兆，连续注射过程中应经常检查肌腱反射。中毒时应立即进行人工呼吸，并缓慢注射氯化钙和葡萄糖酸钙对抗。

## 同步练习

### 一、选择题

**【A 型题】**

1. 治疗癫痫大发作和局限性发作的首选药物是（　　）
A. 苯巴比妥　B. 地西泮　C. 乙琥胺
D. 苯妥英钠　E. 乙酰唑胺

2. 对治疗癫痫小发作有效，但对其他类型癫痫无效的药物是（　　）
A. 苯妥英钠　B. 苯巴比妥　C. 乙琥胺
D. 卡马西平　E. 丙戊酸钠

3. 治疗癫痫持续状态的首选药物是（　　）
A. 静脉注射地西泮　B. 静脉注射苯妥英钠
C. 静脉注射苯巴比妥　D. 静脉注射卡马西平
E. 静脉注射丙戊酸钠

4. 既能抑制癫痫病灶异常放电，又能抑制异常放电扩散的药物是（　　）
A. 苯妥英钠　B. 苯巴比妥　C. 地西泮
D. 丙戊酸钠　E. 乙琥胺

5. 下列叙述错误的是（　　）
A. 苯巴比妥对小发作效果差
B. 卡马西平对复合性局限性发作和小发作有效
C. 丙戊酸钠对所有类型的癫痫都有一定疗效
D. 乙琥胺对失神小发作的疗效优于丙戊酸钠
E. 硝西泮对肌阵挛性癫痫和小发作疗效较好

6. 硫酸镁发挥肌松作用的机制是（　　）
A. 抑制脊髓　B. 抑制网状结构　C. 抑制大脑运动区
D. 直接抑制 $N_M$ 受体　E. 竞争 $Ca^{2+}$ 结合位点，抑制神经-肌肉化学传递

7. 硫酸镁中毒引起血压下降时最好选用（　　）
A. 去甲肾上腺素　B. 肾上腺素　C. 异丙肾上腺素
D. 葡萄糖　E. 氯化钙

**【B 型题】**

A. 地西泮　B. 苯巴比妥　C. 乙琥胺
D. 丙戊酸钠　E. 苯妥英钠

8. 癫痫大发作的首选药物是（　　）
9. 癫痫小发作的首选药物是（　　）
10. 癫痫大发作合并小发作的首选药物是（　　）
11. 癫痫持续状态的首选药物是（　　）

A. 地西泮　　B. 苯巴比妥　　C. 丙戊酸钠
D. 硫酸镁　　E. 苯妥英钠

12. 可治疗三叉神经痛和舌咽神经痛等中枢疼痛综合征的是（　　）
13. 有严重肝毒性的是（　　）

【C型题】

A. 抑制癫痫病灶异常放电　　B. 阻止异常放电扩散
C. 两者均可　　D. 两者均不可

14. 苯妥英钠（　　）
15. 卡马西平（　　）
16. 苯巴比妥（　　）
17. 丙戊酸钠（　　）
18. 地西泮（　　）

【X型题】

19. 可用于治疗癫痫大发作的药物有（　　）
A. 氯丙嗪　　B. 乙琥胺　　C. 卡马西平
D. 苯妥英钠　　E. 苯巴比妥
20. 下列有关苯妥英钠的叙述，正确的是（　　）
A. 刺激性大，不宜肌内注射　　B. 对癫痫病灶的异常放电有抑制作用
C. 治疗某些室性心律失常有效　　D. 治疗癫痫大发作有效
E. 血药浓度个体差异大，应用时要注意剂量个体化
21. 苯妥英钠引起的不良反应有（　　）
A. 胃肠道反应　　B. 叶酸缺乏　　C. 牙龈增生
D. 过敏反应　　E. 共济失调
22. 下列药物对癫痫小发作有效的有（　　）
A. 乙琥胺　　B. 丙戊酸钠　　C. 硝西泮
D. 氯硝西泮　　E. 苯妥英钠
23. 下列有抗惊厥作用的是（　　）
A. 水合氯醛灌肠　　B. 口服硫酸镁　　C. 静脉注射硫酸镁
D. 静脉注射地西泮　　E. 肌内注射苯巴比妥钠

**二、填空题**

1. 治疗癫痫大发作的主要药物有________、________、________等。
2. 目前临床治疗癫痫小发作（失神性发作）的首选药物是________。
3. 可用于中枢性疼痛综合征的抗癫痫药有________和________。
4. 口服硫酸镁有________和________作用；注射硫酸镁产生________和________作用。

**三、问答题**

1. 苯妥英钠的临床应用及主要不良反应有哪些？
2. 苯巴比妥抗癫痫的作用机制是什么？
3. 硫酸镁抗惊厥的作用机制是什么？

## 参考答案

**一、选择题**

1. D　2. C　3. A　4. B　5. D　6. E　7. E　8. E　9. C　10. D　11. A　12. E　13. C　14. B　15. C　16. C　17. B　18. B　19. CDE　20. ACDE　21. ABCDE　22. ABCD　23. ACDE

**二、填空题**

1. 苯妥英钠　苯巴比妥　卡马西平
2. 乙琥胺

3. 苯妥英钠　卡马西平

4. 泻下　利胆　抗惊厥　降压

## 三、问答题

1. 答：(1) 苯妥英钠的临床应用　①苯妥英钠是治疗大发作和局限性发作的首选，对小发作（失神发作）无效，甚至使病情恶化。②苯妥英钠可用于治疗三叉神经痛和舌咽神经痛等中枢疼痛综合征。③抗心律失常，其可用于治疗室性心律失常。

(2) 苯妥英钠的不良反应　①局部刺激：本药局部刺激性较大。②齿龈增生：长期应用时，可引起齿龈增生。③神经系统反应：药量过大引起中毒，表现为眼球震颤、复视、眩晕、共济失调等。严重者可出现语言障碍、精神错乱或昏迷等。④血液系统反应：本药可抑制叶酸的吸收并促进其代谢，抑制二氢叶酸还原酶活性，长期用药可导致叶酸缺乏，引起巨幼细胞贫血，宜用甲酰四氢叶酸防治。⑤骨骼系统反应：通过诱导肝药酶加速维生素D的代谢，长期应用可致低钙血症、佝偻病样改变和骨软化症，必要时应用维生素D预防。⑥过敏反应：可出现皮疹、血小板减少、粒细胞缺乏、再生障碍性贫血。⑦其他：偶见男性乳房增大、女性多毛症、淋巴结肿大等。偶见致畸胎，孕妇慎用。

2. 答：苯巴比妥抗癫痫的作用机制：①与突触后膜上GABA-苯二氮䓬大分子受体的变构调节单位结合，增加GABA介导的$Cl^-$内流，导致细胞膜超极化，降低膜兴奋性；②阻断突触前膜$Ca^{2+}$的摄取，减少$Ca^{2+}$依赖性的神经递质（NE、ACh和谷氨酸等）的释放；③高浓度时阻断$Na^+$和$Ca^{2+}$（L型和N型）通道。

3. 答：神经化学传递和骨骼肌收缩均需$Ca^{2+}$参与，由于$Mg^{2+}$和$Ca^{2+}$化学性质相似，可特异地竞争$Ca^{2+}$结合位点，拮抗$Ca^{2+}$的作用。运动神经末梢ACh的释放过程需要$Ca^{2+}$参与，而$Mg^{2+}$竞争拮抗$Ca^{2+}$的作用，干扰ACh的释放，使神经肌肉接头处ACh减少，导致骨骼肌松弛，从而产生抗惊厥作用。

（周钰梅　万航娟）

# 第十七章　治疗中枢神经系统退行性疾病药

学习目标

**1. 掌握**　左旋多巴的药理作用及机制、临床应用、不良反应和药物相互作用。

**2. 熟悉**　卡比多巴、司来吉兰、溴隐亭、金刚烷胺的药理作用及临床应用；治疗阿尔茨海默病药的分类及各自的特点。

**3. 了解**　苯海索的应用及特点。

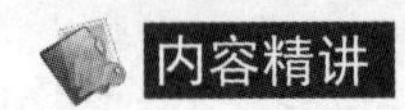

## 第一节　抗帕金森病药

抗帕金森病药主要包括拟多巴胺类药和抗胆碱药，前者又由多巴胺的前体药、左旋多巴的增效药、多巴胺受体激动药和促多巴胺释放药组成。

### 一、拟多巴胺类药

#### （一）多巴胺的前体药——左旋多巴

**1. 药理作用及机制**　**左旋多巴**（levodopa，L-DOPA）是DA的前体，通过血脑屏障后转化为DA，补充纹状体中DA的不足，发挥治疗作用。

**2. 临床应用**　左旋多巴可用于治疗各种类型的PD患者，但对吩噻嗪类等抗精神分裂症药引起的帕金森综合征无效。其作用特点为：①疗效与黑质-纹状体病损程度相关，轻症或较年轻患者疗效较好，重症或年老体弱者疗效较差；②对肌肉僵直和运动困难的疗效好，对肌肉震颤的疗效差；③起效慢，用药2～3周出现体征改善，用药1～6个月后疗效最强；④随着用药时间的延长，疗效逐渐下降，3～5年后疗效已不显著。

**3. 不良反应**

（1）早期反应

① 胃肠道反应：治疗早期约80％患者出现厌食、恶心、呕吐等症状，数周后能耐受，应用氨基酸脱羧酶（AADC）抑制药后可明显减少。此由L-DOPA在外周和中枢脱羧生成DA，分别刺激胃肠道和兴奋延髓催吐化学感受区$D_2$受体引起的，可用$D_2$受体阻断药多潘立酮缓解。还可引起腹胀、腹痛、腹泻、甚至溃疡出血、穿孔等，饭后服药或剂量递增速度减慢可减轻上述症状。

② 心血管反应：治疗初期约30％患者出现直立性低血压，可能是外周形成的DA，一方面作用于交感神经末梢，反馈性抑制NA释放，另一方面作用于血管壁的DA受体，舒张血管。有些患者出现心律不齐，主要是由于新生的DA作用于心脏β受体的缘故，可用β受体阻断药加以治疗。

（2）长期反应

① 运动过多症：是由于服用大量L-DOPA后，多巴胺受体过度兴奋，出现手足、躯体和舌的不自主运动。

② 症状波动：服药3～5年后，有40％～80％的患者出现症状快速波动，重则出现“开-关

反应”。该不良反应的发生与帕金森病（Parkinson disease，PD）的发展导致DA的贮存能力下降有关，此时患者更依赖于L-DOPA转运入脑的速率以满足DA的生成。为减轻该不良反应，可使用L-DOPA/AADC抑制药缓释剂或用多巴胺受体激动药，或加用MAO抑制药，也可调整用药方法，即改用静脉滴注、增加服药次数而不增加或减少药物剂量等。

③ 精神症状：约10%～15%病例出现精神错乱，表现为逼真的梦幻、幻想、幻视等，也有抑郁症等精神病症状，可能与DA作用于皮质下边缘系统有关，只能用非经典安定药如氯氮平治疗。

**4. 药物相互作用**　维生素$B_6$是多巴脱羧酶的辅基，能加速L-DOPA在外周组织转化为DA，可增强L-DOPA外周副作用，降低疗效；抗精神分裂症药，如吩噻嗪类和丁酰苯类，能阻滞黑质-纹状体多巴胺通路功能，利血平能耗竭黑质-纹状体中的DA，它们均能引起锥体外系运动失调，出现药源性PD，对抗L-DOPA的疗效。抗抑郁药能引起直立性低血压，加强L-DOPA的副作用。

### （二）左旋多巴的增效药

#### 1. 氨基酸脱羧酶（AADC）抑制药

（1）**卡比多巴**（carbidopa，**α-甲基多巴肼，洛得新**）　不能通过血脑屏障，与L-DOPA合用时，仅能抑制外周AADC，使L-DOPA在外周的脱羧作用被抑制，进入中枢神经系统的L-DOPA增加，从而提高L-DOPA的疗效，减轻不良反应。本品与L-DOPA组成的复方制剂称为心宁美（sinemet），混合比例为1∶4或1∶10。

（2）**苄丝肼**（benserazide，**羟苯丝肼，色拉肼**）　与L-DOPA组成的复方制剂为美多巴，比例为1∶4。

**2. MAO-B抑制药**　低剂量**司来吉兰**（selegiline，**丙炔苯丙胺**）可选择性抑制中枢神经系统MAO-B，能迅速通过血脑屏障，降低脑内DA降解代谢，使DA浓度增加，有效时间延长。其与L-DOPA合用，能增加疗效，降低L-DOPA用量，减少外周不良反应，并能消除长期单独应用L-DOPA所出现的“开-关反应”。

**3. COMT抑制药**　L-DOPA代谢有两条途径：由AADC脱羧转化为DA，经COMT代谢转化为3-O-甲基多巴（3-O-MD），后者又可与L-DOPA竞争转运载体而影响L-DOPA的吸收和进入脑组织。因此，抑制COMT，既可降低L-DOPA的降解，又可减少3-O-MD对其转运入脑的竞争性抑制作用，提高L-DOPA的生物利用度和在纹状体中的浓度。本类药物有硝替卡朋（nitecapone）、托卡朋（tolcapone）和恩他卡朋（entacapone）等。

### （三）多巴胺受体激动药

**溴隐亭**（bromocriptine，**溴麦角隐亭，溴麦亭**）为$D_2$类受体强激动药，对$D_1$类受体具有部分拮抗作用，对外周多巴胺受体、α受体也有较弱的激动作用。

小剂量溴隐亭可激动结节-漏斗通路$D_2$受体，抑制催乳素和生长激素分泌，用于治疗乳溢-闭经综合征和肢端肥大症；增大剂量可激动黑质-纹状体多巴胺通路的$D_2$受体，与L-DOPA合用治疗PD疗效较好，能减少症状波动。

溴隐亭的不良反应较多，可出现恶心、呕吐、便秘、直立性低血压、心律失常、无痛性手指血管痉挛、运动功能障碍和精神症状等。

### （四）促多巴胺释放药

**金刚烷胺**（amantadine，**金刚烷**）为抗病毒药，后发现有抗PD作用。其作用机制可能包括促进L-DOPA进入脑循环、增加DA合成、释放、减少DA再摄取、较弱抗胆碱作用、拮抗NMDA受体等。该药抗PD的特点为：用药后显效快，作用持续时间短，对PD患者肌肉强直、震颤和运动障碍的缓解作用较强，疗效优于抗胆碱药物，但不及L-DOPA。

## 二、抗胆碱药

**苯海索**（benzhexol，**安坦**）可通过拮抗胆碱受体减弱黑质-纹状体通路中ACh的作用，抗震颤效果好，也能改善运动障碍和肌肉强直。临床上其主要用于治疗早期轻症患者、不能耐受左旋多巴或禁用左旋多巴的患者、抗精神分裂症药所致的帕金森综合征。该药外周抗胆碱作用为阿托品的1/10～1/3，副作用与阿托品相同，但症状较轻。本品禁用于青光眼和前列腺肥大患者。该药对PD疗效有限，副作用较多，现已少用。有报道认为本类药物可能加重PD患者伴有的痴呆症状，该症状明显者慎用。

## 第二节 治疗阿尔茨海默病药

### 一、胆碱酯酶抑制药

#### （一）多奈哌齐

① **多奈哌齐**（donepezil）为第二代可逆性中枢抑制AChE抑制药，通过抑制AChE增加中枢ACh的含量。与第一代他克林相比，多奈哌齐对中枢AChE有更高选择性和专属性。

② 临床上该药用于轻至中度阿尔茨海默病（Alzheimer disease，AD）患者，改善患者认知功能障碍。

③ 不良反应有：流感样胸痛、牙痛等全身反应；心房纤颤、血管扩张、低血压等心血管反应；大便失禁、腹部胀痛、胃肠道出血等消化系统反应；谵妄、震颤、眩晕等神经系统反应等。

#### （二）其他胆碱酯酶抑制药

其他胆碱酯酶药主要有利斯的明（rivastigmine，卡巴拉汀）、加兰他敏（galantamine）和石杉碱甲（huperzine A）等。

### 二、NMDA受体非竞争性拮抗药

**美金刚**（memantine，**美金刚胺**）为使用依赖性的NMDA受体非竞争性拮抗药。当谷氨酸以病理量释放时，美金刚可减少谷氨酸的神经毒性作用；当谷氨酸释放过少时，美金刚可改善记忆过程所需谷氨酸的传递。该药能显著改善轻度至中度血管性痴呆症患者的认知能力，而且对较严重的患者效果较好；对中度至重度的阿尔茨海默病患者，还可显著改善其动作能力、认知障碍和社会行为。

## 同步练习

一、选择题

【A型题】

1. 关于左旋多巴治疗帕金森病的叙述，错误的是（　　）
   A. 可用于治疗各种类型的PD患者　B. 起效慢
   C. 对肌肉震颤疗效好　D. 长期用药可能会引起精神症状
   E. 对吩噻嗪类药物引起的帕金森综合征无效
2. 下列关于减轻左旋多巴引起症状波动的措施，错误的是（　　）
   A. 改用皮肤给药　B. 使用L-DOPA/AADC抑制药缓释剂
   C. 使用多巴胺受体激动药　D. 增加服药次数
   E. 加用MAO抑制药
3. 属于COMT抑制药的是（　　）
   A. 卡比多巴　B. 溴隐亭　C. 司来吉兰
   D. 硝替卡朋　E. 金刚烷胺
4. 关于多奈哌齐的叙述，错误的是（　　）
   A. 属于胆碱酯酶抑制药　B. 对中枢AChE选择性高

C. 对较严重的 AD 患者效果更好　D. 肝毒性较他克林轻
E. 可引起低血压、心房纤颤等心血管系统反应
5. 左旋多巴引起心律不齐的主要原因是（　　）
A. 中枢多巴胺过多　B. 外周生成的 DA 激动心脏 β 受体
C. 中枢胆碱受体过度兴奋　D. 外周生成的 DA 激动血管壁 DA 受体
E. 心肌收缩力增强

【B 型题】

A. 左旋多巴　B. 卡比多巴　C. 司来吉兰
D. 金刚烷胺　E. 苯海索
6. 属于 MAO-B 抑制药的是（　　）
7. 属于促多巴胺释放药的是（　　）
8. 属于多巴胺前体药的是（　　）

【C 型题】

A. 左旋多巴　B. 溴隐亭　C. 两者均可　D. 两者均不可
9. 可用于治疗帕金森病的药物是（　　）
10. 对 $D_2$ 类受体具有激动作用的药物是（　　）
11. 可补充纹状体中多巴胺不足的药物是（　　）

【X 型题】

12. 下列关于左旋多巴的说法，正确的是（　　）
A. 口服后极大部分在外周组织脱羧成为多巴胺
B. 对轻症或较年轻帕金森病患者疗效较好
C. 对吩噻嗪类抗精神分裂症药所引起的帕金森综合征疗效较好
D. 起效慢，帕金森病患者用药 2～3 周出现体征改善
E. 在治疗帕金森病时不能与维生素 $B_6$ 联合使用
13. 可用于治疗帕金森病的药物有（　　）
A. 多巴胺　B. 左旋多巴　C. 司来吉兰
D. 溴隐亭　E. 苯海索
14. 能够抑制外周氨基酸脱羧酶，增加左旋多巴进入中枢的药物有（　　）
A. 多巴胺　B. 卡比多巴　C. 司来吉兰
D. 苄丝肼　E. 苯海索
15. 下列属于治疗帕金森病的策略的是（　　）
A. 抑制黑质-纹状体通路多巴胺能神经功能
B. 增强黑质-纹状体通路多巴胺能神经功能
C. 增强肠道-多巴胺能神经功能
D. 抑制黑质-纹状体通路胆碱能神经功能
E. 增强黑质-纹状体通路胆碱能神经功能

## 二、填空题

1. 左旋多巴应用后可出现的长期不良反应，主要有________、________和________。
2. 小剂量溴隐亭可激动________通路 $D_2$ 受体，抑制催乳素和生长激素的分泌；增大剂量可激动________多巴胺通路的 $D_2$ 受体，与左旋多巴合用治疗帕金森病疗效较好。
3. 多奈哌齐通过抑制________增加中枢________的含量，能改善轻至中度阿尔茨海默病患者的认知能力和其他临床症状。

## 三、问答题

### （一）简答题

1. 简述治疗帕金森病的药物分类及代表药物。

2. 为什么维生素 $B_6$ 不能和左旋多巴合用治疗帕金森病？

3. 左旋多巴为什么可以用来治疗帕金森病？

(二) 论述题

1. 左旋多巴的不良反应有哪些？其发生的原因各是什么？如何缓解？

2. 临床上通常将左旋多巴与氨基酸脱羧酶抑制药合用治疗帕金森病，其合用的药理学基础是什么？

## 参考答案

一、选择题

1. C 2. A 3. D 4. C 5. B 6. C 7. D 8. A 9. C 10. B 11. A 12. ABDE 13. BCDE 14. BD 15. BD

二、填空题

1. 运动过多症　症状波动　精神症状

2. 结节-漏斗　黑质-纹状体

3. AChE　ACh

三、问答题

(一) 简答题

1. 答：抗帕金森病药物分类如下。

(1) 拟多巴胺类药　①多巴胺前体药：左旋多巴。②左旋多巴的增效药：氨基酸脱羧酶抑制药，卡比多巴、苄丝肼；MAO-B 抑制药，司来吉兰；COMT 抑制药，硝替卡朋、托卡朋、恩他卡朋等。③多巴胺受体激动药：溴隐亭、罗匹尼罗等。④促进多巴胺释放药：金刚烷胺。

(2) 抗胆碱药　苯海索、苯扎托品。

(3) 其他　如抗氧化剂等。

2. 答：维生素 $B_6$ 是多巴脱羧酶的辅基，能加速左旋多巴在外周组织转化为 DA，可增加左旋多巴外周副作用，降低疗效，所以维生素 $B_6$ 不能和左旋多巴合用治疗帕金森病。

3. 答：帕金森病患者黑质多巴胺能神经元退行性变，酪氨酸羟化酶同步减少，使脑内酪氨酸转化为左旋多巴极度减少，但将左旋多巴转化为多巴胺的能力尚存。多巴胺因不易通过血脑屏障，故不能用于治疗帕金森病。左旋多巴可通过血脑屏障进入中枢，在中枢转化为多巴胺，补充纹状体中多巴胺的不足而发挥治疗作用。

(二) 论述题

1. 答：左旋多巴的不良反应分为早期和长期两大类。

(1) 早期反应　①胃肠道反应：治疗早期约 80%患者出现厌食、恶心、呕吐等症状，数周后能耐受。其发生原因可能是左旋多巴在外周和中枢脱羧生成 DA，分别刺激胃肠道和兴奋延髓催吐化学感受区 $D_2$ 受体，可用 $D_2$ 受体阻断药多潘立酮缓解。还可引起腹胀、腹痛、腹泻、甚至溃疡出血、穿孔等。

②心血管反应：治疗初期约 30%患者出现直立性低血压，其发生原因可能是外周生成的 DA 一方面作用于交感神经末梢，反馈性抑制交感神经末梢释放去甲肾上腺素，另一方面作用于血管壁 DA 受体，使血管扩张。有些患者出现心律不齐，可能是生成的 DA 作用于心脏 β 受体引起的，可用 β 受体阻断药加以治疗。

(2) 长期反应　①运动过多症：是异常动作舞蹈症的总称，也称为运动障碍，患者出现手足、躯体和舌的不自主运动。由于大量服用左旋多巴，导致 DA 受体过度兴奋，有研究发现 DA 受体拮抗药左旋千金藤啶碱可缓解该不良反应。②症状波动：服药 3～5 年后，有 40%～80%的患者出现症状快速波动，重则出现“开-关反应”。“开”时活动正常或几近正常，而“关”时突然出现严重的 PD 症状。症状波动的发生与 PD 的发展导致多巴胺的贮存能力下降有关。为减轻症状波动，可使用左旋多巴/AADC 抑制药缓释剂或用 DA 受体激动药，或加用 MAO 抑制药如司来吉兰等，也可调整用药方法，即改用静脉滴注、增加服药次数而不增加或减少药物剂量等。③精神症状：出现精神错乱的病例约占 10%～15%，表现为逼真的梦幻、幻想、幻视等，也有抑郁症等精神病症状。该不良反应可能与 DA 作用于皮质下边缘系统有关，可用非经典安定药如氯氮平进行治疗。

2. 答：左旋多巴为体内合成多巴胺的前体物质，左旋多巴可通过血脑屏障进入中枢，在中枢转化为多巴胺，补充纹状体中多巴胺的不足而发挥抗帕金森病作用。氨基酸脱羧酶抑制药不能通过血脑屏障，与左旋多巴合用时，仅能抑制外周 L-芳香族氨基酸脱羧酶，使左旋多巴在外周的脱羧作用被抑制，进入中枢神经系统的左旋多巴增加，从而增加中枢多巴胺的生成，提高左旋多巴的疗效，减轻其外周不良反应。

(陈伟伟)

# 第十八章　抗精神失常药

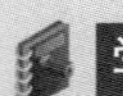

学习目标

**1. 掌握**　氯丙嗪的药理作用及机制、药动学特点、临床应用、不良反应、药物相互作用及禁忌证；丙米嗪的药理作用及机制、临床应用及不良反应。

**2. 熟悉**　抗精神失常药物的分类；碳酸锂的药动学特点、作用机制、临床应用及不良反应。

**3. 了解**　其他经典抗精神分裂症药物及非典型抗精神分裂症药物氯氮平和利培酮的药理作用和应用；其他抗抑郁药物阿米替林、地昔帕明、氟西汀、曲唑酮等的药理作用和应用。

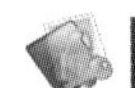

内容精讲

## 第一节　抗精神分裂症药

### 一、经典抗精神分裂症药

#### （一）吩噻嗪类

**1. 氯丙嗪**

（1）药理作用及机制

① 对中枢神经系统的作用

a. 抗精神分裂症作用：氯丙嗪（chlorpromazine，冬眠灵，wintermin）对中枢神经系统有较强的抑制作用，也称神经安定作用。精神分裂症患者服用氯丙嗪后，能迅速控制兴奋躁动状态，大剂量连续用药能消除患者的幻觉和妄想等症状，减轻思维障碍，使患者恢复理智，情绪安定，生活自理。抗精神分裂症作用机制主要是通过拮抗中脑-边缘系统和中脑-皮质系统的 $D_2$ 样受体而产生。

b. 镇吐作用：小剂量即可阻断延髓催吐化学感受区的 $D_2$ 受体。大剂量的氯丙嗪直接抑制呕吐中枢。但是，氯丙嗪不能对抗前庭刺激引起的呕吐。氯丙嗪也可治疗顽固性呃逆，其机制是抑制位于延髓催吐化学感受区旁的呃逆中枢调节部位。

c. 对体温调节的作用：氯丙嗪可抑制下丘脑体温调节中枢，使体温随外界环境温度而变化。与解热镇痛药不同，氯丙嗪不但降低发热机体的体温，也能降低正常体温。其与物理降温同时应用，则有协同降温作用。

② 对自主神经系统的作用：氯丙嗪能阻断 α 受体和 M 受体。其阻断 α 受体可致血管扩张、血压下降，引起直立性低血压；阻断 M 受体可引起口干、便秘、视物模糊等副作用。

③ 对内分泌系统的影响：氯丙嗪能阻断结节-漏斗系统中的 $D_2$ 亚型受体，增加催乳素的分泌，抑制促性腺激素和糖皮质激素的分泌；还可抑制垂体生长激素的分泌，可试用于巨人症的治疗。

（2）药动学特点　氯丙嗪口服吸收慢而不规则，肌内注射吸收迅速，90%以上可与血浆蛋白结合。氯丙嗪脂溶性高，易透过血脑屏障，脑组织中分布较广，脑内浓度可达血浆浓度的 10 倍。氯丙嗪主要经肝 $P_{450}$ 系统代谢。氯丙嗪及其代谢物主要经肾排泄。因其脂溶性高，故易蓄积于脂肪组织，排泄缓慢。不同个体口服相同剂量氯丙嗪后，血药浓度相差可达 10 倍以上，因此，给药剂量应个体化。

(3) 临床应用

① 精神分裂症：氯丙嗪能明显缓解阳性症状，但对阴性症状效果不明显。氯丙嗪主要用于Ⅰ型精神分裂症的治疗，尤其对急性患者效果显著，但不能根治，需长期用药，甚至终身治疗。其对慢性精神分裂症疗效较差，对Ⅱ型精神分裂症无效甚至加重病情。氯丙嗪也可用于治疗其他精神分裂症和躁狂症伴有的兴奋、紧张、躁动、幻觉、妄想等症状。

② 呕吐和顽固性呃逆：氯丙嗪对多种药物（如洋地黄、吗啡、四环素等）和疾病（如尿毒症、恶性肿瘤等）引起的呕吐具有显著的镇吐作用，对顽固性呃逆也有显著疗效，对晕动症无效。

③ 低温麻醉与人工冬眠：物理降温配合氯丙嗪可用于低温麻醉。氯丙嗪与哌替啶、异丙嗪合用，组成“冬眠”合剂，可使患者深睡，体温、基础代谢及组织耗氧量均降低，增强患者对缺氧的耐受力，减轻机体对伤害性刺激的反应，称为“人工冬眠”，有利于机体度过危险的缺氧缺能阶段，用于严重创伤、感染性休克、高热惊厥、甲状腺危象等疾病的辅助治疗。

(4) 不良反应

① 常见不良反应

a. 中枢抑制症状：嗜睡、淡漠、无力等。

b. M受体阻断症状：视物模糊、口干、无汗、便秘、眼压升高等。

c. α受体阻断症状：鼻塞、血压下降、直立性低血压及反射性心动过速等。

d. 局部刺激症状：静脉注射可引起血栓性静脉炎，应以生理盐水或葡萄糖注射液稀释后缓慢滴注。

② 锥体外系反应

a. 帕金森综合征：表现为肌张力增高、面容呆板、动作迟缓、肌肉震颤、流涎等。

b. 静坐不能：表现为坐立不安、反复徘徊。

c. 急性肌张力障碍：由于舌、面、颈及背部肌肉痉挛，患者可出现强迫性张口、伸舌、斜颈、呼吸运动障碍及吞咽困难。

以上三种反应是由氯丙嗪阻断了黑质-纹状体通路的 $D_2$ 样受体，使纹状体中的DA功能减弱、ACh功能相对增强所致，可通过减少药量、停药来减轻或消除，也可用抗胆碱药来缓解。

长期服用氯丙嗪后，部分患者还可引起一种特殊而持久的运动障碍，称为迟发性运动障碍(tardive dyskinesia，TD)，表现为口-面部不自主的刻板运动，如吸吮、伸舌、咀嚼等，广泛性舞蹈样手足徐动症，停药后仍可长期不消失。其机制可能是DA受体长期被阻断、受体敏感性增加或反馈性促进突触前膜DA释放增加。此反应难以治疗，用抗胆碱药反而使症状加重，抗DA药可使此反应减轻。

③ 精神异常：出现意识障碍、淡漠、兴奋、躁动、抑郁、幻觉、妄想等，应与原有疾病加以鉴别，一旦发生应立即减量或停药。

④ 惊厥和癫痫：少数患者可诱发，有惊厥或癫痫病史者应慎用，必要时加用抗癫痫药。

⑤ 过敏反应：常见症状有皮疹、接触性皮炎。少数患者出现肝损害、黄疸，偶有粒细胞减少、溶血性贫血和再生障碍性贫血等。

⑥ 心血管系统反应：表现为直立性低血压、持续性低血压休克、心律失常等。

⑦ 内分泌系统反应：长期用药可引起内分泌系统紊乱，如乳腺增大、泌乳、月经停止、儿童生长减慢等。主要是由于氯丙嗪阻断了结节-漏斗通路DA受体。

⑧ 急性中毒：一次吞服大剂量氯丙嗪后，可致急性中毒，患者出现昏睡、血压下降至休克水平，并出现心肌损害，如心动过速、心电图异常，此时应立即对症治疗。

(5) 药物相互作用和禁忌证　氯丙嗪能增强其他中枢抑制药如镇静催眠药、镇痛药、抗组胺药、乙醇等的中枢抑制作用。该药能抑制DA受体激动药、左旋多巴的作用。某些肝药酶诱导剂如苯妥英钠、卡马西平等可加速氯丙嗪的代谢。

氯丙嗪能降低惊厥阈，诱发癫痫，有癫痫及惊厥病史者禁用；昏迷患者禁用；氯丙嗪能升高眼压，青光眼患者禁用；乳腺增生症和乳腺癌患者禁用；对冠心病患者易致猝死，应慎用。

**2. 其他吩噻嗪类药物**　其他吩噻嗪类药物有奋乃静（perphenazine）、氟奋乃静（fluphenazine）、三氟拉嗪（trifluoperazine）等。

**（二）硫杂蒽类**

**氯普噻吨**（chlorprothixene，**泰尔登，氯丙硫蒽**）的抗幻觉妄想作用比氯丙嗪弱，而调整情绪、控制焦虑抑郁的作用较氯丙嗪强。其用于治疗带有强迫状态或焦虑抑郁情绪的精神分裂症、焦虑性神经官能症、更年期抑郁症等。氯普噻吨抗肾上腺素作用和抗胆碱作用较弱，锥体外系反应也较少。

**（三）丁酰苯类**

**1. 氟哌啶醇**（haloperidol）　抗精神分裂症作用和锥体外系反应都很强，心血管系统不良反应轻，对肝功能影响小。其常用于治疗以兴奋、幻觉、妄想为主的精神分裂症，同时对慢性症状有较好疗效。

**2. 氟哌利多**（droperidol，**氟哌啶**）　在体内代谢快，作用维持时间短，作用与氟哌啶醇相似。临床上其主要用于增强镇痛药的作用，如与芬太尼配合使用，用于神经阻滞镇痛术。氟哌利多也可用于麻醉前给药、镇吐、控制精神分裂症患者的攻击行为。

**（四）其他抗精神分裂症药物**

**1. 五氟利多**（penfluridol）　为长效抗精神分裂症药，有较强抗精神分裂症作用，镇静作用较弱，有一定镇吐作用，锥体外系反应比较常见。本品适用于急慢性精神分裂症，尤其适用于慢性患者，对幻觉、妄想、退缩均有较好疗效。

**2. 舒必利**（sulpiride）　对急慢性精神分裂症疗效较好，起效快，改善患者与周围的接触、活跃情绪，减轻幻觉、妄想，对情绪低落、忧郁等症状也有治疗作用，对紧张型精神分裂症疗效高，对长期用其他药物无效的难治性病例也有一定疗效，锥体外系不良反应较少。

## 二、非典型抗精神分裂症药

**1. 氯氮平**（clozapine）　属于苯二氮䓬类药物，抗精神分裂症作用强，起效迅速，对其他药物无效的病例仍有效。氯氮平是选择性 $D_4$ 亚型受体拮抗药，能特异性拮抗中脑边缘系统和中脑皮质系统的 $D_4$ 亚型受体，对黑质-纹状体系统的 $D_2$ 和 $D_3$ 亚型受体几乎无亲和力，所以几乎无锥体外系反应。氯氮平抗精神分裂症的治疗机制还涉及阻断 5-$HT_{2A}$ 受体，协调 5-HT 与 DA 系统的相互作用和平衡。

**2. 利培酮**（risperidone）　对 5-HT 受体和 $D_2$ 亚型受体均有拮抗作用，对前者作用显著强于后者。利培酮对精神分裂症阳性症状和阴性症状均有效，对患者的认知功能障碍和继发性抑郁也有治疗作用。其适用于治疗首发急性和慢性患者。其锥外系反应轻，抗胆碱样作用和镇静作用弱。

# 第二节　抗躁狂症药

**碳酸锂**

**1. 药动学特点**　碳酸锂（lithium carbonate）口服吸收快。锂离子在血液中不与血浆蛋白结合，先分布于细胞外液，然后逐渐蓄积于细胞内，通过血脑屏障进入脑组织和神经细胞需要一定时间，因此锂盐显效较慢。碳酸锂主要通过肾脏排泄，锂在近曲小管与 $Na^+$ 竞争重吸收，所以增加钠摄入可促进其排泄。

**2. 抗躁狂机制**　确切机制目前不清楚。作用机理可能为：①抑制神经末梢 NA 和 DA 的释放，不影响或促进 5-HT 的释放；②促进突触间隙儿茶酚胺再摄取，并增加其灭活；③抑制腺苷酸环化酶和磷脂酶 C 所介导的反应；④影响 $Na^+$、$Ca^{2+}$、$Mg^{2+}$ 的分布，影响葡萄糖的代谢。

**3. 临床应用** 主要用于治疗抗躁狂症，还可治疗躁狂抑郁症。

**4. 不良反应** 锂盐不良反应较多，安全范围较窄，有条件应监测血药浓度。轻度毒性症状包括恶心、呕吐、腹痛、腹泻、细微震颤等，较严重的毒性反应主要表现为中枢神经系统症状，如精神紊乱、反射亢进、明显震颤、惊厥，甚至昏迷、死亡，静注生理盐水可促进其排泄。

## 第三节 抗抑郁药

临床使用的抗抑郁药包括三环类抗抑郁药（抑制 NA、5-HT 再摄取的药物）、NA 再摄取抑制药、5-HT 再摄取抑制药和其他抗抑郁药。

### 一、三环类抗抑郁药

这些药物结构中都有 2 个苯环和 1 个杂环，故统称为三环类抗抑郁药。常用的有丙米嗪（imipramine，米帕明）、氯米帕明（clomipramine）、阿米替林（amitriptyline）、多塞平（doxepin，多虑平）等。

#### （一）丙米嗪

**1. 药动学特点** 丙米嗪口服吸收良好，血药浓度于 2～8h 达峰值，血浆 $t_{1/2}$ 为 10～20h，在体内广泛分布于全身各组织，以脑、肝、肾及心脏分布较多。丙米嗪主要在肝内经药酶代谢，并与葡萄糖醛酸结合，自尿排出。

**2. 药理作用及机制**

① 对中枢神经系统的作用：正常人口服本药后，出现安静、嗜睡、头晕、血压稍降、口干、视物模糊等反应，若连续用药数天，以上症状可能加重，甚至出现注意力不集中和思维能力下降。抑郁症患者连续服药后，出现精神振奋，连续用药 2～3 周后疗效才显著，使情绪高涨，抑郁症状减轻。其抗抑制作用的主要机制是阻断 NA、5-HT 在神经末梢的再摄取，从而使突触间隙递质浓度增加，促进突触传递功能。

② 对自主神经系统的作用：治疗量丙米嗪能阻断 M 胆碱受体，表现为口干、视物模糊、便秘、尿潴留等。

③ 对心血管系统的作用：治疗量丙米嗪可降低血压，引起心律失常，这与它抑制心肌中 NA 再摄取有关。此外，丙米嗪对心肌有奎尼丁样直接抑制效应。

**3. 临床应用** 本品可用于治疗各种原因引起的抑郁症，对精神分裂症的抑郁症状疗效较差，也用于强迫症、儿童遗尿症、焦虑症和恐惧症的治疗。

**4. 不良反应** 阻断 M 受体，可引起口干、便秘、视物模糊、排尿困难、心动过速等。阻断 α 受体，可引起直立性低血压。还可出现多汗、无力、头晕、失眠、皮疹、反射亢进、共济失调、肝功能异常、粒细胞缺乏等。因易致尿潴留及升高眼内压，故前列腺肥大及青光眼患者禁用。

#### （二）阿米替林

阿米替林对 5-HT 再摄取的抑制作用明显强于对 NA 再摄取的抑制，镇静及抗胆碱作用也较明显。其临床应用和不良反应与丙米嗪相似。

#### （三）氯米帕明

氯米帕明 5-HT 再摄取有较强的抑制作用，其代谢产物去甲氯丙米嗪对 NA 再摄取有相对强的抑制作用。氯米帕明在临床上可用于治疗抑郁症、强迫症、恐惧症和发作性睡眠引起的肌肉松弛。其不良反应与丙米嗪相同。

#### （四）多塞平

多塞平的作用与丙米嗪相似，抗抑郁作用比丙米嗪弱，抗焦虑作用强，镇静作用和对血压影响比丙米嗪强，但对心脏影响较小，对伴有焦虑症状的抑郁症疗效最佳。其不良反应与丙米嗪类似。

### 二、NA 再摄取抑制药

该类药物可选择性抑制突触前膜 NA 的再摄取，包括地昔帕明（desipramine）、马普替林（maprotiline）、去甲替林（nortriptyline）等。本类药主要适用于脑内以 NA 缺乏为主的抑郁症的治疗，尤其适用于尿检 3-甲基-4-羟苯乙二醇（NA 的代谢物）明显减少的患者。这类药物的特点是起效快，镇静、抗胆碱和降压作用均比 TCAs 弱。

**地昔帕明**可选择性抑制 NA 的再摄取，对 5-HT 和 DA 的摄取也有一定的抑制作用。对 $H_1$ 受体有较强的拮抗作用，对 α 受体和 M 受体拮抗作用弱。其对轻、中度抑郁症疗效好。地昔帕明的不良反应较小，但对心脏的影响与丙米嗪相似。

### 三、5-HT 再摄取抑制药

选择性 5-HT 再摄取抑制药（selective serotonin reuptake inhibitors，SSRIs）主要有氟西汀（fluoxetine，百忧解）、帕罗西汀（paroxetine）、舍曲林（sertraline）等。该类药物对 5-HT 再摄取具有强大的抑制作用，而对其他神经递质影响小。本类药兼有良好的抗抑郁和抗焦虑作用，而对自主神经系统、心血管系统影响小，不良反应少。其主要适用于脑内 5-HT 减少所致的抑郁症，也用于其他抑郁症药物疗效不佳或不能耐受的患者。

**氟西汀**为强效选择性 5-HT 再摄取抑制剂，对抑郁症疗效与三环类相当，耐受性和安全性优于三环类。该药对强迫症、贪食症也有效。本品与 MAO 抑制剂合用须警惕“血清素综合征”的发生。

### 四、其他抗抑郁药

**1. 曲唑酮**（trazodone）　用于治疗抑郁症，具有镇静作用，适于夜间给药。其不良反应较少，无 M 受体阻断作用，也不影响 NA 的再摄取，所以对心血管系统无显著影响，也少见口干、便秘等不良反应。

**2. 米氮平**（mirtazapine）　通过阻断突触前膜 $\alpha_2$ 受体而增加 NA 的释放、间接促进 5-HT 的释放而发挥抗抑郁作用，抗抑郁症效果与阿米替林相当。其抗胆碱作用和 5-HT 样不良反应较轻。

## 同步练习

**一、选择题**

**【A 型题】**

1. 氯丙嗪能产生锥体外系反应，其机制是药物拮抗了（　　）
   A. 中脑-皮质系统 $D_2$ 样受体　B. 中脑-边缘系统 $D_2$ 样受体
   C. 结节-漏斗系统 $D_2$ 样受体　D. 黑质-纹状体通路 $D_2$ 样受体
   E. 中枢 M 受体
2. 下列关于氯丙嗪的禁忌证，哪一项是错误的（　　）
   A. 青光眼　B. 感染性休克　C. 乳腺癌
   D. 乳腺增生症　E. 癫痫
3. 氯丙嗪引起的不良反应中可用抗多巴胺药减轻的是（　　）
   A. 皮疹　B. 帕金森综合征　C. 直立性低血压
   D. 血栓性静脉炎　E. 迟发性运动障碍
4. 临床上最常用的抗躁狂症药是（　　）
   A. 氯丙嗪　B. 氟哌利多　C. 丙米嗪
   D. 碳酸锂　E. 苯妥英钠
5. 丙米嗪主要用于治疗（　　）
   A. 抑郁症　B. 精神分裂症　C. 躁狂症

D. 癫痫　　E. 帕金森病

【B型题】

A. 氯丙嗪　　B. 丙米嗪　　C. 碳酸锂
D. 氯氮平　　E. 氟哌利多

6. 属于选择性 $D_4$ 亚型受体拮抗药的是（　　）
7. 可与芬太尼配合使用，用于神经阻滞镇痛术的药物是（　　）
8. 属于吩噻嗪类药物的是（　　）
9. 可用于治疗抑郁症的药物是（　　）

【C型题】

A. 降低正常机体的体温　　B. 降低发热机体的体温
C. 两者均可　　D. 两者均不可

10. 氯丙嗪能（　　）
11. 阿司匹林能（　　）
12. 普萘洛尔能（　　）
13. 地塞米松能（　　）

【X型题】

14. 氯丙嗪镇吐作用的机制是（　　）
A. 阻断黑质-纹状体通路 $D_2$ 样受体　　B. 阻断中脑-边缘系统 $D_2$ 样受体
C. 阻断延髓催吐化学感受区 $D_2$ 受体　　D. 直接抑制呕吐中枢
E. 阻断中枢α肾上腺素受体
15. 氯丙嗪具有下列哪些药理作用（　　）
A. 抗精神分裂症作用　　B. 镇吐作用　　C. 升高血压作用
D. 抑制催乳素分泌作用　　E. 抑制体温调节中枢作用
16. 下列属于氯丙嗪不良反应的是（　　）
A. 皮疹　　B. 眼压升高　　C. 精神异常
D. 帕金森综合征　　E. 乳腺增大
17. 可用于治疗抑郁症的药物是（　　）
A. 丙米嗪　　B. 氟哌利多　　C. 氯丙嗪
D. 地昔帕明　　E. 氟西汀

## 二、填空题

1. 氯丙嗪等吩噻嗪类药物的抗精神分裂症作用主要是通过拮抗________系统和________系统的 $D_2$ 样受体而产生的。
2. 碳酸锂主要通过肾脏排泄，锂在近曲小管与________竞争重吸收，在其过量中毒时可静注________促进其排泄。
3. 氯氮平是选择性________亚型受体拮抗药，对黑质-纹状体系统的 $D_2$ 和 $D_3$ 亚型受体几乎无亲和力，所以几乎无________反应。

## 三、问答题

### （一）简答题

1. 氯丙嗪的临床应用有哪些？
2. 氯丙嗪为什么会引起锥体外系反应？
3. 简述抗抑郁药的分类，并分别列举具体的药物。

### （二）论述题

1. 试述氯丙嗪的药理作用。
2. 试述氯丙嗪的不良反应。
3. 试述丙米嗪的药理作用和临床应用。

## 参考答案

### 一、选择题

1.D　2.B　3.E　4.D　5.A　6.D　7.E　8.A　9.B　10.C　11.B　12.D　13.B　14.CD　15.ABE　16.ABCDE　17.ADE

### 二、填空题

1.中脑-边缘　中脑-皮质

2.$Na^+$　生理盐水

3.$D_4$　锥体外系

### 三、问答题

#### (一) 简答题

1.答：①精神分裂症：氯丙嗪主要用于Ⅰ型精神分裂症的治疗，尤其对急性患者效果显著，对慢性精神分裂症疗效较差，对Ⅱ型精神分裂症无效甚至加重病情。②呕吐和顽固性呃逆：氯丙嗪对多种药物（如洋地黄、吗啡、四环素等）和疾病（如尿毒症、恶性肿瘤等）引起的呕吐具有显著的镇吐作用，对顽固性呃逆也有显著疗效，对晕动症无效。③低温麻醉与人工冬眠：物理降温配合氯丙嗪可用于低温麻醉。氯丙嗪与哌替啶、异丙嗪合用，组成“冬眠”合剂，用于“人工冬眠”疗法。

2.答：长期大量服用氯丙嗪可出现帕金森综合征、静坐不能和急性肌张力障碍三种反应。这些反应的发生是由氯丙嗪阻断了黑质-纹状体通路的$D_2$样受体，使纹状体中的DA功能减弱、ACh功能相对增强所致。长期服用氯丙嗪后，部分患者还可引起一种特殊而持久的运动障碍，称为迟发性运动障碍，表现为口-面部不自主的刻板运动，广泛性舞蹈样手足徐动症。其机制可能是DA受体长期被阻断，受体敏感性增加或反馈性促进突触前膜DA释放增加。

3.答：①三环类抗抑郁药（抑制NA、5-HT再摄取的药物），如丙米嗪、阿米替林、氯米帕明等。②NA再摄取抑制药，如地昔帕明、马普替林、去甲替林等。③5-HT再摄取抑制药，如氟西汀、帕罗西汀等。④其他抗抑郁药，如曲唑酮、米氮平等。

#### (二) 论述题

1.答：(1) 对中枢神经系统的作用　①抗精神分裂症作用：精神分裂症患者服用氯丙嗪后，能迅速控制兴奋躁动状态，大剂量连续用药能消除患者的幻觉和妄想等症状，减轻思维障碍，使患者恢复理智，情绪安定，生活自理。②镇吐作用：氯丙嗪有较强的镇吐作用。但是不能对抗前庭刺激引起的呕吐。氯丙嗪也可用于缓解顽固性呃逆。③对体温调节的作用：氯丙嗪对下丘脑体温调节中枢有很强的抑制作用，使机体体温随外界环境温度而变化。氯丙嗪不但降低发热机体的体温，也能降低正常体温。

(2) 对自主神经系统的作用　氯丙嗪能阻断α受体和M受体。阻断α受体可致血管扩张、血压下降，引起直立性低血压；阻断M受体可引起口干、便秘、视物模糊等副作用。

(3) 对内分泌系统的影响　氯丙嗪能阻断结节-漏斗系统中的$D_2$亚型受体，增加催乳素的分泌，抑制促性腺激素和糖皮质激素的分泌。氯丙嗪还可抑制垂体生长激素的分泌。

2.答：(1) 常见不良反应　①中枢抑制症状：嗜睡、淡漠、无力等。②M受体阻断症状：视物模糊、口干、无汗、便秘、眼压升高等。③α受体阻断症状：鼻塞、血压下降、直立性低血压及反射性心动过速等。④局部刺激症状：静脉注射可引起血栓性静脉炎，应以生理盐水或葡萄糖注射液稀释后缓慢滴注。

(2) 锥体外系反应　长期大量服用氯丙嗪可出现以下3种反应：①帕金森综合征，表现为肌张力增高、面容呆板、动作迟缓、肌肉震颤、流涎等；②静坐不能，表现为坐立不安、反复徘徊；③急性肌张力障碍，由于舌、面、颈及背部肌肉痉挛，患者可出现强迫性张口、伸舌、斜颈、呼吸运动障碍及吞咽困难。长期服用氯丙嗪后，部分患者还可引起一种特殊而持久的运动障碍，称为迟发性运动障碍，表现为口-面部不自主的刻板运动，如吸吮、伸舌、咀嚼等，广泛性舞蹈样手足徐动症，停药后仍可长期不消失。

(3) 精神异常　氯丙嗪本身可以引起精神异常，如意识障碍、淡漠、兴奋、躁动、抑郁、幻觉、妄想等。

(4) 惊厥和癫痫　少数患者可诱发，有惊厥或癫痫病史者应慎用。

(5) 过敏反应　常见症状有皮疹、接触性皮炎。少数患者出现肝损害、黄疸，偶有粒细胞减少、溶血性贫血和再生障碍性贫血等。

(6) 心血管系统反应　表现为直立性低血压、持续性低血压休克、心律失常等。

(7) 内分泌系统反应　长期用药可引起内分泌系统紊乱，如乳腺增大、泌乳、月经停止、儿童生长减慢等。

3.答：(1) 丙米嗪的药理作用　①对中枢神经系统的作用：正常人口服本药后，出现安静、嗜睡、头晕、血压稍降、口干、视物模糊等。若连续用药数天，以上症状可能加重，甚至出现注意力不集中和思维能力下降。相反，抑郁症患者连续服药后，精神振奋，连续用药2～3周后疗效才显著，使情绪高涨，症状减轻。②对自主神经系统的作用：治疗量丙米嗪能阻断M胆碱受体，表现为口干、视物模糊、便秘、尿潴留等。③对心血管系统的作用：治疗量丙米嗪可降低血压，引起心律失常。此外，丙米嗪对心肌有奎尼丁样直接抑制效应。

(2) 丙米嗪的临床应用　①丙米嗪可治疗各种原因引起的抑郁症，对精神分裂症的抑郁症状疗效较差。②丙米嗪也可用于强迫症、儿童遗尿症、焦虑症和恐惧症等的治疗。

(陈伟伟)

# 第十九章　镇痛药

学习目标

**1. 掌握**　阿片受体激动药吗啡的药理作用及机制、临床应用、不良反应、禁忌证、成瘾的治疗、急性中毒及其解救；人工合成镇痛药哌替啶的药理作用、临床应用、不良反应和禁忌证。

**2. 熟悉**　可待因、美沙酮、芬太尼、喷他佐辛、二氢埃托啡的作用特点及应用；阿片受体拮抗药纳洛酮的作用及应用。

**3. 了解**　其他镇痛药曲马多、布桂嗪的作用特点及应用；疼痛的类型和调控。

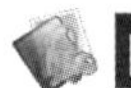

内容精讲

## 第一节　概　　述

疼痛是一种因实际或潜在的组织损伤而产生的痛苦感觉，常伴有不愉快的情绪或心血管和呼吸方面的变化。它既是机体的一种保护性反应，也是临床许多疾病的常见症状。

疼痛的调控是一个复杂的过程。一般认为，谷氨酸和神经肽是伤害性感觉传入神经末梢释放的主要递质，谷氨酸称为快递质，P 物质（SP）等神经肽称为慢递质。目前，有关疼痛调控机制的主导学说是 Wall 和 Melzack 于 1965 年提出的“闸门学说”，该学说认为脊髓胶质区感觉神经元同时接受外周感觉神经末梢的感觉信号和中枢下行抑制系统的调节信号，形成痛觉调制的“闸门”，当感觉信号强度超过闸门阈值，即产生痛觉。近年亦提出痛觉过敏和痛觉超敏的发生机制与外周伤害性感受器增敏和中枢突触传递长时程增强现象有关。

阿片（opium）是罂粟科植物罂粟未成熟蒴果浆汁的干燥物，含 20 余种生物碱，根据生物碱的化学结构，可将其分为菲类和异喹啉两大类。前者如吗啡和可待因，有镇痛作用。后者如罂粟碱，有松弛平滑肌和舒张血管的作用。

## 第二节　阿片受体和内源性阿片肽

机体主要由 $\mu$、$\delta$、$\kappa$ 3 类阿片受体介导阿片类药物的药理效应。其中，$\mu$ 受体是介导吗啡镇痛效应的主要受体，也有镇静、呼吸抑制、缩瞳、欣快及依赖性等效应；$\kappa$ 受体主要介导脊髓镇痛效应，也能引起镇静作用；$\delta$ 受体介导的镇痛效应不明显，但能引起抗焦虑和抗抑郁作用，成瘾性较小。

$\mu$、$\delta$ 和 $\kappa$ 受体均属于 G 蛋白偶联受体，受体激活后抑制腺苷酸环化酶活性，激活配体门控钾离子通道和抑制电压门控钙离子通道，从而减少神经递质释放和阻断痛觉传递。

阿片受体主要存在于下丘脑、中脑导水管周围灰质、蓝斑核和脊髓背角区。在脑内，阿片肽的分布与阿片受体分布近似，广泛分布于纹状体、杏仁核、下丘脑、中脑导水管周围灰质、低位脑干、脊髓胶质区等脑区。

# 第三节 吗啡及其相关阿片受体激动药

## 一、吗啡

### （一）药动学特点

**吗啡**（morphine）口服易吸收，首过消除明显，生物利用度约为25%，故常注射给药。本品脂溶性较低，仅有少量通过血脑屏障，但足以发挥中枢性药理作用，也可通过胎盘屏障，影响胎儿。吗啡主要经肝脏代谢，代谢产物吗啡-6-葡萄糖醛酸仍有药理活性，且活性比吗啡强。吗啡主要以吗啡-6-葡萄糖醛酸的形式经肾脏排泄，少量经胆汁和乳汁排泄。

### （二）药理作用及机制

**1. 中枢神经系统**

① 镇痛作用：吗啡镇痛作用强大，对绝大多数急性痛和慢性痛效果良好，对持续性慢性钝痛作用大于间断性锐痛，对神经性疼痛的效果较差。

镇痛作用机制：阿片类药物的镇痛作用是同时通过直接抑制源自脊髓背角的痛觉上行传入通路和激活源自中脑的痛觉下行控制环路来实现的。痛觉传入神经末梢通过释放谷氨酸、SP等递质而将痛觉冲动传向中枢，内源性阿片肽由特定的神经元释放后可激动脊髓感觉神经突触前、后膜上的阿片受体，通过G蛋白偶联，抑制腺苷酸环化酶、促进$K^+$外流、减少$Ca^{2+}$内流，使突触前膜递质释放减少、突触后膜超极化，最终减弱或阻滞痛觉信号的传递，产生镇痛作用。同时内源性阿片肽还可通过增加中枢下行抑制系统对脊髓背角感觉神经元的抑制作用而产生镇痛作用。吗啡的镇痛作用是通过激动脊髓胶质区、丘脑内侧、脑室及导水管周围灰质等部位的阿片受体，主要是$\mu$受体，模拟内源性阿片肽对痛觉的调制功能而产生镇痛作用。

② 镇静、致欣快作用：吗啡具有明显镇静作用，能改善由疼痛所引起的焦虑、紧张、恐惧等情绪反应，提高对疼痛的耐受力。吗啡还可引起欣快症，表现为满足感和飘然欲仙等。

③ 抑制呼吸：治疗量即可抑制呼吸，使呼吸频率减慢、潮气量降低、每分通气量减少，其中呼吸频率减慢尤为突出。呼吸抑制是吗啡急性中毒致死的主要原因。该作用与其降低脑干呼吸中枢对血液$CO_2$张力的敏感性，以及抑制脑桥呼吸调节中枢有关。

④ 镇咳：直接抑制延髓咳嗽中枢，产生强大的镇咳作用。

⑤ 缩瞳：吗啡可兴奋支配瞳孔的副交感神经，引起瞳孔括约肌收缩，使瞳孔缩小，针尖样瞳孔为吗啡中毒的特征。

⑥ 其他中枢作用：吗啡作用于下丘脑体温调节中枢，使体温略有下降，但长期大剂量应用，体温反而升高；兴奋延脑催吐化学感受区的阿片受体，引起恶心和呕吐；抑制下丘脑促性腺激素释放激素（GnRH）和促肾上腺皮质激素释放激素（CRF）的释放。

**2. 平滑肌**

① 胃肠道平滑肌：吗啡减慢胃蠕动，使胃排空延迟，提高胃窦部及十二指肠上部的张力；提高肠道平滑肌张力，减弱推进性蠕动，同时提高回盲瓣及肛门括约肌张力，并抑制消化液的分泌；加之对中枢的抑制，减弱便意和排便反射，因而有止泻及引起便秘作用。

② 胆道平滑肌：治疗量吗啡引起胆道奥迪括约肌痉挛性收缩，使胆道和胆囊内压明显提高，可致上腹不适甚至胆绞痛。

③ 其他平滑肌：吗啡降低子宫平滑肌张力、收缩频率和收缩幅度，延长产妇分娩时程；提高膀胱外括约肌张力，可引起尿潴留；大剂量可引起支气管收缩，诱发或加重哮喘。

**3. 心血管系统** 吗啡能扩张血管，降低外周阻力，可引起直立性低血压。其降压作用部分与其促进组胺释放有关。吗啡类药物能模拟缺血性预适应对心肌缺血性损伤的保护作用，其机制可能与吗啡激动心肌上的$\delta_1$阿片受体而激活线粒体KATP通道有关。吗啡因其抑制呼吸，使体内$CO_2$蓄积，引起脑血管扩张致颅内压增高。

**4. 免疫系统** 吗啡对机体的免疫系统有抑制作用，此作用主要与 $\mu$ 受体激动有关。

### （三）临床应用

**1. 疼痛** 吗啡短期用于缓解或消除严重创伤、烧伤、手术等引起的剧痛，也可长期应用于晚期癌症疼痛的治疗；对胆绞痛、肾绞痛等内脏绞痛须与 M 受体阻断药如阿托品合用；对心肌梗死引起的剧痛，除能缓解疼痛和焦虑外，其扩血管作用可减轻患者心脏负担。

**2. 心源性哮喘** 吗啡可缓解左心衰竭突发急性肺水肿所致呼吸困难，即心源性哮喘，其机制可能是：①扩张血管，降低外周阻力，减轻心脏前、后负荷，有利于肺水肿的消除；②其镇静作用有利于消除患者的恐惧、焦虑情绪；③降低呼吸中枢对 $CO_2$ 的敏感性，减弱过度的反射性呼吸兴奋，使急促浅表的呼吸得以缓解。

**3. 腹泻** 吗啡适用于减轻急、慢性消耗性腹泻症状。如伴有细菌感染，应同时服用抗菌药物。

### （四）不良反应

**1. 一般不良反应** 治疗量吗啡可引起眩晕、恶心、呕吐、便秘、呼吸抑制、尿少、排尿困难（老年多见）、胆道压力升高甚至胆绞痛、直立性低血压（低血容量者易发生）、免疫抑制等。偶见烦躁不安等情绪改变。

**2. 耐受性** 吗啡按常规剂量连用 2～3 周即可产生耐受性，剂量越大，给药间隔越短，耐受性发生越快越强。

**3. 依赖性** 在长期反复用药后，机体对吗啡产生生理或精神依赖性。精神依赖性是指用药后产生愉快满足的感觉，使用者在精神上有周期性或连续性用药的欲望。生理依赖性是指用药后造成的身体适应性的改变，一旦停药，可出现戒断症状，表现为兴奋、失眠、流泪、流涕、出汗、震颤、呕吐、腹泻、腹痛、虚脱、休克甚至意识丧失等，患者出现强迫性觅药行为，即出现成瘾性。

成瘾的治疗：常用替代疗法帮助患者脱瘾。替代疗法是使用成瘾性较轻的阿片类药物进行治疗。

**4. 急性中毒** 吗啡过量可引起急性中毒，主要表现为昏迷、深度呼吸抑制以及瞳孔极度缩小，常伴有血压下降、严重缺氧以及尿潴留。呼吸麻痹是致死的主要原因。抢救措施为人工呼吸、适量给氧以及静脉注射阿片受体拮抗药纳洛酮。

### （五）禁忌证

吗啡禁用于分娩止痛和哺乳期妇女止痛，禁用于支气管哮喘及肺源性心脏病患者、颅脑损伤所致颅内压增高的患者、肝功能严重减退患者及新生儿和婴儿。

## 二、可待因

① **可待因**（codeine）的药理作用与吗啡相似，但作用较吗啡弱。镇痛作用为吗啡的 1/12～1/10，镇静作用不明显，镇咳作用为吗啡的 1/4。

② 可待因临床上用于治疗中等程度的疼痛和剧烈干咳。

③ 可待因的欣快感和成瘾性比吗啡弱，对呼吸中枢抑制作用轻微，无明显便秘、尿潴留、直立性低血压等不良反应。

## 三、哌替啶

**哌替啶**（pethidine）又名度冷丁（dolantin），为苯基哌啶衍生物，是目前临床常用的人工合成镇痛药。

### （一）作用特点（与吗啡比较）

① 其作用机制与吗啡相同。

② 其药理作用与吗啡基本相同。哌替啶镇痛作用比吗啡弱，持续时间短。镇静、呼吸抑制、致欣快和扩血管作用与吗啡相当。无明显镇咳作用。

③ 本品对妊娠末期子宫收缩无影响，也不对抗缩宫素的作用，故不延缓产程。较少引起便秘和尿潴留。大剂量可引起支气管收缩。

④ 哌替啶成瘾性比吗啡轻，产生也较慢。

（二）临床应用

**1. 镇痛** 哌替啶可替代吗啡用于治疗创伤、术后以及晚期癌症等引起的剧痛。其用于治疗内脏绞痛时须与阿托品合用。因新生儿对其呼吸抑制作用极为敏感，故产妇临床前2～4h内不宜使用。

**2. 心源性哮喘** 哌替啶可替代吗啡治疗心源性哮喘，其机制与吗啡相同。

**3. 麻醉前给药及人工冬眠** 麻醉前给予哌替啶，能使患者安静，消除患者术前紧张和恐惧的情绪，减少麻醉药用量及缩短诱导期。本品与氯丙嗪、异丙嗪组成冬眠合剂，用于人工冬眠。

（三）不良反应和禁忌证

本品治疗量时不良反应与吗啡相似，剂量过大时也可明显抑制呼吸，久用亦产生耐受性和依赖性。其禁忌证与吗啡相似。

### 四、美沙酮

① **美沙酮**（methadone）为μ受体激动药，口服和注射给药都有效。

② 美沙酮的药理作用与吗啡相似，镇痛强度与吗啡相当，但持续时间较长。

③ 美沙酮的耐受性和依赖性发生较慢，戒断症状较轻，抑制呼吸、缩瞳、引起便秘、升高胆道内压力等不良反应也较吗啡轻。

④ 美沙酮适用于创伤、手术、晚期癌症等所致剧痛的治疗，也可用于吗啡、海洛因等成瘾的脱毒治疗。

### 五、芬太尼

① **芬太尼**（fentanyl）为μ受体激动药，属短效镇痛药，镇痛效力为吗啡的100倍。

② 芬太尼主要用于麻醉辅助用药和静脉复合麻醉，与氟哌利多合用产生神经阻滞镇痛，适用于外科小手术。本品也用于急性手术后痛、慢性痛和癌性疼痛的治疗。

③ 芬太尼的依赖性较小，不良反应有眩晕、恶心、呕吐、胆道括约肌痉挛等，大剂量可引起明显的肌肉僵直，静脉注射过快易引起呼吸抑制。

④ 芬太尼禁用于支气管哮喘、重症肌无力、颅脑肿瘤或颅脑外伤引起的昏迷患者以及2岁以下的儿童。

### 六、二氢埃托啡

**二氢埃托啡**（dihydroetorphine）主要激动μ受体，对δ、κ受体有较弱的激动作用。本品为强效镇痛药，镇痛强度为吗啡的6000～10000倍，起效快，作用时间短。因其依赖性强，目前临床已很少使用。

## 第四节 阿片受体部分激动药和激动-拮抗药

**喷他佐辛**（pentazocine）又名镇痛新，为阿片受体部分激动药，可激动κ受体和拮抗μ受体。其镇痛作用为吗啡的1/3，呼吸抑制作用为吗啡的1/2。喷他佐辛对胃肠道平滑肌兴奋作用弱，大剂量可加快心率和升高血压。其适用于各种慢性疼痛，成瘾性小，在药政管理上已列入非麻醉品。

## 第五节 其他镇痛药

**1. 曲马多**（tramadol） 具有较弱的μ受体激动作用，镇痛效力与喷他佐辛相当，镇咳效力为可待因的1/2，呼吸抑制作用弱，对胃肠道和心血管无影响。本品适用于中、重度急、慢性疼痛，长期应用也可成瘾。

**2. 布桂嗪**（bucinnazine，强痛定） 镇痛作用约为吗啡的1/3，临床多用于偏头痛、三叉神经痛、关节痛、炎症性和外伤性疼痛、痛经、癌性疼痛等的治疗，有一定的成瘾性。

## 第六节 阿片受体拮抗药

**纳洛酮**(naloxone) 口服易吸收，首过消除明显，常静脉给药。其对各型阿片受体都有竞争性阻断作用。纳洛酮本身并无明显的药理效应和毒性。本品临床上用于阿片类药物急性中毒的解救、解除阿片类药物麻醉的术后呼吸抑制及其他中枢抑制症状、阿片类药物成瘾者的鉴别诊断及试用于急性酒精中毒、休克、脊髓损伤、脑卒中、脑外伤的救治等。

### 同步练习

一、选择题

【A型题】

1. 吗啡主要通过激动下列哪种受体产生镇痛作用（ ）
A. M受体　B. δ受体　C. κ受体
D. α受体　E. μ受体

2. 除晚期癌症疼痛外，吗啡不能长期用于其他疼痛镇痛治疗的主要原因是该药具有（ ）
A. 免疫抑制作用　B. 呼吸麻痹作用　C. 中枢抑制作用
D. 心血管抑制作用　E. 依赖性

3. 可用于吗啡成瘾脱毒治疗的药物是（ ）
A. 纳洛酮　B. 阿托品　C. 肾上腺素
D. 美沙酮　E. 喷他佐辛

4. 关于纳洛酮的叙述，错误的是（ ）
A. 口服易吸收，故常口服给药　B. 对各型阿片受体均有竞争性拮抗作用
C. 可用于解救吗啡急性中毒　D. 可用于阿片类药物成瘾者的鉴别诊断
E. 本身无内在活性，不良反应少

5. 下列药物中镇痛效应最强的是（ ）
A. 吗啡　B. 哌替啶　C. 美沙酮
D. 芬太尼　E. 二氢埃托啡

【B型题】

A. 吗啡　B. 哌替啶　C. 美沙酮
D. 喷他佐辛　E. 纳洛酮

6. 属于阿片中主要生物碱的药物是（ ）
7. 可用于海洛因成瘾脱毒治疗的药物是（ ）
8. 属于阿片受体拮抗药的是（ ）
9. 因成瘾性小，在药政管理上已列入非麻醉品的药物是（ ）

【C型题】

A. 支气管哮喘　B. 心源性哮喘
C. 两者均可　D. 两者均不可

10. 吗啡可用于治疗（ ）
11. 哌替啶可用于治疗（ ）
12. 氨茶碱可用于治疗（ ）

【X型题】

13. 吗啡的药理作用有（ ）
A. 镇痛 B. 扩张血管 C. 提高肠道平滑肌张力
D. 镇吐 E. 免疫抑制

14. 关于吗啡的体内过程，叙述正确的是（ ）
A. 常注射给药 B. 大部分通过血脑屏障进入中枢神经系统
C. 主要在肝脏进行代谢 D. 主要经肾脏排泄
E. 代谢产物可经乳汁分泌

15. 可待因在临床上可用于治疗（ ）
A. 中等程度疼痛 B. 支气管哮喘 C. 颅脑损伤
D. 剧烈干咳 E. 化疗引起的呕吐

16. 下列属于吗啡不良反应的是（ ）
A. 耐受性 B. 直立性低血压 C. 呼吸抑制
D. 排尿困难 E. 成瘾性

17. 纳洛酮在临床上可用于（ ）
A. 解救阿片类药物急性中毒 B. 解除阿片类药物麻醉的术后呼吸抑制
C. 阿片类药物成瘾者的鉴别诊断 D. 解救急性酒精中毒
E. 人工冬眠

## 二、填空题

1. 吗啡在临床上主要用于________、________和________的治疗。
2. ________是吗啡急性中毒致死的主要原因，抢救措施为人工呼吸、适量给氧以及静脉注射________。
3. 美沙酮在临床上主要用于________和________。
4. 吗啡治疗内脏平滑肌痉挛引起的绞痛，如胆绞痛和肾绞痛须加用________。

## 三、问答题

### （一）简答题

1. 吗啡产生镇痛作用的机制是什么？
2. 吗啡的禁忌证有哪些？
3. 哌替啶用于治疗心源性哮喘的机制什么？
4. 哌替啶的临床应用有哪些？

### （二）论述题

1. 试述吗啡的药理作用。
2. 与吗啡相比，哌替啶在作用上有哪些特点？

# 参考答案

## 一、选择题

1. E 2. E 3. D 4. A 5. E 6. A 7. C 8. E 9. D 10. B 11. B 12. C 13. ABCE 14. ACDE 15. AD 16. ABCDE 17. ABCD

## 二、填空题

1. 疼痛　心源性哮喘　腹泻
2. 呼吸麻痹　阿片受体拮抗药纳洛酮
3. 剧痛的镇痛治疗　吗啡、海洛因等成瘾的脱毒治疗
4. M受体阻断药

## 三、问答题

### （一）简答题

1. 答：痛觉传入神经末梢通过释放谷氨酸、SP等递质而将痛觉冲动传向中枢，内源性阿片肽由特定的神经元释放后可激动脊髓感觉神经突触前、后膜上的阿片受体，通过G蛋白偶联，抑制腺苷酸环化酶、促进$K^+$外流、减少$Ca^{2+}$内流，使突触前膜递质释放减少、突触后膜超极化，最终减弱或阻滞痛觉信号的传递，产生镇痛作用。同时内源性阿片肽还可通过增加中枢下行抑制系统对脊髓背角感觉神

经元的抑制作用而产生镇痛作用。吗啡的镇痛作用是通过激动脊髓胶质区、丘脑内侧、脑室及导水管周围灰质等部位的阿片受体，主要是μ受体，模拟内源性阿片肽对痛觉的调制功能而产生镇痛作用。

2.答：①禁用于分娩止痛和哺乳期妇女止痛。②禁用于支气管哮喘及肺源性心脏病患者。③禁用于颅脑损伤所致颅内压增高患者。④禁用于肝功能严重减退患者。⑤禁用于新生儿和婴儿。

3.答：①扩张血管，降低外周阻力，减轻心脏前、后负荷，有利于肺水肿的消除。②其镇静作用有利于消除患者的恐惧、焦虑情绪。③降低呼吸中枢对 $CO_2$ 的敏感性，减弱过度的反射性呼吸兴奋，使急促浅表的呼吸得以缓解。

4.答：①镇痛：用于创伤、术后以及晚期癌症等引起的剧痛。用于内脏绞痛须与阿托品合用。②心源性哮喘：效果良好。③麻醉前给药及人工冬眠：麻醉前给予哌替啶，能使患者安静，消除患者术前紧张和恐惧的情绪，减少麻醉药用量及缩短诱导期。本品与氯丙嗪、异丙嗪组成冬眠合剂，用于人工冬眠。

**（二）论述题**

1.答：(1) 中枢神经系统 ①镇痛作用：镇痛作用强大，镇痛范围广，对绝大多数急性痛和慢性痛效果良好，对持续性慢性钝痛作用大于间断性锐痛，对神经性疼痛的效果较差。②镇静、致欣快作用：吗啡有明显镇静作用，能改善由疼痛所引起的焦虑、紧张、恐惧等情绪反应，提高对疼痛的耐受力。吗啡还可引起欣快症，表现为满足感和飘然欲仙等。③抑制呼吸：治疗量时即可抑制呼吸，使呼吸频率减慢、潮气量降低、每分通气量减少，其中呼吸频率减慢尤为突出。④镇咳：直接抑制延髓咳嗽中枢，产生强大的镇咳作用。⑤缩瞳：吗啡可兴奋支配瞳孔的副交感神经，引起瞳孔括约肌收缩，使瞳孔缩小，针尖样瞳孔为吗啡中毒的特征。⑥其他中枢作用：吗啡作用于下丘脑体温调节中枢，使体温略有下降，但长期大剂量应用，体温反而升高；兴奋延脑催吐化学感受区的阿片受体，引起恶心和呕吐；抑制下丘脑促性腺激素释放激素（GnRH）和促肾上腺皮质激素释放激素（CRF）的释放。

(2) 平滑肌 ①胃肠道平滑肌：吗啡减慢胃蠕动，使胃排空延迟，提高胃窦部及十二指肠上部的张力；提高肠道平滑肌张力、减弱推进性蠕动，同时提高回盲瓣及肛门括约肌张力，并抑制消化液的分泌；加之对中枢的抑制，减弱便意和排便反射，因而有止泻及引起便秘作用。②胆道平滑肌：治疗量吗啡引起胆道奥迪括约肌痉挛性收缩，使胆道和胆囊内压明显提高，可致上腹不适甚至胆绞痛。③其他平滑肌：吗啡降低子宫平滑肌张力、收缩频率和收缩幅度，延长产妇分娩时程；提高膀胱外括约肌张力，可引起尿潴留；大剂量可引起支气管收缩，诱发或加重哮喘。

(3) 心血管系统 吗啡能扩张血管，降低外周阻力，可引起直立性低血压。吗啡能模拟缺血性预适应对心肌缺血性损伤的保护作用。吗啡因其抑制呼吸，使体内 $CO_2$ 蓄积，引起脑血管扩张致颅内压增高。

(4) 免疫系统 吗啡对机体的免疫系统有抑制作用。

2.答：①作用机制与吗啡相同。两药都是通过激动脊髓胶质区、丘脑内侧、脑室及导水管周围灰质等部位的阿片受体，主要是μ受体，模拟内源性阿片肽对痛觉的调制功能而产生镇痛作用。②药理作用与吗啡基本相同。镇痛作用比吗啡弱，持续时间短。镇静、呼吸抑制、致欣快和扩血管作用与吗啡相当。无明显镇咳作用。③对妊娠末期子宫收缩无影响，也不对抗缩宫素的作用，故不延缓产程。较少引起便秘和尿潴留。大剂量可引起支气管收缩。④成瘾性比吗啡轻，产生也较慢。

（陈伟伟）

# 第二十章　解热镇痛抗炎药

## 学习目标

**1. 掌握**　解热镇痛抗炎药的药理作用和作用机制；阿司匹林的药动学特点、药理作用、临床应用、不良反应和药物相互作用；苯胺类的药理作用、临床应用和不良反应。

**2. 熟悉**　解热镇痛抗炎药的分类；非选择性环氧酶抑制药与选择性环氧酶-2抑制药在药效学上的相似性和差异性。

**3. 了解**　其他解热镇痛抗炎药的作用、用途和不良反应。

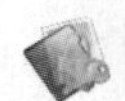

## 内容精讲

## 第一节　概　　述

### 一、作用机制

解热镇痛抗炎药（antipyretic-analgesic and anti-inflammatory drugs）也称为非甾体抗炎药（non-steroidal anti-inflammatory drugs，NSAIDs）。NSAIDs解热、镇痛、抗炎作用的共同机制是抑制体内环氧化酶（cycloxygenase，COX，即PG合成酶）的活性，减少局部组织前列腺素（prostaglandin，PG）的生物合成。COX主要有COX-1和COX-2两种同工酶。COX-1为结构型，主要存在于血管、胃、肾等组织中，参与血管舒缩、血小板聚集、胃黏膜血流、胃黏液分泌、肾功能等的调节。COX-2为诱导型，具有病理学意义，参与炎症、疼痛、发热等病理过程。NSAIDs对COX-2的抑制是其发挥药效的基础，而对COX-1的抑制则构成此类药物不良反应的毒理学基础。

### 二、药理作用

**1. 抗炎作用**　PG是一类活性较强的炎症介质，可致血管扩张和组织水肿，产生炎症反应，还能与缓激肽等其他炎症介质协同产生致炎作用。NSAIDs主要通过抑制COX活性，减少PG的合成而起到抗炎作用。另外，其还能抑制某些细胞黏附分子（如ICAM-1、VCAM-1等）的活性表达。

**2. 镇痛作用**　NSAIDs有中等程度的镇痛作用，对炎症和组织损伤引起的疼痛尤其有效，对慢性钝痛如肌肉或关节痛、牙痛、产后疼痛、痛经、癌症骨转移痛等有良好镇痛效应，对尖锐的刺痛无效，不产生欣快感与成瘾性。NSAIDs主要通过抑制COX活性，减少PG的合成，使局部痛觉感受器对缓激肽等致痛物质引起的痛觉敏感性降低而产生镇痛作用；还能取消其本身的致痛作用；另外，有部分NSAIDs能在中枢神经系统产生镇痛作用。

**3. 解热作用**　NSAIDs能使升高的体温恢复到正常水平，而对正常的体温没有明显的影响。NSAIDs主要是通过抑制下丘脑PG的生成而发挥解热作用。

**4. 其他作用**　NSAIDs还可产生抑制血小板聚集，抑制肿瘤的发生、发展及转移，预防和延缓阿尔茨海默病发病，延缓角膜老化及防止早产等作用。

### 三、常见不良反应

**1. 胃肠道反应**　最常见，表现为上腹不适、恶心、呕吐、出血、溃疡甚至穿孔等。主要机制是药物抑制胃部的COX-1，减少胃黏膜的血流量，造成黏膜局部缺血坏死。COX-1生成的PG对于抑制胃酸分泌、保护胃黏膜有重要的作用。NSAIDs对COX-1的阻断会使黏膜屏障的防御保护和修复功能受损。

**2. 皮肤反应**　是NSAIDs的第二大常见不良反应，表现为皮疹、荨麻疹、瘙痒、剥脱性皮炎、光敏反应等。

**3. 肾脏损害**　表现为急性肾损害、慢性肾炎、肾乳头坏死等。

**4. 肝脏损伤**　表现为转氨酶升高、肝细胞变性坏死等。

**5. 心血管系统不良反应**　表现为心律不齐、血压升高、心悸等。

**6. 血液系统反应**　抑制血小板聚集，延长出血时间，也可引起再生障碍性贫血、粒细胞缺乏等。

**7. 其他不良反应**　可出现头痛、头晕、嗜睡、精神错乱、耳鸣、耳聋、视物模糊、味觉异常等。长期服用NSAIDs可发生角膜沉积和视网膜病变。

## 第二节　非选择性环氧化酶抑制药

### 一、水杨酸类

水杨酸类包括阿司匹林（aspirin）和水杨酸钠（sodium salicylate），阿司匹林又称乙酰水杨酸（acetylsalicylic acid）。

**阿司匹林**

**1. 药动学特点**　阿司匹林口服后吸收迅速，小部分在胃吸收，大部分在小肠吸收。在吸收过程中与吸收后，阿司匹林迅速被胃黏膜、血浆、红细胞及肝脏中的酯酶水解为水杨酸。并以水杨酸盐的形式分布到全身组织。水杨酸盐与血浆蛋白的结合率高达80%～90%。大部分水杨酸在肝内氧化代谢，其代谢产物与甘氨酸或葡萄糖醛酸结合后从尿液排出。尿液pH的变化对水杨酸盐的排泄量影响很大，在碱性尿时可排出85%，而在酸性尿时则仅为5%。

口服小剂量阿司匹林（1g以下）时，水解产生的水杨酸量较少，按一级动力学消除，水杨酸血浆$t_{1/2}$约2～3h，但当阿司匹林剂量达1g以上时，水杨酸生成量增多，其代谢从一级动力学消除转变为零级动力学消除，水杨酸血浆$t_{1/2}$延长为15～30h，如剂量再加大，血中游离水杨酸浓度会急剧升高，可出现中毒症状。

**2. 药理作用与临床应用**

（1）解热镇痛及抗风湿　阿司匹林有较强的解热、镇痛作用，可用于头痛、牙痛、肌肉痛、痛经及感冒发热等的治疗。对于风湿性关节炎，本品能迅速缓解红、肿、热、痛等症状；对急性风湿热，在用药后24～48h症状明显好转，故可用于鉴别诊断。

（2）影响血小板的功能　低浓度阿司匹林能不可逆抑制血小板COX，减少血小板中$TXA_2$的生成而抑制血栓形成。高浓度阿司匹林能直接抑制血管壁中COX，减少$PGI_2$合成，可能促进血栓形成。临床上采用小剂量（50～100mg）阿司匹林防治缺血性心脏病、脑缺血性疾病、心房纤颤、人工心脏瓣膜、动静脉瘘或其他手术后的血栓形成。

（3）儿科可用于皮肤黏膜淋巴结综合征（川崎病）的治疗。

**3. 不良反应**　阿司匹林用于解热镇痛时所用剂量较小，短期应用不良反应较轻，抗风湿剂量大，长期应用不良反应多且较重。

（1）胃肠道反应　最为常见。口服可引起上腹不适、恶心、呕吐。较大剂量口服可引起胃溃疡及无痛性胃出血，原有溃疡病者，症状加重。餐后服药或同服止酸药可减轻胃肠道反应。阿司匹林引起的胃肠道反应与直接刺激局部胃黏膜和抑制胃壁组织COX-1使PG（如$PGE_2$）生成减少有关。合用$PGE_1$的衍生物米索前列醇可减少溃疡的发生率。

（2）加重出血倾向　阿司匹林能不可逆抑制COX，对血小板合成$TXA_2$有强大而持久抑制作用，血小板凝集受到抑制，使血液不易凝固，出血时间延长。大剂量阿司匹林可以抑制凝血酶原的形成，引起凝血障碍，加重出血倾向，维生素K可以预防。严重肝病、有出血倾向的疾病如血友病患者、产妇和孕妇禁用。如需手术患者，术前1周应停用阿司匹林。

(3) 水杨酸反应　阿司匹林剂量过大（5g/d）时，可出现头痛、眩晕、恶心、呕吐、耳鸣、视、听力减退，总称为水杨酸反应，是水杨酸类中毒的表现，严重者可出现过度呼吸、高热、脱水、酸碱平衡失调，甚至精神错乱。严重中毒者应立即停药，静脉滴注碳酸氢钠溶液以碱化尿液，加速水杨酸盐自尿排泄。

(4) 过敏反应　少数患者可出现荨麻疹、血管神经性水肿和过敏性休克。某些哮喘患者服用阿司匹林或其他解热镇痛药后可诱发哮喘，称为"阿司匹林哮喘"。它不是以抗原-抗体反应为基础的过敏反应，而是与它们抑制PG合成有关，由于PG合成受阻，而由花生四烯酸生成的白三烯以及其他脂氧酶代谢产物增多，内源性支气管收缩物质居于优势，导致支气管痉挛，诱发哮喘。肾上腺素治疗"阿司匹林哮喘"无效，可用抗组胺药和糖皮质激素治疗。哮喘、鼻息肉及慢性荨麻疹患者禁用阿司匹林。

(5) 瑞夷综合征（Reye syndrome）　在儿童感染病毒性疾病如流感、水痘、麻疹、流行性腮腺炎等，使用阿司匹林退热时，偶可引起急性肝脂肪变性-脑病综合征（瑞夷综合征），以肝功能衰竭合并脑病为突出表现，虽少见，但预后恶劣。病毒感染患儿不宜用阿司匹林，可用对乙酰氨基酚代替。

(6) 对肾脏的影响　少数人，特别是老年人及伴有心、肝、肾功能损害的患者，可引起水肿、多尿等肾小管功能受损的症状。偶见间质性肾炎、肾病综合征，甚至肾功能衰竭，其机制未明。

**4. 药物相互作用**　阿司匹林在与双香豆素、肾上腺皮质激素、磺酰脲类口服降糖药等合用时，可通过竞争与白蛋白结合提高游离血药浓度，而引起药物相互作用。当阿司匹林与丙戊酸、呋塞米、青霉素、甲氨蝶呤等弱碱性药物合用时，由于竞争肾小管主动分泌的载体，而增加各自的游离血药浓度。

## 二、苯胺类

**对乙酰氨基酚**（acetaminophen）又名扑热息痛（paracetamol），是非那西丁的体内代谢产物。其解热镇痛作用与阿司匹林相当，但无明显的抗炎作用。这可能是由于对乙酰氨基酚能抑制中枢神经系统前列腺素合成，产生解热镇痛作用，而对外周组织COX没有明显的作用，因此无明显抗炎作用。临床上其主要用于退热和镇痛。短期使用不良反应轻，适用于不宜使用阿司匹林的患者。常见不良反应为恶心和呕吐，偶见皮疹、药热和黏膜损害等过敏反应。过量中毒可引起肝损害。

## 三、吲哚类

**吲哚美辛**（indomethacin，**消炎痛**）为人工合成的吲哚衍生物，对COX-1和COX-2均有强大的抑制作用，抗炎、解热、镇痛作用强，但不良反应多而且严重，一般不作解热镇痛药用，也不作为风湿及类风湿关节炎的首选药。本品仅用于其他药物无效或不能耐受的风湿性关节炎及类风湿关节炎，也用于强直性脊椎炎、骨关节炎、癌性发热及其他药物不易控制的发热。不良反应有胃肠道反应、中枢神经系统反应、血液系统反应和过敏反应。

## 四、芳基乙酸类

**双氯芬酸**（diclofenac）为强效抗炎镇痛药，解热、镇痛、抗炎作用强于吲哚美辛、萘普生等。本品常用于类风湿关节炎、粘连性脊椎炎、非炎性关节痛、椎关节炎、手术及创伤后疼痛、各种神经痛，以及各种疼痛所致发热等的治疗。

## 五、芳基丙酸类

**布洛芬**（ibuprofen）、**萘普生**（naproxen）、**酮洛芬**（ketoprofen）有明显的抗炎、解热、镇痛作

用，临床主要用于风湿性关节炎、骨关节炎、强直性关节炎、急性肌腱炎等的治疗，也可用于痛经的治疗。

### 六、烯醇酸类

**吡罗昔康**(piroxicam)、**美洛昔康**(meloxicam) 对风湿性及类风湿关节炎的疗效与阿司匹林、吲哚美辛及萘普生相似，而不良反应较少。优点是：血浆 $t_{1/2}$ 长，每日给药 1 次。

### 七、吡唑酮类

**保泰松**(phenylbutazone) 具有很强的抗炎抗风湿作用，而解热镇痛作用较弱。其可用于风湿性关节炎及类风湿关节炎、强直性脊柱炎的治疗。由于不良反应较多而且严重，现已少用。

## 第三节　选择性环氧化酶-2 抑制药

**1. 塞来昔布** (celecoxib)　选择性抑制 COX-2，治疗量对人体 COX-1 无明显影响，也不影响 $TXA_2$ 合成，但可抑制 $PGI_2$ 合成。本品具有解热、镇痛、抗炎作用，可用于风湿性关节炎、类风湿关节炎、术后疼痛、牙痛、痛经的治疗。其胃肠道不良反应、出血和溃疡发生率均较其他非选择性环氧化酶抑制药低，但可引起心血管系统的不良反应，能加重心血管血栓性不良事件、心肌梗死和卒中的风险，有血栓形成倾向的患者需慎用。

**2. 罗非昔布** (rofecoxib)　为果糖衍生物，对 COX-2 有高度的选择性抑制作用，具有解热、镇痛、抗炎作用，但不抑制血小板聚集。胃肠道不良反应轻微，但由于心血管系统不良反应，会增加心肌梗死和心脏猝死发病的危险，已不再使用。

**3. 尼美舒利** (nimesulide)　新型 NSAIDs，选择性抑制 COX-2 作用强，具有抗炎、镇痛和解热作用。本品主要用于类风湿关节炎、骨关节炎、腰痛、牙痛、痛经等的治疗。其胃肠道不良反应少而轻微，但可致急性肝炎、重症肝炎和重症肝损害，用药期间应监测肝肾功能。12 岁以下儿童禁止使用。

### 同步练习

**一、选择题**

**【A 型题】**

1. 解热镇痛抗炎药的共同作用机制是抑制（　　）

A. 胆碱酯酶　　B. 鸟苷酸环化酶　　C. $H^+$-$K^+$-ATP 酶
D. 磷脂酶 $A_2$　　E. 环氧化酶

2. 下列药物中无明显抗炎作用的药物是（　　）

A. 阿司匹林　　B. 对乙酰氨基酚　　C. 吲哚美辛
D. 布洛芬　　E. 美洛昔康

3. 下列解热镇痛抗炎药中血浆 $t_{1/2}$ 最长，每日只需用药 1 次的药物是（　　）

A. 吡罗昔康　　B. 布洛芬　　C. 塞来昔布
D. 阿司匹林　　E. 对乙酰氨基酚

4. 大剂量阿司匹林可能会引起凝血障碍，加重出血倾向，可使用下列哪种药物进行预防（　　）

A. 去甲肾上腺素　　B. 纳洛酮　　C. 叶酸
D. 硫酸鱼精蛋白　　E. 维生素 K

5. 阿司匹林严重中毒患者应静脉滴注下列哪种药物加速其自尿液排泄（　　）

A. 碳酸氢钠　　B. 肾上腺素　　C. 肝素
D. 纳洛酮　　E. 糖皮质激素

**【B 型题】**

A. 阿司匹林　　B. 吲哚美辛　　C. 对乙酰氨基酚

D. 塞来昔布　　　　　　　　E. 布洛芬

6. 可引起瑞夷综合征的药物是（　　）
7. 无明显抗炎作用的药物是（　　）
8. 属于选择性环氧化酶-2 抑制药的是（　　）

【C 型题】

A. 镇痛作用　　B. 抗炎作用　　C. 两者皆有　　D. 两者皆没有

9. 阿司匹林具有（　　）
10. 对乙酰氨基酚具有（　　）
11. 塞来昔布具有（　　）
12. 纳洛酮具有（　　）

【X 型题】

13. NSAIDs 的药理作用有（　　）

A. 解热　　B. 镇痛　　C. 抑制血小板聚集
D. 抗肿瘤　　E. 抗炎

14. 下列属于解热镇痛抗炎药的不良反应的是（　　）

A. 恶心呕吐　　B. 过敏反应　　C. 肝脏损害
D. 心律不齐　　E. 头痛头晕

15. 下列药物中属于选择性环氧化酶-2 抑制药的是（　　）

A. 塞来昔布　　B. 美洛昔康　　C. 吲哚美辛
D. 罗非昔布　　E. 尼美舒利

16. 关于阿司匹林的叙述，正确的是（　　）

A. 有解热、镇痛、抗炎、抗风湿作用
B. 与双香豆素合用时易引起出血
C. 临床上大剂量应用防治缺血性心脏病、脑缺血性疾病
D. 最常见的不良反应为胃肠道反应
E. 哮喘和鼻息肉患者禁用

17. 关于阿司匹林的体内过程，叙述正确的是（　　）

A. 口服后迅速被胃肠道黏膜吸收
B. 吸收后迅速被酯酶水解
C. 大部分水杨酸在肝内氧化代谢
D. 碱化尿液能促进水杨酸盐的排泄
E. 口服大剂量阿司匹林（1g 以上），产生的水杨酸按一级动力学消除

## 二、填空题

1. COX 有 COX-1 和 COX-2 两种同工酶。目前认为，NSAIDs 对________的抑制是其发挥药效的基础，而对________的抑制则构成此类药物不良反应的毒理学基础。
2. 阿司匹林剂量达 1g 以上时，体内水杨酸生成量增多，其代谢转变为________消除，水杨酸血浆 $t_{1/2}$ 明显延长，药物容易在体内累积而引起中毒。对于严重中毒者应立即停药，同时通过________促进药物自尿液排泄。
3. 低浓度阿司匹林能抑制________中 COX，减少________的生成而抑制血栓形成。
4. 塞来昔布属于________药。

## 三、问答题

### （一）简答题

1. NSAIDs 解热、镇痛、抗炎作用的共同机制是什么？
2. 氯丙嗪和 NSAIDs 对体温调节的作用有什么不同？
3. 什么是“阿司匹林哮喘”？其发生的机制是什么？如何进行治疗？

**(二)论述题**

1. 试述解热镇痛抗炎药的不良反应。
2. 试述阿司匹林的不良反应。
3. 试述阿司匹林的药理作用和临床应用。

## 参考答案

**一、选择题**

1. E 2. B 3. A 4. E 5. A 6. A 7. C 8. D 9. C 10. A 11. C 12. D 13. ABCDE 14. ABCDE 15. ADE 16. ABDE 17. ABCD

**二、填空题**

1. COX-2 COX-1
2. 零级动力学 碱化尿液
3. 血小板 $TXA_2$
4. 选择性环氧化酶-2抑制

**三、问答题**

**(一)简答题**

1. 答:NSAIDs解热、镇痛、抗炎作用的共同机制是抑制体内环氧化酶的活性,减少局部组织前列腺素的生物合成。

2. 答:①氯丙嗪通过抑制下丘脑体温调节中枢对体温产生调节作用。NSAIDs通过抑制下丘脑PG的合成而发挥解热作用。②氯丙嗪使体温随外界环境温度而变化,该药不但降低发热机体的体温,也能降低正常体温。NSAIDs能使升高的体温恢复到正常水平,而对正常的体温没有明显的影响。

3. 答:某些哮喘患者服用阿司匹林或其他解热镇痛药后可诱发哮喘,称为"阿司匹林哮喘"。它不是以抗原-抗体反应为基础的过敏反应,而是与它们抑制PG合成有关,由于PG合成受阻,而由花生四烯酸生成的白三烯以及其他脂氧酶代谢产物增多,内源性支气管收缩物质居于优势,导致支气管痉挛,诱发哮喘。对于"阿司匹林哮喘",可用抗组胺药和糖皮质激素进行治疗。

**(二)论述题**

1. 答:①胃肠道反应:最常见,表现为上腹不适、恶心、呕吐、出血、溃疡甚至穿孔等。②皮肤反应:是NSAIDs的第二大常见不良反应,表现为皮疹、荨麻疹、瘙痒、剥脱性皮炎、光敏反应等。③肾脏损害:表现为急性肾损害、慢性肾炎、肾乳头坏死等。④肝脏损伤:表现为转氨酶升高、肝细胞变性坏死等。⑤心血管系统不良反应:表现为心律不齐、血压升高、心悸等。⑥血液系统反应:抑制血小板聚集,延长出血时间,也可引起再生障碍性贫血、粒细胞缺乏等。⑦其他不良反应:可出现头痛、头晕、嗜睡、精神错乱、耳鸣、耳聋、视物模糊、味觉异常、角膜沉积、视网膜病变等。

2. 答:①胃肠道反应:最为常见。口服可引起上腹不适、恶心、呕吐。较大剂量口服(抗风湿治疗)可引起胃溃疡及无痛性胃出血,原有溃疡病者,症状加重。②加重出血倾向:阿司匹林能不可逆抑制COX,对血小板合成$TXA_2$有强大而持久抑制作用,血小板凝集受到抑制,使血液不易凝固,出血时间延长。大剂量阿司匹林可以抑制凝血酶原的形成,引起凝血障碍,加重出血倾向。③水杨酸反应:阿司匹林剂量过大(5g/d)时,可出现头痛、眩晕、恶心、呕吐、耳鸣、视、听力减退,总称为水杨酸反应,是水杨酸类中毒的表现,严重者可出现过度呼吸、高热、脱水、酸碱平衡失调,甚至精神错乱。④过敏反应:少数患者可出现荨麻疹、血管神经性水肿和过敏性休克。某些哮喘患者服用阿司匹林或其他解热镇痛药后可诱发哮喘,称为"阿司匹林哮喘"。⑤瑞夷综合征:在儿童感染病毒性疾病如流感、水痘、麻疹、流行性腮腺炎等,使用阿司匹林退热时,偶可引起急性肝脂肪变性-脑病综合征(瑞夷综合征),以肝功能衰竭合并脑病为突出表现,虽少见,但预后恶劣。⑥对肾脏的影响:少数人,特别是老年人及伴有心、肝、肾功能损害的患者,可引起水肿、多尿等肾小管功能受损的症状。偶见间质性肾炎、肾病综合征,甚至肾功能衰竭。

3. 答:(1)阿司匹林的药理作用 ①解热、镇痛、抗炎和抗风湿作用;②影响血小板的功能,进而影响血栓的形成。低浓度阿司匹林能抑制血小板COX,减少$TXA_2$的生成而抑制血栓形成。高浓度阿司匹林能直接抑制血管壁中COX,减少$PGI_2$合成,可能促进血栓形成。

(2)阿司匹林的临床应用 ①用于治疗头痛、牙痛、肌肉痛、痛经、感冒发热、风湿性关节炎、风湿热等;②小剂量(50~100mg)用于防治缺血性心脏病、脑缺血性疾病、心房纤颤、人工心脏瓣膜、动静脉瘘或其他手术后的血栓形成;③儿科用于皮肤黏膜淋巴结综合征(川崎病)等。

(陈伟伟)

# 第二十一章　离子通道概论及钙通道阻滞药

学习目标

**1. 掌握**　钙通道阻滞药的分类、药动学特点、作用机制、药理作用、临床应用及主要不良反应。

**2. 熟悉**　作用于钠通道和钾通道的药物；各代钙通道阻滞药的特点及代表药。

**3. 了解**　离子通道的分类、特性、生理功能和调控。

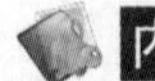

内容精讲

## 第一节　离子通道概论

### 一、离子通道的特性

离子通道具有两大共同特征，即离子选择性及门控特性。离子选择性包括通道对离子大小的选择性及电荷选择性。离子通道的门控特性，离子通道一般都具有相应的闸门，通道闸门的开启和关闭过程称为门控。离子通道可表现为三种状态：激活、失活和关闭。

### 二、离子通道分类

#### （一）离子通道按激活的方式分类

**1. 电压门控离子通道**（voltage gated channels）　即膜电压变化激活的通道。通道开放和关闭一方面与膜电位有关，即电压依赖性；另一方面与电位变化的时间有关，即时间依赖性。按通过的离子命名，其包括钠通道、钙通道、钾通道和氯通道。

**2. 配体门控离子通道**（ligand gated channels）　由递质与通道蛋白质分子上的结合位点结合而激活，如烟碱型乙酰胆碱受体、$\gamma$-氨基丁酸受体。

**3. 机械门控离子通道**（mechanically gated channels）　通过细胞膜表面张力变化实现通道的激活而开放，又根据其通透性分为离子选择性和非离子选择性通道，根据其功能作用分为张力激活型和张力失活型离子通道。

#### （二）离子通道按通透的离子（对离子的选择性）分类

**1. 钠通道**　选择性允许钠离子通过，属电压门控离子道，其功能是维持细胞膜兴奋性和传导性。

**2. 钙通道**　正常情况下为细胞外 $Ca^{2+}$ 内流的离子通道，调节细胞内 $Ca^{2+}$ 浓度的主要途径。

（1）电压门控钙通道（voltage-gated $Ca^{2+}$ channels）　开放受膜电位控制，根据电导值和动力学分为以下几种亚型：

① L 型：作用持续时间长，激活电压高，电导较大，是细胞兴奋时外 $Ca^{2+}$ 内流最主要的途径，分布于各种可兴奋细胞。

② T 型：作用持续时间短，电导小，激活电压低且迅速失活，多见于心脏传导系统 ，特别是窦房结，调节自律性。

③ N 型：作用持续时间短，激活电压高，主要存在于中枢神经元和突触部位，调节递质释放。

④ P 型：作用持续时间长，激活电压高，最早见于小脑浦肯野细胞，主要存在于大脑。

⑤ Q 型：主要存在于小脑颗粒细胞、海马、脊髓的神经细胞。

⑥ R 型：主要存在于神经细胞。

（2）配体门控钙通道（receptor-operated $Ca^{2+}$ channels）　存在于细胞器如肌质网和内质网，由 $IP_3$ 或 $Ca^{2+}$ 激活细胞器上相应受体而引起通道开发，促内钙释放。其主要有二种钙释放通道：

① Ryanodine 受体（RyRs）通道：分布在骨骼肌、心肌、平滑肌、脑、内分泌细胞、肝和成纤维细胞等，咖啡因激活 RyRs，促内钙释放，胞内 $Ca^{2+}$ 浓度升高。

② $IP_3$ 受体通道：主要分布在心脏。

**3. 钾通道**　选择性允许钾离子跨膜通过的离子通道，广泛分布于骨骼肌、神经、心脏、血管、气管、胃肠道、血液及腺体等细胞。钾通道在调节细胞的膜电位和兴奋性以及平滑肌的舒缩活动中起着重要作用。钾通道按其电生理特性不同分为电压依赖性钾通道、钙依赖性钾通道和内向整流钾通道。

**4. 氯通道**　允许氯离子跨膜通过，其生理作用是：在兴奋性细胞中稳定膜电位，抑制动作电位产生；在肥大细胞等非兴奋细胞中维持其负的膜电位，为膜外 $Ca^{2+}$ 进入细胞内提供驱动力；还具有调细胞体积，维持细胞内环境稳定的作用。

### 三、离子通道的生理功能

① 决定细胞的兴奋性、不应性和传导性。

② 介导兴奋-收缩偶联和兴奋-分泌偶联。

③ 调节血管平滑肌的舒缩活动。

④ 参与细胞跨膜信号转导过程。

⑤ 维持细胞正常形态和功能完整性。

### 四、离子通道的调控

离子通道的表达与功能受到细胞膜受体蛋白质如肾上腺素受体、胆碱能受体、血管紧张素受体、Ryanodine 受体以及多种内分泌、体液等因素的调节。

## 第二节　作用于钠通道和钾通道的药物

### 一、作用于钠通道的药物

临床常用的有局部麻醉药、抗癫痫药、Ⅰ类抗心律失常药。

### 二、作用于钾通道的药物

#### （一）钾通道阻滞药

**钾通道阻滞药**（PCBs）是一类可抑制 $K^+$ 通过膜通道的药物，如磺酰脲类降血糖药、抗心律失常药（如胺碘酮）等。

磺酰脲类降血糖药：选择性阻滞 ATP 敏感钾通道，抑制 $K^+$ 外流，使膜去极化，促进电压依赖性钙通道开放，胞内 $Ca^{2+}$ 浓度升高，刺激胰岛素分泌增加。

抗心律失常药胺碘酮对钾通道的影响及作用机制见抗心律失常药。

#### （二）钾通道开放药

**钾通道开放药**（PCOs）的作用：作用于钾通道，增加细胞膜对 $K^+$ 的通透性，促进 $K^+$ 外流。

① 使细胞膜电位更负（超级化），致电压依赖性钙通道不易开放。

② 对抗递质、激素引起的去极化。

③ 超极化可阻止胞内 $Ca^{2+}$ 贮存部位对 $Ca^{2+}$ 的重摄取、贮存和释放。

④ 促进 $Na^+$-$Ca^{2+}$ 交换，排出 $Ca^{2+}$，胞内 $Ca^{2+}$ 浓度下降。

通过上述作用机制，产生舒张血管、降血压及对缺血心脏产生保护作用。PCOs 目前临床已用于高血压、心绞痛和心肌梗死等的治疗。

## 第三节　钙通道阻滞药

钙通道阻滞药（calcium channel blockers）又称钙拮抗药，选择性阻滞钙通道，阻滞细胞外 $Ca^{2+}$ 内流，降低细胞内 $Ca^{2+}$ 浓度，产生药理作用。

### 一、钙通道阻滞药分类

目前临床应用的钙通道阻滞药主要是选择性作用于电压依赖性钙通道 L 亚型的药物，作用于 T、N、P、R、Q 亚型的药物仍在研发中。1987 年世界卫生组织（WHO）根据药物对钙通道的选择性，将药物分为两大类，每类又根据其化学结构分为 3 小类。

**1. 选择性钙通道阻滞药**

① 苯烷胺类（phenylalkylamines，PAAs）：维拉帕米（verapamil）、戈洛帕米（gallopamil）、噻帕米（tiapamil）等。

② 二氢吡啶类（dihydropyridines，DHPs）：硝苯地平（nifedipine）、尼卡地平（nicardipine）、尼群地平（nitrendipine）、氨氯地平（amlodipine）、尼莫地平（nimodipine）等。

③ 苯并噻氮䓬类（benzothiazepines，BTZs，地尔硫䓬类）：地尔硫䓬（diltiazem）、克仑硫䓬（clentiazem）等。

**2. 非选择性钙通道阻滞药**

① 二苯哌嗪类：桂利嗪（cinnarizine）、氟桂利嗪（flunarizine）等。

② 普尼拉明类：普尼拉明（prenylamine）。

③ 其他：哌克昔林（perhexiline）。

现在也有按药物发现及应用时间先后以及作用特点不同，把钙通道阻滞药分为三代：

一代：维拉帕米、地尔硫䓬 、硝苯地平，生物利用度低，$t_{1/2}$ 约 4h，属短效。

二代：非洛地平、尼莫地平、尼群地平、尼卡地平等，$t_{1/2}$ 较长，1 次/d，选择性作用于血管。

三代：氨氯地平、普尼地平等，生物利用度高（60%），$t_{1/2}$ 长，高度选择性作用于血管。

### 二、钙通道阻滞药的药动学特点

钙通道阻滞药口服均能吸收，因首过效应强，生物利用度均较低，但氨氯地平生物利用度较高，可达 65%～90%。钙通道阻滞药与血浆蛋白结合率高。几乎所有钙通道阻滞药都在肝脏氧化为无活性或活性低的物质，然后经肾脏排出。

### 三、钙通道阻滞药的作用机制、药理作用与临床应用

#### （一）作用机制

L 型钙通道至少含有三种不同类的钙通道阻滞药（二氢吡啶类、硫氮䓬类及苯烷胺类）的结合位点。这些结合位点是不同的，其中，苯烷胺类（如维拉帕米）及硫氮䓬类结合位点在细胞膜内侧，二氢吡啶类（如硝苯地平）的结合位点在细胞膜外侧。钙通道阻滞药与通道上的相应位点结合后，通过降低通道的开放概率来减少外 $Ca^{2+}$ 内流量。近来还发现钙通道阻滞药与钙通道的结合力和膜去极化呈正比，即通道开放概率越高，钙通道阻滞药与通道结合力越强。

#### （二）药理作用

**1. 对心脏的作用**

（1）负性肌力作用　阻滞钙通道而使心肌细胞内 $Ca^{2+}$ 量减少，心收缩力下降。在不影响兴奋除极的情况下，明显降低心肌收缩性，使心肌兴奋收缩脱偶联，降低心肌耗氧量。钙通道阻滞药还具有扩血管作用，可降低血压。但在整体情况下，因使交感神经活性反射性增高，抵消部分负性肌力作用。硝苯地平的这一作用明显，可能超过其负性肌力作用而表现为轻微的正性肌力作

用；维拉帕米的负性肌力作用最强。

（2）负性频率和负性传导作用　阻滞 $Ca^{2+}$ 内流，窦房结和房室结（0、4 相）自律性降低；传导性下降，不应期加长，有利于抗心律失常。

**2. 舒张平滑肌作用**

（1）舒张血管平滑肌　血管平滑肌肌浆网发育差，血管收缩时所需要的 $Ca^{2+}$ 主要靠外 $Ca^{2+}$ 内流，故血管平滑肌对钙通道阻滞药的作用很敏感。

① 舒张动脉强，静脉弱。

② 舒张冠脉（输送、侧支、阻力血管）：改善心肌供血，治疗各型心绞痛。

③ 舒张外周血管：治疗高血压、外周血管痉挛病（硝苯地平等）。

④ 舒张脑血管：治疗缺血性脑病（尼莫地平、桂利嗪）。

（2）其他平滑肌　松弛支气管较明显，松弛胃肠、输尿管、子宫平滑肌差，较大剂量也能松弛胃肠道、输尿管及子宫平滑肌。

**3. 抗动脉粥样硬化**

① 减少 $Ca^{2+}$ 内流，减轻钙超载所致动脉壁损伤。

② 抑制平滑肌增殖和动脉基质蛋白合成，增加血管壁顺应性。

③ 抑制脂质过氧化，保护内皮细胞。

④ 硝苯地平可因增加细胞内 cAMP 含量，提高溶酶体酶及胆固醇酯酶的水解活性，有助于动脉壁脂蛋白的代谢，从而降低细胞内胆固醇水平。

**4. 对红细胞和血小板结构与功能的影响**

① 红细胞：$Ca^{2+}$ 浓度升高，膜脆性增加，易破坏而溶血。

② 血小板：$Ca^{2+}$ 浓度升高，激活血小板集聚。

钙通道阻滞药阻滞外 $Ca^{2+}$ 内流，胞浆 $Ca^{2+}$ 浓度降低，稳定细胞膜；并抑制 ADP、Ad、5-HT 诱发血小板集聚。

**5. 对肾功能的影响**　舒张血管降低血压的同时，增加肾血流量，尚有排钠利尿作用。

### （三）临床应用

**1. 高血压**　钙通道阻滞药为治疗高血压病的常用药物。其中二氢吡啶类药物如硝苯地平、尼卡地平、氨氯地平等舒张外周血管作用较强，在降低血压的同时，可增加心、脑、肾等重要脏器的血流量，改善其功能。

**2. 心绞痛**

① 稳定型心绞痛：维拉帕米、地尔硫䓬、硝苯地平均有效。使发作次数减少，硝酸甘油用量减少，运动耐量增加，改善心电图。

② 不稳定型心绞痛：维拉帕米和地尔硫䓬疗效较好，硝苯地平与 β 受体阻断药合用。

③ 变异型心绞痛：由冠状动脉痉挛引起，钙通道阻滞药扩张血管，三药均有效，硝苯地平疗效最佳。

**3. 心律失常**　钙通道阻滞药治疗室上性心动过速及后除极触发活动所致的心律失常有良好效果。各类钙通道阻滞药减慢心率的作用程度有差异。维拉帕米和地尔硫䓬减慢心率作用较明显。硝苯地平效果较差，甚至反射性加快心率，因而不用于治疗心律失常。

**4. 脑血管疾病**　尼莫地平、氟桂利嗪治疗脑缺血性疾病。

**5. 其他**　外周血管痉挛性疾病（雷诺病）、肺动脉高压、肥厚型心肌病等心血管系统疾病，也可用于治疗支气管哮喘、偏头痛等。现在已经证实维拉帕米能够减缓肿瘤细胞对抗肿瘤药物的耐药性，可作为肿瘤耐药性逆转剂。

## 四、不良反应及注意事项

钙通道阻滞药相对比较安全，但由于其药物作用广泛，选择性相对较低。不良反应与其阻断钙通道导致的血管扩张、心肌抑制等作用有关。其常见不良反应有：颜面潮红、头痛、眩晕、恶心、便秘等。严重不良反应有：低血压、心动过缓、房室传导阻滞以及心功能抑制等。

## 同步练习

一、选择题

【A型题】

1. L型钙通道有五个亚单位，其主要功能单位是（　　）
A. $\alpha_1$ 亚单位　B. $\alpha_2$ 亚单位　C. β亚单位
D. γ亚单位　E. δ亚单位
2. 下列药物中属于二氢吡啶类钙通道阻滞药的是（　　）
A. 维拉帕米　B. 戈洛帕米　C. 尼群地平
D. 地尔硫䓬　E. 普尼拉明
3. 钙通道阻滞药不具有下列哪项药理作用（　　）
A. 负性肌力作用　B. 负性频率作用　C. 扩张血管作用
D. 增加脑血流量　E. 加快传导作用
4. 对变异型心绞痛患者最好选用下列哪种药物进行治疗（　　）
A. 尼群地平　B. 氨氯地平　C. 硝苯地平
D. 尼莫地平　E. 哌克昔林
5. 硝苯地平不适用于下列哪种疾病（　　）
A. 高血压　B. 变异型心绞痛　C. 稳定型心绞痛
D. 阵发性室上性心动过速　E. 外周血管痉挛性疾病
6. 对伴有快速型心律失常的高血压患者最好选用下列哪种药物（　　）
A. 尼莫地平　B. 维拉帕米　C. 硝苯地平
D. 尼群地平　E. 尼卡地平
7. 下列属于苯烷胺类的钙通道阻滞药是（　　）
A. 硝苯地平　B. 维拉帕米　C. 桂利嗪
D. 地尔硫䓬　E. 尼莫地平
8. 维拉帕米对下列哪种心律失常的疗效最好（　　）
A. 房室传导阻滞　B. 阵发性室上性心动过速　C. 室性心动过速
D. 室性期前收缩　E. 强心苷中毒所致心律失常
9. 下列钙通道阻滞中半衰期最长的是（　　）
A. 尼莫地平　B. 非洛地平　C. 氨氯地平
D. 维拉帕米　E. 尼群地平
10. 地尔硫䓬属于下列何类药物（　　）
A. 肾上腺素受体阻断药　B. 钙通道阻滞药　C. 钾通道阻滞药
D. 钠通道阻滞药　E. 以上都不是
11. 下列药物中无扩张冠状动脉的抗心绞痛药是（　　）
A. 维拉帕米　B. 硝苯地平　C. 硝酸异山梨酸
D. 硝酸甘油　E. 普萘洛尔
12. 变异型心绞痛患者并伴有高血压宜选用（　　）
A. 普萘洛尔　B. 硝苯地平　C. 硝酸甘油
D. 美托洛尔　E. 戊四硝酯
13. 维拉帕米、硝酸甘油、普萘洛尔治疗心绞痛的共同作用是（　　）
A. 抑制心肌收缩力　B. 扩张冠状动脉　C. 缩小心室容积
D. 减慢心率　E. 降低心肌耗氧量

【B型题】

A. 维拉帕米　　B. 氨氯地平　　C. 硝苯地平
D. 地尔硫䓬　　E. 尼莫地平

14. 易引起反射性交感神经兴奋的钙通道阻滞药是（　　）
15. 治疗阵发性室上性心动过速首选的是（　　）
16. 对脑血管较敏感，舒张脑血管作用较强的是（　　）

【C型题】

A. 硝苯地平　　B. 普萘洛尔　　C. 两者均有　　D. 两者均无

17. 可治疗变异型心绞痛（　　）
18. 可治疗劳累型心绞痛（　　）
19. 可治疗高血压（　　）
20. 可治疗窦房传导阻滞或房室传导阻滞（　　）
21. 可治疗室上性心动过速（　　）

【X型题】

22. 离子通道的生理功能包括（　　）
A. 决定细胞的兴奋性、不应性和传导性
B. 介导兴奋-收缩偶联和兴奋-分泌偶联
C. 调节血管平滑肌的舒缩活动
D. 参与细胞跨膜信号转导过程
E. 维持细胞正常形态和功能完整性
23. 钙通道阻滞药可用于治疗下列哪些疾病（　　）
A. 心律失常　　B. 心绞痛　　C. 高血压
D. 脑血管痉挛　　E. 慢性心功能不全伴房室传导阻滞
24. 变异型心绞痛可用下列哪些药物治疗（　　）
A. 维拉帕米　　B. 硝苯地平　　C. 地尔硫䓬
D. 硝酸甘油　　E. 普萘洛尔
25. 钙通道阻滞药对心脏的作用是（　　）
A. 负性肌力作用　　B. 负性频率作用　　C. 负性传导作用
D. 保护缺血心肌作用　　E. 舒张冠状血管作用
26. 维拉帕米禁用于（　　）
A. 窦性心动过缓　　B. 病窦综合征　　C. 支气管哮喘
D. 严重心力衰竭　　E. 二度至三度房室传导阻滞
27. 下列关于钙通道阻滞药的叙述，正确的有（　　）
A. 钙通道阻滞药能提高地高辛的血药浓度
B. 钙通道阻滞药能延长西咪替丁的 $t_{1/2}$
C. 硝苯地平可降低奎尼丁的血药浓度
D. 钙通道阻滞药与血浆蛋白结合率高
E. 钙通道阻滞药的生物利用度都较高

**二、填空题**

1. 离子通道按激活方式可分为________、________和________三类。
2. 临床常用的钙通道阻滞药主要作用于________钙通道________亚型。
3. 选择性作用于L型钙通道的阻滞剂可分为________、________和________三类。
4. 硝苯地平应用后可使心率________，维拉帕米应用后可使心率________。
5. 使用钙通道阻滞药治疗脑血管疾病最好选用________或________等舒张脑血管作用较强的钙通道阻滞药。

## 三、问答题

1. 简述钙通道阻滞药的临床应用。

2. 简述钾通道开放药的药理作用和临床应用。

## 参考答案

### 一、选择题

1. A　2. C　3. E　4. C　5. D　6. B　7. B　8. B　9. C　10. B　11. E　12. B　13. E　14. C　15. A　16. E　17. A　18. C　19. C　20. D　21. B　22. ABCDE　23. ABCD　24. ABCD　25. ABCDE　26. ABDE　27. ABCD

### 二、填空题

1. 电压门控离子通道　配体门控离子通道　机械门控离子通道

2. 电压依赖性　L

3. 苯烷胺类　二氢吡啶类　苯并噻氮䓬类（地尔硫䓬类）

4. 加快　减慢

5. 尼莫地平　氟桂利嗪

### 三、问答题

1. 答：钙通道阻滞药的临床应用有：①高血压，包括轻、中、重度高血压及高血压危象；②心绞痛，包括稳定型心绞痛、不稳定型心绞痛、变异型心绞痛；③心律失常，主要用于室上性心律失常；④脑血管疾病，包括脑血管痉挛和脑栓塞等；⑤其他，外周血管痉挛性疾病，预防动脉粥样硬化，还用于支气管哮喘、偏头痛等，另外，还用于慢性心功能不全，如长效钙通道沮滞药氨氯地平可用于慢性心功能不全。

2. 答：(1) 钾通道开放的药的药理作用　作用于钾通道，增加细胞膜对 $K^+$ 的通透性，促进 $K^+$ 外流。①使细胞膜电位更负（超级化），致电压依赖性钙通道不易开放。②对抗递质、激素引起的去极化。③超极化可阻止胞内 $Ca^{2+}$ 贮存部位对 $Ca^{2+}$ 的重摄取、贮存和释放。④促进 $Na^+$-$Ca^{2+}$ 交换，排除 $Ca^{2+}$，胞内 $Ca^{2+}$ 浓度下降。通过上述作用机制，产生舒张血管、降血压及对缺血心脏产生保护作用。

(2) 钾通道开放药的临床应用　目前，临床已用于高血压、心绞痛和心肌梗死的治疗。

（叶和杨）

# 第二十二章　抗心律失常药

学习目标

**1. 掌握**　心律失常发生的机制；抗心律失常药的基本作用机制；抗心律失常药的分类；代表药奎尼丁、利多卡因、普萘洛尔、胺碘酮、维拉帕米的药理作用、临床应用及主要不良反应。

**2. 熟悉**　普鲁卡因胺、苯妥英钠、索他洛尔的特点。

**3. 了解**　正常心脏的电生理特性；普罗帕酮、阿替洛尔、艾司洛尔、决奈达隆、腺苷的抗心律失常作用。

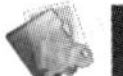

内容精讲

心律失常是心动频率和节律的异常，可分为两类：①缓慢型，包括心动过缓，传导阻滞等，用阿托品或异丙肾上腺素治疗；②过速型，包括房性期前收缩、房性心动过速、心房颤动、心房扑动、阵发性室上性心动过速、室性期前收缩、室性心动过速及室性颤动等。本章重点讨论的是治疗快速型心律失常的药物。

## 第一节　心律失常的电生理学基础

### 一、正常心脏电生理特性

#### （一）心肌细胞膜电位

正常心肌在静息时，细胞膜两侧呈现内负外正，处于极化状态。心肌细胞兴奋时，细胞除极并复极，形成动作电位（action potential，AP），分为 0、1、2、3、4 五个时相。0 相为快速除极，是钠离子内流所致。1 相为快速复极初期，由钾短暂外流所致。2 相平台期为缓慢复极，由钙及少量钠内流及钾外流所致。3 相为快速复极末期，由大量钾外流所致。4 相为静息期，非自律细胞的膜电位维持在静息水平，而在自律细胞则为自发性舒张期除极。

按动作电位特征将心肌细胞分为快反应细胞和慢反应细胞。快反应细胞包括心房肌、心室肌和希-浦细胞，其动作电位 0 相除极由钠电流（$I_{Na}$）介导，除极速度快、振幅大；慢反应细胞包括窦房结和房室结细胞，其动作电位 0 相除极由 L 型钙电流［$I_{Ca(L)}$］介导，除极速度慢、振幅小。

#### （二）心肌细胞电生理特性

**1. 自律性**　影响因素包括动作电位 4 相的去极化速率、动作电位的发生阈值、静息膜电位水平、动作电位时程。

**2. 传导性**　影响因素包括动作电位 0 相去极化速率和幅度，钠电流（$I_{Na}$）和钙电流［$I_{Ca(L)}$］分别对快反应细胞和慢反应细胞的传导性起决定作用。

**3. 有效不应期**（effective refractory period，ERP）　从 0 相开始到心肌能够接受刺激产生可扩布动作电位的时间，反应 $I_{Na}$ 或 $I_{Ca(L)}$ 的复活时间。ERP 数值越大，就意味着心肌不起反应的时间越长，不易发生快速型心律失常。

### 二、心律失常发生的机制

冲动形成异常和（或）冲动传导异常均可导致心律失常的发生。自律性升高、后除极（早后除极和迟后除极）、折返激动是引起心律失常的主要机制。另外，遗传性长 Q-T 综合征也是临床常见的心律失常类型。

## 第二节　抗心律失常药的基本作用机制和分类

目前治疗心律失常的主要策略是降低心肌组织的异常自律性、减少后除极、调节传导性或有效不应期以消除折返。达到上述目的的主要方式包括：①阻滞钠通道；②拮抗心脏的交感效应；③阻滞钾通道；④阻滞钙通道。抗心律失常药影响心脏的多种离子通道，故具有潜在致心律失常作用。当酸中毒、高血钾、心肌缺血或心动过速时，即使用治疗浓度的抗心律失常药物，也可诱发心律失常。

### 一、抗心律失常药的基本作用机制

**1. 降低自律性**　通过降低动作电位4相的斜率、提高动作电位的发生阈值、增加静息膜电位绝对值、延长动作电位时程等方式降低异常自律性。

**2. 减少后除极**　①缩短动作电位时程，减少早后除极。②钙通道阻滞药抑制细胞内钙超载，减少迟后除极，钠通道阻滞药可抑制迟后除极的0相去极化。

**3. 消除折返**　改变传导性或延长有效不应期可消除折返。钙通道阻滞药和β肾上腺素受体阻断药可减慢房室传导，从而消除房室结折返所致的室上性心动过速。钠通道阻滞药和钾通道阻滞药可延长快反应细胞的有效不应期。钙通道阻滞药如维拉帕米和钾通道阻滞药可延长慢反应细胞的有效不应期。

### 二、抗心律失常药的分类及主要代表药物

**1. Ⅰ类**　钠通道阻滞药，根据阻滞钠通道的强度又分为Ⅰa、Ⅰb、Ⅰc类。

① Ⅰa类：适度阻滞钠通道，降低动作电位0相除极速率，使传导减慢，并不同程度抑制心肌细胞钾及钙通道，延长复极过程，显著延长有效不应期。代表药物有奎尼丁和普鲁卡因胺。

② Ⅰb类：轻度阻滞钠通道，轻度降低动作电位0相除极速率，降低自律性，缩短或不影响动作电位过程。代表药物有利多卡因和苯妥英钠。

③ Ⅰc类：明显（重度）阻滞钠通道，显著降低动作电位0相除极速率及幅度，明显减慢传导。代表药物有普罗帕酮、氟卡尼。

**2. Ⅱ类**　β肾上腺素受体阻断药，拮抗心肌细胞β受体，抑制交感神经兴奋所致的起搏电流、钠电流和L型电流增加，降低4相舒张期自动除极速率，降低自律性；降低动作电位0相除极速率，减慢传导速度。代表药为普萘洛尔。

**3. Ⅲ类**　延长动作电位时程的药物，阻滞多种钾通道，延长动作电位时程和有效不应期。代表药为胺碘酮。除阻滞钾通道外，还能阻滞起搏细胞的钠、钙通道。

**4. Ⅳ类**　钙通道阻滞药，主要抑制L型钙电流，降低窦房结自律性，减慢房室结传导，抑制细胞内钙超载。代表药为维拉帕米。

**5. 其他类药**　腺苷。

## 第三节　常用抗心律失常药

### 一、Ⅰ类药——钠通道阻滞药

#### （一）Ⅰa类药

**1. 奎尼丁**

（1）药理作用及机制

① 降低自律性：**奎尼丁**（quinidine）可阻滞4相$Na^+$内流，降低心房肌、心室肌和浦肯野纤维异位起搏点的自律性。

② 减慢传导：奎尼丁可以阻滞0相$Na^+$内流，减慢传导，消除折返激动。

③ 延长有效不应期：奎尼丁可以延长$Na^+$通道失活后复活时间，阻滞3相$K^+$外流，延长心

房肌、心室肌和浦肯野纤维的APD和ERP，因为ERP的延长比APD的延长更显著，所以ERP绝对延长，从而减少折返激动。

④ 其他：奎尼丁可以抗M胆碱受体、阻断α受体、大量抑制心脏和抑制$Ca^{2+}$内流。

(2) 临床应用　奎尼丁为广谱抗心律失常药，适用于：①心房纤颤、心房扑动、室上性和室性心动过速转复和预防；②频发室上性和室性期前收缩的治疗。

(3) 不良反应　不良反应多、安全范围窄。

①胃肠反应：表现为厌食、恶心、呕吐、腹泻等。

② 金鸡纳反应：表现为耳鸣、头痛、头晕、耳鸣、恶心、腹泻、视物模糊等。

③ 心血管反应：阻断α受体，使血管扩张、心肌收缩力减弱、血压下降。心脏毒性较严重，中毒浓度可致房室及室内传导阻滞、Q-T间期延长、尖端扭转型室性心动过速。

**2. 普鲁卡因胺**

**普鲁卡因胺**(procainamide) 为广谱抗心律失常药，电生理作用与奎尼丁相似，但无α受体阻断及抗胆碱作用。普鲁卡因胺可阻滞开放状态的钠通道，降低自律性，减慢传导，延长大部分心脏组织的动作电位时程和有效不应期。本品可用于治疗室上性和室性心律失常。长期使用普鲁卡因胺，少数患者出现红斑狼疮综合征。

### （二）Ⅰb类药物

**1. 利多卡因**

(1) 药动学特点　**利多卡因**(lidocaine) 的首过消除明显，口服生物利用度低；$t_{1/2}$为2h。

(2) 药理作用及机制　利多卡因可抑制$Na^+$内流，促进$K^+$外流。

利多卡因可阻滞钠通道的激活态和失活态，因此利多卡因对除极化组织（如缺血区）作用强，对缺血或强心苷中毒所致的除极化型心律失常有较强抑制作用。心房肌细胞动作电位时程短，钠通道失活时间短，利多卡因作用弱，因此其对房性心律失常效果差。利多卡因抑制参与动作电位复极2期的少量钠内流，缩短或不影响浦肯野纤维和心室肌的动作电位时程。降低动作电位4相去极速率，提高兴奋阈值，降低自律性。对正常心肌组织的电生理特性影响小。

(3) 临床应用　本品主要用于治疗室性心律失常，如心脏手术、心导管术、急性心肌梗死或强心苷中毒所致的室性心动过速或心室颤动。

(4) 不良反应　较轻，可出现神经系统反应，如头晕、嗜睡、激动不安、感觉异常等；大剂量致心脏抑制、血压下降等，二、三度房室传导阻滞者禁用。

**2. 苯妥英钠**

(1) **苯妥英钠**(phenytoin sodium) 的作用与利多卡因相似，抑制钠通道失活态，减少部分除极的浦肯野纤维4相自动除极速率，降低自律性；对窦房结传导无明显影响。

(2) 苯妥英钠能与强心苷竞争$Na^+$-$K^+$-ATP酶，抑制强心苷中毒所致的迟后除极及触发活动。

(3) 苯妥英钠主要用于治疗室性心律失常，特别是对强心苷中毒所致的室性心律失常有效，也用于心肌梗死、心脏手术、心导管术所致的室性心律失常。

(4) 窦性心动过缓及二、三度房室传导阻滞者禁用。

### （三）Ⅰc类

Ⅰc类明显（重度）阻滞钠通道，显著降低动作电位0相除极速率及幅度，明显减慢传导。对复极影响小。降低浦肯野纤维自律性，延长ERP。此类药物包括普罗帕酮（propafenone，心律平）、氟卡尼（flecainide）、恩卡尼（encainide）和劳卡尼（lorcainide）等。

**普罗帕酮**

(1) 普罗帕酮能明显阻滞钠通道开放态和失活态，减慢心房、心室和浦肯野纤维的传导。本品可降低浦肯野纤维的自律性，抑制钾通道，延长心肌细胞的APD和ERP，但对复极过程影响弱于奎尼丁。另外，普罗帕酮还具有弱的β受体阻断作用、阻滞$Ca^{2+}$内流作用和局部麻醉作用。

（2）普罗帕酮可用于治疗室上性及室性期前收缩、心动过速及预激综合征等。

（3）心血管反应严重　可致严重的心律失常，如折返性心动过速、传导阻滞，窦房结功能障碍，加重心力衰竭等。

## 二、Ⅱ类药——β 肾上腺素受体阻断药

### （一）普萘洛尔

**1. 药理作用**　**普萘洛尔**（propranolol，心得安）可阻断β受体、抑制交感神经兴奋时的各种作用，降低窦房结、心房、浦肯野纤维自律性，抑制儿茶酚胺所致的迟后除极而防止触发活动，减慢房室结传导，延长房室结的有效不应期。此作用在运动和情绪激动时明显。

**2. 临床应用**　①普萘洛尔主要用于治疗室上性心律失常，尤其对于交感神经兴奋、甲状腺功能亢进、嗜铬细胞瘤等引起的窦性心动过速效果良好。②本品与强心苷或地尔硫䓬合用，控制心房扑动、心房纤颤及阵发性室上性心动过速时的心室率过快效果较好。③心肌梗死患者应用本品，可减少心律失常的发生，缩小心肌梗死范围，从而使死亡率降低。④本品可用于治疗运动或情绪激动所引发的室性心律失常，减少肥厚型心肌病所致的心律失常。

### （二）阿替洛尔

（1）**阿替洛尔**（atenolol）为长效选择性 $β_1$ 受体阻断药，抑制窦房结及房室结自律性，减慢房室结传导，也抑制希-浦系统。本品可用于治疗室上性心律失常，降低心房纤颤和心房扑动的心室率；也用于治疗室性心律失常。

（2）其不良反应与普萘洛相似，因为对心脏选择性强，可用于糖尿病和哮喘患者，但剂量不宜过大。

### （三）艾司洛尔

**艾司洛尔**（esmolol）为短效 $β_1$ 受体阻断药，具有心脏选择性，抑制窦房结及房室结的自律性和传导性。其主用于治疗室上性心律失常，可减慢心房纤颤和心房扑动的心室率，减少心肌耗氧量，缩小心肌梗死面积。

## 三、Ⅲ类药——延长动作电位时程的药物

### （一）胺碘酮

**1. 药理作用及机制**　**胺碘酮**（amiodarone，乙胺碘呋酮）可阻滞 $Na^+$、$K^+$ 和 $Ca^{2+}$ 通道，阻断α、β受体，阻断 $T_3$、$T_4$ 与其受体的结合。

（1）降低窦房节和浦肯野纤维的自律性。

（2）减慢房室结和浦肯野纤维的传导速度。

（3）延长心肌细胞和浦肯野纤维的 APD 和 ERP，与抑制 $K^+$ 有关。

（4）松弛血管平滑肌、扩张冠状 A、降低外周阻力、降低心肌耗氧量，保护缺血心肌。

**2. 临床应用**　胺碘酮为广谱抗心律失常药，可用于治疗各种室上性及室性心律失常。

**3. 不良反应**　与剂量、给药时间成正比。

（1）过量时的不良反应主要是心动过缓、房室传导阻滞及 Q-T 延长，偶见有尖端扭转型室性心动过速。

（2）药物中含有碘，长期应用可致眼角膜出现黄褐色颗粒沉着，一般不影响视力，停药后可自行恢复；碘还可导致甲状腺功能紊乱。严重而又罕见的不良反应为间质性肺炎或肺纤维化改变。

（3）对碘过敏者不可用，久用应检查甲状腺功能，测 $T_3$、$T_4$ 血浓度。

### （二）决奈达隆

**决奈达隆**（dronedarone）是新型抗心律失常药，主要用于心房颤动和心房扑动患者维持窦性节律。结构与胺碘酮类似，但不含碘，对甲状腺等器官的毒性明显降低。

#### （三）索他洛尔

（1）**索他洛尔**（sotalol）可非选择阻断β受体，并能抑制延迟整流钾通道。

（2）索他洛尔阻断β受体，降低自律性、减慢房室结传导；阻滞钾电流，延长心房、心室及浦肯野纤维的 APD 和 ERP。

（3）本品可用于治疗各种心律失常。

（4）不良反应发生率较低，少数 Q-T 延长者可引起尖端扭转型室性心动过速。

### 四、Ⅳ类药——钙通道阻滞药

此类药主用于治疗室上性心动过速。常用**维拉帕米**（verapamil）、**地尔硫䓬**（diltiazem）。

#### （一）药理作用及机制

阻滞 $Ca^{2+}$ 通道，$Ca^{2+}$ 抑制内流。

（1）降低窦房结自律性，降低心房、心室和浦肯野纤维的异常自律性，减少或消除后除极所引发的触发活动。

（2）减慢房室结传导，终止房室结折返，减慢心房扑动、心房颤动时加快的心室率。

（3）延长窦房结、房室结的 ERP，消除折返。

#### （二）临床应用

（1）治疗阵发性室上性心动过速效果较佳，是首选药。

（2）心房扑动、心房颤动，可减慢心室率。

#### （三）不良反应

静脉给药过快，引起心动过缓、传导阻滞、血压下降等。

### 五、其他类药

#### 腺苷

（1）**腺苷**（adenosine）激活与 G 蛋白偶联的腺苷受体→激活心房、窦房结和房室结的乙酰胆碱敏感 $K^+$ 通道→$K^+$ 外流增加→动作电位时程缩短、细胞超极化和自律性降低。

（2）抑制 L 型钙电流并延长房室结的有效不应期，抑制交感神经兴奋所致迟后除极。传导减慢。

（3）静脉注射后降低窦性频率、减慢房室结传导、延长房室结有效不应期。

（4）用于阵发性室上性心律失常。

## 同步练习

### 一、选择题

**【A 型题】**

1. 属于明显阻滞钠通道药（Ⅰc 类）的是（　　）

A. 利多卡因　　B. 普罗帕酮　　C. 胺碘酮
D. 普鲁卡因胺　　E. 奎尼丁

2. 阻滞多种钾通道，明显延长动作电位时程和有效不应期的药物是（　　）

A. 普鲁卡因胺　　B. 胺碘酮　　C. 氟卡尼
D. 普萘洛尔　　E. 普罗帕酮

3. 轻度阻滞钠通道，缩短 APD 和 ERP 的药物是（　　）

A. 苯妥英钠　　B. 普鲁卡因胺　　C. 奎尼丁
D. 胺碘酮　　E. 维拉帕米

4. 治疗窦性心动过缓的首选药是（　　）

A. 肾上腺素　　B. 间羟胺　　C. 去甲肾上腺素

D. 多巴胺　　E. 阿托品

5. 防治急性心肌梗死所致的室性心动过速疗效较好的是（　）

A. 奎尼丁　　B. 利多卡因　　C. 普鲁卡因胺

D. 维拉帕米　　E. 普萘洛尔

6. 治疗强心苷中毒引起的室性心律失常最好选用（　）

A. 阿托品　　B. 异丙肾上腺素　　C. 苯妥英钠

D. 肾上腺素　　E. 麻黄碱

7. 可引起 Q-T 间期延长和尖端扭转型室性心动过速的药物是（　）

A. 维拉帕米　　B. 奎尼丁　　C. 苯妥英钠

D. 普萘洛尔　　E. 利多卡因

8. 能阻滞 $Na^+$、$K^+$、$Ca^{2+}$ 通道，还有抗胆碱作用和拮抗外周血管 α 受体作用的药物是（　）

A. 利多卡因　　B. 维拉帕米　　C. 苯妥英钠

D. 奎尼丁　　E. 普萘洛尔

9. 首过消除明显，生物利用度低，只能肠道外用药的是（　）

A. 苯巴比妥钠　　B. 普罗帕酮　　C. 普鲁卡因胺

D. 利多卡因　　E. 奎尼丁

10. 胺碘酮长期大剂量使用最为严重的不良反应是（　）

A. 肺纤维化　　B. 肝损害　　C. 角膜褐色微粒沉着

C. 甲状腺功能紊乱　　E. 房室传导阻滞

11. 下列抗心律失常药中仅用于室性心律失常的药物是（　）

A. 奎尼丁　　B. 利多卡因　　C. 普萘洛尔

D. 维拉帕米　　E. 胺碘酮

12. 奎尼丁最严重的不良反应是（　）

A. 胃肠道反应　　B. 房室传导阻滞　　C. 低血压

D. 金鸡纳反应　　E. 奎尼丁晕厥

**【B 型题】**

A. 利多卡因　　B. 胺碘酮　　C. 普鲁卡因胺

D. 普罗帕酮　　E. 奎尼丁

13. 可使患者发生甲状腺功能亢进或减退的药物是（　）

14. 少数患者长期使用可出现红斑狼疮综合征的药物是（　）

15. 能引起金鸡纳反应的药物是（　）

A. 奎尼丁　　B. 利多卡因　　C. 苯妥英钠

D. 胺碘酮　　E. 维拉帕米

16. 治疗阵发性室上性心动过速的首选药物是（　）

17. 治疗急性心肌梗死并发室性心动过速宜选用（　）

18. 阻滞多种钾通道，明显延长动作电位时程和有效不应期的药物是（　）

**【C 型题】**

A. 利多卡因　　B. 苯妥英钠

C. 两者均是　　D. 两者均不是

19. 治疗室性心律失常的药物是（　）

20. 对室上性心律失常疗效好的药物是（　）

A. 抑制 $Na^+$ 内流　　B. 抑制 $Ca^{2+}$ 内流

C. 两者均有　　D. 两者均无

21. 奎尼丁（　）

22. 维拉帕米（　）

【X型题】

23. 抗心律失常药物可通过下列哪些方式降低自律性（　　）
A. 降低动作电位4相斜率　B. 提高动作电位的发生阈值
C. 降低动作电位的发生阈值　D. 增加静息膜电位的绝对值
E. 延长动作电位时程

24. 利多卡因可用于（　　）
A. 心房纤颤　B. 心房扑动　C. 室性期前收缩
D. 室性心动过速　E. 室性纤颤

25. 属于广谱抗心律失常药物的是（　　）
A. 奎尼丁　B. 胺碘酮　C. 利多卡因
D. 苯妥英钠　E. 普萘洛尔

26. 禁用或慎用维拉帕米的是（　　）
A. 二、三度房室传导阻滞　B. 严重心功能不全　C. 心源性休克
D. 房室结折返性心律失常　E. 老年人肾功能低下者

27. 普萘洛尔可用于（　　）
A. 心房纤颤　B. 心房扑动　C. 房性期前收缩
D. 室性期前收缩　E. 阵发性室上性心动过速

## 二、问答题

1. 简述抗心律失常药的分类、各类药物的主要作用特点及主要代表药物。
2. 简述利多卡因的临床应用。
3. 抗心律失常药的基本作用机制是什么？
4. 何谓折返激动？抗心律失常可通过哪些电生理作用取消折返激动现象？

# 参考答案

## 一、选择题

1. B　2. B　3. A　4. E　5. B　6. C　7. B　8. D　9. D　10. A　11. B　12. E　13. B　14. C　15. E　16. E　17. B　18. D　19. C　20. D　21. C　22. B　23. ABDE　24. CDE　25. AB　26. ABCE　27. ABCDE

## 二、问答题

1. 答：抗心律失常药的分类、各类药物的主要作用特点及主要代表药物如下。

（1）Ⅰ类药　钠通道阻滞药，根据阻钠通道情况又分为Ⅰa、Ⅰb、Ⅰc类。①Ⅰa类，适度阻滞钠通道，降低动作电位0相除极速率，使传导减慢，并不同程度抑制心肌细胞钾及钙通道，延长复极过程，显著延长有效不应期。代表药物有奎尼丁和普鲁卡因胺。②Ⅰb类，轻度阻滞钠通道，轻度降低动作电位0相除极速率，降低自律性，缩短或不影响动作电位过程。代表药物有利多卡因和苯妥英钠。③Ⅰc类，明显（重度）阻滞钠通道，显著降低动作电位0相除极速率及幅度，明显减慢传导。代表药物有普罗帕酮、氟卡尼。

（2）Ⅱ类　β肾上腺素受体阻断药，拮抗心肌细胞β受体，抑制交感神经兴奋所致的起搏电流、钠电流和L型电流增加，降低4相舒张期自动除极速率，降低自律性；降低动作电位0相除极速率，减慢传导速度。代表药为普萘洛尔。

（3）Ⅲ类药　延长动作电位时程的药物，阻滞多种钾通道，延长动作电位时程和有效不应期。代表药为胺碘酮。除阻滞钾通道外，还能阻滞起搏细胞的钠、钙通道。

（4）Ⅳ类药　钙通道阻滞药，主要抑制L型钙电流，降低窦房结自律性，减慢房室结传导，抑制细胞内钙超载。代表药为维拉帕米。

（5）其他类药　腺苷。

2. 答：利多卡因主要用于治疗室性心律失常，如心脏手术、心导管术、急性心肌梗死或强心苷中毒所致的室性心动过速或心室颤动。

3. 抗心律失常药的基本作用机制包括以下几点。

（1）降低自律性　通过降低动作电位4相的斜率、提高动作电位的发生阈值、增加静息膜电位绝对值、延长动作电位时程等方式降低异常自律性。

（2）减少后除极　①缩短动作电位时程，减少早后除极；②钙通道阻滞药抑制细胞内钙超载，减少迟后除极，钠通道阻滞药可抑制迟到后除极的0相去极化。

（3）消除折返　改变传导性或延长有效不应期

可消除折返。

4.答：(1) 折返激动是指冲动经传导通路折回原处而反复运行的现象。折返激动是快速型心律失常的重要发病机制，是产生期前收缩、心动过速、扑动或颤动的直接原因。

(2) 抗心律失常药可通过改变膜反应性而改变传导，停止折返；绝对或相对延长有效不应期或促使邻近细胞ERP的不均一趋向均一而停止折返，如奎尼丁、利多卡因等。

(叶和杨)

# 第二十三章　作用于肾素-血管紧张素系统的药物

**学习目标**

**1. 掌握**　ACE抑制药的基本药理作用、临床应用及主要不良反应；血管紧张素Ⅱ受体（$AT_1$受体）拮抗药的药理作用和临床应用。

**2. 熟悉**　代表药卡托普利和氯沙坦的药理作用、临床应用及主要不良反应。

**3. 了解**　肾素-血管紧张素系统。

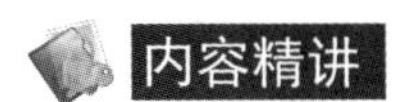

## 第一节　肾素-血管紧张素系统

肾素-血管紧张素系统（renin-angiotensin system，RAS）主要由血管紧张素原（angiotensinogen）、肾素（renin）、血管紧张素转化酶（angiotensin-converting enzyme，ACE）、血管紧张素（angiotensin，Ang）及其相应受体构成，是重要的体液系统。

**1. 肾素**　是一种酸性蛋白水解酶，主要由肾脏球旁细胞合成和分泌。它水解血管紧张素原，生成AngⅠ。

**2. 血管紧张素转化酶**　又称激肽酶Ⅱ（kinase Ⅱ），为肽基二肽水解酶，是由1306个氨基酸构成的含锌的金属蛋白水解酶。ACE对底物的选择性不高，不但降解AngⅠ为AngⅡ，也能降解缓激肽、P物质与内啡肽，使之失活。

**3. 血管紧张素及其受体**　血管紧张素原在多种酶催化下，生成一系列血管紧张素，包括AngⅠ、AngⅡ、AngⅢ、Ang1-7等。其中AngⅡ是RAS的主要活性肽，其受体有1型（$AT_1$）和2型（$AT_2$）两种。$AT_1$受体被激活时，可引起血管收缩、促进肾上腺髓质释放儿茶酚胺、肾上腺皮质释放醛固酮、交感神经末梢释放去甲肾上腺素、收缩肾脏出球小动脉和入球小动脉、提高灌注压、减少肾小球血流量和尿量。$AT_2$受体的功能尚未完全阐明。它能激活缓激肽$B_2$受体与NO合酶，促进NO合成，舒张血管，降低血压。它也参与促细胞凋亡作用，对抗$AT_1$受体的促心血管增殖与重构作用。

## 第二节　肾素抑制药

肾素是RAS起始的第1个特异性限速酶，它的作用底物是血管紧张素原，作用有高度特异性。肾素抑制药通过结合肾素作用于RAS，阻止血管紧张素原转化为血管紧张素Ⅰ，降低血浆肾素活性，降低血管紧张素Ⅰ及血管紧张素Ⅱ的水平，从而抑制整个RAS的功能。阿利吉仑是一种可口服、非蛋白、低分子量的肾素抑制药。

# 第三节　血管紧张素转换酶抑制药

## 一、化学结构与分类

**1. 化学结构与构效关系**　ACE的活性部位有两个结合位点，其中含$Zn^{2+}$的结合位点是ACE抑制药有效基团的必需结合位点。一旦结合，ACE的活性消失。现有的ACE抑制药与$Zn^{2+}$结合的基团有三类：

① 含有巯基（—SH）：如卡托普利。

② 含有羧基（—COOH）：如依那普利、雷米普利、培哚普利、贝那普利等。

③ 含有磷酸基（POO—）：如福辛普利。

一般来说，含羧基的ACE抑制药比其他两类与$Zn^{2+}$结合更牢固，故作用也更强更久。

**2. 活性药与前药**　许多ACE抑制药为前药（prodrug），如依那普利，含有—$COOC_2H_5$，它必须在体内转化为—COOH，成为依那普利酸，才能与$Zn^{2+}$结合起作用。

## 二、药理作用与应用

**1. 基本药理作用**

① 抑制AngⅡ的生成：ACE抑制药抑制AngⅡ的生成，从而取消AngⅡ收缩血管、刺激醛固酮释放、增加血容量、升高血压与促心血管肥大增生等作用。

② 保存缓激肽的活性：ACE抑制药可抑制缓激肽的降解，从而保存缓激肽的作用。现知缓激肽能激活激肽$B_2$受体，进而激活NO合酶和磷脂酶$A_2$（$PLA_2$），使NO和$PGI_2$生成增加。NO与$PGI_2$都有舒张血管、降低血压、抗血小板聚集、抗心血管细胞肥大增生和重构作用。

③ 保护血管内皮细胞：能逆转高血压、心力衰竭、动脉硬化与高血脂等引起的内皮细胞损伤。

④ 保护心肌细胞功能：能减轻心肌缺血再灌注损伤，拮抗自由基对心肌的损伤效应。

⑤ 增敏胰岛素受体：能增加糖尿病与高血压患者对胰岛素的敏感性。可能是由缓激肽介导的。

**2. 临床应用**

① 治疗高血压：疗效好，对肾血管性高血压特别有效，对心、肾、脑等器官有保护作用，且能减轻心肌肥厚，阻止或逆转心血管病理性重构。对伴有心力衰竭或糖尿病、肾病的高血压患者，为首选药。

② 治疗充血性心力衰竭与心肌梗死：能降低心力衰竭患者死亡率，改善充血性心力衰竭预后，延长寿命；能降低心肌梗死并发心力衰竭的病死率；能改善血流动力学和器官灌流。

③ 治疗糖尿病性肾病和其他肾病：对1型和2型糖尿病，无论有无高血压均能改善或阻止肾功能的恶化。对其他原因引起的肾功能障碍如高血压、肾小球病变、间质性肾炎等也有一定疗效，能减轻蛋白尿。其肾脏保护作用与降压作用无关，而是它舒张肾出球小动脉的结果。

## 三、不良反应

① 首剂低血压：口服吸收快、生物利用度高的ACE抑制药，首剂低血压副作用多见。

② 咳嗽：无痰干咳是ACE抑制药较常见的不良反应，是被迫停药的主要原因。偶尔有支气管痉挛性呼吸困难，可不伴有咳嗽。吸入色甘酸钠可以缓解。咳嗽与支气管痉挛的原因可能是ACE抑制药使缓激肽和（或）前列腺素、P物质在肺内蓄积。

③ 高血钾：由于ACE抑制药能减少AngⅡ生成，使依赖AngⅡ的醛固酮分泌减少，因此血钾升高，在肾功能障碍的患者与同时服用保钾利尿药的患者更多见。

④ 低血糖：由于ACE抑制药特别是卡托普利能增强对胰岛素的敏感性，常伴有降低血糖作用。在1型和2型糖尿病患者均可有此作用。

⑤ 肾功能损伤：对于肾动脉阻塞或肾动脉硬化造成的双侧肾血管病患者，ACE抑制药能加重肾功能损伤，升高血浆肌酐浓度，甚至产生氮质血症。这是因为AngⅡ可通过收缩出球小动脉

维持肾灌注压，ACE 抑制药舒张出球小动脉，降低肾灌注压，导致肾滤过率与肾功能降低，停药后常可恢复。

⑥ 对妊娠与哺乳的影响：ACE 抑制药用于妊娠的第二期与第三期时，可引起胎儿畸形、胎儿发育不良甚至死胎。妊娠、哺乳期妇女忌用。

⑦ 血管神经性水肿：可发生于嘴唇、舌头、口腔、鼻部与面部其他部位。偶可发生于喉头，可威胁生命。血管神经性水肿发生的机制与缓激肽或其代谢产物有关。

⑧ 含—SH 化学结构的 ACE 抑制药的不良反应：含有—SH 基团的卡托普利可产生味觉障碍、皮疹与白细胞缺乏等与其他含—SH 的药物（如青霉胺）相似的反应。

### 四、常用 ACE 抑制药的特点

卡托普利（captopril）有直接抑制 ACE 和清除自由基作用。其临床主要用于治疗高血压、充血性心力衰竭、心肌梗死和糖尿病性肾病。卡托普利是 FDA 批准用于治疗糖尿病性肾病的 ACE 抑制药。除咳嗽等前述不良反应外，因含—SH 基团，可有青霉胺样反应，如皮疹、嗜酸性粒细胞增多、味觉异常或丧失等，并可有中性粒细胞减少。禁用于双侧肾动脉狭窄患者和孕妇。

**其他常用药物有**：依那普利（enalapril）、赖诺普利（lisinopril）、贝那普利（benazepril）、福辛普利（fosinopril）和培哚普利（perindopril）等。

## 第四节　血管紧张素Ⅱ受体（$AT_1$ 受体）拮抗药

### 一、基本药理作用与应用

$AT_1$ 受体被阻滞后，AngⅡ收缩血管与刺激肾上腺释放醛固酮的作用受到抑制，导致血压降低。$AT_1$ 受体拮抗药能通过减轻心脏的后负荷，治疗充血性心力衰竭。其阻滞 AngⅡ的促心血管细胞增殖肥大作用，能防治心血管的重构。$AT_1$ 受体被阻滞后醛固酮产生减少，水钠潴留随之减轻，但对血钾影响甚微。

### 二、$AT_1$ 受体拮抗药与 ACE 抑制药的比较和合用问题

**1. 比较**　①$AT_1$ 受体拮抗药作用更专一，不抑制 ACE，对缓激肽的降解无影响，不引起咳嗽等不良反应。②$AT_1$ 受体拮抗药作用更完全，也阻断非 ACE 依赖途径产生的 AngⅡ与 $AT_1$ 受体结合。

**2. 合用**　两者合用对减轻心血管重构、降低血压、抑制醛固酮与去甲肾上腺素释放等有相加作用，从而可以增强疗效，但是不良反应却未见增加。

### 三、常用 $AT_1$ 受体拮抗药

**氯沙坦**(losartan) 对 $AT_1$ 受体有选择性阻断作用，作用与 ACE 抑制药相似，对高血压、糖尿病合并肾功能不全患者也有保护作用，对肾脏还有促进尿酸排泄作用，长期用药还能抑制左室心肌肥厚和血管壁增厚。本品可用于高血压的治疗。不良反应较少，少数患者用药后可出现眩晕，干咳发生率明显少于 ACE 抑制药，对血脂及葡萄糖含量均无影响，也不引起直立性低血压。禁用于孕妇、哺乳期妇女及肾动脉狭窄者。

**其他常用药物有**：缬沙坦（valsartan）、厄贝沙坦（irbesartan）、坎地沙坦（candesartan）、他索沙坦（tasosartan）和替米沙坦（telmisartan）等。

## 同步练习

一、选择题

【A 型题】

1. 肾素主要由下列哪一器官合成和分泌（　　）

A. 肝脏　　B. 心脏　　C. 肾脏
D. 胰腺　　E. 肺

2. 关于ACE抑制药的不良反应，叙述错误的是（　　）
A. 血管神经性水肿　　B. 低血钾　　C. 肾功能损伤
D. 无痰干咳　　E. 首剂低血压

3. 关于ACE抑制药治疗充血性心力衰竭的药理基础，叙述错误的是（　　）
A. 扩张外周血管　　B. 抑制心肌重构　　C. 增加醛固酮释放
D. 减少缓激肽降解　　E. 降低心脏负荷和心肌耗氧量

4. 关于ACE抑制药与$AT_1$受体拮抗药的比较，正确的是（　　）
A. ACE抑制药对血管紧张素Ⅱ的阻断作用更完全
B. ACE抑制药对高血压的疗效比$AT_1$受体拮抗药好
C. 咳嗽都是两者较常见的不良反应
D. 两者不可以合用治疗充血性心力衰竭
E. 两者都可抑制心肌重构

5. 关于ACE抑制药的临床应用，不正确的是（　　）
A. 充血性心力衰竭　　B. 高血压　　C. 心律失常
D. 心肌梗死　　E. 糖尿病性肾病

6. ACE含哪一离子的结合位点是ACE抑制药有效基团必须结合的位点（　　）
A. $Fe^{2+}$　　B. $Mg^{2+}$　　C. $Ca^{2+}$
D. $Zn^{2+}$　　E. $Cu^{2+}$

7. 关于氯沙坦的叙述，错误的是（　　）
A. 可使血管扩张，血压下降，心脏负荷减轻
B. 可促进心血管重构，改善心功能
C. 为选择性$AT_1$受体阻断药
D. 适用于高血压合并肾病或糖尿病肾病患者
E. 可增加肾血流量和肾小球滤过率，具有肾脏保护作用

8. 关于ACE抑制药卡托普利的叙述，错误的是（　　）
A. 可增加体内醛固酮水平　　B. 可用于治疗充血性心力衰竭
C. 适用于治疗原发性或肾性高血压　　D. 与利尿药合用可增强其降压作用
E. 降低外周血管阻力

9. ACE抑制药的降压机制不包括（　　）
A. 抑制整体RAS的AngⅡ形成　　B. 抑制局部组织RAS，减少AngⅡ的形成
C. 促进组胺的释放　　D. 促进前列腺素的合成
E. 减少缓激肽的降解

10. 卡托普利的不良反应不包括（　　）
A. 低血压　　B. 高血钾　　C. 高血糖
D. 无痰干咳及血管神经性水肿　　E. 皮疹、味觉或嗅觉缺损

【B型题】
A. 卡托普利　　B. 硝苯地平　　C. 螺内酯
D. 氯沙坦　　E. 普萘洛尔

11. 属于ACE抑制药的是（　　）
12. 属于$AT_1$受体阻断药的是（　　）
13. 化学结构中含有巯基的是（　　）

【C型题】
A. 在体内抑制ACE　　B. 在体外抑制ACE

C. 两者皆可　　D. 两者皆不可

14. 卡托普利能（　　）
15. 厄贝沙坦能（　　）
16. 依那普利能（　　）
17. 贝那普利能（　　）

**【X 型题】**

18. 肾素-血管紧张素系统的组成成分包括（　　）
A. 肾素　　B. 缓激肽　　C. AngⅡ
D. $AT_2$ 受体　　E. ACE
19. ACE 抑制药对肾脏的保护作用表现为（　　）
A. 降低肾小球对蛋白的通透性　　B. 扩张肾脏出球小动脉
C. 抑制肾小球血管间质细胞增生　　D. 降低肾小球毛细血管压力
E. 抑制肾小球细胞外基质蛋白积聚
20. 激动 $AT_1$ 受体的效应表现为（　　）
A. 外周交感神经功能增强　　B. 收缩血管，升高血压
C. 促进醛固酮分泌，引起水钠潴留　　D. 促进心血管重构
E. 增加肾血流量
21. 关于氯沙坦的描述，正确的是（　　）
A. 口服易吸收　　B. 对 $AT_1$ 有选择性阻断作用
C. 可用于高血压的治疗　　D. 对血中脂质和葡萄糖含量无影响
E. 肾动脉狭窄患者禁用

## 二、填空题

1. 由于 ACE 抑制药能减少________的生成，使肾上腺皮质分泌________减少，可引起血钾________。
2. ________是 FDA 目前唯一批准的用于治疗糖尿病性肾病的 ACE 抑制药。
3. 依那普利为前药，口服后在肝酯酶作用下，生成________，才能产生作用。
4. 氯沙坦对________受体有选择性阻断作用，阻滞________的收缩血管与刺激醛固酮释放等作用，使血压________。

## 三、问答题

### （一）简答题

1. 氯沙坦的临床应用主要有哪些？
2. ACE 抑制药和 $AT_1$ 受体拮抗药的降压机制各是什么？

### （二）论述题

1. 试述 ACE 抑制药的药理作用及临床应用。
2. 试述 ACE 抑制药的不良反应。

# 参考答案

## 一、选择题

1. C　2. B　3. C　4. E　5. C　6. D　7. B　8. A　9. C　10. C　11. A　12. D　13. A　14. C　15. D　16. A　17. A　8. ACDE　19. ABCDE　20. ABCD　21. ABCDE

## 二、填空题

1. AngⅡ　醛固酮　升高
2. 卡托普利
3. 依那普利酸
4. $AT_1$　AngⅡ　降低

## 三、问答题

### （一）简答题

1. 答：①高血压；②充血性心力衰竭；③心肌梗死。

2. 答：（1）ACE 抑制药的降压机制　①抑制 ACE 活性，使 AngⅡ 生成减少，从而使血管舒张，醛固酮分泌减少，促进肾脏水钠排泄，降低血容

量；②抑制缓激肽降解，使缓激肽增多，扩张血管；③抑制交感神经系统的活性。

(2) $AT_1$ 受体拮抗药的降压机制　竞争性阻断 $AT_1$ 受体，对抗 AngⅡ收缩血管、刺激醛固酮释放等作用，导致血压下降。

**(二) 论述题**

1. 答：(1) ACE 抑制药的药理作用　①抑制 AngⅡ的生成：ACE 抑制药阻止 AngⅡ的生成，从而取消 AngⅡ收缩血管、刺激醛固酮释放、增加血容量、升高血压与促心血管肥大增生等作用。②保存缓激肽的活性：ACE 抑制药可抑制缓激肽的降解，从而保存缓激肽的作用。现知缓激肽能激活激肽 $B_2$ 受体，进而激活 NO 合酶和磷脂酶 $A_2$（$PLA_2$），使 NO 和 $PGI_2$ 生成增加。NO 与 $PGI_2$ 都有舒张血管、降低血压、抗血小板聚集、抗心血管细胞肥大增生和重构作用。③保护血管内皮细胞：能逆转高血压、心力衰竭、动脉硬化与高血脂等引起的内皮细胞损伤。④保护心肌细胞功能：能减轻心肌缺血再灌注损伤，拮抗自由基对心肌的损伤效应。⑤增敏胰岛素受体：能增加糖尿病与高血压患者对胰岛素的敏感性。可能是由缓激肽介导的。

(2) ACE 抑制药的临床应用　①治疗高血压：疗效好，对肾血管性高血压特别有效，对心、肾、脑等器官有保护作用，且能减轻心肌肥厚，阻止或逆转心血管病理性重构。②治疗充血性心力衰竭与心肌梗死：能降低心力衰竭患者死亡率，改善充血性心力衰竭预后，延长寿命；能降低心肌梗死并发心力衰竭的病死率，能改善血流动力学和器官灌流。③治疗糖尿病性肾病和其他肾病：对 1 型和 2 型糖尿病，无论有无高血压均能改善或阻止肾功能的恶化。对其他原因引起的肾功能障碍如高血压、肾小球病变、间质性肾炎等也有一定疗效，能减轻蛋白尿。

2. 答：①首剂低血压：口服吸收快、生物利用度高的 ACE 抑制药，首剂低血压副作用多见。②咳嗽：无痰干咳是 ACE 抑制药较常见的不良反应，是被迫停药的主要原因。偶尔有支气管痉挛性呼吸困难，可不伴有咳嗽。③高血钾：由于 ACE 抑制药能减少 AngⅡ生成，使依赖 AngⅡ的醛固酮分泌减少，因此血钾升高，在肾功能障碍的患者与同时服用保钾利尿药的患者更多见。④低血糖：由于 ACE 抑制药特别是卡托普利能增强对胰岛素的敏感性，常伴有降低血糖作用。在 1 型和 2 型糖尿病患者均可有此作用。⑤肾功能损伤：对于肾动脉阻塞或肾动脉硬化造成的双侧肾血管病患者，ACE 抑制药能加重肾功能损伤，升高血浆肌酐浓度，甚至产生氮质血症。⑥对妊娠与哺乳的影响：ACE 抑制药用于妊娠的第二期与第三期时，可引起胎儿畸形、胎儿发育不良甚至死胎。⑦血管神经性水肿：可发生于嘴唇、舌头、口腔、鼻部与面部其他部位。偶可发生于喉头，可威胁生命。⑧含—SH 化学结构的 ACE 抑制药的不良反应：含有—SH 基团的卡托普利可产生味觉障碍、皮疹与白细胞缺乏等与其他含—SH 的药物（如青霉胺）相似的反应。

（叶和杨）

# 第二十四章　利尿药

## 学习目标

**1. 掌握**　利尿药按照其作用部位的分类及各类药的主要作用特点；各类药物代表药物的药理作用、临床应用及主要不良反应。

**2. 熟悉**　脱水药的共同特点。

**3. 了解**　利尿药作用的生理学基础。

## 内容精讲

利尿药（diuretics）是作用于肾，增加电解质及水排泄、使尿量增多的药物。其临床主要用于治疗各种原因引起的水肿，也可用于治疗某些非水肿性疾病。

目前依据药物作用部位可将利尿药分为以下五类：

**1. 袢利尿药**　为高效能利尿药，主要作用于髓袢升支粗段，抑制 $Na^+$-$K^+$-$2Cl^-$ 同向转运子，利尿作用强，代表药为呋塞米。

**2. 噻嗪类及类噻嗪类利尿药**　为中效能利尿药，主要作用于远曲小管近端，抑制 $Na^+$-$Cl^-$ 同向转运子，如氢氯噻嗪等。

**3. 保钾利尿药**　为低效能利尿药，主要作用于远曲小管远端和集合管，拮抗醛固酮受体或抑制钠通道，利尿作用弱，减少 $K^+$ 排出，如螺内酯、氨苯蝶啶等。

**4. 碳酸酐酶抑制药**　主要作用于近曲小管，抑制碳酸酐酶活性，利尿作用弱，代表药为乙酰唑胺。

**5. 渗透性利尿药**　也称为脱水药，主要作用于髓袢及肾小管其他部位，代表药为甘露醇。

## 第一节　利尿药作用的生理学基础

尿液的生成是通过肾小球滤过、肾小管和集合管的重吸收及分泌而实现的，利尿药通过作用于肾单位的不同部位而产生利尿作用。

### （一）肾小球滤过

正常人每日能形成 180L 原尿，但排出的终尿每日仅 1～2L，约 99%的原尿在肾小管被重吸收。目前常用的利尿药多数是通过减少肾小管对电解质及水的重吸收而发挥利尿作用的。

### （二）肾小管重吸收

**1. 近曲小管**　原尿中约有 85%的 $NaHCO_3$ 及 40%的 NaCl 在此段被重吸收。

$Na^+$ 在近曲小管的转运可通过 $Na^+$-$H^+$ 交换子与 $H^+$ 按 1∶1 进行交换而进入细胞内。$H^+$ 由小管细胞分泌到小管液中，并将小管液中的 $Na^+$ 换回到细胞内。$H^+$ 的产生来自 $H_2O$ 与 $CO_2$ 所生成的 $H_2CO_3$，这一反应需上皮细胞内碳酸酐酶的催化，然后 $H_2CO_3$ 再解离成 $H^+$ 和 $HCO_3^-$，$H^+$ 将 $Na^+$ 换入细胞内，然后由基侧质膜上的 $Na^+$-$K^+$-ATP 酶将吸收进入细胞内的 $Na^+$ 泵出细胞进入组织间液。

若 $H^+$ 的生成减少，则 $Na^+$-$H^+$ 交换减少，致使 $Na^+$ 的再吸收减少而引起利尿。碳酸酐酶抑制剂乙酰唑胺能使 $H^+$ 的生成减少而发挥利尿作用，但作用弱，易致代谢性酸血症。

**2. 髓袢降支细段** 此段肾小管对钠和尿素几乎不通透，对水通透性很高。因位于髓质高渗区，小管液和髓质间液存在渗透压差。通过渗透压作用管腔中水被动抽吸到髓质间液，小管液由等渗逐渐变为高渗。

**3. 髓袢升支粗段的髓质和皮质部** 是高效能利尿药的重要作用部位，此段再吸收原尿中30%～35%的 $Na^+$，而不伴有水的重吸收。髓袢升支粗段 NaCl 的重吸收依赖于腔膜侧 $K^+$-$Na^+$-2$Cl^-$ 共转运子。该转运子可将 2 个 $Cl^-$、1 个 $Na^+$ 和 1 个 $K^+$ 同向转运到细胞内，进入细胞内的 $Na^+$ 由基侧质膜上 $Na^+$-$K^+$-ATP 酶主动转运至细胞间质，使细胞内的 $Na^+$ 浓度下降，形成肾小管管腔液与上皮细胞内 $Na^+$ 浓度差，促进 $Na^+$ 从管腔液向细胞内转运，因此，$Na^+$-$K^+$-ATP 酶是其共同转运子的驱动力；依据电位差 $Cl^-$ 进入组织间液；进入细胞内的 $K^+$ 大部分通过管腔膜侧 $K^+$ 通道顺浓度差返回管腔内，形成 $K^+$ 的再循环；$K^+$ 进入管腔内使正电位升高而促进 $Ca^{2+}$、$Mg^{2+}$ 的重吸收。

此段不通透水，在尿液的稀释和浓缩机制中具有重要意义。不仅稀释了管腔液，而且重吸收的 $Na^+$ 维持髓质高渗，当尿液流经集合管时，在抗利尿激素（antidiuretic hormone，ADH）的作用下，大量水被再吸收，使尿液浓缩。

高效能利尿药呋塞米等抑制髓袢升支粗段髓质和皮质部对 NaCl 的再吸收，一方面肾的稀释功能降低，另一方面肾的浓缩功能也降低，排出大量接近等渗的尿液，产生强大的利尿作用。

**4. 远曲小管** 主要通过 $Na^+$-$Cl^-$ 共同转运子介导，再吸收原尿中约 10% 的 $Na^+$，与升支粗段一样远曲小管相对不通透水，NaCl 的重吸收使管腔液进一步稀释。噻嗪类抑制 $Na^+$-$Cl^-$ 共同转运子使肾的稀释功能降低而产生利尿作用。另外，$Ca^{2+}$ 通过顶质膜上的通道和基侧质膜上的 $Na^+$-$Ca^{2+}$ 交换而被重吸收。

**5. 集合管** 此段再吸收原尿中约 2%～5%的 $Na^+$。主细胞顶质膜通过 $Na^+$、$K^+$ 通道吸收 $Na^+$ 和排出 $K^+$，进入细胞内的 $Na^+$ 通过基侧质膜的 $Na^+$-$K^+$-ATP 酶转运进入血液循环。由于 $Na^+$ 进入细胞的驱动力超过 $K^+$ 的分泌，因而 $Na^+$ 的重吸收超过 $K^+$ 分泌，形成显著的管腔负电荷，促进 $Cl^-$ 通过旁细胞途径吸收入血。

醛固酮通过对基因转录的影响而增强顶质膜 $Na^+$ 通道和 $K^+$ 通道的活性以及 $Na^+$-$K^+$-ATP 酶的活性，促进 $Na^+$ 的重吸收和 $K^+$ 分泌。螺内酯、氨苯蝶啶等药作用于此部位，它们又称保钾利尿药。

## 第二节 常用利尿药

### 一、袢利尿药

袢利尿药为高效能利尿药，主要包括呋塞米（furosemide，速尿）、依他尼酸（etacrynic acid，利尿酸）、布美他尼（bumetanide）。

**1. 作用部位** 髓袢升支粗段髓质部和皮质部。

**2. 作用机制** 特异性地与 $Cl^-$ 结合位点结合而抑制分布在髓袢升支管腔膜侧的 $Na^+$-$K^+$-2$Cl^-$ 共转运子，因而抑制 NaCl 的重吸收，降低肾的稀释与浓缩功能，排出大量接近于等渗的尿液。

**3. 药理作用**

① 利尿，尿量增加，$Cl^-$、$K^+$、$Na^+$、$Mg^{2+}$、$Ca^{2+}$ 排泄增加。

② 扩张肾血管，增加肾血流量。

③ 扩张小动脉，可能与促进前列腺素合成有关。

**4. 体内过程** 经近曲小管有机酸分泌机制分泌，随尿排泄。

**5. 临床应用**

(1) 急性肺水肿和脑水肿

① 利尿 → 血容量减少 → 回心血量减少 → 心脏前负荷降低。

② 扩张小动脉 → 心脏后负荷降低。

③ 扩张肺血管 → 肺渗出减少 → 肺淤血减轻。

（2）其他严重水肿 如可治疗心、肝、肾性水肿等各类水肿，主要用于其他利尿药无效的严重水肿患者。

（3）急、慢性肾功能衰竭。

（4）高钙血症。

（5）加速某些毒物的排泄。

**6. 不良反应**

（1）水与电解质紊乱 表现为低血容量、低血钾、低血钠、低氯性碱血症，长期应用还可引起低血镁。

（2）耳毒性 表现为耳鸣、听力减退或暂时性耳聋，呈剂量依赖性。肾功能不全或同时使用其他耳毒性药物，如并用氨基糖苷类抗生素时较易发生耳毒性。依他尼酸最易引起，且可能发生永久性耳聋。布美他尼的耳毒性最小。

（3）高尿酸血症 本品与尿酸竞争有机酸分泌机制，使尿酸排泄减少。

（4）其他 本品可引起高血糖（但很少促成糖尿病）；升高 LDH 胆固醇和甘油三酯、降低 HDL 胆固醇。对磺胺过敏的人对呋塞米、布美他尼和托拉塞米可发生交叉过敏反应，而非磺胺衍生物的依他尼酸则较少引起过敏反应。

## 二、噻嗪类及类噻嗪类利尿药

此类药为中效能利尿药，常用噻嗪类药物有氢氯噻嗪（hydrochlorothiazide）和氯噻嗪（chlorothiazide），类噻嗪类有吲达帕胺（indapamide）、氯噻酮（chlortalidone）和美托拉宗（metolazone）等。

**1. 作用部位** 髓袢升支粗段皮质部及远曲小管近端。

**2. 药理作用**

（1）利尿作用 利尿作用温和持久。其作用机制是抑制远曲小管近端 $Na^+$-$Cl^-$ 共转运子，抑制 NaCl 的重吸收。尿中除排出 $Na^+$、$Cl^-$ 外，$K^+$ 的排泄也增多，本类药也略增加 $HCO_3^-$ 的排泄。本类药物还促进远曲小管由 PTH 调节的 $Ca^{2+}$ 重吸收过程，减少 $Ca^{2+}$ 在管腔中的沉积。

（2）抗利尿作用

① 抑制 PDE→细胞内 cAMP 增加→远曲小管对水的通透性增加。

② $Na^+$ 排出增加→血浆晶体渗透压降低→口渴感减轻→饮水减少→尿量减少，故氢氯噻嗪的抗尿崩症作用是在用药两天排除大量 NaCl 后开始出现的。

（3）抗高血压。

**3. 临床应用**

（1）水肿 可用于各种原因引起的水肿，对轻、中度心源性水肿疗效较好，对肾性水肿与肾功能损害程度有关。

（2）高血压 本类药物为治疗高血压病的基础药物之一。

（3）其他 尿崩症（治疗肾性尿崩症和加压素无效的垂体性尿崩症）、特发性高尿钙症伴肾结石等。

**4. 不良反应**

（1）水、电解质紊乱 如低血钾、低血钠、低血镁、低氯血症、代谢性碱血症等，合用保钾利尿药可防治。

（2）高尿酸血症 痛风者慎用。

（3）代谢变化 可致高血糖及高血脂。

（4）过敏反应。

## 三、保钾利尿药

保钾利尿药为低效能利尿药，主要作用于远曲小管远端和集合管，轻度抑制 $Na^+$ 的再吸收，

减少 $K^+$ 的分泌，有保钾排钠的作用，单用效果差，常与其他利尿药合用。其分为两类，一类为醛固酮受体拮抗药，另一类为肾小管上皮细胞钠离子通道抑制药。

**（一）醛固酮受体拮抗药**

**1. 螺内酯**（spironolactone） 化学结构与醛固酮相似，在远曲小管末端和集合管的细胞胞浆中与醛固酮竞争醛固酮受体，阻止醛固酮-受体复合物的核转位，拮抗醛固酮的作用，抑制 $Na^+$-$K^+$ 交换，表现出排 $Na^+$ 留 $K^+$ 利尿作用，利尿作用缓慢而持久。其临床用于治疗伴有醛固酮增多的顽固性水肿，另外，还可用于治疗充血性心力衰竭。久用可引起高血钾，对肾功能不全的患者尤易发生；还有性激素样作用，如男性乳腺发育和性功能障碍，女性多毛、月经不调等，停药后可消失。

**2. 依普利酮**（eplerenone） 为选择性醛固酮受体阻断剂。依普利酮对醛固酮受体具有高度的选择性，而对雄激素、黄体酮及糖皮质激素受体的亲和性较低。依普利酮抗醛固酮受体的作用强于螺内酯，而不影响雄激素和黄体酮受体，可用于治疗慢性心功能不全和高血压。

**（二）肾小管上皮细胞钠离子通道抑制药**

氨苯蝶啶（triamterene）和阿米洛利（amiloride）的化学结构虽然不同，但药理作用相同，均作用于远曲小管末端和集合管，阻滞管腔 $Na^+$ 通道而减少 $Na^+$ 的重吸收，管腔负电位减小，驱动 $K^+$ 分泌的动力降低，减少 $K^+$ 的分泌，产生排 $Na^+$ 留 $K^+$ 利尿作用，与体内醛固酮浓度无关。阿米洛利在高浓度时，阻滞 $Na^+$-$H^+$ 和 $Na^+$-$Ca^{2+}$ 反向转运子，可能抑制 $H^+$、$Ca^{2+}$ 的排泄。

临床上可以将氨苯蝶啶或者阿米洛利与袢利尿药或噻嗪类等排钾利尿药合用治疗顽固性水肿，以减少 $K^+$ 的丢失。

不良反应少，久用可致高血钾，严重肝、肾功能不全患者及有高钾血症倾向者禁用。

## 四、碳酸酐酶抑制药

乙酰唑胺（acetazolamide）又称醋唑磺胺（diamox），为低效能利尿药。

**1. 药理作用** 乙酰唑胺通过抑制肾小管上皮细胞中的碳酸酐酶的活性，减少近曲小管 $HCO_3^-$ 的重吸收，由于 $Na^+$ 在近曲小管与 $HCO_3^-$ 结合而排出，因此，可减少近曲小管内 $Na^+$ 的重吸收。但是，集合管内 $Na^+$ 重吸收机会增加，相应增加 $K^+$ 分泌（$Na^+$-$K^+$ 交换增多）。因此，乙酰唑胺使尿中 $HCO_3^-$、$Na^+$、$K^+$ 和水的排出增加，产生弱的利尿作用。乙酰唑胺可抑制眼睛睫状体上皮细胞和中枢脉络丛细胞中的碳酸酐酶，进而抑制 $HCO_3^-$ 向房水和脑脊液中转运，故可以减少房水和脑脊液的产生。

**2. 临床应用** ①治疗青光眼，通过减少房水的产生，降低眼内压，可用于治疗多种类型的青光眼。②防治急性高山病。③碱化尿液，可促进尿酸、胱氨酸和弱酸性物质的排泄，但只初期有效，长期服用应注意补充碳酸氢盐。④纠正代谢性碱中毒。⑤其他，可用于癫痫的辅助治疗、预防伴有低血钾的周期性麻痹。

**3. 不良反应** ①代谢性酸中毒。②肾结石。③低血钾，由于集合管内 $HCO_3^-$ 增加引起管腔内负电位升高并增加 $K^+$ 的排泄，故应注意在用药的同时补钾。④大剂量可引起四肢及面部麻木感、嗜睡和感觉异常，肾功能衰竭患者可因药物蓄积而造成中枢神经系统毒性。

## 五、渗透性利尿药

渗透性利尿药又称脱水药，包括甘露醇、山梨醇、高渗葡萄糖（50%）、尿素等。本类药静脉注射给药后，可以提高血浆渗透压，产生组织脱水作用。当这些药物通过肾脏时，不易被重吸收，使水在髓袢升支和近曲小管的重吸收减少，肾排水增加，产生渗透性利尿作用。

该类药一般具备如下特点：①静脉注射后不易通过毛细血管进入组织，升高血浆渗透压（脱水）；②易经肾小球滤过；③不易被肾小管重吸收；④体内一般不代谢，无其他药理作用。

**甘露醇（mannitol）**

**1. 药理作用** ①脱水作用。②利尿作用。

**2. 临床应用** ①脑水肿：首选甘露醇。②青光眼。③预防急性肾衰竭。

**3. 不良反应** 血容量迅速增加而增加心脏负荷，慢性心功能不全者禁用。另外，活动性颅内出血者禁用。

## 同步练习

### 一、选择题

**【A型题】**

1. 关于利尿药的作用部位的叙述，错误的是（ ）
   A. 乙酰唑胺主要作用于近曲小管
   B. 呋塞米作主要用于髓袢升支粗段
   C. 氢氯噻嗪主要作用于远曲小管近端
   D. 螺内酯主要作用于远曲小管近端
   E. 氨苯蝶啶主要作用于远曲小管远端和集合管

2. 以每日尿中排钠量为效应指标，下列利尿药中效能（最大效应）最高的是（ ）
   A. 呋塞米　B. 氢氯噻嗪　C. 螺内酯
   D. 阿米洛利　E. 乙酰唑胺

3. 呋塞米的不良反应不包括（ ）
   A. 低血钾症　B. 耳毒性　C. 高尿酸血症
   D. 低氯性碱血症　E. 高血镁症

4. 最易引起听力减退、暂时性甚至永久性耳聋的利尿药是（ ）
   A. 呋塞米　B. 依他尼酸　C. 布美他尼
   D. 氢氯噻嗪　E. 螺内酯

5. 呋塞米与下列哪类抗生素合用时较易发生耳毒性（ ）
   A. 青霉素类　B. 大内酯环类　C. 氨基糖苷类
   D. 喹诺酮类　E. 四环素类

6. 下列利尿药中可用于治疗肾性尿崩症及加压素无效的垂体性尿崩症的是（ ）
   A. 呋塞米　B. 依他尼酸　C. 氢氯噻嗪
   D. 螺内酯　E. 氨苯蝶啶

7. 可引起低血钾的药物是（ ）
   A. 氢氯噻嗪　B. 螺内酯　C. 氨苯蝶啶
   D. 阿米洛利　E. 依普利酮

8. 通过竞争性拮抗醛固酮受体而发挥利尿作用的药物是（ ）
   A. 呋塞米　B. 氢氯噻嗪　C. 螺内酯
   D. 阿米洛利　E. 氨苯蝶啶

9. 可用于治疗青光眼的药物是（ ）
   A. 螺内酯　B. 氢氯噻嗪　C. 乙酰唑胺
   D. 氨苯蝶啶　E. 阿米洛利

10. 长期使用可导致高氯性酸中毒的药物是（ ）
    A. 呋塞米　B. 氢氯噻嗪　C. 布美他尼
    D. 氯噻酮　E. 乙酰唑胺

11. 治疗急性肺水肿时宜选用的利尿药是（ ）
    A. 螺内酯　B. 呋塞米　C. 氢氯噻嗪
    D. 氨苯蝶啶　E. 阿米洛利

12. 有关利尿药治疗心性水肿的舒述，下列哪项是错误的（ ）

A. 轻、中度心性水肿可选用氢氯噻嗪
B. 严重心性水肿可选用呋塞米
C. 氢氯噻嗪与螺内酯合用可增强疗效，不降低血钾
D. 氢氯噻嗪与强心苷合用可增强疗效，不降低血钾
E. 螺内酯与强心苷合用可增强疗效，不降低血钾

【B型题】

A. 氢氯噻嗪　B. 呋塞米　C. 氨苯蝶啶
D. 螺内酯　E. 甘露醇

13. 作为基础抗高血压药应选用（　　）
14. 慢性心功能不全的患者应禁用（　　）

A. 抑制近曲小管的碳酸酐酶活性
B. 抑制髓袢升支粗段髓质部和皮质部 $Na^+$-$K^+$-$2Cl^-$ 共同转运系统
C. 抑制远曲小管近端 $Na^+$-$Cl^-$ 共同转运系统
D. 竞争性拮抗醛固酮受体
E. 直接抑制远曲小管末端和集合管的 $Na^+$-$K^+$ 交换

15. 螺内酯的利尿作用机制是（　　）
16. 呋塞米的利尿作用机制是（　　）

A. 耳毒性　B. 高血糖　C. 高血容量
D. 低血钾　E. 男子乳房女性化

17. 螺内酯可引起（　　）
18. 甘露醇可引起（　　）

【X型题】

19. 主要作用于髓袢升支粗段的利尿药有（　　）
A. 布美他尼　B. 呋塞米　C. 依他尼酸
D. 阿米洛利　E. 螺内酯

20. 袢利尿药（高效能利尿药）的不良反应有（　　）
A. 水与电解质紊乱　B. 耳毒性　C. 高尿酸血症
D. 升高 LDL 胆固醇　E. 低血钾

21. 下列属于噻嗪类利尿药不良反应的是（　　）
A. 电解质紊乱　B. 高尿酸血症　C. 高脂血症
D. 低血糖　E. 耳毒性

22. 下列具有保钾作用的利尿药有（　　）
A. 螺内酯　B. 氨苯蝶啶　C. 阿米洛利
D. 氢氯噻嗪　E. 呋塞米

23. 甘露醇的禁忌证有（　　）
A. 脑水肿　B. 预防急性肾功能衰竭　C. 青光眼
D. 活动性颅内出血　E. 慢性心功能不全

## 二、问答题

1. 依据药物作用部位可将利尿药分为哪几类？并列出各类药物的代表药。
2. 简述呋塞米利尿作用的机制及临床应用。
3. 简述氢氯噻嗪的临床应用。
4. 简述螺内酯与氨苯蝶啶利尿作用机制的异同点。

## 参考答案

**一、选择题**

1.D　2.A　3.E　4.B　5.C　6.C　7.A　8.C　9.C　10.E　11.B　12.D　13.A　14.E　15.D　16.B　17.E　18.C　19.ABC　20.ABCDE　21.ABC　22.ABC　23.DE

**二、问答题**

1.答：目前依据药物作用部位可将利尿药分为以下五类。①袢利尿药：为高效能利尿药，主要作用于髓袢升支粗段，抑制 $Na^+$-$K^+$-$2Cl^-$ 同向转运子，利尿作用强，代表药为呋塞米。②噻嗪类及类噻嗪类利尿药：为中效能利尿药，主要作用于远曲小管近端，抑制 $Na^+$-$Cl^-$ 同向转运子，如氢氯噻嗪等。③保钾利尿药：为低效能利尿药，主要作用于远曲小管远端和集合管，拮抗醛固酮受体或抑制 $Na^+$ 通道，利尿作用弱，减少 $K^+$ 排出，如螺内酯、氨苯蝶啶等。④碳酸酐酶抑制药：主要作用于近曲小管，抑制碳酸酐酶活性，利尿作用弱，代表药为乙酰唑胺。⑤渗透性利尿药，也称为脱水药，主要作用于髓袢及肾小管其他部位，代表药为甘露醇。

2.答：(1) 呋塞米利尿作用的机制　特异性地与 $Cl^-$ 结合位点结合而抑制分布在髓袢升支管腔膜侧的 $Na^+$-$K^+$-$2Cl^-$ 共转运子，因而抑制 NaCl 的重吸收，降低肾的稀释与浓缩功能，产生强大的利尿作用。

(2) 呋塞米的临床应用　①急性肺水肿和脑水肿；②其他严重水肿，如可治疗心、肝、肾性水肿等各类水肿，主要用于其他利尿药无效的严重水肿患者；③急、慢性肾功能衰竭；④高钙血症；⑤加速某些毒物的排泄。

3.答：氢氯噻嗪的临床应用如下。①水肿：可用于各种原因引起的水肿，对轻、中度心源性水肿疗效较好，对肾性水肿的疗效与肾功能损害程度有关，受损较轻者效果较好；肝性水肿在应用时要注意防止低血钾诱发肝昏迷。②高血压病：为治疗高血压的基础药物之一，中度以上高血压多与其他降压药合用。其与其他降压药合用时可减少后者的剂量，减少副作用。③慢性心功能不全：为轻、中度慢性心功能不全的基础治疗药。④尿崩症：可用于治疗肾性尿崩症和垂体性尿崩症。⑤可用于高尿钙伴有肾结石患者。

4.答：(1) 相同点　二者均作用于远曲小管和集合管，产生排 $Na^+$ 保 $K^+$、较弱的利尿作用。

(2) 不同点　螺内酯是通过竞争性拮抗醛固酮受体而抑制远曲小管和集合管的 $Na^+$-$K^+$ 交换，对已切除肾上腺的动物无利尿作用；氨苯蝶啶是通过直接抑制远曲小管和集合管的 $Na^+$-$K^+$ 交换，对已切除肾上腺的动物仍有利尿作用。

(叶和杨)

# 第二十五章　抗高血压药

学习目标

**1. 掌握**　抗高血压药的分类及各类代表药物；利尿药、钙通道阻滞药、ACE 抑制药、$AT_1$ 受体阻断药、β 肾上腺素受体阻断药抗高血压的作用机制、药理作用、临床应用、主要不良反应及用药注意事项。

**2. 熟悉**　中枢性降压药可乐定、血管平滑肌扩张药硝普钠、$\alpha_1$ 肾上腺素受体阻断药哌唑嗪、去甲肾上腺素能神经末梢阻滞药利血平、钾通道开放药米诺地尔等的降压作用特点、主要不良反应及应用注意事项。

**3. 了解**　高血压药物治疗的新概念。

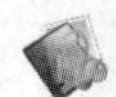

内容精讲

## 第一节　抗高血压药的分类

根据各种药物的作用和作用部位可将抗高血压药分为下列几类：

**1. 利尿药**　如氢氯噻嗪等。

**2. 交感神经抑制药**

① 中枢性降压药：如可乐定等。

② 神经节阻断药：如樟磺咪芬等。

③ 去甲肾上腺素能神经末梢阻滞药：如利血平等。

④ 肾上腺素受体阻断药：如普萘洛尔等。

**3. 肾素-血管紧张素系统抑制药**

① ACE 抑制药：如卡托普利等。

② $AT_1$ 受体阻断药：如氯沙坦等。

③ 肾素抑制药：如阿利吉仑等。

**4. 钙通道阻滞药**　如硝苯地平等。

**5. 血管扩张药**　如肼屈嗪和硝普钠等。

其中利尿药、钙通道阻滞药、β 受体阻断药、ACE 抑制药和 $AT_1$ 受体阻断药为常用抗高血压药物，国内外应用广泛，又称为第一线抗高血压药物。

## 第二节　常用抗高血压药

### 一、利尿药

利尿药是治疗高血压的常用药，可单独使用治疗轻度高血压，也常与其他降压药合用以治疗中、重度高血压。一般认为，利尿药用药初期降压机制是排钠利尿，使细胞外液容量和心输出量减少。长期使用利尿药可降低血管阻力，其可能机制是持续地降低体内 $Na^+$ 浓度及细胞外液容量。平滑肌细胞内 $Na^+$ 浓度降低可导致细胞内 $Ca^{2+}$ 浓度降低，从而使血管平滑肌对缩血管物质的反应性减弱。

噻嗪类利尿药是利尿降压药中最常用的一类，长期使用可产生不良反应，如电解质紊乱、代谢改变包括引起高血糖、高脂血症等。对于合并有氮质血症或尿毒症的高血压患者、高血压危象患者可选用高效利尿药如呋塞米。

### 二、钙通道阻滞药

钙通道阻滞药能抑制细胞外 $Ca^{2+}$ 内流，减少细胞内 $Ca^{2+}$ 含量，从而松弛血管平滑肌，降低血压。

**硝苯地平**(nifedipine) 对轻、中、重度高血压均有降压作用，也适用于合并有心绞痛或肾脏疾病、糖尿病、哮喘、高脂血症及恶性高血压患者。硝苯地平降压时伴有反射性心率加快和心搏出量增加，也可增高血浆肾素活性，目前多推荐使用缓释片剂，以减轻迅速降压造成的反射性交感神经活性增加。

该类药物还有：尼群地平（nitrendipine）、拉西地平（lacidipine）、氨氯地平（amlodipine）等。

### 三、β 肾上腺素受体阻断药

**普萘洛尔**(propranolol) 为非选择性 β 受体阻断药，无内在拟交感活性。其可通过多种机制产生降压作用：①阻断心脏 $\beta_1$ 受体，减少心输出量；②阻断入球小动脉球旁细胞的 $\beta_1$ 受体，抑制肾素释放；③在不同水平抑制交感神经系统活性（中枢部位、压力感受性反射及外周神经水平）；④增加前列环素的合成等。本品用于治疗各种程度的高血压，可单独应用，也可与其他抗高血压药合用。本品对心输出量及肾素活性偏高者疗效较好，对高血压伴有心绞痛、偏头痛、焦虑症等较为合适。

该类药物还有：阿替洛尔（atenolol）、拉贝洛尔（labetalol）、卡维地洛（carvedilol）等。

### 四、ACE 抑制药

**卡托普利**(captopril，巯甲丙脯酸，甲巯丙脯酸，开博通）具有轻至中等强度的降压作用，可降低外周阻力，增加肾血流量，不伴有反射性心率加快。其降压机制为：①抑制 ACE 活性，使 AngⅡ生成减少，从而使血管舒张，同时，醛固酮分泌减少，促进肾脏水钠排泄，降低血容量；②抑制缓激肽降解，使缓激肽增多，扩张血管；③抑制交感神经系统的活性。本品可用于治疗各型高血压，尤其适用于合并有糖尿病、心力衰竭、左心室肥厚、急性心肌梗死的高血压患者。卡托普利与利尿药及 β 受体阻断药合用，对重型或顽固性高血压疗效较好。卡托普利长期应用，可防止和逆转高血压患者的血管壁增厚和心肌增生肥大，对心脏产生保护作用，并能改善高血压患者的生活质量和降低死亡率。该药不易引起电解质紊乱和脂质代谢障碍。

该类药物还有：依那普利（enalapril）、赖诺普利（lisinopril）、贝那普利（benazepril）、福辛普利（fosinopril）等。

### 五、$AT_1$ 受体阻断药

**氯沙坦**(losartan) 可竞争性阻断 $AT_1$ 受体，对抗 AngⅡ的药理作用，从而产生降压作用。其可用于治疗各型高血压，若 3～6 周后血压下降不理想，可加用利尿药。

## 第三节 其他抗高血压药

### 一、中枢性降压药

**可乐定**(clonidine) 的降压作用中等偏强，不影响肾血流量和肾小球滤过率。其降压机制为：①激动延髓背侧孤束核突触后膜的 $\alpha_2$ 受体，抑制交感神经中枢的传出冲动，使外周血管扩张，血压下降；②激动延髓嘴端腹外侧区的咪唑啉受体（$I_1$ 受体），使交感神经张力下降，外周血管阻力降低，产生降压作用。可乐定还可抑制胃肠分泌与运动，对中枢神经系统有明显的抑制作用。临床上本品用于治疗中度高血压，常用于其他药物无效时，也适用于合并有消化性溃疡或肾功能不全的高血压患者。可乐定还可用于预防偏头痛或作为治疗吗啡类镇痛药成瘾者的戒毒药。其溶液剂滴眼用于治疗开角型青光眼。常见不良反应有口干和便秘，还有嗜睡、眩晕等中枢抑制表现，所以不宜用于高空作业或驾驶机动车辆的人员。

**莫索尼定**(moxonidine) 为第二代中枢性降压药。选择性激动咪唑啉 $I_1$ 受体，使外周交感神经活性降低而降压，血管扩张和血压下降。其对咪唑啉 $I_1$ 受体的亲和力高于可乐定，对 $\alpha_2$ 受体的亲和力只是对咪唑啉 $I_1$ 受体亲和力的 1/200～1/10，因此，莫索尼定在降压时不减慢心率，也无明显的中枢镇静作用。莫索尼定与咪唑啉受体结合较牢固，生物半衰期较长，可每日给药 1～2 次。长期用药 1 年以上者也有良好的降压效果，并可逆转高血压所致的左室心肌肥厚。其适用于治疗轻、中度高血压。莫索尼定对中枢和外周的 $\alpha_2$ 受体作用弱，所以不良反应较可乐定少见。

## 二、血管平滑肌扩张药

血管平滑肌扩张药通过直接扩张血管而产生降压作用。

有一些药物如肼屈嗪等，主要扩张小动脉，对容量血管无明显作用，由于小动脉扩张，外周阻力降低而降低血压；同时通过压力感受性反射，反射性兴奋交感神经，引起心率加快、心肌收缩力加强、心输出量和心肌耗氧量增加，从而部分对抗了其降压效力，且有心悸、诱发心绞痛等不良反应。其还反射性激活 RAS，增加醛固酮分泌，导致水钠潴留，并可能增加高血压患者的心肌肥厚。另一些药物如硝普钠对小动脉和小静脉均有扩张作用，由于也扩张静脉，使回心血量减少，因此不增加心输出量，但也反射性兴奋交感神经。

合用β受体阻断药、利尿药能减轻交感神经的反射性兴奋作用，减少心输出量和心肌耗氧量的增加，减轻水钠潴留。

**硝普钠**(sodium nitroprusside) 在血管平滑肌内代谢产生一氧化氮（NO），NO 可激活鸟苷酸环化酶，促进 cGMP 的形成，减少细胞内 $Ca^{2+}$ 释放和细胞外 $Ca^{2+}$ 内流，松弛血管平滑肌，扩张血管，使血压下降。本品适用于高血压急症的治疗和手术麻醉时的控制性低血压，也可治疗高血压合并心力衰竭或嗜铬细胞瘤发作引起的血压升高。硝普钠大剂量或连续使用，可引起血浆氰化物或硫氰化物浓度升高而中毒，可导致甲状腺功能减退，用药时须密切监测血浆氰化物浓度。硝普钠溶液见光易分解，故应现配现用，避光静滴。

## 三、神经节阻断药

神经节阻断药可阻断交感神经节，使血压下降，但同时又阻断副交感神经节，产生较多的不良反应，现已少用。此类药物现仅限用于一些特殊情况，如高血压危象、主动脉夹层动脉瘤、外科手术中的控制性低血压等。本类药物有：樟磺咪芬、美卡拉明和六甲溴铵等。

## 四、$\alpha_1$ 肾上腺素受体阻断药

**哌唑嗪**(prazosin) 可阻断血管平滑肌 $\alpha_1$ 受体，扩张血管，使血压下降。其临床上主要用于治疗轻、中度高血压，与利尿药及β受体阻断药合用可增强其降压作用。该药对代谢没有明显的不良影响，不易引起反射性心率加快，其主要不良反应为首剂现象（低血压）。其他药物有：特拉唑嗪（terazosin）、多沙唑嗪（doxazosin）等。

## 五、去甲肾上腺素能神经末梢阻断药

此类药物主要通过影响儿茶酚胺的贮存及释放产生降压作用，如利血平和胍乙啶。利血平作用较弱，不良反应多，目前已不单独使用。胍乙啶较易引起肾、脑血流量减少及水钠潴留，主要用于治疗重症高血压。

## 六、钾通道开放药（钾外流促进药）

本类药物有米诺地尔（minoxidil）、吡那地尔（pinacidil）、尼可地尔（nicorandil）等。本类药物通过促进钾通道开放，使钾外流增多，细胞膜发生超极化，$Ca^{2+}$ 内流减少，血管平滑肌舒张，血压下降。在降压时常伴有反射性心动过速和心输出量增加，与利尿药、β受体阻断药合用，则可纠正其副作用。

### 七、肾素抑制药

**阿利吉仑**(aliskiren)，又名阿利克仑，是2007年美国FDA批准的首个非肽类肾素抑制剂，药理作用为直接抑制肾素，降低血浆肾素活性，抑制血管紧张素原转化为AngⅠ。其抗高血压作用强，阿利吉仑无论是单用还是与其他抗高血压药物联用，均能显著降低高血压患者的血压。

## 第四节　高血压药物治疗的新概念

### 一、有效治疗与终身治疗

所谓的有效治疗，就是将血压控制在140/90mmHg以下，可以大幅度减少并发症的发生。高血压病病因不明，无法根治，需要终身治疗。

### 二、保护靶器官

高血压的靶器官损伤包括心肌肥厚、肾小球硬化、小动脉重构等。在高血压治疗中须考虑逆转或阻止靶器官损伤。目前认为对靶器官的保护作用比较好的药物是ACE抑制药、长效钙通道阻滞药和$AT_1$受体阻断药。

### 三、平稳降压

血压不稳定可导致器官损伤，在血压水平相同的高血压患者中，血压波动性高者，靶器官损伤严重。使用短效降压药，血压波动增大，而真正24h有效的长效制剂较好。

### 四、联合用药

抗高血压药物联合应用常常有益。不同作用机制的药物联合应用可起到协同作用，使药物疗效提高，用量减少，副作用减轻，甚至可以相互抵消某些副作用。

## 同步练习

**一、选择题**

**【A型题】**

1. 通过阻断$AT_1$受体发挥抗高血压作用的药物是（　　）
   A. 氯沙坦　　B. 硝普钠　　C. 普萘洛尔
   D. 硝苯地平　　E. 米诺地尔
2. 可用于吗啡类成瘾者戒毒治疗的抗高血压药是（　　）
   A. 吡那地尔　　B. 氯沙坦　　C. 可乐定
   D. 哌唑嗪　　E. 利血平
3. 高血压危象伴急性左心衰竭患者宜选用（　　）
   A. 硝苯地平　　B. 氯沙坦　　C. 米诺地尔
   D. 普萘洛尔　　E. 硝普钠
4. 氢氯噻嗪用药初期产生降压作用的机制是（　　）
   A. 阻断$\alpha_1$受体　　B. 阻滞钙通道
   C. 通过排钠利尿减少细胞外液容量和心输出量　　D. 抑制ACE
   E. 开放钾通道
5. 可通过激动延髓咪唑啉$I_1$受体而产生降压作用的药物是（　　）
   A. 哌唑嗪　　B. 氯沙坦　　C. 可乐定
   D. 硝苯地平　　E. 米诺地尔
6. 利尿药初期降血压的机制是（　　）
   A. 降低血管对缩血管剂的反应性

B. 增加血管对扩血管剂的反应性
C. 降低动脉壁细胞内 $Na^+$ 的含量
D. 排钠利尿，降低细胞外液和血容量
E. 以上都不是

7. 遇光易破坏，应用前需新鲜配制的降压药是（　　）
A. 二氮嗪　　B. 硝普钠　　C. 卡托普利
D. 氢氯噻嗪　　E. 硝苯地平

8. 降压时伴有反射性心率加快的钙通道阻滞药是（　　）
A. 硝苯地平　　B. 维拉帕米　　C. 尼群地平
D. 氨氯地平　　E. 拉西地平

9. 高血压伴有支气管哮喘的患者不宜用（　　）
A. 利尿药　　B. 钙通道沮滞药　　C. α 受体阻断药
D. β 受体阻断药　　E. M 受体阻断药

10. ACE 抑制药的降压特点不包括（　　）
A. 适用于各型高血压
B. 可防止和逆转高血压患者的心血管病理性重构
C. 可增加糖尿病与高血压患者对胰岛素的敏感性
D. 可降低血钾
E. 连续用药无耐受性，而且停药不反跳

11. 氯沙坦与卡托普利相比不具有下列哪种不良反应（　　）
A. 低血压　　B. 高血钾　　C. 咳嗽及血管神经性水肿
D. 影响胎儿发育　　E. 眩晕

12. 下列何药不属于钾通道开放药（　　）
A. 米诺地尔　　B. 吡那地尔　　C. 尼可地尔
D. 哌唑嗪　　E. 二氮嗪

【B 型题】

A. 卡托普利　　B. 可乐定　　C. 普萘洛尔
D. 硝普钠　　E. 米诺地尔

13. 可通过促进钾通道开放产生降压作用的药物是（　　）
14. 可通过抑制 ACE 产生降压作用的药物是（　　）
15. 见光易分解，故应现配现用，避光使用的药物是（　　）

【C 型题】

A. 卡托普利　　B. 普萘洛尔　　C. 两者皆可　　D. 两者皆不可

16. 可用于高血压合并支气管哮喘患者的药物是（　　）
17. 可用于高血压合并心力衰竭患者的药物是（　　）
18. 可用于治疗糖尿病性肾病的药物是（　　）

【X 型题】

19. 下列药物中属于常用抗高血压药物的是（　　）
A. 利尿药　　B. $α_1$ 受体阻断药　　C. 钙通道阻滞药
D. $AT_1$ 受体阻断药　　E. 钾通道开放药

20. 普萘洛尔的降压机制包括（　　）
A. 减少心输出量　　B. 促进 $PGI_2$ 合成　　C. 抑制交感神经系统活性
D. 抑制 ACE　　E. 抑制肾素释放

21. 下列哪些药物能引起钾通道开放，促进钾外流（　　）
A. 硝普钠　　B. 吡那地尔　　C. 米诺地尔

D. 可乐定　　E. 二氮嗪

22. 下列哪些药物能在血管平滑肌细胞内代谢生成NO，引起血管平滑肌松弛（　　）

A. 硝苯地平　　B. 硝酸甘油　　C. 硝普钠

D. 卡托普利　　E. 米诺地尔

23. 可用于治疗高血压的药物是（　　）

A. 肾上腺素　　B. 普萘洛尔　　C. 阿托品

D. 强心苷　　E. 呋塞米

## 二、填空题

1. 硝普钠在血管平滑肌细胞内代谢生成________，进而激活________酶，促进________形成，从而产生血管扩张作用。
2. 利尿药中最常用于治疗高血压的药物是________。
3. 可乐定可通过激动延髓________受体和________受体，使外周血管扩张，产生降压作用。

## 三、问答题

### （一）简答题

1. 临床上常用的抗高血压药有哪几类？分别列举一种代表药物。
2. 钾通道开放药产生降压作用的机制是什么？

### （二）论述题

1. 试述抗高血压药物的分类及各类药物的代表药物。
2. 试述普萘洛尔产生降压作用的机制。

# 参考答案

## 一、选择题

1. A　2. C　3. E　4. C　5. C　6. D　7. B　8. A　9. D　10. D　11. C　12. D　13. E　14. A　15. D　16. A　17. C　18. A　19. ACD　20. ABCE　21. BCE　22. BC　23. BE

## 二、填空题

1. NO　鸟苷酸环化　cGMP

2. 噻嗪类利尿药

3. $\alpha_2$　$I_1$

## 三、问答题

### （一）简答题

1. 答：①利尿药，如氢氯噻嗪；②钙通道阻滞药，如硝苯地平；③β受体阻断药，如普萘洛尔；④ACE抑制药，如卡托普利；⑤$AT_1$受体阻断药，如氯沙坦。

2. 答：该类药物通过促进钾通道开放，使钾外流增多，细胞膜发生超极化，$Ca^{2+}$内流减少，血管平滑肌舒张，血压下降。

### （二）论述题

1. 答：（1）利尿药　如氢氯噻嗪等。

（2）交感神经抑制药　①中枢性降压药，如可乐定等；②神经节阻断药，如樟磺咪芬等；③去甲肾上腺素能神经末梢阻滞药，如利舍平等；④肾上腺素受体阻断药，如普萘洛尔等。

（3）肾素-血管紧张素系统抑制药　①ACE抑制药，如卡托普利等；②$AT_1$受体阻断药，如氯沙坦等；③肾素抑制药，如阿利吉仑等。

（4）钙通道阻滞药　如硝苯地平等。

（5）血管扩血管药　如硝普钠等。

2. 答：①阻断心脏$\beta_1$受体，减少心输出量；②阻断入球小动脉球旁细胞的$\beta_1$受体，抑制肾素释放；③在不同水平抑制交感神经系统活性（中枢部位、压力感受性反射及外周神经水平）；④增加前列环素的合成。

（叶和杨）

# 第二十六章　治疗心力衰竭的药物

学习目标

**1. 掌握**　治疗充血性心力衰竭药物的分类；强心苷类药物的作用机制、药理作用、临床应用、不良反应及不良反应的处理；ACE抑制药、$AT_1$受体阻断药、醛固酮受体拮抗药、利尿药、β受体阻断药治疗充血性心力衰竭的机制、临床应用和不良反应。

**2. 熟悉**　扩血管药、钙通道阻滞药治疗充血性心力衰竭的理论基础及临床应用。

**3. 了解**　CHF的病理生理学变化。

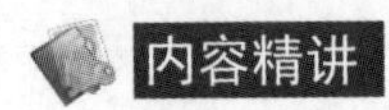


## 第一节　心力衰竭的病理生理学及治疗心力衰竭药物的分类

充血性心力衰竭（congestive heart failure，CHF），又称慢性心力衰竭，是指在静脉回流正常的情况下，心脏功能降低导致心输出量减少和心室充盈压升高，临床上表现为以组织血液灌注不足及肺循环和（或）体循环淤血为主要特征的综合征。

### 一、充血性心力衰竭的病理生理学

（1）心力衰竭时心肌功能及结构发生变化。

（2）心力衰竭时神经内分泌发生变化　①交感神经系统激活；②肾素-血管紧张素-醛固酮系统（RAAS）激活；③细胞激素及一系列旁分泌-自分泌反应：精氨酸加压素、内皮素、心房钠尿肽、肿瘤坏死因子等释放增多。

（3）心力衰竭心肌细胞肾上腺素β受体信号转导的变化　①交感神经长期兴奋导致$β_1$受体下调；②$β_1$受体与兴奋性Gs蛋白脱偶联或减敏；③G蛋白偶联受体激酶活性增加等，使受体后效应敏感性降低，导致心肌β受体对去甲肾上腺素不敏感。

### 二、治疗充血性心力衰竭药物的分类及代表药物

**1. 肾素-血管紧张素-醛固酮系统抑制药**

① ACE抑制药：卡托普利、依那普利、雷米普利等。

② $AT_1$受体阻断药：氯沙坦、缬沙坦、厄贝沙坦等。

③ 醛固酮受体拮抗药：螺内酯。

**2. 利尿药**　呋塞米、氢氯噻嗪等。

**3. β肾上腺素受体阻断药**　卡维地洛、美托洛尔、比索洛尔等。

**4. 正性肌力药**　①强心苷类，如洋地黄毒苷、地高辛、毒毛花苷K等；②非苷类正性肌力药，如磷酸二酯酶抑制剂。

**5. 扩血管药**　硝普钠、硝酸酯类、肼屈嗪等。

**6. 其他**　钙增敏药及钙通道阻滞药等。

# 第二节　肾素-血管紧张素-醛固酮系统抑制药

## 一、ACE 抑制药

### （一）治疗 CHF 的作用机制

**1. 降低外周血管阻力，降低心脏后负荷**　ACE 抑制药可抑制体循环及局部组织中 AngⅠ向 AngⅡ的转化，使血液及组织中 AngⅡ含量降低，从而减弱了 AngⅡ的收缩血管作用。ACE 抑制药还能抑制缓激肽的降解，使血中缓激肽含量增加，缓激肽可促进 NO 和 $PGI_2$ 生成，发挥 NO 和 $PGI_2$ 的扩血管、降低心脏后负荷作用。

**2. 减少醛固酮的生成**　减轻水钠潴留，降低心脏前负荷。

**3. 抑制心肌及血管重构**　AngⅡ及醛固酮能促进心肌细胞增生、胶原含量增加、心肌间质纤维化导致心肌及血管重构。ACEI 可减少 AngⅡ及醛固酮生成，可防止甚至逆转心肌与血管重构，降低病死率。

**4. 对血流动力学的影响**　降低全身血管阻力，增加心搏出量，改善心脏的舒张功能，降低肾血管阻力，增加肾血流量。

**5. 降低交感神经活性**　AngⅡ通过作用于交感神经突触前膜血管紧张素受体促进去甲肾上腺素释放，并可促进交感神经节的神经传递功能。AngⅡ也可通过作用于中枢神经的 $AT_1$ 受体，促进中枢交感神经的冲动传递，进一步加重心肌负荷及心肌损伤。

### （二）临床应用

ACE 抑制药对各阶段心力衰竭者均有有益作用，既能消除或缓解 CHF 症状、提高运动耐力、改进生活质量，防止和逆转心肌肥厚、降低病死率，还可延缓尚未出现症状的早期心功能不全者的进展，延缓心力衰竭的发生。

### （三）不良反应

详见第二十三章。

## 二、$AT_1$ 受体阻断药

常用的 $AT_1$ 受体阻断药有氯沙坦（losartan）、厄贝沙坦（irbesartan）、坎地沙坦（candesartan）等。

本类药物能够从受体水平直接阻断血管紧张素Ⅱ对 $AT_1$ 受体的兴奋作用，对 ACE 途径产生的 AngⅡ及对非 ACE 途径如糜酶途径产生的 AngⅡ都有拮抗作用；通过拮抗 AngⅡ的促生长作用，也能预防及逆转心血管的重构；干扰肾素-血管紧张素系统但不抑制激肽酶，因此，本类药物的不良反应较少，不易引起咳嗽、血管神经性水肿等。

## 三、醛固酮受体拮抗药

CHF 时血中醛固酮的浓度可明显增高，大量的醛固酮除了保钠排钾外，还有明显的促生长作用，引起心房、心室、大血管的重构，加速心力衰竭恶化。此外，它还可阻止心肌摄取 NE，使 NE 游离浓度增加而诱发冠状动脉痉挛和心律失常，增加心力衰竭时室性心律失常和猝死的可能性。

在常规治疗的基础上，加用螺内酯可明显降低 CHF 病死率，防止左室肥厚时心肌间质纤维化，改善血流动力学和临床症状。与 ACE 抑制药合用则可同时降低 AngⅡ及醛固酮水平，既能进一步减少患者的病死率，又能降低室性心律失常的发生率，效果更佳。

# 第三节 利尿药

## 一、药理作用

① 促进钠水排出减少血容量，减轻心脏前负荷，改善心功能；降低静脉压，消除或缓解静脉淤血及其所引发的肺水肿和外周水肿。

② 通过钠排出增加，降低血管平滑肌 $[Ca^{2+}]_i$，扩张血管，降低心脏负荷。

③ 部分高效利尿剂（如呋塞米）具有直接扩血管作用，在急性左心功能衰竭时可快速降低肺楔压和外周阻力，缓解肺水肿。

## 二、临床应用

对轻度CHF，单独应用噻嗪类利尿药多能收到良好疗效；对中、重度CHF或单用噻嗪类疗效不佳者，可将袢利尿药或噻嗪类与保钾利尿药合用；对严重CHF、慢性CHF急性发作、急性肺水肿或全身水肿者，噻嗪类药物常无效，宜静脉注射呋塞米。保钾利尿药作用较弱，多与其他利尿药如袢利尿药等合用，能有效拮抗RAAS激活所致的醛固酮水平的升高，增强利尿效果及防止失钾，还可抑制胶原增生和防止纤维化。

## 三、注意事项

大剂量利尿药可减少有效循环血量，反射性兴奋交感神经，加重组织器官灌流不足，减少肾血流量，加重肝肾功能障碍，导致心力衰竭恶化。利尿药引起的电解质平衡紊乱是CHF时诱发心律失常的常见原因之一，特别是与强心苷类合用时更易发生。应注意补充钾盐或与保钾利尿药合用。

# 第四节 β肾上腺素受体阻断药

常用药物有卡维地洛（carvedilol）、美托洛尔（metoprolol）和比索洛尔（bisoprolol）等。

### （一）治疗CHF的作用机制

**1. 拮抗交感活性** 阻断心脏β受体、拮抗过量儿茶酚胺对心脏的毒性作用，防止过量儿茶酚胺所致的大量 $Ca^{2+}$ 内流，避免心肌细胞坏死，改善心肌重构；减少肾素释放，抑制RAAS，防止过高浓度AngⅡ对心脏的损害；上调心肌β受体，恢复其信号转导能力；改善β受体对儿茶酚胺的敏感性。

**2. 抗心律失常与抗心肌缺血作用** β受体阻断药具有明显的抗心肌缺血及抗心律失常作用，后者也是其降低CHF病死率和猝死的重要机制。

### （二）临床应用

对扩张型心肌病及缺血性CHF，β受体阻断药长期应用可阻止临床症状恶化、改善心功能、降低猝死及心律失常的发生率。

### （三）注意事项

治疗CHF时必须与常规治疗药物如地高辛、利尿药等联合应用。由于不能排除β受体阻断药对心脏的抑制作用可能导致心力衰竭加重，临床应用必须掌握以下原则：①正确选择适应证；②长期应用，一般心功能改善的平均奏效时间为3个月，心功能改善与治疗时间呈正相关；③从小剂量开始，严密观察患者反应，调整剂量应缓慢，避免心功能降低；④应联合应用其他抗CHF药，临床经验表明，CHF时应联合应用利尿药、ACE抑制药和地高辛，以此作为基础治疗措施。

# 第五节　正性肌力药

## 一、强心苷类

强心苷（cardiac glycosides）是一类具有强心作用的苷类化合物。临床常用的强心苷类药物有洋地黄毒苷（digitoxin）、地高辛（digoxin）、毛花苷 C（lanatoside C，西地兰）、毒毛花苷 K（strophanthin K）等。

### （一）药理作用

**1. 对心脏的作用**

（1）正性肌力作用　强心苷能显著加强衰竭心脏的收缩力，增加心输出量，从而解除心力衰竭症状。强心苷正性肌力作用有如下特点：①加快心肌纤维缩短速度，使心肌收缩敏捷，因此舒张期相对延长；②加强衰竭心肌收缩力，增加心输出量的同时，并不增加心肌耗氧量，甚至使心肌耗氧量有所降低。

（2）减慢心率作用（负性频率作用）　治疗量强心苷明显减慢 CHF 患者的心率。心功能不全患者应用强心苷后心搏出量增加，反射性地兴奋迷走神经，抑制窦房结，使心率减慢。强心苷减慢心率的另外一个机制是增加心肌对迷走神经的敏感性。

（3）对传导组织和心肌电生理特性的影响　①治疗量下，缩短心房与心室的动作电位时程（APD）和有效不应期（ERP）；强心苷因改善心功能反射性地兴奋迷走神及其对迷走神经中枢的兴奋作用，可降低窦房结自律性，减慢房室传导；强心苷可因兴奋迷走神经，促进 $K^+$ 外流，使心房肌细胞静息电位加大，加快心房的传导速度。②高浓度时，强心苷可过度抑制 $Na^+$-$K^+$-ATP 酶，使细胞内失钾，最大舒张电位减小（负值减小），使自律性提高，$K^+$ 外流减少而使 ERP 缩短，细胞内 $Ca^{2+}$ 增加进而引起 $Ca^{2+}$ 振荡、早后除极、迟后除极等；中毒剂量下，强心苷也可增强中枢交感活动。故强心苷中毒时可出现各种心律失常，以室性期前收缩、室性心动过速多见。

（4）对心电图的影响　表现为 P-P 和 P-R 延长，T 波振幅降低、低平、倒置，S-T 段下凹呈鱼钩状等。

**2. 对神经及内分泌的影响**　中毒量强心苷还可兴奋延髓极后区催吐化学感受区。中毒量强心苷还可兴奋交感神经中枢，明显增加交感神经冲动发放，引起快速心律失常的发生。

**3. 对肾脏的作用**　CHF 患者应用强心苷后因血流动力学改善而产生明显利尿作用。此外，强心苷也可直接抑制肾小管 $Na^+$-$K^+$-ATP 酶，降低 $Na^+$ 重吸收。后一作用可使正常人和非心性水肿患者产生利尿作用。

**4. 对血管的作用**　强心苷对正常血管平滑肌有直接兴奋作用，可升高外周阻力。对于充血性心力衰竭患者，因强心苷应用后，迷走神经兴奋性升高和交感神经兴奋性的降低，血管扩张作用大于其直接兴奋血管作用，总外周阻力无明显升高。

### （二）作用机制

强心苷正性肌力作用的机制是通过抑制心肌细胞膜上 $Na^+$-$K^+$-ATP 酶产生的。

治疗量强心苷抑制 $Na^+$-$K^+$-ATP 酶活性，$Na^+$ 外流减少，导致细胞内 $Na^+$ 升高，通过细胞膜 $Na^+$-$Ca^{2+}$ 双向交换机制，或使 $Na^+$ 减少、$Ca^{2+}$ 外流减少，或使 $Na^+$ 外流增加、$Ca^{2+}$ 内流增加，最终导致细胞内 $Ca^{2+}$ 增加。同时，增加的 $Ca^{2+}$ 兴奋肌浆网上 $Ca^{2+}$-ATP 酶，在心肌舒张期摄取 $Ca^{2+}$ 增加，以供再释放。$[Ca^{2+}]_i$ 少量增加时还能增加 $Ca^{2+}$ 流，使动作电位复极 2 期内流 $Ca^{2+}$ 增加，此 $Ca^{2+}$ 又能促进肌浆网在心肌兴奋时释放更多的 $Ca^{2+}$（“以钙释钙”过程）。上述作用使心肌兴奋时参与兴奋-收缩偶联过程中 $[Ca^{2+}]_i$ 增加，收缩力增强。

中毒量强心苷严重抑制 $Na^+$-$K^+$-ATP 酶活性，导致细胞内明显低钾及钙反常，产生毒性作用，如自律性升高、传导改变、迟后除极等，引发各种心律失常。

### （三）临床应用

**1. 治疗 CHF** 强心苷通过正性肌力作用及对神经内分泌产生影响，增加心输出量和回心血量、缓解动脉系统供血不足和静脉系统淤血，对衰竭心脏功能的改善是有益的。其临床疗效因 CHF 的病因不同而异。

(1) 强心苷对有心房纤维颤动伴心室率快的 CHF 患者疗效最佳。

(2) 强心苷对高血压、先天性心脏病、心瓣膜病等引起的 CHF 疗效良好。

(3) 对继发于严重贫血、甲状腺功能亢进症、维生素 $B_1$ 缺乏症的 CHF，因强心苷不能改善这些病理状态下的能量代谢障碍，疗效较差。

(4) 对肺源性心脏病、严重心肌损伤或活动性心肌炎引起的 CHF，因心肌缺氧同时伴有能量产生障碍，强心苷疗效差且易中毒。对严重二尖瓣狭窄及缩窄性心包炎等左室充盈障碍的 CHF，强心苷难以缓解症状甚至无效。

**2. 治疗某些心律失常**

(1) 心房纤颤 心房纤颤的直接危险是过多心房冲动通过房室结下传达心室，引起心室率过快，导致严重循环障碍。强心苷可通过兴奋迷走神经及直接抑制房室结，减慢房室传导，使较多的心房冲动消失在房室结，并留下不应期（隐匿性传导），减少到达心室的兴奋，降低心室率，改善循环障碍。

(2) 心房扑动 心房扑动时，源于心房的冲动较心房纤颤时少但强，易于传入心室，使心室率过快且较难控制。强心苷通过缩短心房不应期，使心房扑动转为心房纤颤，然后再发挥治疗心房纤颤的作用。与心房颤动治疗不同的是，部分患者在转为心房颤动后，停用强心苷，不应期相对延长，有可能恢复窦性节律。

(3) 阵发性室上性心动过速 强心苷通过兴奋迷走神经，降低心房兴奋性的作用，而达到治疗目的。

### （四）不良反应及处理

**1. 胃肠道反应** 强心苷可直接兴奋延髓极后区催吐化学感受区，引起厌食、恶心、呕吐、腹泻等，为最常见的早期中毒症状。

**2. 神经系统反应** 主要表现有眩晕、头痛、疲倦、失眠等，严重可有谵妄、精神抑郁或错乱等。约 20% 中毒患者可出现黄、绿视症及视物模糊等，视觉异常通常是强心苷中毒的先兆症状，是停药指征之一。

**3. 心脏反应** 是强心苷最严重、最危险的不良反应。

(1) 快速型心律失常 以单发的室性期前收缩较早出现、发生率高（约占心脏反应的 33%），严重可发生室性心动过速（8%）、甚至室颤，是本类药物中毒致死的主要原因。出现三联律即为停药指征，应立即停药以免发展成为更为严重的室性心动过速和室颤。

强心苷引起快速型心律失常的机制：①中毒量强心苷高度抑制 $Na^+$-$K^+$-ATP 酶，导致细胞内严重失钾，最大舒张电位负值变小，自律性提高；②引起迟后除极。

(2) 窦性心动过缓及房室传导阻滞 过量强心苷可降低窦房结自律性，出现窦性心动过缓（心率低于 60 次/min 为中毒先兆，是停药指征之一），严重可致窦性停搏（2%）；抑制房室结传导，出现二、三度房室传导阻滞（约 18%）等。

快速型心律失常者主要因 $Na^+$-$K^+$-ATP 酶过度抑制，细胞内低钾及/或高钙引起心肌细胞自律性升高和迟后除极。可用钾盐口服或静脉滴注，细胞外 $K^+$ 可阻止强心苷与 $Na^+$-$K^+$-ATP 酶的结合，能阻止中毒发展。苯妥英钠除具有控制室性期前收缩及心动过速而不抑制房室传导的抗心律失常作用特点外，尚有与强心苷竞争 $Na^+$-$K^+$-ATP 酶、解除强心苷对酶的抑制作用。严重快速型室性心律失常可用利多卡因静脉内给药。针对高钙引起迟后除极，近年临床采用钙通道阻滞药有效。

窦性心动过缓、停搏、二度和三度房室传导阻滞等缓慢型心律失常可用阿托品对抗。

地高辛抗体对强心苷有强大选择性亲和力，能使强心苷与结合的 $Na^+$-$K^+$-ATP 酶脱离，迅速翻转地高辛中毒，临床解救致死性中毒有明确疗效。抗体与地高辛对抗比为 80∶1(mg)，两者结合物产物可经肾排泄。

（五）禁忌证

对本类药物过敏，已发生中毒，预激综合征，二度以上传导阻滞，单纯二尖瓣狭窄合并急性肺水肿，电解质紊乱引起的尖端扭转型室性心动过速，室性心动过速等。

### 二、非苷类正性肌力药

非苷类正性肌力药包括β肾上腺素受体激动药及磷酸二酯酶抑制药等。由于这类药物可能增加心力衰竭患者的病死率，故不宜作常规治疗用药。

β肾上腺素受体激动药：多巴胺、多巴酚丁胺、异布帕明等。

磷酸二酯酶抑制药：氨力农、米力农、维司力农等。其通过抑制 PDE，减少 cAMP 降解，增加心肌和血管平滑肌细胞内 cAMP 含量，产生正性肌力和扩血管作用，缓解心力衰竭症状。

## 第六节　扩血管药

扩血管药治疗 CHF 的基本药理作用是：

① 扩张静脉（容量血管），减少回心血量、降低心脏前负荷。同时，左室舒张末压、肺楔压随之降低，缓解肺淤血症状。

② 扩张小动脉（阻力血管），降低外周阻力，降低心脏后负荷，心功能改善，心输出量增加，组织供血增加。心输出量的增加还可弥补或抵消因小动脉舒张而可能发生的血压下降、冠状动脉供血不足的不利影响。

临床常用药物：硝普钠、硝酸酯类、肼屈嗪、哌唑嗪等，可根据患者血流动力学变化分别选用。

## 第七节　钙增敏药及钙通道阻滞药

### 一、钙增敏药

“钙增敏”是指增强心肌收缩成分对 $Ca^{2+}$ 敏感性的作用，即不用增加细胞内 $Ca^{2+}$ 量也能加强收缩性。这就可避免因细胞内 $Ca^{2+}$ 过多而继发的心律失常、细胞损伤甚至死亡。

### 二、钙通道阻滞药

钙通道阻滞药用于治疗 CHF 的机制为：①具有较强的扩张外周动脉作用，可降低总外周阻力，减轻心脏的后负荷，改善 CHF 的血流动力学障碍；②具有降压和扩张冠脉的作用，可对抗心肌缺血；③缓解钙超载，改善心室的松弛性和僵硬度，改善舒张期功能障碍。

钙通道阻滞药治疗 CHF 的最佳适应证是继发于冠心病、高血压以及舒张功能障碍的 CHF。

## 同步练习

一、选择题

【A 型题】

1. 关于充血性心力衰竭药物治疗下述正确的是（　　）
   A. 强心苷长期应用可产生逆转重构，降低死亡率
   B. β受体阻断药仅可用于收缩功能障碍的心力衰竭的治疗
   C. 目前尚无一个药物单独应用就能够满足治疗需要
   D. 对舒张性心力衰竭患者，地高辛的作用优于 ACE 抑制药
   E. 血浆肾素水平低的心力衰竭患者不适宜应用抗 RAAS 药物
2. 强心苷药理作用不包括（　　）

A. 正性肌力作用　　B. 正性频率作用
C. 增加隐匿性传导作用　　D. 兴奋延髓极后区催吐化学感受区
E. 直接收缩血管平滑肌的作用

3. 强心苷正性肌力作用的特点不包括（　　）
A. 心肌收缩敏捷　　B. 不增加或降低衰竭心肌耗氧量
C. 增加衰竭心输出量　　D. 增加无心腔扩大心脏心肌耗氧量
E. 增加正常心输出量

4. 目前被认为是强心苷受体的是（　　）
A. 血管紧张素转化酶　　B. 心肌细胞膜 $Na^{+}$-$K^{+}$- ATP 酶
C. 激肽酶　　D. 胃促糜酶
E. 乙酰胆碱酯酶

5. 在强心苷作用下，心肌细胞内离子浓度变化正确的是（　　）
A. $Na^{+}$ 减少　　B. $K^{+}$ 减少　　C. $H^{+}$ 减少
D. $Ca^{2+}$ 减少　　E. $Mg^{2+}$ 增多

6. 下述适应证中，强心苷作用最好的是（　　）
A. 伴有心房纤颤的 CHF　　B. 心瓣膜病引起的 CHF
C. 继发于甲状腺功能亢进的 CHF　　D. 活动性心肌炎引起的 CHF
E. 左室充盈障碍的 CHF

7. 强心苷治疗阵发性室上性心动过速的主要药理基础是（　　）
A. 直接抑制窦房结　　B. 直接抑制交感神经中枢
C. 反射性地兴奋迷走神经　　D. 抑制迷走神经
E. 细胞内高 $Ca^{2+}$，引发迟后除极

8. 强心苷不良反应中最严重的是（　　）
A. 色视症　　B. 室颤　　C. 房室传导阻滞
D. 呕吐　　E. 精神抑郁

9. ACE 抑制药治疗充血性心力衰竭应遵循的原则是（　　）
A. 主要用于血浆肾素水平高的患者
B. 主要用于强心苷无效的患者
C. 主要用于舒张性心肌病心力衰竭的患者
D. 广泛用于不同程度的 CHF 治疗，包括心功能降低尚未出现心力衰竭症状的患者
E. 以心力衰竭症状缓解为剂量选择标准

10. 与 $AT_1$ 受体阻断药比较，主要发生于 ACE 抑制药的不良反应是（　　）
A. 咳嗽　　B. 高血钾　　C. 胎儿发育不良
D. 低血压　　E. 肾功能损害

11. 扩血管药治疗心力衰竭的药理学基础是（　　）
A. 改善冠脉血流　　B. 降低心输出量
C. 降低血压　　D. 扩张动静脉，降低心脏前后负荷
E. 增加心肌收缩力

12. 下列哪个药不能用于治疗心源性哮喘的是（　　）
A. 吗啡　　B. 地高辛　　C. 氨茶碱
D. 硝普钠　　E. 异丙肾上腺素

**【B型题】**

A. 以周围血管收缩为主　　B. 以心率明显加快为主
C. 加快心率和升高血压均明显　　D. 小剂量增加肾血流量
E. 以增加心肌收缩力为主

13. 异丙肾上腺素（　　）
14. 去甲肾上腺素（　　）
15. 多巴胺（　　）
16. 毛花苷 C（　　）

【C 型题】

A. 增强心肌收缩力　　B. 扩张外周血管
C. 二者均有　　D. 二者均无

17. 米力农（　　）
18. 尼卡地平（　　）
19. 毒毛花苷 K（　　）
20. 依他尼酸（　　）

【X 型题】

21. 因药物脂溶性不同，临床应用的强心苷类药物特点是（　　）
A. 洋地黄毒苷生物利用度高，并有较高肝肠循环率
B. 地高辛脂溶性较洋地黄毒苷低，生物利用度较高
C. 合用肝药酶抑制剂时可使毒毛花苷 K 血药半衰期延长
D. 肾功能不全的患者可延长洋地黄毒苷体内存留时间
E. 毛花苷 C 口服吸收少且不规则，临床采用静脉内给药
22. 强心苷可治疗的心律失常是（　　）
A. 心房纤颤　　B. 房室传导阻滞　　C. 心房扑动
D. 室性心动过速　　E. 阵发性室上性心动过速
23. 地高辛中毒在早期易出现的不良反应有（　　）
A. 恶心、呕吐等消化系统症状　　B. 三联律　　C. 黄、绿视症
D. 三度房室传导阻滞　　E. 单发的室性期前收缩
24. 强心苷中毒引起快速型心律失常的机制主要为（　　）
A. 过度抑制磷酸二酯酶　　B. 过度抑制 $Na^{+}$-$K^{+}$-ATP 酶
C. 早后除极　　D. 迟后除极
E. 隐匿性传导
25. 可用于对抗强心苷心脏毒性引起的心律失常药物有（　　）
A. 氯化钾　　B. 苯妥英钠　　C. 利多卡因
D. 阿托品　　E. 钙通道阻滞药
26. ACE 抑制药改善 CHF 血流动力学紊乱包括（　　）
A. 降低总外阻力　　B. 收缩肾小球入球小动脉　　C. 减轻水钠潴留
D. 增强心肌收缩力　　E. 改善心肌舒张功能
27. ACE 抑制药主要不良反应有（　　）
A. 低血压　　B. 咳嗽
C. 胎儿发育不良、畸形，甚至死胎　　D. 高血钾
E. 低血糖
28. $AT_1$ 受体阻断药的药理作用特点是（　　）
A. 选择性阻断 $AT_1$ 受体
B. 不能完全替代 ACE 抑制药的治疗作用
C. 对缓激肽代谢的影响与 ACE 抑制药相似
D. 与 ACE 抑制药联合应用治疗 CHF 可产生协同作用
E. 适用于不能耐受 ACE 抑制药的 CHF 患者
29. 可用于治疗心源性哮喘的药物的有（　　）

A. 呋塞米　　B. 哌替啶　　C. 异丙肾上腺素
D. 地高辛　　E. 氨茶碱

30. 可用于治疗慢性心功能不全的药物有（　　）
A. 异丙肾上腺素　　B. 硝酸甘油　　C. 硝普钠
D. 卡托普利　　E. 肾上腺素

31. 治疗强心苷中毒引起的快速型心律失常的措施有（　　）
A. 停药　　B. 应用氯化钙　　C. 用呋塞米加速强心苷排出
D. 给氯化钾　　E. 给苯妥英钠

32. 哪些因素能加强地高辛的毒性（　　）
A. 高血钾　　B. 高血钙　　C. 酸中毒
D. 缺氧　　E. 低血钾

**二、填空题**

1. 强心苷对正常血管平滑肌有________作用，对于充血性心力衰竭患者，总外周阻力________。
2. 治疗量强心苷抑制心肌细胞膜________，首先使细胞内____升高，继而升高____，增强心肌收缩力。
3. 强心苷主要不良反应为______、______和______。
4. 螺内酯成为 CHF 治疗常用药物的主要药理作用是________。

**三、问答题**

**（一）简答题**

1. 强心苷类药物临床应用时不良反应发生率高的主要原因有哪些？
2. 地高辛治疗心房纤颤的药理基础和主要治疗效果有哪些？
3. β受体阻断药用于 CHF 治疗时应注意的问题有哪些？

**（二）论述题**

1. 用于 CHF 治疗的药物分类及代表药物有哪些？
2. 如何理解“增强心肌收缩力是强心苷治疗充血性心力衰竭的主要药理基础”？
3. 试述目前 ACE 抑制药用于治疗心力衰竭的基本原则。
4. 强心药与异丙肾上腺素均有增强心肌收缩力，为什么强心苷可以用于 CHF 治疗而异丙肾上腺素则不可以？

## 参考答案

**一、选择题**

1. C　2. B　3. E　4. B　5. B　6. A　7. C　8. B　9. D　10. A　11. D　12. E　13. B　14. A　15. D　16. E　17. C　18. B　19. A　20. D　21. ABD　22. ACE　23. ACE　24. BD　25. ABCDE　26. ACE　27. ABCDE　28. ABDE　29. ABDE　30. BCD　31. ADE　32. BCDE

**二、填空题**

1. 直接兴奋　无明显升高
2. $Na^+$-$K^+$-ATP 酶　$Na^+$　$Ca^{2+}$
3. 胃肠道反应　神经系统反应　心脏反应
4. 阻断醛固酮在 CHF 时的不良作用

**三、问答题**

**（一）简答题**

1. 答：强心苷类药物临床应用不良反应发生率高的主要原因：临床有效量已达中毒量近 60%（安全范围较小），生物利用度个体差异较大，排钾利尿药应用等。

2. 答：地高辛治疗心房纤颤的药理基础和主要治疗效果是：强心苷可通过兴奋迷走神经及直接抑制房室结，使较多的心房冲动消失在房室结，并留下不应期（隐匿性传导），减少到达心室的兴奋，降低心室率，纠正循环障碍。一般不能将心律恢复为正常窦性心律。

3. 答：β受体阻断药用于 CHF 治疗时应注意的问题有：①从小剂量开始；②调整剂量应缓慢，避免心功能降低；③慎用于新近发生的 CHF 患者；④目前认为只适用于慢性心力衰竭的长期治疗，不能应用于抢救治疗急性失代偿性心力衰竭、难治性心力衰竭等需要静脉应用正性肌力药和因大量液体潴留需强心利尿的患者。

**(二) 论述题**

1. 答：用于 CHF 治疗的药物分类及代表药物有：①强心苷类，如洋地黄毒苷、地高辛、毒毛花苷 K 等；②肾素-血管紧张素-醛固酮系统抑制药，如卡托普利、伊纳普利、氯沙坦、螺内酯等；③利尿药，如呋塞米、氢氯噻嗪等；④扩血管药，如硝普钠、硝酸酯类、肼屈嗪等；⑤β受体阻断药，如卡维地洛、美托洛尔、比索洛尔等；⑥其他，非苷类正性肌力药，如磷酸二酯酶抑制剂、β受体激动药、钙增敏药等。

2. 答：强心苷直接作用于心肌细胞，增强心肌收缩力（正性肌力作用）。其对于慢性充血性心力衰竭的作用特点如下。①心肌收缩敏捷：表现为收缩时间缩短，舒张时间延长，使心排血完全，静脉血液回流增加。②不增加或降低衰竭心肌耗氧量：CHF 时心肌耗氧量增加，强心苷通过降低心室壁张力，缩短收缩时间，迷走神经兴奋使心率减慢、外周阻力降低，总耗氧量较用药前变化不大，甚至有所降低。③增加衰竭心输出量：CHF 时，因心肌收缩力降低，不能将心室内血液完全排出（残余血），心腔扩大，同时阻碍了静脉回流，输出量减少。强心苷增强心肌收缩力，使排空完全，同时回心血量增加，输出量增加。通过上述作用，强心苷明显改善 CHF 动脉系统供血不足、静脉系统淤血的临床症状。

3. 答：目前 ACE 抑制药用于治疗心力衰竭的基本原则是：① 除有禁忌证和不能耐受者外，所有心力衰竭，包括心功能降低尚未出现心力衰竭症状的患者，都需长期、甚至终生应用；②治疗 CHF 时本类药物应采取从小剂量开始逐渐增加剂量的方法给药；③本类药物治疗 CHF 时，靶剂量不以心力衰竭症状缓解与否为限，临床推荐应用较大剂量。

4. 答：①强心苷直接作用于心肌，增强心肌收缩、心腔排血完全，回心血量增加，增加衰竭心输出量。同时，因降低心室壁张力、缩短收缩时间、反射性迷走神经兴奋减慢心率、降低外周阻力等综合作用，使衰竭心肌耗氧量不增加、甚至有所降低。另外，强心苷还能直接或间接改善充血性心力衰竭时神经内分泌的异常。能够明显改善 CHF 临床症状。②异丙肾上腺素通过兴奋心肌β受体，正性肌力的同时明显增加心率，心脏负荷增加等，非但不能改善心功能，反而导致心肌耗氧量增加及提高发生心律失常的危险，临床不用于 CHF 治疗。

（刘建新）

# 第二十七章　调血脂药与抗动脉粥样硬化药

## 学习目标

**1. 掌握**　调血脂药与抗动脉粥样硬化药的分类；常用的调血脂药与抗动脉粥样硬化药；各代表药的药理作用及应用。

**2. 熟悉**　各类调血脂药与抗动脉粥样硬化药的不良反应。

**3. 了解**　高脂蛋白血症的分型，各型高脂蛋白血症的脂蛋白和脂质的变化特点。

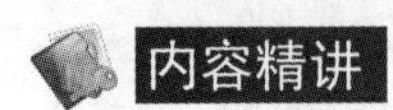


## 第一节　调血脂药

WHO 按脂蛋白升高的类型不同将高脂蛋白血症分为 6 型，各型的特点见表 27-1。

**表 27-1　高脂蛋白血症分型**

| 分型 | 脂蛋白变化 | 脂质变化 |
|---|---|---|
| Ⅰ | 乳糜微粒(CM)↑ | TC↑　TG↑↑↑ |
| Ⅱ$_a$ | 低密度脂蛋白(LDL)↑ | TC↑↑ |
| Ⅱ$_b$ | 极低密度脂蛋白(VLDL)↑、LDL↑ | TC↑↑　TG↑↑ |
| Ⅲ | 中间密度脂蛋白(IDL)↑ | TC↑↑　TG↑↑ |
| Ⅳ | VLDL↑ | TG↑↑ |
| Ⅴ | CM↑、VLDL↑ | TC↑　TG↑↑ |

注：TC 为总胆固醇，TG 为甘油三酯，↑代表浓度增加。

### 一、主要降低 TC 和 LDL 的药物

#### （一）他汀类

他汀类药（statins）又称为羟甲基戊二酸单酰辅酶 A（HMG-CoA）还原酶抑制药。临床应用的有洛伐他汀（lovastatin）、辛伐他汀（simvastatin）、普伐他汀（pravastatin）、阿托伐他汀（atorvastatin）、氟伐他汀（fluvastatin）、瑞舒伐他汀（rosuvastatin）。

**1. 药理作用和作用机制**

（1）调血脂作用　他汀类有明显的调血脂作用。在治疗剂量下，降低 LDL-C 的作用最强，TC 次之，降低 TG 作用较弱，而 HDL-C 略有升高。作用机制包括：①竞争性抑制 HMG-CoA 还原酶，使内源性胆固醇合成受阻，血浆胆固醇降低；②肝细胞内胆固醇降低可代偿性上调肝细胞膜 LDL 受体数量和活性，大量 LDL 被摄取，从而降低血浆 LDL；③血浆 LDL 降低可加快 VLDL 代谢，而肝细胞内胆固醇降低也引起 VLDL 合成及释放减少，导致血浆 VLDL 及 TG 下降。此外，HDL 的升高可能是由 VLDL 减少间接导致的。

（2）非调血脂作用　①保护血管内皮细胞，提高血管内皮对扩血管物质的反应性；②抑制血管平滑肌细胞增殖和迁移，并促进其凋亡；③降低血浆 C 反应蛋白，减轻动脉粥样硬化过程的

炎症反应；④抑制单核-巨噬细胞的黏附和分泌功能；⑤通过抑制血小板聚集和提高纤溶活性发挥抗血栓作用；⑥抗氧化作用；⑦减少动脉壁巨噬细胞及泡沫细胞的形成等。

（3）肾保护作用 他汀类不仅有依赖降低胆固醇的肾保护作用（即纠正因脂代谢异常引发的慢性肾损害），同时具有抗细胞增殖、抗炎症、免疫抑制、抗骨质疏松等作用，减轻肾损害的程度，从而保护肾功能。

**2. 临床应用**

① 调节血脂：他汀类药主要用于治疗杂合子家族性和非家族性$Ⅱ_a$、$Ⅱ_b$型和Ⅲ型高脂蛋白血症；用于2型糖尿病和肾病综合征引起的高胆固醇血症。

② 肾病综合征：他汀类药可通过调节血脂和抑制肾小球系膜细胞的增殖、延缓肾动脉硬化等保护和改善肾功能。

③ 他汀类药用于预防心脑血管急性事件和血管成形术后再狭窄等。

**3. 不良反应及防治**

一般不良反应较少而轻，大剂量时可发生胃肠反应、皮肤潮红、头痛、肌痛等；偶见转氨酶和肌酸磷酸激酶升高，有横纹肌溶解症发生，停药后可恢复正常。用药期间应定期检测肝功能，有肌痛或肌无力者应检测血肌酸磷酸激酶；孕妇、哺乳期妇女、肝肾功能异常者不宜应用。

### （二）胆汁酸结合树脂类

胆汁酸结合树脂类主要包括考来烯胺（cholestyramine，消胆胺）和考来替泊（colestipol，降胆宁）等。

**1. 药理作用和作用机制** 本类药物在肠道与胆汁酸结合，发挥以下作用：①被结合的胆汁酸失去活性，减少食物中脂类（包括胆固醇）吸收；②阻断胆汁酸重吸收，胆汁酸的大量丢失诱导7α-羟化酶活化，促进肝内胆固醇向胆汁酸转化；③肝内胆固醇减少后可代偿性上调肝细胞膜上LDL受体数量和活性，从而降低LDL。在上述过程，HMG-CoA还原酶活性可能有继发性增强，但不能补偿胆固醇的减少，因此，胆汁酸结合树脂类与他汀类合用有协同作用。

**2. 临床应用** 胆汁酸结合树脂类用于治疗$Ⅱ_a$及$Ⅱ_b$型高脂蛋白血症、家族性杂合子高脂蛋白血症，对纯合子家族性高胆固醇血症无效。对$Ⅱ_b$型高脂蛋白血症，应与降TG和VLDL的药物配合应用。

**3. 不良反应** 可出现胃肠反应，如恶心、腹胀、便秘和食欲减退等，一般在用药2周后可消失，如便秘过久应停药；偶有转氨酶增高、脂肪痢等。

### （三）酰基辅酶A胆固醇酰基转移酶（ACTA）抑制药

目前用于临床的ACTA抑制药有甲亚油酰胺（melinamide）。本药通过抑制ACTA，阻滞细胞内胆固醇向胆固醇酯的转化，从而减少外源性胆固醇的吸收，阻滞胆固醇在肝脏形成VLDL和外周组织胆固醇的蓄积和泡沫细胞的形成，有利于胆固醇的逆化转运，使血浆及组织胆固醇降低。临床适用于Ⅱ型高脂蛋白血症。该药不良反应轻微，可有食欲减退或腹泻等。

### （四）胆固醇吸收抑制药

依折麦布（ezetimibe）通过与小肠上皮刷状缘上的NPC1L1蛋白特异性结合，抑制饮食及胆汁中胆固醇的吸收，而不影响胆汁酸和其他物质的吸收。

### （五）前蛋白转化酶枯草溶菌素9（PCSK9）抑制药

PCSK9是由肝脏合成的分泌性丝氨酸蛋白酶，释放入血后与LDL受体结合，促进其进入肝细胞后至溶酶体降解，从而减少肝细胞表面的LDL受体数量，使血浆LDL-C水平升高。

PCSK9抑制药通过抑制PCSK9，阻止LDL受体降解，促进LDL-C清除。

## 二、主要降低TG及VLDL的药物

此类药物主要有贝特类和烟酸类，前者主要包括吉非贝齐（gemfibrozil）、苯扎贝特（benzafibrate）等，后者主要有烟酸（nicotinic acid）、阿昔莫司（acipimox）等。

### （一）贝特类

早期的氯贝丁酯（clofibrate）不良反应较多，现已少用。目前新型贝特类（吉非贝齐、非诺贝特和苯扎贝特等）。调血脂作用增强而不良反应减少。

**1. 药理作用和作用机制**

（1）调血脂作用　贝特类能降低血浆 TG、VLDL-C、TC 和 LDL-C，还能升高 HDL-C。本类药物是过氧化物酶增殖体激活受体 α（peroxisome proliferator-activated receptor α，PPAR α）的配体，通过激活 PPARα 调节脂蛋白脂酶（lipoprotein lipase，LPL）、*Apo C Ⅲ*、*Apo A Ⅰ* 等基因的表达，降低 *Apo C Ⅲ* 转录，增加 LPL 和 *Apo A Ⅰ* 的生成和活性，同时促进肝脏摄取脂肪酸，并抑制 TG 的合成，使含 TG 的脂蛋白减少。PPARα 活化后还能增强诱导型一氧化氮合酶（iNOS）活性，NO 含量升高，从而抑制巨噬细胞表达 MMP-9，与 AS 斑块稳定有关。另外，PPARα 也是一种炎症调节因子，激活后除能调节血脂外，还能降低 AS 过程中的炎症反应，抑制血管平滑肌细胞增殖和血管成形术的再狭窄。

（2）非调血脂作用　大部贝特类能降低促凝血因子的活性，减少纤溶酶原激活物抑制物的产生，抑制炎性反应，具有抗凝血、抗血栓和抗炎作用等，共同发挥抗动脉粥样硬化的效应。

**2. 临床应用**　贝特类主要用于治疗以 TG 或 VLDL 升高为主的原发性高脂蛋白血症，如 $Ⅱ_b$、Ⅲ、Ⅳ型高脂蛋白血症；也用于低 HDL 和高动脉粥样硬化性疾病风险（如 2 型糖尿病）的高脂蛋白血症患者。

**3. 不良反应及防治**　一般耐受性良好，不良反应主要为消化道反应，如食欲不振、恶心、腹胀等，其次为乏力、头痛、失眠、皮疹、阳痿等。偶有肌痛、转氨酶升高、尿素氮增加，停药后可恢复。孕妇、肝胆疾病及肾功不全者禁用。合用可增强口服抗凝血药的抗凝活性，常需减少抗凝药用量；与他汀类药联合应用，可增加肌病的发生率。

### （二）烟酸

**1. 药理作用**

（1）烟酸可降低细胞内 cAMP 水平，抑制脂肪组织的脂肪酶，抑制脂肪组织的降解，减少游离脂肪酸的释出，从而肝脏合成 TG 的原料减少，VLDL 合成和释放减少，LDL 的来源也减少。

（2）烟酸可增加 LPL 活性，促进 CM 及 VLDL 中 TG 的消除。

（3）烟酸可升高 HDL 含量，从而增加胆固醇的逆向转运。

（4）烟酸可降低 Lp(a) 水平。此外，烟酸类可抑制 $TXA_2$ 合成、增加 $PGI_2$ 合成，发挥抗血小板聚集和扩张血管作用。

**2. 临床应用**　烟酸为广谱调血脂药，对 $Ⅱ_b$ 和Ⅳ型疗效最好，适用于混合型高脂蛋白血症、高 TG 血症、低 HDL 血症及高 Lp(a) 血症。与他汀类或贝特类合用有协同作用。

**3. 不良反应及防治**

（1）常见皮肤潮红及瘙痒等，阿司匹林不仅能缓解烟酸所致的皮肤血管扩张，还能延长其 $t_{1/2}$，并防止烟酸所致的尿酸浓度升高。

（2）烟酸刺激胃黏膜引起消化道症状，加重或诱导消化性溃疡，餐时或餐后服用可以减轻。长期用药可致皮肤干燥、色素沉着或棘皮症，偶见肝功能异常、血尿酸增多、糖耐量降低。一般溃疡病、糖尿病、痛风及肝功能异常者禁用。

## 三、降低 Lp(a) 的药物

Lp(a) 为 LDL 变异体，流行病学调查显示 Lp(a) 升高是动脉粥样硬化（AS）的独立危险因素，也是血管成形术后再狭窄的危险因素，其原因可能有：①Lp(a) 竞争性抑制纤溶酶原活化，促进血栓形成；②Lp(a) 被氧化后形成的氧化型 Lp(a) 较氧化型 LDL 有更强的致 AS 作用，可诱导内皮细胞 P 选择素表达增强，促进单核细胞向内皮的黏附，参与泡沫细胞的形成。因此，降低血浆 Lp(a) 水平可以调血脂及防治 AS。现已证明烟酸类（包括烟酸、阿昔莫司、烟酸戊四醇酯和烟酸生育酚酯)、新霉素、多沙唑嗪等可降低血浆 Lp(a)。

## 第二节　抗氧化药

氧化型 LDL（ox-LDL）影响 AS 病变发生和发展的多个过程，如：①损伤血管内皮，促进单核细胞向内皮黏附并向内皮下转移；②阻止进入内皮下的单核细胞所转化的巨噬细胞返回血流；③巨噬细胞可无限制地摄取 ox-LDL 而成为泡沫细胞；④促进内皮细胞释放血小板衍化生长因子等，导致 VSMCs 增殖和迁移，巨噬细胞亦摄取 ox-LDL 成为泡沫细胞；⑤泡沫细胞的脂质积累形成脂质条纹和斑块；⑥被损伤的内皮细胞还可导致血小板聚集和血栓形成。除 LDL 外，Lp（a）和 VLDL 也可被氧化，增强致 AS 作用，具有抗 AS 效应的 HDL 也可被氧化而转化为致 AS 的因素。因此，防止氧自由基对脂蛋白的氧化修饰，已成为阻止 AS 发生和发展的重要措施。

**普罗布考**

**1. 药理作用**　普罗布考（probucol）具有抗氧化作用、调血脂作用，并使 AS 病变停止发展或消退。

**2. 作用机制**　普罗布考进入体内分布于各脂蛋白，被氧化为普罗布考自由基，阻断脂质过氧化，减少脂质过氧化物的产生；抑制 HMG-CoA 还原酶，胆固醇合成减少；通过受体或非受体途径增加 LDL 的清除，血浆 LDL-C 降低。

**3. 临床应用**　普罗布考可用于治疗各型高胆固醇血症，包括纯合子和杂合子家族性高胆固醇血症；对继发于肾病综合征或糖尿病的Ⅱ型脂蛋白血症也有效。

**4. 不良反应**　不良反应少而轻，以胃肠道反应为主，偶有嗜酸性粒细胞增多、肝功能异常等。

## 第三节　多烯脂肪酸

多烯脂肪酸（polyenoic fatty acid）又称多不饱和脂肪酸（polyunsaturated fatty acid，PUFA），依据结构中不饱和键自脂肪酸链甲基端开始出现位置的不同，可分为 $n$-3($\omega$-3) 或 $n$-6($\omega$-6) 型，代表药有 $\omega$-3 脂肪酸。这类药物主要为天然海洋鱼油制剂，其主要药理作用有：①调血脂作用，降低 TG、VLDL-TG，升高 HDL-C。②抑制血小板聚集、延缓血栓形成。

临床应用：本品主要用于治疗各型高脂蛋白血症，特别适用于治疗严重的高 TG 血症，也适用于 AS 和血栓性疾病的治疗。

不良反应：一般无明显不良反应，长期大量服用时常见胃肠不适、出血时间延长、免疫反应降低等。

## 第四节　黏多糖和多糖类

目前应用的保护动脉内皮药主要为黏多糖和多糖类，是由氨基己糖或其衍生物与糖醛酸构成的二糖单位多次重复组成的长链，典型代表为肝素。肝素从多方面发挥抗 AS 效应：①降低 TC、LDL、TG、VLDL，升高 HDL；②对动脉内皮有高度亲和性，中和多种血管活性物质，保护动脉内皮；③抑制白细胞向血管内皮黏附及其内皮下转移的抗炎症反应；④阻滞 VSMCs 的增殖迁移；⑤加强酸性成纤维细胞生长因子的促微血管生成作用；⑥抗血栓形成等。因抗凝血作用过强，且口服无效，不方便应用，为此，通常使用的是低分子量肝素和类肝素。

**低分子量肝素**(LMWH)：是由肝素解聚而成，由于分子量低，生物利用度较高，与血浆、血小板、血管壁蛋白结合的亲和力较低，抗凝血因子 $Ⅹ_a$ 活力大于抗凝血因子 $Ⅱ_a$ 的活力、抗凝血作用较弱，抗血栓形成作用强。主要用于不稳定型心绞痛、急性心肌梗死及 PTCA 后再狭窄等。

**天然类肝素**：如硫酸乙酰肝素、硫酸皮肤素、硫酸软骨素及冠心舒等，具有抗凝血因子$Ⅱ_a$作用弱、抗凝血因子$Ⅹ_a$作用强和半衰期长的特点。冠心舒有调血脂、降低心肌耗氧量、抗血小板、保护血管内皮和阻止AS斑块形成等作用，用于心及脑缺血性病症的治疗。海洋酸性糖酯类如藻酸双酯钠等也具有肝素样的药理特性，能调血脂、抗血栓形成、保护动脉内皮及阻止AS病变的发展等。其临床用于治疗缺血性心脑血管疾病。

## 同步练习

一、选择题

【A型题】

1. 洛伐他汀的作用机制是（　　）
A. 抑制HMG CoA还原酶活性　B. 使肝脏LDL受体表达下降　C. 激活7$\alpha$-羟化酶　D. 使肝脏合成ApoB 100增加　E. 增加脂蛋白脂肪酶活性
2. 关于考来烯胺对血脂的影响，下列哪一项是正确的（　　）
A. 主要降低血浆TC　B. 明显升高血浆HDL　C. 明显降低VLDL，轻度升高HDL　D. 主要降低血浆LDL-C　E. 明显降低TC、LDL-C，轻度升高HDL
3. 下列哪种药物属于广谱调血脂药（　　）
A. 考来烯胺　B. 硫酸软骨素　C. 二十二碳六烯酸　D. 普伐他汀　E. 烟酸
4. 贝特类对血脂的影响正确的是（　　）
A. 明显降低TC　B. 轻度升高血浆HDL-C　C. 对VLDL影响小　D. 明显降低血浆LDL-C　E. 对TG作用不定
5. 治疗高胆固醇血症首选药物是（　　）
A. 低分子量肝素　B. 氯贝丁酯　C. 烟酸　D. 洛伐他汀　E. 苯扎贝特
6. 具有抗氧化作用的抗动脉粥样硬化药物是（　　）
A. 辛伐他汀　B. 环丙贝特　C. 普罗布考　D. 考来烯胺　E. 烟酸
7. 下列哪项属于保护动脉内皮药（　　）
A. HMG-CoA还原酶抑制药　B. 普罗布考　C. 贝特类　D. 硫酸多糖　E. 胆汁酸结合树脂
8. 影响胆固醇吸收的药物是（　　）
A. 辛伐他汀　B. 苯扎贝特　C. 普罗布考　D. 考来烯胺　E. 烟酸
9. EPA属于哪类抗动脉粥样硬化药是（　　）
A. 多烯脂肪酸类　B. 贝特类　C. 他汀类　D. 烟酸类　E. 胆汁酸结合树脂类
10. 能明显提高HDL的抗动脉粥样硬化药是（　　）
A. 考来烯胺　B. 氯贝丁酯　C. 烟酸　D. 不饱和脂肪酸　E. 硫酸软骨素
11. 下列药物属于$n$-3多烯脂肪酸是（　　）
A. EPA　B. 亚油酸　C. $\gamma$-亚麻酸

D. 普罗布考　　E. 硫酸软骨素

【B型题】

A. 洛伐他汀　　B. 低分子量肝素　　C. 苯扎贝特
D. 高分子量肝素　　E. 普罗布考

12. 主要用于抗氧化作用（　　）
13. 主要用于降低 TG 及 VLDL 的作用（　　）
14. 主要用于降低 TC 和 LDL 的作用（　　）

【C型题】

A. HMG-CoA 还原酶抑制药作用　　B. 降低 TC 和 LDL 的作用
C. 二者均有　　D. 二者均无

15. 普罗布考（　　）
16. 洛伐他汀（　　）

【X型题】

17. 能改变蛋白质组成，使 HDL 升高的药物是（　　）
A. 洛伐他汀　　B. 考来烯胺　　C. 非诺贝特
D. 降胆葡胺　　E. 烟酸
18. 烟酸不良反应包括（　　）
A. 胃肠道刺激　　B. 减少尿酸排出　　C. 皮肤潮红、瘙痒
D. 降低糖耐量　　E. 脂溶性维生素缺乏
19. 贝特类药物降血脂作用机制是（　　）
A. 增加脂蛋白脂肪酶活性，促进 TG 代谢
B. 明显降低血浆 VLDL、LDL、TG 含量
C. 增加 HDL 含量
D. 抗血小板聚集
E. 降低血浆纤维蛋白原浓度，增加抗凝作用
20. 下列属于贝特类药物的有（　　）
A. 洛伐他汀　　B. 非诺贝特　　C. 苯扎贝特
D. 氯贝丁酯　　E. 辛伐他汀
21. 具有抑制血小板聚集作用的药物有（　　）
A. 烟酸　　B. 吉非贝齐　　C. 氟伐他汀
D. 考来烯胺　　E. 多不饱和脂肪酸

**二、填空题**

1. 他汀类药物的药理作用有________、________和__________。
2. 贝特类药物作用机制是通过__________________途径所致。
3. 胆汁酸结合树脂类药物阻断了胆酸的__________________。

**三、问答题**

**（一）简答题**

1. 简述调血脂药的分类。
2. 简述胆汁酸结合树脂类的作用机制。

**（二）论述题**

1. 他汀类药物的药理作用及作用机制是什么？
2. 试述贝特类药物的药理作用及临床应用。

## 参考答案

### 一、选择题

1. A 2. E 3. E 4. B 5. D 6. C 7. D 8. D 9. A 10. C 11. A 12. E 13. C 14. A 15. A 16. C 17. ACE 18. ABCD 19. ABCDE 20. BCD 21. ABCE

### 二、填空题

1. 调血脂作用 非调血脂性作用 肾保护作用
2. 激活 PPARα
3. 肝肠循环

### 三、问答题

#### (一) 简答题

1. 答：调血脂药的分类是：①主要降低 TC 和 LDL 的药物；②主要降低 TG 和 VLDL 的药物；③降低 Lp(a) 的药物；④其他。

2. 答：胆汁酸结合树脂的作用机制是：胆固醇在肝中不断转化为胆酸，随胆汁排入肠腔，参与脂肪的消化和吸收。然后大部分胆酸被重吸收，再被利用，形成肝肠循环。考来烯胺在胃肠道内不被吸收，却能以其 $Cl^-$ 换取胆酸，与胆酸生成不被吸收的络合物从粪便排出。因此阻断了胆酸的肝肠循环。肝中胆酸减少，可使胆固醇向胆酸转化的限速酶——7α-羟化酶活化，促进胆固醇向胆酸转化。此外，胆酸又是胆固醇在肠道吸收所必需的因素。胆酸的缺乏将抑制外源性胆固醇的摄取。考来烯胺通过促进内源性胆固醇的代谢和抑制外源性胆固醇的吸收而降低血中 LDL 和胆固醇的水平。

#### (二) 论述题

1. 答：他汀类药物的药理作用及机制如下。(1) 调血脂作用 他汀类有明显的调血脂作用。在治疗剂量下，降低 LDL—C 的作用最强，TC 次之，降低 TG 作用较弱，而 HDL-C 略有升高。作用机制包括：①竞争性抑制 HMG-CoA 还原酶，使内源性胆固醇合成受阻，血浆胆固醇降低；②肝细胞内胆固醇降低可代偿性上调肝细胞膜 LDL 受体数量和活性，大量 LDL 被摄取，从而降低血浆 LDL；③血浆 LDL 降低可加快 VLDL 代谢，而肝细胞内胆固醇降低也引起 VLDL 合成及释放减少，导致血浆 VLDL 及 TG 下降。此外，HDL 的升高可能是由 VLDL 减少间接导致的。

(2) 非调血脂作用 ①保护血管内皮细胞，提高血管内皮对扩血管物质的反应性；②抑制血管平滑肌细胞增殖和迁移，并促进其凋亡；③降低血浆 C 反应蛋白，减轻动脉粥样硬化过程的炎症反应；④抑制单核-巨噬细胞的黏附和分泌功能；⑤通过抑制血小板聚集和提高纤溶活性发挥抗血栓作用；⑥抗氧化作用；⑦减少动脉壁巨噬细胞及泡沫细胞的形成等。

(3) 肾保护作用 他汀类不仅有依赖降低胆固醇的肾保护作用（即纠正因脂代谢异常引发的慢性肾损害），同时具有抗细胞增殖、抗炎症、免疫抑制、抗骨质疏松等作用，减轻肾损害的程度，从而保护肾功能。

2. 答：贝特类药物的药理作用及临床应用如下。

(1) 药理作用 贝特类药物既有调血脂作用也有非调血脂作用。在调血脂作用方面，贝特类能降低血浆 TG、VLDL-C、TC 和 LDL-C，还能升高 HDL-C。在非调血脂方面，有抗凝血、抗血栓和抗炎作用等，共同发挥抗动脉粥样硬化的效应。

(2) 临床应用 主要用于治疗以 TG 或 VLDL 升高为主的原发性高脂蛋白血症，如 $Ⅱ_b$、Ⅲ、Ⅳ型高脂蛋白血症；也用于低 HDL 和高动脉粥样硬化性疾病风险（如 2 型糖尿病）的高脂蛋白血症患者。

（刘建新）

# 第二十八章　抗心绞痛药

## 学习目标

**1. 掌握**　硝酸甘油治疗心绞痛的作用及机制、临床应用、不良反应及注意事项；β肾上腺素受体阻断药、钙通道阻滞药抗心绞痛的作用、临床应用和不良反应。

**2. 熟悉**　抗心绞痛药物的分类及各类的代表药物。

**3. 了解**　其他抗心绞痛药物的抗心绞痛作用。

## 内容精讲

心绞痛（angina pectoris）的主要治疗对策是降低心肌耗氧量或增加心肌（尤其是缺血区）血流量以恢复心肌氧的供需平衡。目前临床常用的抗心绞痛药有三类：①硝酸酯类；②β肾上腺素受体阻断药；③钙通道阻滞药。这些药物可选择用于临床各类心绞痛的预防和治疗。此外，冠状动脉粥样硬化斑块变化、血小板聚集和血栓形成是诱发不稳定型心绞痛的重要因素，因此临床采用抗血小板药和抗血栓药防治，也有助于心绞痛缓解。

## 第一节　常用的抗心绞痛药物

### 一、硝酸酯类

硝酸酯类（nitrate esters）药物均有硝酸多元酯结构，脂溶性高，分子中的—O—$NO_2$是发挥疗效的关键结构。本类药物中以硝酸甘油最常用，此外，还有硝酸异山梨酯、单硝酸异山梨酯和戊四硝酯等。

**硝酸甘油**

**1. 药动学特点**

（1）**硝酸甘油**（nitroglycerin）口服后肝脏的首过效应强，不宜口服给药。因其脂溶性高，在口腔黏膜和皮肤部位的吸收良好，舌下含服经口腔黏膜吸收迅速、完全，舌下给药2min起效，5min达最大效应，疗效持续20～30min；2%硝酸甘油软膏或贴膜剂睡前涂抹于前臂或贴在胸部，可延长作用时间。

（2）硝酸甘油在肝内经谷胱甘肽-有机硝酸酯还原酶还原为水溶性较高的二硝酸代谢物，少量为单硝酸代谢物和无机亚硝酸盐，最后与葡萄糖醛酸结合经肾排泄。

（3）二硝酸代谢物仍有较弱的扩血管作用，为硝酸甘油作用的1/10。

**2. 药理作用**　硝酸甘油的基本药理作用是松弛平滑肌，其中对血管平滑肌具有相对选择性。硝酸甘油通过扩张体循环血管和冠状血管，具有如下作用：

（1）降低心肌耗氧量　小剂量硝酸甘油可明显扩张静脉血管，从而减少回心血量、降低心脏前负荷，使心脏容积缩小、心室内压减少、心室壁张力降低；稍大剂量的硝酸甘油也可明显舒张动脉血管，从而降低心脏的射血阻力，降低心脏后负荷，左室内压和心室壁张力降低。硝酸甘油降低心脏前后负荷，导致心肌耗氧量减少。硝酸甘油在降低血压时，虽然可以反射性地兴奋交感神经，加快心率、加强心肌收缩能力，从而增加心肌耗氧量，但治疗量的硝酸甘油因舒张血管而引起的心肌耗氧量降低超过了反射性心肌耗氧量的增加，因此，用药后的心肌耗氧量明显降低。

（2）扩张冠状动脉，增加缺血区血液灌注　硝酸甘油选择性扩张较大的心外膜血管、输送血管及侧支血管，尤其在冠状动脉痉挛时作用更加明显，而对阻力血管的舒张作用较弱。当冠状动脉因粥样硬化或痉挛而发生狭窄时，缺血区的阻力血管已因缺氧、代谢产物堆积而处于舒张状态。这样，非缺血区阻力就比缺血区大，用药后血液将顺压力差从输送血管经侧支血管流向缺血区，从而增加缺血区的血液灌注。

（3）降低左室充盈压，增加心内膜供血，改善左室顺应性　冠状动脉从心外膜呈直角分支，贯穿心室壁成网状分布于心内膜下，因此，心内膜下血流易受心室壁肌张力及室内压力的影响。当心绞痛发作时，因心肌组织缺血缺氧、左室舒张末期压增高，降低了心外膜血流与心内膜血流的压力差，因此，心内膜下区域缺血更为严重。硝酸甘油扩张静脉血管，减少回心血量，降低心室内压；扩张动脉血管，降低心室壁张力，从而增加了心外膜向心内膜的有效灌注压，显著改善左室顺应性，有利于血液从心外膜流向心内膜缺血区。

（4）保护缺血的心肌细胞，减轻缺血性损伤。

**3. 作用机制**　硝酸甘油主要通过血管内皮舒张因子（endothelium-derived relaxing factor，EDRF，即 NO）样机制舒张血管平滑肌。硝酸甘油经平滑肌细胞的谷胱甘肽转移酶催化释放出 NO，NO 与可溶性鸟苷酸环化酶（guanylyl cyclase，GC）活性中心 $Fe^{2+}$ 结合激活 GC，增加细胞内第二信使 cGMP 含量，从而激活 cGMP 依赖性蛋白激酶，减少细胞内 $Ca^{2+}$，使肌球蛋白轻链去磷酸化而松弛血管平滑肌。因此，硝酸甘油可以提供不依赖内皮功能的外源性 NO 而舒张血管平滑肌，对内皮有病变的血管仍有作用。此外，硝酸甘油还可通过产生 NO 而抑制血小板聚集、黏附，具有抗血栓形成的作用，也有利于冠状动脉粥样硬化所致心绞痛的治疗。

**4. 临床应用**

（1）心绞痛　舌下含服硝酸甘油能迅速缓解急性心绞痛症状，用药后能终止发作，也可预防心绞痛发生。

（2）急性心肌梗死　急性心肌梗死早期静脉给予硝酸甘油可降低急性心肌梗死者的心肌耗氧量，增加缺血区血流量，同时抑制血小板聚集和黏附，防止血栓形成，从而有利于心肌梗死范围的减少。应用时应限制剂量，以免血压过度降低引起器官灌注压过低，反而加重心肌缺血。

（3）慢性充血性心功能不全　硝酸甘油能扩张动脉和静脉血管，减轻心脏前后负荷而用于慢性充血性心功能不全的治疗。

（4）其他　舒张肺血管，降低肺血管阻力，改善肺通气，用于急性呼吸衰竭及肺动脉高压的治疗。

**5. 不良反应及防治**

（1）多数不良反应主要由其广泛的血管舒张作用所引起，如面颊部血管扩张引起暂时皮肤潮红，脑膜血管舒张引起搏动性头痛，眼内血管扩张可升高眼内压，下肢血管扩张出现直立性低血压及晕厥。

（2）剂量过大可使血压过度下降，冠状动脉灌注压过低，并可反射性兴奋交感神经，加快心率、加强心肌收缩性，反使心肌耗氧量增加而加重或诱发心绞痛发作。超剂量时还会引起高铁血红蛋白血症。

（3）硝酸甘油连续应用 2 周左右可出现耐受性，停药 1～2 周后，耐受性可消失。不同类的硝酸酯之间有交叉耐受性。耐受性的产生机制可能与其转化为 NO 的过程障碍有关。由于硝酸酯在机体中转化并释放出 NO 的过程需要巯基（—SH）参与，连续用药使得—SH 被耗竭而降低外源性 NO 产生，药物的血管舒张作用减弱，从而产生耐受性。为克服药物耐受性，可考虑采用以下措施：①调整给药次数和剂量，不宜频繁给药；②采用最小剂量或间歇给药法，无论采用何种给药途径，如舌下、静注或经皮肤，每天不用药的间歇期必须在 8h 以上；③补充含巯基的药物，如加用卡托普利、甲硫氨酸等，可能阻止耐受性；④联合给药，硝酸酯产生耐药时 RAS 激活，水钠潴留，血容量增加，血液稀释，可联合应用 ACEI 或利尿药。

## 二、β 肾上腺素受体阻断药

### （一）抗心绞痛作用及机制

β受体阻断药主要通过阻断β受体而发挥抗心绞痛作用。

**1. 降低心肌耗氧量**　心绞痛时，交感神经活性增强，心肌局部和血中儿茶酚胺含量增高，激动β受体，使心肌收缩性加强，心率加快，血管收缩而致心脏后负荷增加，从而使心肌耗氧量明显增加；同时，心率加快使舒张期相对缩短，冠脉血流量减少，也加重了心肌缺血缺氧。β受体阻断药通过阻断心脏β受体，降低心率和心肌收缩力，同时降低血压，因而明显减少心肌耗氧量。虽然β受体阻断药抑制心肌收缩力可增加心室容积、延长左室射血时间，导致心肌耗氧量增加，但总效应仍是心肌耗氧量减少。

**2. 改善心肌缺血区供血**　①心肌耗氧量减少，使非缺血区血管阻力增高，促使血液向已代偿性扩张的缺血区阻力血管流动；②减慢心率，使舒张期相对延长，有利于血液从心外膜血管流向易缺血的心内膜区；③增加缺血区的侧支循环。

**3. 改善心肌代谢**　β受体阻断药可抑制脂肪分解酶的活性，减少心肌游离脂肪酸的含量，并能改善缺血区心肌对葡萄糖的摄取和利用，改善糖代谢，使心肌耗氧量降低。

**4. 促进氧合血红蛋白解离，增加组织供氧**　β受体阻断药可促进氧合血红蛋白的解离，从而增加全身组织包括心脏的供氧。

### （二）临床应用

（1）β受体阻断药主要用于治疗对硝酸酯类不敏感或疗效差的稳定型心绞痛，可减少发作次数，对伴有高血压和心律失常患者尤为适用。

（2）β受体阻断药对心肌梗死也有效，能缩小梗死区，降低心肌梗死的死亡率，延长患者存活期。但因抑制心肌收缩力，故应慎用。

（3）冠状动脉痉挛诱发的变异型心绞痛不宜使用此类药，因为β受体被阻断，α受体相对占优势，易引起冠状动脉收缩。

### （三）不良反应及防治

不良反应主要由β受体被阻断所引起。较严重的不良反应有心动过缓、房室传导阻滞、急性心力衰竭、支气管哮喘、低血糖（增强和延长胰岛素的降糖作用）、外周血管病恶化，长期使用还可影响脂代谢，增加总胆固醇与高密度脂蛋白比值，因此伴有哮喘、心动过缓和血脂异常患者不宜使用。

β受体阻断药剂量个体差异较大，宜从小剂量用起，逐渐加量；与硝酸酯类联合应用可降低剂量，减少不良反应。长期应用本类药物，停药时需逐渐减量，以免导致心绞痛加剧或心肌梗死发生。

## 三、钙通道阻滞药

### （一）抗心绞痛作用及机制

钙通道阻滞药通过阻断 L 型钙通道，抑制 $Ca^{2+}$ 内流而发挥抗心绞痛作用。

**1. 降低心肌耗氧量**　钙通道阻滞药能减弱心肌收缩性、减慢心率，松弛血管平滑肌、降低外周阻力，减轻心脏负荷，从而降低心肌耗氧量。

**2. 舒张冠状血管**　钙通道阻滞药对处于痉挛状态的血管有显著的解除痉挛作用，增加冠脉血流量和侧支循环，从而改善缺血区的供血。

**3. 保护缺血心肌细胞**　心肌缺血可引起细胞膜除极，使细胞内 $Ca^{2+}$ 升高，特别是线粒体内 $Ca^{2+}$ 超负荷，妨碍 ATP 产生，使心肌细胞更易发生缺血性损伤、死亡。本类药物通过抑制外 $Ca^{2+}$ 内流，减轻缺血心肌细胞的 $Ca^{2+}$ 超负荷而保护心肌细胞，对于急性心肌梗死患者能缩小梗死范围。

**4. 抑制血小板聚集**　不稳定型心绞痛与血小板黏附和聚集、冠状动脉血流减少有关，大多数急性心肌梗死也是由动脉硬化斑块破裂，局部形成血栓突然阻塞冠状动脉所致。本类药物阻滞 $Ca^{2+}$ 内流，降低血小板内的 $Ca^{2+}$ 浓度，抑制血小板聚集。

**（二）临床应用**

钙通道阻滞药抗心绞痛作用与β受体阻断药有许多相似之处，但与后者相比有如下优点：①钙通道阻滞药松弛支气管平滑肌，可用于心肌缺血伴支气管哮喘患者；②本类药物有强大的扩张冠脉作用，变异型心绞痛是最佳适应证；③本类药物抑制心肌作用较弱，特别是硝苯地平还具有较强的扩张外周血管、降低外周阻力作用且血压下降后反射性加强心肌收缩力，可部分抵消对心肌的抑制作用，因而较少诱发心力衰竭；④心肌缺血伴外周血管痉挛性疾病患者禁用β受体阻断药，而本类药物因扩张外周血管恰好适用于此类患者的治疗。临床应用钙通道阻滞药治疗心绞痛时，应根据各药的药理学特点和不良反应选择，合理应用。

## 第二节　其他抗心绞痛药物

**1. ACE 抑制药**　通过扩张动静脉血管减少心脏前后负荷，从而减少心脏耗氧量，舒张冠状血管增加心肌供氧，以及对抗自由基，减轻其对心肌细胞的损伤和阻止血管紧张素Ⅱ所致的心脏和血管重构作用。

**2. 卡维地洛**　阻断 $\beta_1$、$\beta_2$ 和 α 受体，又具有一定的抗氧化作用。

**3. 尼可地尔**　为 $K^+$ 通道激活药，既有激活血管平滑肌细胞膜 $K^+$ 通道，促进 $K^+$ 外流，使细胞膜超极化，抑制 $Ca^{2+}$ 内流作用，还有释放 NO，增加血管平滑肌细胞内 cGMP 生成的作用。上述两种作用的结果使血管平滑肌松弛，冠脉血管扩张，冠状动脉供血增加和减轻 $Ca^{2+}$ 超载对缺血心肌细胞的损害。本品主要用于治疗变异型心绞痛和慢性稳定型心绞痛，且不易产生耐受性。同类药物还有吡那地尔和克罗卡林。

## 同步练习

**一、选择题**

**【A 型题】**

1. 硝酸甘油不扩张下列哪类血管（　　）
   A. 小动脉　　B. 小静脉　　C. 冠状动脉的小阻力血管
   D. 冠状动脉的侧支血管　　E. 冠状动脉的输送血管
2. 硝酸酯类药物的作用机制是（　　）
   A. 自发释放 NO，激活腺苷酸环化酶
   B. 自发释放 NO，激活鸟苷酸环化酶
   C. 作用于受体，释放 NO，激活腺苷酸环化酶
   D. 作用于受体，释放 NO，抑制磷酸二酯酶
   E. 与巯基反应，产生 NO，激活鸟苷酸环化酶
3. 普萘洛尔更适合用于（　　）
   A. 不稳定型心绞痛伴血脂异常　　B. 稳定型心绞痛伴高血压　　C. 冠状动脉痉挛变异型心绞痛
   D. 变异型心绞痛伴血脂异常　　E. 稳定型心绞痛伴高脂血症
4. 钙通道阻滞药对下列哪项疗效好（　　）
   A. 稳定型心绞痛　　B. 不稳定型心绞痛　　C. 变异型心绞痛
   D. 混合型心绞痛　　E. 心绞痛伴心力衰竭
5. 为了克服硝酸酯类产生耐受性，可采取的措施不包括（　　）
   A. 采用最小剂量　　B. 补充含巯基药物　　C. 采用间歇给药法

D. 增加给药频率　　E. 加用卡托普利

6. 引起心绞痛的主要原因是（　　）

A. 心脏的供氧耗氧之间的失衡　　B. 心脏供氧增加　　C. 心脏耗氧量降低

D. 冠状动脉流量增加　　E. 心率和心室收缩降低

7. 下列不属于硝酸甘油不良反应的是（　　）

A. 头痛　　B. 升高眼内压　　C. 升高颅内压

D. 心率过快　　E. 心率过慢

8. 阵发性室上性心动过速并发变异型心绞痛宜选用（　　）

A. 维拉帕米　　B. 利多卡因　　C. 普鲁卡因胺

D. 奎尼丁　　E. 普萘洛尔

9. 下述关于普萘洛尔与硝酸异山梨酯合用治疗心绞痛的理论根据的叙述，错误的是（　　）

A. 增强疗效　　B. 防止反射性心率加快　　C. 避免心容积增加

D. 能协调降低心肌耗氧量　　E. 避免普萘洛尔抑制心脏

10. 普萘洛尔治疗心绞痛时可产生下列哪种不利于治疗的作用（　　）

A. 心收缩力增加，心率减慢　　B. 心室容积增大，射血时间延长，增加耗氧量

C. 心收缩力减小，心率加快　　D. 扩张冠脉，增加心肌供血

E. 扩张动脉血管，降低后负荷

11. 不具有扩张冠状动脉血管的抗心绞痛药物是（　　）

A. 硝酸甘油　　B. 硝苯地平　　C. 维拉帕米

D. 硝酸异山梨酯　　E. 普萘洛尔

12. 下列哪种不良反应是与硝酸甘油扩张血管的作用无关的（　　）

A. 心率加快　　B. 搏动性头痛　　C. 直立性低血压

D. 升高眼压　　E. 高铁血红蛋白血症

13. 对变异型心绞痛疗效最好的药物是（　　）

A. 硝酸甘油　　B. 普萘洛尔　　C. 硝苯地平

D. 卡托普利　　E. 卡维地洛

【B 型题】

A. 硝酸甘油　　B. 维拉帕米　　C. 硝苯地平

D. 尼可地尔　　E. 普萘洛尔

14. 是 $K^+$ 通道激活剂（　　）

15. 在平滑肌细胞内作为一氧化氮供体（　　）

16. 能对抗硝酸甘油所引起的交感神经张力增强，但对哮喘患者禁用（　　）

【C 型题】

A. 硝酸甘油　　B. 普萘洛尔　　C. 二者均有　　D. 二者均无

17. 口服易受首过效应影响（　　）

18. 治疗心绞痛可出现心室容量增加（　　）

【X 型题】

19. 普萘洛尔抗心绞痛的作用机制主要是（　　）

A. 降低血压　　B. 减弱心肌收缩力　　C. 抑制肾素释放

D. 减慢心率　　E. 松弛血管平滑肌

20. 硝酸甘油的不良反应包括（　　）

A. 面颊部皮肤发红　　B. 搏动性头痛　　C. 直立性低血压及晕厥

D. 心率加快　　E. 眼压升高

21. 钙通道阻滞药抗心绞痛的作用机制是（　　）

A. 松弛血管平滑肌　　B. 降低心肌收缩性　　C. 增加心室壁张力

D. 减慢心率　　E. 增加冠状动脉血流量

22. 硝酸甘油可用于（　　）

A. 稳定型心绞痛　　B. 不稳定型心绞痛　　C. 变异型心绞痛

D. 充血性心力衰竭　　E. 急性心肌梗死

23. 硝酸甘油使心肌耗氧量减少的原因是（　　）

A. 松弛血管平滑肌　　B. 心室舒张末期压下降，心室容积减小

C. 降低外周阻力　　D. 降低心肌收缩力

E. 减慢心率

24. 普萘洛尔的作用是（　　）

A. 抗交感作用　　B. 抑制肾素分泌作用　　C. 抗心律失常作用

D. 抗高血压作用　　E. 抗心绞痛作用

25. 硝酸甘油在肝经有机硝酸酯还原酶脱硝酸后可形成（　　）

A. 丙二醇　　B. 甘油　　C. 2-硝酸盐化合物

D. 单硝酸盐化合物　　E. 硝基化合物

26. 硝酸酯类与普萘洛尔合用治疗心绞痛的结果是（　　）

A. 协同降低心肌耗氧量　　B. 消除反射性心率加快　　C. 降低左室容积的增加

D. 延长射血时间　　E. 缩短射血时间

27. 防止硝酸甘油产生耐受性，补充下列哪些药物可能有效（　　）

A. 卡托普利　　B. 甲硫氨酸　　C. 普萘洛尔

D. 硝苯地平　　E. 地尔硫䓬

**二、问答题**

**（一）简答题**

1. 硝酸甘油抗心绞痛的作用机制是什么？
2. 普萘洛尔抗心绞痛的作用机制是什么？

**（二）论述题**

硝酸酯类可与β受体阻断药合用治疗心绞痛的药理学基础是什么？

## 参考答案

**一、选择题**

1. C　2. E　3. B　4. C　5. D　6. A　7. E　8. A　9. E　10. B　11. E　12. E　13. C　14. D　15. A　16. E　17. C　18. B　19. BD　20. ABCDE　21. ABDE　22. ABCDE　23. ABC　24. ABCDE　25. CD　26. ABCE　27. AB

**二、问答题**

**（一）简答题**

1. 答：硝酸甘油抗心绞痛的作用机制是：①使容量血管、阻力血管扩张，降低心肌前后负荷，降低心肌耗氧量；②使血液从输送血管经冠状血管侧支血管流向缺血区，改善缺血区血流供应；③由于降低左室舒张末期压，舒张心外膜血管及侧支血管，使血液易由心外膜区流向心内膜下缺血区，增加缺血区血流量。

2. 答：普萘洛尔抗心绞痛的作用机制是：①阻断心肌$\beta_1$受体，抑制心脏活动，降低后负荷，明显降低心肌耗氧量；②改善心肌缺血区供血；③促进氧合血红蛋白的解离而增加心肌供氧。

**（二）论述题**

答：①硝酸酯类与β受体阻断药合用能协同降低心肌耗氧量；②硝酸酯类与β受体阻断药合用可互相取长补短，硝酸酯类通过扩张外周血管减少回心血量能降低β受体阻断药所引起的左室舒张末期压增大和心室射血时间延长；β受体阻断药通过β受体阻断作用能对抗硝酸酯类所引起的反射性心率加快和心肌收缩力增强；③硝酸酯类与β受体阻断药合用时能减少各自的应用剂量，副作用也相应减少。

（刘建新）

# 第二十九章　作用于血液及造血器官的药物

## 学习目标

**1. 掌握**　常用的抗凝血药及其药理作用与应用；常用的纤维蛋白溶解药及其药理作用与应用；抗血小板药的分类，常用抗血小板药的药理作用与应用；常用的促凝血药、抗贫血药及血容量扩充药。

**2. 熟悉**　造血细胞生长因子的药理作用与应用。

**3. 了解**　血液凝固的过程和通路。

## 内容精讲

## 第一节　抗凝血药

按瀑布学说，血液通过三条通路发生凝固：①内源性激活通路，是指完全靠血浆内的凝血因子逐步使因子Ⅹ激活，从而发生凝血的通路；②外源性激活通路，即被损伤的血管外组织释放因子Ⅲ所发动的凝血通路；③共同通路，从内源性或外源性通路激活的因子Ⅹ开始，到纤维蛋白形成的过程。

### 一、凝血酶间接抑制药

#### （一）肝素

**肝素**（heparin）是由D-葡萄糖胺、L-艾杜糖醛酸、D-葡萄糖醛酸交替而组成的黏多糖硫酸酯，分子量为5～30kDa，平均分子量约12kDa。因结构中有大量的硫酸基和羧基，故呈强酸性，带有大量负电荷。

**1. 药动学特点**　肝素分子量大，带大量负电荷，极性高，不易通过生物膜，口服、直肠给药均不吸收。皮下注射血浆药物浓度低，肌内注射易引起局部出血和刺激症状，故临床通常采用静脉给药。肝素静脉注射后，大部分与血浆蛋白结合，分布容积小，约60%集中分布于血管内皮。肝素主要在肝脏经肝脏单核-巨噬细胞系统的肝素酶分解代谢，以肝素降解产物或少部分肝素原形（高剂量时）经肾脏排泄。肝素的生物半衰期个体差异较大，$t_{1/2}$一般为1～2h，随剂量增加而延长。肝、肾功能严重障碍的患者对肝素的敏感性增加，肝素$t_{1/2}$明显延长。

**2. 药理作用与机制**

① 抗凝作用：肝素在体内、体外均有强大抗凝作用，静脉注射后，抗凝作用立即发生，凝血时间、凝血酶时间及凝血酶原时间均明显延长，作用维持3～4h。

肝素的抗凝生物活性主要依赖于抗凝血酶Ⅲ（antithrombin Ⅲ，ATⅢ）。ATⅢ是$\alpha_2$-球蛋白，含有精氨酸-丝氨酸肽活性部位，能与多种凝血因子（如凝血酶、因子Ⅸ$_a$、Ⅹ$_a$、Ⅺ$_a$、Ⅻ$_a$）及纤维蛋白溶酶的丝氨酸活性中心相结合，形成稳定的复合物，抑制这些因子，产生抗凝作用。带负电荷的肝素可与ATⅢ带正电荷的赖氨酸残基相结合，形成可逆性复合物，改变ATⅢ构型，充分暴露ATⅢ的精氨酸活性位点，使之与凝血因子活性中心的丝氨酸残基迅速结合，因而可加快ATⅢ对凝血因子Ⅸ$_a$、Ⅹ$_a$、Ⅺ$_a$、Ⅻ$_a$的灭活，抑制Ⅹ$_a$对凝血酶原的激活作用。肝素可使ATⅢ对凝血因子的灭活过程加快1000倍以上。肝素对凝血酶的灭活需要形成“肝素-ATⅢ-Ⅱ$_a$”三元复合物，“封闭”凝血酶的活性中心而发挥强大的抗凝作用。此外，肝素还能激活纤溶系统，促进纤维蛋白溶解，加速血栓溶解。

② 降血脂作用：肝素能促进血管内皮细胞释放脂蛋白酶并使之活化，水解血中的乳糜微粒和极低密度脂蛋白的三酰甘油，使其转化为甘油及游离脂肪酸，降低血脂。

③ 抑制血小板聚集：高剂量的肝素还能抑制血小板聚集，这是肝素抑制凝血酶的继发作用。由于凝血酶有促进血小板聚集的作用，肝素抑制了凝血酶，也就抑制了凝血酶的这一作用。

④ 保护动脉内皮细胞：抑制平滑肌细胞增殖，抑制血管内膜增生。

⑤ 抗炎作用：肝素能抑制炎症细胞的趋化、游走、黏附等活动，减弱炎症介质活性，并能通过灭活多种与炎症反应相关的酶、减少氧自由基生成等作用减轻炎症反应。

**3. 临床应用**

① 血栓栓塞性疾病：肝素主要用于防治血栓形成和栓塞，如深部静脉血栓、肺栓塞、周围动脉血栓栓塞等，防止血栓的形成和扩大。肝素也用于防治心肌梗死、脑梗死、心血管手术及外周静脉术后血栓形成。

② 弥散性血管内凝血（DIC）：肝素可用于各种原因所致的DIC早期，这是肝素的主要适应证。早期应用肝素治疗DIC，可避免因纤维蛋白和其他凝血因子耗竭而引起继发性出血。

③ 体外抗凝：肝素可用于血液透析、体外循环、心血管手术及心导管检查等。

**4. 不良反应**

① 出血：是肝素最常见的不良反应，表现有各种黏膜出血、关节腔积血、伤口出血等，严重时可导致致命性出血。如严重出血，可缓慢静脉注射硫酸鱼精蛋白解救，硫酸鱼精蛋白与肝素的硫酸基相结合，使肝素很快失去抗凝活性，1mg硫酸鱼精蛋白约可中和100U的肝素。

② 血小板减少症：血小板减少多数发生在用药后7～10天，与免疫反应有关，可能是肝素促进血小板因子4（$PF_4$）释放并与之结合，再与特异抗体形成$PF_4$-肝素-IgG复合物，导致血小板聚集，使血小板数量减少。

③ 其他：长期使用肝素可引起骨质疏松、自发性骨折以及脱发等。偶见过敏反应，如皮疹、发热、荨麻疹、结膜炎及哮喘等。孕妇使用可致早产及死胎。

**5. 禁忌证** 有出血倾向、血友病、紫癜、血小板功能不全、血小板减少症、严重高血压、细菌性心内膜炎、消化性溃疡、活动性肺结核、内脏肿瘤、妊娠、先兆流产、产后、颅内出血、近期外伤及手术后、肝肾功能不全等患者及对肝素过敏者禁用。

**（二）低分子量肝素**

**低分子量肝素**（Low molecular weight heparin，LMWH）一般是指分子量小于7kDa的肝素，可从普通肝素中直接分离而得，也可由普通肝素降解后而得。LMWH具有选择性抗凝血因子$Ⅹ_a$活性而对凝血酶及其他凝血因子影响较小的特点。肝素对凝血酶发挥作用，须与凝血酶和AT-Ⅲ三者结合形成复合物，对$Ⅹ_a$灭活则只需与AT-Ⅲ结合。LMWH分子链较短，不能与AT-Ⅲ和凝血酶同时结合形成复合物，因此，LMWH主要对$Ⅹ_a$发挥作用。

与普通肝素比较，LMWH具有以下几个特点：①抗凝血因子$Ⅹ_a$活性/抗凝血因子$Ⅱ_a$活性比值明显增加，LMWH抗凝血因子$Ⅹ_a$活性/抗凝血因子$Ⅱ_a$活性比值为1.5～4.0，而普通肝素为1.0左右，分子量越低，抗凝血因子$Ⅹ_a$活性越强，这样就使抗血栓作用与致出血作用分离，保持了肝素的抗血栓作用而降低了出血的危险；②LMWH抗凝血因子$Ⅹ_a$活性的$t_{1/2}$较长。

在临床应用中，LMWH有以下优点：①抗凝剂量易掌握，个体差异小；②一般不需要实验室监测抗凝活性；③毒性小，安全；④作用时间长，皮下注射每日只需1～2次；⑤可用于门诊患者。

LMWH不良反应有出血、血小板减少、低醛固酮血症伴高血钾症、皮肤坏死、过敏反应和暂时性转氨酶升高等。

目前临床常用的LMWH制剂有：依诺肝素（enoxaparin）、替地肝素（tedelparin）、弗希肝素（fraxiparin）、阿地肝素（ardeparin）、洛吉肝素（logiparin），洛莫肝素（lomoparin）等。由

于 LMWH 的来源和制作方法不同，其分子量、硫酸化程度、药动学参数、治疗剂量范围等均有差异，故临床应用时应注意选择恰当的剂量，并注意出血等不良反应。

## 二、凝血酶抑制药

### （一）凝血酶直接抑制药

**水蛭素**(hirudin) 是水蛭唾液中的抗凝血成分，含 65 个氨基酸残基，分子量约为 7kDa，基因重组技术产品为重组水蛭素。

**1. 药理作用与机制**　水蛭素是强效、特异的凝血酶抑制药，以 1∶1 分子比直接与凝血酶的催化位点和阴离子外位点结合，抑制凝血酶活性，减少纤维蛋白的生成。由于凝血酶是最强的血小板激活物，水蛭素也抑制凝血酶引起的血小板聚集和分泌，从而产生抗血栓作用。

**2. 临床应用**　水蛭素可用于预防术后血栓形成、经皮冠状动脉成形术后再狭窄、不稳定型心绞痛、急性心肌梗死后再溶栓的辅助治疗、DIC、血液透析及体外循环等。

**3. 用药注意事项**　水蛭素主要以原形由肾排泄，因此肾衰竭患者慎用。由于患者用药期间体内通常可形成抗水蛭素的抗体，从而延长 APTT，建议每日监测 APTT。

### （二）维生素 K 拮抗药

**香豆素类**(coumarins) 口服有效，又称口服抗凝血药，是一类具有 4-羟基香豆素基本结构的药物。常用的有华法林（warfarin，苄丙酮香豆素）、双香豆素（dicoumarol）、醋硝香豆素(acenocoumarol，新抗凝)。它们的药理作用与应用等基本相同。

**1. 药动学特点**

① 华法林和醋硝香豆素吸收快而完全。双香豆素的吸收慢而不规则，易受食物的影响。

② 本类药物的血浆蛋白结合率均高，同服其他血浆蛋白结合率高的药物时，因相互竞争血浆蛋白的结合位点，可使双香豆素等的游离药物浓度明显增加，抗凝作用显著增强，甚至可诱发出血。

③ 本类药物主要经肝脏代谢，可经胆汁排入肠道，形成肝肠循环。主要经肾脏排泄。

**2. 药理作用与机制**　香豆素类只在体内有抗凝作用，体外无效，作用缓慢而持久。本类药物是通过拮抗维生素 K 而发挥抗凝作用的。肝脏合成的凝血因子Ⅱ、Ⅶ、Ⅸ、Ⅹ的前体需在氢醌型维生素 K 存在的条件下，经羧化酶的作用，使其谷氨酸残基被 $\gamma$-羧化后才能具有活性。经过羧化反应，氢醌型维生素 K 转变为环氧型维生素 K，后者可经环氧还原酶的作用再还原为氢醌型，继续参与羧化反应，使凝血因子活化。香豆素类药物能抑制肝脏的维生素 K 环氧还原酶，阻止维生素 K 的环氧型转变为氢醌型的维生素 K，阻断维生素 K 以辅因子形式参与羧化酶的催化反应，阻碍了上述凝血因子的羧化活化过程，从而产生抗凝血作用。

**3. 临床应用**　与肝素相似，口服主要用于防治血栓栓塞性疾病，如外周动脉血栓栓塞、深部静脉血栓栓塞、肺栓塞、心房纤颤和心脏瓣膜病所致的血栓栓塞、冠脉闭塞等。

本类药物的优点是口服有效，作用持久。缺点是起效缓慢，且作用过于持久，不易控制。对需要快速抗凝的血栓栓塞性疾病，应先使用肝素，再用香豆素类药物维持疗效。对外科大手术、风湿性心脏病、人工瓣膜置换术、骨关节手术患者，如合用本类药物与抗血小板药，可减少静脉血栓的发生率。

**4. 不良反应**

(1) 主要的不良反应是应用过量引起的自发性出血，最为严重的是颅内出血，应密切观察。轻度出血患者通过减量或停药可以恢复；对中、重度出血患者，应给予维生素 $K_1$ 治疗，同时输注新鲜血、血浆或凝血酶原复合物，有助于迅速恢复凝血因子的功能，促进血液凝固而止血。维生素 $K_3$ 对香豆素类过量出血无效。服用本类药物期间应密切监测凝血酶原时间（正常为 12s），一般控制在 18～24s 较好。

(2) 其他不良反应还有胃肠道反应、粒细胞增多等。口服抗凝药可通过胎盘屏障，可致胎儿畸形。华法林还可引起胆汁淤滞性肝脏损害，停药后可逐渐消失。

## 第二节 抗血小板药

抗血小板药又称血小板抑制药，即具有抑制血小板黏附、聚集以及释放，阻抑血栓形成等功能的药物。根据作用机制可分为：①抑制血小板花生四烯酸代谢的药物；②增加血小板内 cAMP 的药物；③抑制 ADP 活化血小板的药物；④GP $Ⅱ_b/Ⅲ_a$ 受体阻断药；⑤凝血酶抑制药等。

### 一、抑制血小板花生四烯酸代谢的药物

#### （一）环氧酶抑制药

**阿司匹林**

**1. 药理作用与机制** 阿司匹林（aspirin）可使血小板中环氧酶的活性中心丝氨酸残基发生乙酰化而被灭活，不可逆性地抑制环氧酶，减少 $TXA_2$ 的生成。由于血小板是无核细胞，本身缺乏合成环氧酶的能力，因此，环氧酶的活性需待新生成的血小板进入外周血液循环之后才能恢复，这一过程需要 7～10 天。小剂量的阿司匹林对血管内皮细胞中的环氧酶抑制作用较弱且是可逆的，在较大剂量（300mg）时也能抑制血管壁内皮细胞中的环氧酶活性，而使 $PGI_2$ 减少。$PGI_2$ 是 $TXA_2$ 的生理性拮抗物，具有扩血管、抗血小板聚集、抗血栓形成等作用，其合成减少具有促进血小板聚集和血栓形成的作用。因此，小剂量（国内推荐每日 50～75mg ）阿司匹林防治血栓性疾病有较好的疗效，不良反应也较少。

**2. 临床应用** 小剂量阿司匹林可用于治疗冠状动脉硬化性心脏疾病、心绞痛、心肌梗死、脑梗死、深静脉血栓形成和肺梗死等，作为溶栓疗法的重要辅助抗血栓治疗，能降低缺血性心脏病发作和复发的危险性，也可减少一过性脑缺血患者脑卒中的发生率和病死率。

#### （二）$TXA_2$ 合酶抑制药和 $TXA_2$ 受体阻断药

**利多格雷**

利多格雷（ridogrel）为强大的 $TXA_2$ 合成酶抑制药，能直接减少 $TXA_2$ 的合成，同时具有中度 $TXA_2$ 受体阻断作用，可拮抗 $TXA_2$ 的作用。利多格雷抑制 $TXA_2$ 合成酶的作用可使血管内前列腺素环氧化物堆积，在 $PGI_2$ 合成酶的作用下，使 $PGI_2$ 生成增加，对抗 $TXA_2$ 的作用。

本类药物还有奥扎格雷（ozagrel）、匹可托安（picotamide），其作用比利多格雷弱，不良反应轻。

### 二、增加血小板内 cAMP 的药物

**双嘧达莫**(dipyridamole) 又名潘生丁（persantin），是一磷酸二酯酶抑制药。

**1. 药理作用与机制** 本品能抑制血小板聚集和黏附，具有抗血栓形成的作用。其作用机制包括：①抑制磷酸二酯酶活性，减少 cAMP 降解为 5′-AMP，增加血小板内 cAMP 的含量而抑制血小板聚集；②可直接刺激血管内皮细胞生成 $PGI_2$，增强 $PGI_2$ 活性；③抑制腺苷代谢，激活腺苷酸环化酶，增加 cAMP 含量；④轻度抑制血小板的环氧酶，使 $TXA_2$ 合成减少。

双嘧达莫还具有扩张冠脉阻力血管、增加冠脉血流量的作用，但使血液由缺血区流向非缺血区，存在有“窃流现象”，并不能使缺血区的血液供应增加。

**2. 临床应用** 本品主要用于血栓栓塞性疾病、人工心脏瓣膜置换术后，防止血小板血栓形成。还可阻抑动脉粥样硬化早期的病变过程。

**3. 不良反应** 有胃肠刺激反应以及由于血管扩张引起的血压下降、头痛、头晕、颜面潮红、晕厥等。

### 三、抑制 ADP 活化血小板的药物

**噻氯匹定**

**1. 药理作用与机制** 噻氯匹定（ticlopidine）能选择性及特异性干扰 ADP 介导的血小板活化，不可逆地抑制血小板聚集和黏附作用。用药后起效缓慢，作用持久。

作用机制：噻氯匹定可抑制 ADP 诱导的 α 颗粒分泌，抑制血管壁损伤的黏附反应；抑制 ADP 诱导的血小板膜 GPⅡ$_b$/Ⅲ$_a$ 受体复合物与纤维蛋白原结合位点的暴露，阻碍纤维蛋白原与 GPⅡ$_b$/Ⅲ$_a$ 受体相结合，抑制血小板聚集。噻氯匹定还可拮抗 ADP 对血小板中腺苷酸环化酶的抑制作用，提高 cAMP 水平，发挥抗血小板聚集作用。

**2. 临床应用**　本品主要用于预防脑卒中、心肌梗死及外周动脉血栓性疾病的复发，疗效优于阿司匹林。

**3. 不良反应**　有恶心、腹泻、血小板减少性紫癜、中性粒细胞减少等。

本类药物还有氯吡格雷（clopidogrel）、替格瑞洛（ticagrelor）。

### 四、血小板膜糖蛋白Ⅱ$_b$/Ⅲ$_a$ 受体阻断药

此类药主要包括阿昔单抗（abciximab，C7E3 Fab，ReoPro）、拉米非班（lamifiban）、替罗非班（tirofiban）及可供口服的珍米罗非班（xemilofiban）、夫雷非班（fradafiban）及西拉非班（sibrafiban）等，抑制血小板聚集作用强，应用方便，不良反应较少。其可用于急性心肌梗死、溶栓的治疗，并对不稳定型心绞痛和血管成形术后再梗死治疗效果良好。

## 第三节　纤维蛋白溶解药

纤维蛋白溶解药（fibrinolytics）是一类能使纤溶酶原转变为纤溶酶，发挥迅速水解纤维蛋白和纤维蛋白原的作用，溶解血栓，又称血栓溶解药（thrombolytics）。该类药物包括有链激酶、尿激酶、阿尼普酶、组织型纤溶酶原激活因子（tissue-type plasminogen activator，t-PA）等，临床主要用于治疗血栓栓塞性疾病。

### 一、链激酶

（1）链激酶（streptokinase，SK）为蛋白质，口服易在胃肠道被破坏而失效，临床多采用静脉给药，也可经导管直接作冠状动脉内给药。

（2）链激酶是一种间接纤溶酶原激活剂。链激酶与纤溶酶原结合，形成 SK-纤溶酶原复合物，复合物中的纤溶酶原构型改变而转化成具有活性的 SK-纤溶酶复合物，使血液中的纤溶酶原被激活，转变成纤溶酶。生成的纤溶酶能水解血栓中的纤维蛋白而发挥溶解血栓作用。

（3）其临床主要用于治疗肺栓塞、急性心肌梗死和动静脉血栓形成等血栓栓塞性疾病。急性心肌梗死早期，静脉或冠状动脉内注射链激酶可缩小心肌梗死的面积，恢复血流灌注。

（4）链激酶由于特异性低，易引起全身性纤维蛋白溶解反应而导致出血，表现为注射局部可出现血肿，局部加压止血后可继续用药。如有严重出血如颅内出血等，可注射抗纤维蛋白溶解药对抗，或补充纤维蛋白原、输全血。另外，链激酶有抗原性，可致过敏反应，表现为发热、寒战、头痛等。还能引起血压降低，必要时可应用升压药加以对抗。

（5）链激酶禁用于活动性出血、出血倾向、有脑出血或近期手术史者，消化性溃疡、严重高血压以及急、慢性肾功能不全等患者。

### 二、尿激酶

尿激酶（urokinase，UK）血浆 $t_{1/2}$ 约 15min，作用短暂。尿激酶能直接作用于凝血块表面的纤溶酶原，使纤溶酶原分子中的精氨酸-赖氨酸肽键断裂，转变为活化型的纤溶酶，使凝血块表面纤维蛋白溶解，发挥溶栓作用。尿激酶也可裂解血液中游离的纤维蛋白原，纤溶作用缺乏选择性。尿激酶的临床应用与链激酶相同，主要用于心肌梗死和其他血栓栓塞性疾病的溶栓治疗。常见的不良反应是引起出血，以注射部位血肿最常见，但较链激酶轻。因无抗原性，不引起过敏反应和血压降低。禁忌证同 SK。

### 三、阿尼普酶

（1）阿尼普酶（anistreplase）是茴香酰化纤溶酶原-链激酶激活剂的复合物，是第二代溶栓

药，分子量为 131kDa。

(2) 阿尼普酶进入血液后，逐渐去除乙酰基，使纤维蛋白表面的纤溶酶原被激活为纤溶酶，溶解血栓。

(3) 与链激酶比较，阿尼普酶有以下特点：①在体内被缓慢活化，可静脉注射；②溶栓作用具有选择性，容易进入凝血块中与纤维蛋白结合，很少引起全身性纤溶活性增强，引起的出血并发症较少见；③作用时间长，其血浆 $t_{1/2}$ 较长，约为 90～105min。

(4) 其临床常用于急性心肌梗死和其他血栓性疾病的溶栓治疗。

(5) 不良反应与链激酶相似，可致出血，尤其是注射部位及胃肠道出血。本品有抗原性，可引起过敏反应。

## 第四节 促凝血药

常用的促凝血药有维生素 K（vitamin K）、氨甲苯酸、氨甲环酸及一些凝血因子制剂。

### 一、维生素 K

#### （一）药动学特点

(1) 维生素 $K_1$ 存在于绿色植物性食物如苜蓿中，维生素 $K_2$ 为人体肠道细菌的代谢产物，也可由腐败鱼粉而得，二者均为脂溶性维生素，口服后需胆汁参与才能被吸收。维生素 $K_3$ 为亚硫酸氢钠甲萘醌，维生素 $K_4$ 为甲萘氢醌，二者是人工合成的水溶性维生素，口服可直接被吸收，不需要胆汁协助。

(2) 维生素 K 均在肝脏被代谢和利用，大部分以原形经胆汁或尿排出，有肝肠循环。

#### （二）药理作用及机制

维生素 K 是 $\gamma$-羧化酶的辅因子，在肝脏参与凝血因子Ⅱ、Ⅶ、Ⅸ、Ⅹ以及抗凝血蛋白 C 和抗凝血蛋白 S 的合成和活化过程。维生素 K 缺乏时，肝脏仅能合成无凝血活性的凝血因子Ⅱ、Ⅶ、Ⅸ、Ⅹ的前体蛋白，使凝血功能障碍，凝血酶原时间延长而导致出血。

#### （三）临床应用

(1) 维生素 K 主要用于治疗因为维生素 K 缺乏而引起的出血，如梗阻性黄疸、胆瘘、慢性腹泻、胃肠大部切除术后、早产儿及新生儿出血、继发于吸收或利用障碍所致的低凝血酶原血症等，以及口服过量华法林等香豆素类抗凝血药、水杨酸类药物等所致出血。

(2) 本品可用于预防长期应用广谱抗菌药物所继发的维生素 K 缺乏症。但维生素 K 对严重肝病性或先天性低凝血酶原血症无效。

维生素 $K_1$ 作用迅速、强大、持久，常采用肌内注射，静脉注射用于出血严重者。一般出血病例可口服应用维生素 $K_3$、维生素 $K_4$，对吸收不良患者可采用肌内注射维生素 $K_3$。

#### （四）不良反应

维生素 K 类药物不良反应少。其中，维生素 $K_1$ 不良反应最少，但应注意：

(1) 静脉注射速度过快，可引起面红、胸闷、出汗、血压下降，甚至导致虚脱，因此常宜采用肌内注射。维生素 $K_3$、维生素 $K_4$ 常见的不良反应为胃肠道反应，可引起恶心、呕吐等症状。

(2) 维生素 $K_3$ 在较大剂量时可引起新生儿、早产儿以及红细胞缺乏葡萄糖-6-磷酸脱氢酶（G6PD）的患者出现溶血性贫血和高铁血红蛋白血症。

### 二、凝血因子制剂

**1. 凝血酶原复合物**（prothrombin complex） 是含有凝血因子Ⅱ、Ⅶ、Ⅸ、Ⅹ的混合制剂，用于补充凝血因子的缺乏，促进血液凝固，主要治疗乙型血友病（先天凝血因子Ⅸ缺乏）、严重肝脏疾病、口服凝血药过量和维生素 K 依赖性凝血因子缺乏而引起的出血，也可用于预防出血。

**2. 凝血酶**（thrombin）　局部应用可使纤维蛋白原转化成纤维蛋白，创面血液形成稳定的血凝块，可有效控制小血管或毛细血管的局部渗血。其主要用于治疗手术中不易结扎的小血管止血、消化道出血及外伤出血等，外科治疗常与吸收性明胶海绵同用。该药必须直接接触创面才能起止血作用，但因其具有抗原性，可产生过敏反应，切忌进入血管内。

### 三、纤维蛋白溶解抑制药

**氨甲苯酸**（aminomethylbenzoic acid，PAMBA）和**氨甲环酸**（tranexamic acid，AMCHA）：能竞争性抑制纤溶酶原激活因子，使纤溶酶原不能转变为纤溶酶，从而抑制纤维蛋白的溶解而产生止血作用。

## 第五节　抗贫血药及造血细胞生长因子

### 一、抗贫血药

#### （一）铁剂

**1. 药动学特点**

（1）铁主要以 $Fe^{2+}$ 形式在十二指肠和空肠上段的肠黏膜细胞被吸收。$Fe^{3+}$ 或有机铁难以被吸收利用。胃酸、食物中的果糖、半胱氨酸和维生素 C 等可使 $Fe^{3+}$ 还原为 $Fe^{2+}$，促进吸收。胃酸缺乏、植物中的磷酸盐、草酸盐、鞣酸、钙等物质可减少铁的吸收，同时服用抗酸药、四环素类药物可阻碍铁的吸收。

（2）吸收进入肠黏膜细胞中的 $Fe^{2+}$，一部分转变为 $Fe^{3+}$，与去铁蛋白结合为铁蛋白后贮存在肠黏膜细胞中；另一部分则以 $Fe^{2+}$ 进入血浆，以 $Fe^{3+}$ 的形式与转铁蛋白相结合，转运至骨髓和幼红细胞膜上，与胞浆膜上的转铁蛋白受体结合后通过胞饮作用进入细胞内，参与合成血红蛋白。去铁后的转铁蛋白被释放出细胞外，供循环使用。

（3）铁的消除主要是通过肠黏膜、皮肤等含铁细胞脱落而排泄，每日约 1mg。

**2. 药理作用及机制**　铁是红细胞成熟阶段合成血红素所必需的物质，铁进入骨髓和幼红细胞内的线粒体中，与原卟啉结合后形成血红素，再与珠蛋白结合而形成血红蛋白。

**3. 临床应用**　铁剂可治疗失血过多或需铁增加所致的缺铁性贫血。

**4. 不良反应**　铁剂刺激胃肠道引起恶心、呕吐、上腹部不适、腹泻等，也可引起便秘。小儿误服 1g 以上铁剂可引起急性中毒。

#### （二）叶酸

**1. 药理作用与机制**　叶酸（folic acid）进入机体内后，在二氢叶酸还原酶的作用下，转化为四氢叶酸，四氢叶酸是体内一碳单位（如—$CH_3$，—CHO，═$CH_2$ 等）的传递体，参与机体多种物质的合成，如嘌呤、嘧啶等核苷酸的合成。当叶酸缺乏时，由其介导的一碳单位代谢障碍，使核苷酸的合成，尤其是脱氧胸腺嘧啶核苷酸（dTMP）的合成受阻，阻碍 DNA 的合成，使骨髓幼红细胞内 DNA 合成减少，细胞分裂速度减慢，血细胞发育停滞，出现细胞增大、胞浆丰富、细胞核中染色质疏松分散，从而造成巨幼细胞贫血。缺乏叶酸，也使消化道上皮细胞的增殖受到抑制，出现舌炎和腹泻。

贮存于肝脏的 5-甲基四氢叶酸需经 5-甲基四氢叶酸转甲基酶的作用，转化为四氢叶酸才能发挥作用，该酶的辅酶是脱氧腺苷维生素 $B_{12}$，因此，当维生素 $B_{12}$ 缺乏时，可影响叶酸代谢，使四氢叶酸合成受阻，表现为巨幼细胞贫血。

**2. 临床应用**

（1）叶酸可用于治疗各种原因所致的巨幼细胞贫血，尤其对婴儿期、妊娠期或营养不良所致的巨幼细胞贫血有较好的疗效。治疗时以叶酸为主，维生素 $B_{12}$ 为辅。由叶酸对抗药甲氨蝶呤、乙胺嘧啶、甲氧苄啶以及肝脏疾病等造成二氢叶酸还原酶功能抑制或生成障碍所引起的巨幼细胞贫血，需直接使用亚叶酸钙来治疗。

(2) 大剂量的叶酸可用于改善维生素 $B_{12}$ 缺乏导致的“恶性贫血”的异常血象，但不能改善神经损害症状。治疗时应以维生素 $B_{12}$ 为主，叶酸为辅。

#### （三）维生素 $B_{12}$

**1. 药理作用及机制** 维生素 $B_{12}$（vitamin $B_{12}$）是细胞分裂和维持神经组织髓鞘完整所必需的。维生素 $B_{12}$ 主要参与以下代谢过程：

维生素 $B_{12}$ 参与叶酸的代谢，作为5-甲基四氢叶酸转甲基酶的辅酶，通过从5-甲基四氢叶酸获得甲基，促进叶酸的活化和循环利用。当维生素 $B_{12}$ 缺乏时可致叶酸代谢障碍，导致叶酸缺乏症。同时使蛋氨酸生成受阻，导致同型半胱氨酸堆积，产生高同型半胱氨酸血症。

5′-脱氧腺苷 $B_{12}$ 具有辅酶活性，使甲基丙二酰辅酶A代谢为琥珀酰辅酶A，参与脂肪酸代谢。当缺乏维生素 $B_{12}$ 时，甲基丙二酰辅酶A将蓄积而导致异常的脂肪酸合成，进入中枢神经系统，抑制正常神经髓鞘磷脂的合成，破坏神经髓鞘的完整性，出现神经症状。故恶性贫血的神经症状必须用维生素 $B_{12}$ 治疗。

**2. 临床应用** 维生素 $B_{12}$ 主要用于治疗恶性贫血和巨幼细胞贫血，也可用于神经系统疾病（如神经炎、神经萎缩等）、肝脏疾病等的辅助治疗。

**3. 不良反应** 维生素 $B_{12}$ 基本无毒，但有可能引起过敏反应，甚至发生过敏性休克，不应滥用。

### 二、造血细胞生长因子

#### （一）红细胞生成素

(1) 红细胞生成素（erythropoietin，EPO）适用于治疗慢性肾衰竭所致的贫血，对骨髓造血功能低下、肿瘤化疗、艾滋病药物治疗引起的贫血也有效。

(2) 不良反应少，主要不良反应为与红细胞快速增加、血黏滞度增高有关的高血压和血凝增强等。

#### （二）非格司亭

非格司亭（filgrastim）用于自体骨髓移植及肿瘤化疗后严重中性粒细胞缺乏症的治疗。大剂量过久使用，可产生轻、中度骨痛。

#### （三）沙格司亭

沙格司亭（sargramostim）主要用于骨髓移植、肿瘤化疗、某些脊髓造血不良、再生障碍性贫血及艾滋病有关的中性粒细胞缺乏症。不良反应包括骨痛、不适、发热、腹泻、呼吸困难、皮疹等。首次静脉滴注时可出现潮红、低血压、呕吐、呼吸急促等症状。

## 第六节 血容量扩充药

**右旋糖酐**（dextran）为高分子葡萄糖聚合物，根据聚合的分子数不同，可分为不同分子量的右旋糖酐，包括右旋糖酐70（中分子量右旋糖酐，平均分子量为70kDa）、右旋糖酐40（低分子量右旋糖酐，平均分子量为40kDa）、右旋糖酐10（小分子量右旋糖酐，平均分子量为10kDa）等，临床常用的是前两种。

#### （一）药理作用及机制

**1. 扩充血容量** 静注右旋糖酐后可提高血浆胶体渗透压而扩充血容量，维持血压。其作用强度与持续时间随分子量减少而逐渐降低，中分子量右旋糖酐作用最强，持续时间最长，低分子量右旋糖酐次之，小分子量右旋糖酐最差。

**2. 抗血栓及改善微循环作用** 右旋糖酐可使血液稀释，并围绕于红细胞、血小板和胶原纤维周围，抑制红细胞、血小板集聚及纤维蛋白聚合，从而降低血液黏滞度。中分子右旋糖酐还可降低某些凝血因子和血小板的活性，抑制血栓形成，改善微循环。低分子和小分子右旋糖酐改善微循环的作用更好。

**3. 渗透性利尿作用**　小分子右旋糖酐因分子量较小，容易自肾小球滤过，产生强大的渗透性利尿作用。低分子右旋糖酐利尿作用较弱，中分子右旋糖酐则无利尿作用。

### （二）临床应用

（1）右旋糖酐主要用于低血容量性休克的抢救，以中分子右旋糖酐疗效较好。

（2）右旋糖酐用于预防外科手术后的血栓形成以及某些血栓栓塞性疾病如心肌梗死和脑血栓形成等的治疗，以小分子右旋糖酐最为适宜，低分子右旋糖酐次之，中分子右旋糖酐疗效差或无效。

### （三）不良反应及注意事项

（1）少数患者应用右旋糖酐后可出现过敏反应，极少数可发生过敏性休克。

（2）连续应用或输注药量过大时可致凝血障碍和出血。

（3）本品禁用于出血性疾病、血小板减少症、血浆纤维蛋白原减少等，慎用于心、肾功能不全患者。

## 同步练习

### 一、选择题

**【A型题】**

1. 肝素体内抗凝最常用的给药途径为（　　）

A. 皮下注射　　B. 肌内注射　　C. 口服
D. 静脉注射　　E. 舌下含服

2. 防治静脉血栓的口服药物是（　　）

A. 尿激酶　　B. 链激酶　　C. 华法林
D. 低分子量肝素　　E. 枸橼酸钠

3. 外伤失血患者造成低血容量性休克合并少尿时宜选用（　　）

A. 低分子右旋糖酐　　B. 中分子右旋糖酐　　C. 呋塞米
D. 高分子右旋糖酐　　E. 氢氯噻嗪

4. 阿司匹林的抗血小板作用机制为（　　）

A. 抑制血小板中 $TXA_2$ 的合成　　B. 促进血小板中 $PGI_2$ 的合成
C. 抑制内皮细胞中 $TXA_2$ 的合成　　D. 激活环氧酶
E. 促进内皮细胞中 $PGI_2$ 的合成

5. 长期口服广谱抗生素所致出血宜选用（　　）

A. 垂体后叶素　　B. 氨甲苯酸　　C. 维生素 K
D. 阿昔单抗　　E. 红细胞生成素

6. 有关尿激酶的叙述，正确的是（　　）

A. 与纤溶酶原结合成复合物，激活游离纤溶酶原转变成纤溶酶
B. 对于脑栓塞的治疗效果较链激酶差
C. 可引起变态反应
D. 对血栓部位具有选择性
E. 主要不良反应为出血

7. 下列哪项不是肝素的临床适应证（　　）

A. 严重高血压　　B. 心脏瓣膜置换术　　C. 血液透析
D. 肺栓塞　　E. DIC 早期

8. 有关肝素的药理作用机制，下列说法正确的是（　　）
A. 拮抗维生素K　B. 直接灭活凝血因子$Ⅱ_a$、$Ⅶ_a$、$Ⅸ_a$、$Ⅹ_a$
C. 增强抗凝血酶Ⅲ的活性　D. 直接与凝血酶结合，抑制其活性
E. 抑制凝血因子的生物合成
9. 有关维生素K的叙述，错误的是（　　）
A. 对于应用链激酶所致出血有特效
B. 较大剂量维生素$K_3$可出现新生儿溶血
C. 参与凝血因子的合成
D. 天然维生素K为脂溶性
E. 维生素$K_1$注射过快时可出现呼吸困难
10. 华法林可用于（　　）
A. 急性脑血栓的抢救　B. 输血时防止血液凝固　C. 氨甲苯酸过量所致血栓
D. DIC早期　E. 心脏换瓣术后
11. 下列有关水蛭素的叙述，正确的是（　　）
A. 主要经过肝脏代谢失活　B. 过量可用于维生素K对抗
C. 口服易吸收　D. 灭活凝血因子$Ⅱ_a$、$Ⅶ_a$、$Ⅸ_a$、$Ⅹ_a$
E. 直接抑制凝血酶活性
12. 有关铁的吸收，下列说法正确的是（　　）
A. 鞣酸含量高的食物可促进铁的吸收
B. 饭后铁的吸收比饭前好
C. 食物中的肌红蛋白铁最易吸收
D. 含有维生素C的食物可阻碍铁的吸收
E. 口服铁剂主要在空肠和回肠上段吸收

【B型题】
A. 肝素　B. 链激酶　C. 叶酸
D. 香豆素类　E. 铁剂
13. 主要用于治疗慢性失血性贫血（　　）
14. 其抗凝的药理作用依赖于抗凝血酶Ⅲ（　　）
15. 维生素K的拮抗剂（　　）

【C型题】
A. 体外抗凝作用　B. 体内抗凝作用
C. 二者均有　D. 二者均无
16. 肝素（　　）
17. 双香豆素（　　）

【X型题】
18. 肝素的药理作用有（　　）
A. 抗凝血　B. 降血脂　C. 抗炎
D. 促进血小板聚集　E. 抑制血管平滑肌细胞增生
19. 下列哪些药物属于抗血小板药（　　）
A. 阿司匹林　B. 双嘧达莫　C. 利多格雷
D. 噻氯匹定　E. 氨甲苯酸
20. 下列哪些疾病是抗凝血药的禁忌证（　　）
A. 消化性溃疡　B. 活动性出血　C. 严重高血压
D. 冠脉急性闭塞　E. 有近期手术史者
21. 对链激酶的叙述正确的有（　　）

A. 与纤溶酶原结合成复合物使其激活
B. 直接激活纤溶酶原
C. 治疗动、静脉血栓栓塞性疾病
D. 可用于心肌梗死早期治疗
E. 过量可引起出血

22. 关于铁剂的叙述，正确的是（　　）
A. $Fe^{2+}$ 转变为 $Fe^{3+}$ 才能吸收
B. 主要在十二指肠及空肠上段吸收
C. 对慢性失血引起的贫血疗效佳
D. 对营养不良引起的贫血有效
E. 急性中毒可用去铁胺解救

## 二、填空题

1. 具有溶栓作用的药物有________、________、________、________等。
2. 香豆素类抗凝血作用显效慢的原因是________________________。
3. 治疗营养性巨幼细胞贫血宜选用________________________。
4. 肝素最常见的不良反应是________，可使用________对抗。
5. 抗血小板药物有________、________、________、________、________等。

## 三、问答题

### （一）简答题

1. 防治血栓栓塞性疾病的药物有几类？每类常用药物有哪些？
2. 简述贫血的主要类型及相应的治疗药物。
3. 简述影响口服铁剂吸收的因素。

### （二）论述题

比较肝素和香豆素类抗凝作用的特点及机制、临床应用及主要不良反应出血的防治。

# 参考答案

## 一、选择题

1. D　2. C　3. A　4. A　5. C　6. E　7. A　8. C　9. A　10. E　11. E　12. C　13. E　14. A　15. D　16. C　17. B　18. ABCE　19. ABCD　20. ABCE　21. ACDE　22. BCDE

## 二、填空题

1. 链激酶　尿激酶　阿尼普酶　组织型纤溶酶原激活剂

2. 本类药物只能阻止凝血因子前体的生成过程，对已有的凝血因子无作用，需待血液循环中原有的凝血因子耗竭后才能发挥疗效

3. 叶酸＋维生素 $B_{12}$

4. 出血　硫酸鱼精蛋白

5. 阿司匹林　利多格雷　依前列醇　双嘧达莫　噻氯匹定

## 三、问答题

### （一）简答题

1. 答：有三类。①抗凝血药：如肝素、华法林、双香豆素、醋硝香豆素等。②抗血小板药：如阿司匹林、利多格雷、依前列醇、噻氯匹定等。③纤维蛋白溶解药：如链激酶、尿激酶、阿尼普酶、组织型纤溶酶原激活剂等。

2. 答：贫血的主要类型有：缺铁性贫血、巨幼细胞贫血、再生障碍性贫血。相应的治疗药物有：铁剂用于治疗缺铁性贫血，叶酸和维生素 $B_{12}$ 用于治疗巨幼细胞贫血，促红细胞生成素用于治疗再生障碍性贫血。

3. 答：铁主要在十二指肠和空肠上段被吸收，而食物中的铁和铁剂等均为高价铁（$Fe^{3+}$），需被还原为二价铁（$Fe^{2+}$）才能被机体吸收。①促进因素：胃酸、维生素 C、食物中的还原性物质。②妨碍因素：胃酸缺乏、抗酸药、$Ca^{2+}$、磷酸盐、草酸盐、喹诺酮类、四环素类抗菌药物。

### （二）论述题

肝素和香豆素类抗凝作用的特点及机制、临床应用及主要不良反应出血的防治归纳如下表。

| | 肝素 | 香豆素类 |
|---|---|---|
| 抗凝特点 | ① 抗凝作用迅速强大，作用时间短<br>② 体内、体外均可抗凝<br>③ 只能静脉给药 | ① 作用缓慢持久<br>② 只能体内抗凝，体外无效<br>③ 可口服给药 |
| 抗凝机制 | 加速抗凝血酶Ⅲ对凝血因子 $Ⅱ_a$、$Ⅸ_a$、$Ⅹ_a$、$Ⅺ_a$、$Ⅻ_a$ 的灭活 | 抑制维生素 K 在肝脏由环氧化物转换为氢醌型，从而妨碍凝血因子Ⅱ、Ⅶ、Ⅸ、Ⅹ在肝脏合成与活化 |

续表

| | 肝素 | 香豆素类 |
| --- | --- | --- |
| 临床应用 | ① 防治血栓栓塞性疾病<br>② 心肌梗死、脑梗死、心血管手术及外周静脉术后血栓的防治<br>③ 治疗早期弥散性血管内凝血<br>④ 体外抗凝：血液透析、心血管手术 | 防治血栓栓塞性疾病，如静脉血管栓塞、外周动脉血栓栓塞、肺栓塞、冠状动脉闭塞等 |
| 出血防治 | 静脉注射硫酸鱼精蛋白 | 静脉滴注维生素 $K_1$ 或输新鲜血浆或全血 |

（刘建新）

# 第三十章　影响自体活性物质的药物

学习目标

**1. 掌握**　常用抗组胺药的药理作用、临床应用与不良反应。

**2. 熟悉**　膜磷脂代谢产物及其作用；5-HT 受体激动药与拮抗药。

**3. 了解**　多肽类、一氧化氮及其供体与抑制剂。

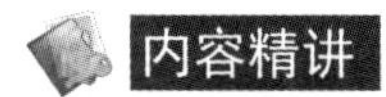


## 第一节　膜磷脂代谢产物类药物及拮抗药

膜磷脂可衍生两大类自体活性物质：廿碳烯酸类（eicosanoids）和血小板活化因子（platelet activating factor，PAF）。花生四烯酸（arachidonic acid，AA）是人体中一种必需脂肪酸，属于廿碳烯酸类。细胞受到物质刺激时，细胞膜磷脂在磷脂酶 $A_2$ 的作用下释放出 AA 和 PAF，游离的 AA 经两条途径转化：①环氧化酶途径，AA 被催化生成前列腺素类（PGs）和血栓素类（TXs）等；②脂氧酶途径，AA 被催化生成白三烯类（LTs）、脂氧素类（LXs）等。

### 一、前列腺素类药物

#### （一）作用于心血管的 PGs 类药物

**1. 前列地尔**

（1）前列地尔（alprostadil，$PGE_1$）具有直接扩张血管和抑制血小板聚集作用，可增加血流量，改善微循环。

（2）前列地尔与抗高血压药和血小板聚集抑制剂有协同作用。阴茎注射用于诊断和治疗阳痿。

（3）不良反应主要有头痛、食欲减退、腹泻、低血压、心动过速、可逆性骨质增生等。

**2. 依前列醇**

（1）依前列醇（epoprostenol，$PGI_2$）能明显舒张血管和抑制血小板聚集。

（2）依前列醇可替代肝素用于体外循环和肾透析时防止血栓形成，也可用于缺血性心脏病、多器官功能衰竭、外周血管痉挛性疾病和肺动脉高压的治疗。

（3）不良反应主要为血压下降、低剂量引起心动过缓而高剂量产生继发性心动过速、面部潮红、头痛和胃肠道反应等。

**3. 依洛前列素**（iloprost）　是 $PGI_2$ 衍生物，作用和应用与 $PGI_2$ 相同，但性质稳定。

#### （二）作用于消化系统的 PGs 类药物

**米索前列醇**（misoprostol）能抑制组胺、五肽胃泌素等引起的胃酸分泌以及基础胃酸分泌，扩张胃黏膜血管，刺激胃黏液和重碳酸盐分泌，加强对胃黏膜的保护作用。本品可治疗胃溃疡和十二指肠溃疡，治愈率与 $H_2$ 受体拮抗剂近似，可用于 $H_2$ 受体拮抗剂无效者。

同类药物**恩前列素**（enprostil）则为 $PGE_2$ 衍生物，可抑制胃液分泌，有细胞保护作用。能增加结肠和子宫的收缩，孕妇慎用或不用。

**（三）作用于生殖系统的 PGs 类药物**

**1. 地诺前列酮**（dinoprostone，$PGE_2$） 作为阴道栓剂催产药，可用于中期妊娠的引产、足月妊娠引产和治疗性流产。

**2. 卡前列素**（carboprost，15-甲基-$PGF_{2\alpha}$） 为地诺前列腺素（$PGF_{2\alpha}$）的衍生物，活性强于 $PGF_{2\alpha}$，作用时间长，不良反应小，有扩张子宫颈和刺激子宫收缩双重作用，主要用于终止妊娠和宫缩无力导致的产后顽固性出血。

## 二、白三烯及拮抗药

LTs 为人体内重要的炎症介质，在多种疾病中发挥作用。

**1. 呼吸系统** LTs 可引起支气管收缩、黏液分泌增加和肺水肿。

**2. 心血管系统** 静注 LTs 可先短暂升压（直接收缩外周血管所致）而后持久降压（LTs 引起心输出量和血容量减少所致），LTs 具有负性肌力作用。

**3. 炎症与过敏反应** $LTB_4$ 对单核细胞和巨噬细胞具有趋化作用，能促进白细胞向炎症部位游走、聚集，并产生炎症介质和释放溶酶体酶。

白三烯受体组织分布广泛，目前对 $LTB_4$、$LTC_4$、$LTD_4$、$LTE_4$ 受体及拮抗剂研究较为深入。$LTD_4$ 与 $LTE_4$ 受体的特性相似。白三烯拮抗药能选择性抑制白三烯活性，阻断白三烯所致的血管通透性增加、气道嗜酸性粒细胞浸润及支气管痉挛等作用，主要用于支气管哮喘患者的预防和治疗。目前抗白三烯药物有半胱氨酰白三烯（cysteinyl leukotrienes，CysLTs）受体拮抗药孟鲁司特（montelukast）、扎鲁司特（zafirlukast）等。

# 第二节 5-羟色胺类药物及拮抗药

5-羟色胺（5-HT）又名血清素，主要存在于肠嗜铬细胞内，通常与 ATP 等物质一起贮存于细胞颗粒内。受到刺激时，5-HT 从颗粒内释放、弥散到血液，并被血小板摄取和贮存。5-HT 功能广泛，可参与心血管系统、胃肠道平滑肌的活动，也可作为神经递质对神经内分泌进行调节，对维持机体的生理活动具有重要意义。

## 一、5-HT 受体激动药

**1. 舒马普坦**（sumatriptan） 为常用的 $5\text{-HT}_{1D}$ 受体激动药，可引起颅内血管收缩，用于偏头痛及丛集性头痛，是目前治疗急性偏头痛疗效最好的药物。主要不良反应是感觉异常，可引起心肌缺血，禁用于缺血性心脏病患者。

**2. 西沙必利**（cisapride） 可选择性激动肠壁神经节神经细胞上的 $5\text{-HT}_4$ 受体，促进神经末梢释放乙酰胆碱，具有胃肠动力作用，临床用于治疗胃食管反流症。

**3. 右芬氟拉明**（dexfenfluramine） 通过激动 5-HT 受体，产生强大的食欲抑制作用，被广泛用于控制体重和肥胖症的减肥治疗。

**4. 丁螺环酮**（buspirone）**和伊沙匹隆**（ipsapirone） 为选择性 $5\text{-HT}_{1A}$ 受体部分激动剂，为非苯二氮䓬类抗焦虑药。

## 二、5-HT 受体拮抗药

**1. 赛庚啶**（cyproheptadine）**和苯噻啶**（pizotifen） 选择性阻断 $5\text{-HT}_2$ 受体，还可阻断 $H_1$ 受体并具有较弱的抗胆碱作用。其可用于预防偏头痛发作和治疗荨麻疹等皮肤黏膜过敏性疾病。

**2. 昂丹司琼**（ondansetron） 选择性阻断 $5\text{-HT}_3$ 受体，具有强大的镇吐作用，主要用于癌症患者手术和化疗伴发的恶心、呕吐。

# 第三节 组胺和抗组胺药

组胺（histamine）由组氨酸经特异性的组氨酸脱羧酶脱羧产生的，是广泛存在于体内的。外周组胺主要存在于肥大细胞内，而中枢神经系统组胺则由特定的神经细胞合成。天然组胺以无活性存在，在组织损伤、炎症、神经刺激等环境下，以活性形式释放。目前组胺本身无治疗用途，但其拮抗剂广泛用于临床。目前发现组胺受体有 $H_1$、$H_2$、$H_3$ 和 $H_4$ 四种亚型。$H_1$ 受体主要分布在支气管平滑肌、心房、房室结及皮肤黏膜的血管平滑肌；$H_2$ 受体主要分布在胃肠黏膜、胃壁细胞和血管平滑肌，$H_3$ 受体分布在中枢和外周神经末梢的突触前膜。

## 一、组胺

### 药理作用及机制

① 促进腺体分泌：组胺激动 $H_2$ 受体，小剂量即有很强的促进胃酸和胃蛋白酶分泌作用，也有较弱的促进唾液腺、支气管腺体分泌作用。

② 促进支气管和胃肠道平滑肌兴奋：激动平滑肌的 $H_1$ 受体，使支气管平滑肌收缩，引起呼吸困难，支气管哮喘患者尤为敏感。兴奋胃肠平滑肌使胃肠道蠕动增强和引起痉挛性腹痛。

③ 扩张血管：组胺激动血管平滑肌的 $H_1$ 和 $H_2$ 受体，使小动脉、小静脉舒张，使毛细血管舒张和通透性增加，血管渗出增加，引起局部水肿。严重时可导致循环血量减少，血压下降甚至休克。

④ 神经末梢刺激作用：引起痛和痒的感觉。

⑤ 其他：$H_3$ 受体参与组胺合成与释放的负反馈性调节，起抑制组胺合成和释放作用。

组胺本身的临床应用少，主要作为真假胃酸缺乏症的诊断药物。组胺受体激动药倍他司汀（betahistine）是组胺 $H_1$ 受体激动药，具有扩张血管作用，可促进脑干和迷路的血液循环，纠正内耳血管痉挛，减轻膜迷路积水，临床上主要用于：①内耳眩晕病；②多种原因引起的头痛；③慢性缺血性脑血管病。

## 二、抗组胺药

抗组胺药（antihistamines）又称为组胺受体阻断药。此类药物与组胺受体结合，竞争性拮抗组胺对受体的激动作用。根据对受体的选择性不同，将抗组胺药分为三类：①$H_1$ 受体阻断药是治疗皮肤、黏膜变态反应性疾病的主要药物；②$H_2$ 受体阻断药减少胃酸分泌，是治疗消化性溃疡的重要药物；③$H_3$ 受体阻断药目前主要作为实验研究的工具药物。

### （一）$H_1$ 受体阻断药

#### 1. 药理作用及机制

① 阻断 $H_1$ 受体作用：$H_1$ 受体阻断药可对抗组胺引起的支气管、胃肠道平滑肌的收缩作用，对组胺直接引起的局部毛细血管扩张和通透性增加（水肿）有很强的抑制作用。

② 中枢抑制作用：此类药物多数可通过血脑屏障，可有不同程度的中枢抑制作用。第一代药物镇静、嗜睡。第二代药物不易透过血脑屏障，故无中枢抑制作用。

③ 其他作用：苯海拉明、异丙嗪等具有阿托品样抗胆碱作用，止吐和防晕作用较强；咪唑斯汀对鼻塞尚具有显著疗效。

#### 2. 临床应用

① 皮肤黏膜变态反应性疾病：本品对荨麻疹、过敏性鼻炎、昆虫叮咬、血清病、药疹、接触性皮炎有疗效，对支气管哮喘效果疗效差，对过敏性休克无效。

② 防晕止吐：晕动病、放射病等引起的呕吐，常用苯海拉明和异丙嗪。

③ 其他：异丙嗪与平喘药氨茶碱配伍，可对抗氨茶碱的中枢兴奋作用。

#### 3. 不良反应

① 中枢神经系统反应：第一代药物多见镇静、嗜睡、乏力等中枢抑制现象，以苯海拉明和异丙嗪最为明显，驾驶员或高空作业者工作期间不宜使用。

② 消化道反应：口干、厌食、便秘或腹泻等。

③ 其他反应：偶见粒细胞减少及溶血性贫血。

④ 阿司咪唑和特非那定代谢受抑时（如肝病或药物抑制 $P_{450}$ 酶系的 3A 家族），可引起尖端

扭转型心律失常。

**（二） $H_2$ 受体阻断药**

$H_2$ 受体阻断药可选择性地阻断 $H_2$ 受体，抑制胃酸分泌，是治疗消化性溃疡的重要药物。常用药物有：西咪替丁（cimetidine）、雷尼替丁（ranitidine）、法莫替丁（famotidine）、尼扎替丁（nizatidine）、罗沙替丁（roxatidine）等。药理作用和临床应用及不良反应详见第三十二章。

## 第四节　多肽类

氨基酸之间以肽键相互连接的化合物称为肽。一般含氨基酸多的称为蛋白质，少的称为多肽。两者并没有严格的区分。

多肽类的自体活性物质主要有：

① P 物质。

② 激肽类物质。

③ 内皮素（endothelins，ETs），是由内皮细胞释放的 21 个氨基酸多肽。内皮素主要有 3 种异型体：$ET_1$、$ET_2$、$ET_3$。$ET_1$ 主要在内皮细胞表达，$ET_2$ 主要在肾脏表达，$ET_3$ 则多在神经系统和肾小管上皮细胞表达。ETs 受体主要分为 3 种亚型：ET-A 受体、ET-B 受体和 ET-C 受体。ETs 主要生物学作用包括：收缩血管作用、促进平滑肌硬化、收缩内脏平滑肌作用、正性肌力作用。其受体拮抗剂主要有西他生坦、安贝生坦等，前者是一种治疗肺动脉高血压的药物。

④ 利尿钠肽，主要具有排钠利尿、舒张血管等作用。

⑤ 血管紧张素。

⑥ 降钙素基因相关肽和神经肽 Y 等。

## 第五节　一氧化氮及其供体与抑制剂

一氧化氮（nitric oxide，NO）是一种细胞信使，由血管内皮细胞产生并释放。NO 的生物学效应有：①舒张血管平滑肌；②抑制血小板聚集；③呼吸系统，降低肺动脉压和扩张支气管平滑肌，吸入 NO 可对新生儿的肺动脉高压和呼吸窘迫综合征进行治疗；④神经系统的作用，在中枢神经系统，NO 可作为神经递质和神经调质发挥作用，在外周组织，神经元释放的 NO 可使阴茎海绵体血管平滑肌舒张，引起阴茎勃起。

**西地那非**（sildenafil）：选择性抑制磷酸二酯酶-5（PDE-5），增强 NO-环磷酸鸟苷（cGMP）途径，可升高海绵体内 cGMP 水平，松弛海绵体平滑肌，使血液流入海绵体。

## 第六节　腺苷类

腺苷通过激活腺苷受体发挥作用，腺苷受体包括 $A_1$、$A_2$（$A_{2A}$、$A_{2B}$）和 $A_3$ 腺苷受体，属于 G 蛋白偶联受体。$A_1$ 腺苷受体兴奋可激活 $G_i$ 蛋白，抑制腺苷酸环化酶活性，降低 cAMP 含量；此外，还能激活蛋白激酶 C（protein kinase C，PKC）。$A_2$ 腺苷受体兴奋则激活 $G_s$ 蛋白，活化腺苷酸环化酶，使 cAMP 含量升高。

### 同步练习

**一、选择题**

**【A 型题】**

1. 无中枢抑制作用，但可能诱发心律失常的药物是（　　）

A. 特非那定　B. 异丙嗪　C. 苯海拉明
D. 非索那定　E. 氯雷他丁

2. 对晕动症无效的药物是（　　）
A. 东莨菪碱　B. 异丙嗪　C. 氯丙嗪
D. 氯苯那敏　E. 苯海拉明

3. 可强烈促进血小板聚集的是（　　）
A. $PGE_1$　B. $PGI_2$　C. $TXA_2$
D. 5-HT　E. $PGF_{2\alpha}$

4. 不属于环氧酶途径生成的产物是（　　）
A. $PGE_2$　B. $TXA_2$　C. $LTC_4$
D. $PGI_2$　E. $PGF_{2\alpha}$

5. 自体活性物质不包括（　　）
A. 前列腺素　B. 组胺　C. 一氧化氮
D. 腺苷　E. 吗啡

6. 内皮素不具有的生物学效应的是（　　）
A. 正性肌力的作用　B. 收缩内脏平滑肌的作用
C. 促进平滑肌细胞分裂的作用　D. 收缩血管的作用
E. 排钠利尿的作用

**【B型题】**

A. 前列地尔　B. 米索前列醇　C. 地诺前列醇
D. 尼可地尔　E. 依前列醇

7. 抗消化性溃疡的 PGs 类药物（　　）
8. 作用于生殖系统的 PGs 类药物（　　）

**【X型题】**

9. 关于 $H_1$ 受体阻断剂的各项叙述，错误的是（　　）
A. 主要用于治疗皮肤、黏膜变态反应性疾病　B. 主要代表药有西咪替丁
C. 可用于治疗妊娠呕吐　D. 可用于治疗失眠
E. 氯苯那敏常见的不良反应有中枢抑制作用

10. $H_1$ 受体激动时产生的效应表现为（　　）
A. 支气管平滑肌收缩　B. 皮肤血管扩张，渗出增加
C. 胃酸和胃蛋白酶分泌增加　D. 胃肠蠕动增强
E. 增加心肌收缩力，减慢房室传导

11. 下列哪些是抗白三烯的药（　　）
A. 半胱氨酰白三烯　B. 孟鲁司特　C. 阿司匹林
D. 扎鲁司特　E. 齐留通

12. $H_1$ 受体阻断药可用于治疗（　　）
A. 荨麻疹　B. 胃肠道溃疡　C. 偏头痛
D. 支气管哮喘　E. 防晕止吐

**二、填空题**

1. 氯苯那敏阻断________受体，治疗变态反应性疾病；法莫替丁阻断________受体，减少________分泌。
2. $PGI_2$ 具有________血小板聚集作用。

**三、问答题**

试述 $H_1$ 受体阻断药的药理作用和临床应用。

## 参考答案

**一、选择题**

1. A 2. C 3. C 4. C 5. E 6. E 7. B 8. C 9. BC 10. ABDE 11. ABDE 12. ACDE

**二、填空题**

1. $H_1$ $H_2$ 胃酸

2. 抑制

**三、问答题**

答：(1) 主要药理作用 ①$H_1$ 受体阻断作用：$H_1$ 受体阻断药能对抗组胺引起的胃肠道、支气管平滑肌的收缩效应，对组胺引起的血管扩张、毛细血管通透性增加和局部水肿有一定的对抗作用。有的 $H_1$ 受体阻断药有抑制白三烯、血小板活化因子、缓激肽等其他炎症介质的作用。②第一代药物有一定M受体阻断作用和中枢抑制作用，第二代、第三代药物不能通过血脑屏障，无中枢作用。有的药物有局部麻醉和奎尼丁样作用。

(2) 临床应用 本类药物主要用于变态反应性疾病、晕动症和多种原因引起的呕吐。因可增加胎儿畸形发生率，不宜用于妊娠呕吐。苯海拉明、氯苯那敏、异丙嗪等第一代中枢镇静作用较强的药物可用于治疗失眠。阿扎他定、依巴司汀、西替利嗪有拮抗白三烯、血小板活化因子等炎症介质释放作用，用于缓解过敏性支气管哮喘。

(刘建新)

# 第三十一章　作用于呼吸系统的药物

学习目标

**1. 掌握**　临床常用的平喘药（抗炎平喘药、支气管扩张药和抗过敏平喘药）的药理作用、临床应用和主要的不良反应。

**2. 熟悉**　常用镇咳药的分类；痰液稀释药和黏痰溶解药的作用特点；慢性阻塞性肺疾病治疗药罗氟司特的药理作用、临床应用和主要不良反应。

**3. 了解**　支气管哮喘的病理改变和发病机制。

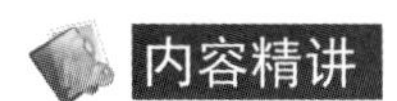

内容精讲

## 第一节　平喘药

临床常用的平喘药按作用方式可分为抗炎平喘药、支气管扩张药和抗过敏平喘药。

### 一、抗炎平喘药

糖皮质激素（glucocorticoids，GCs）通过抑制气道炎症反应，可以达到长期防止哮喘发作的效果，已成为平喘药中的一线药物。

常用的GCs是吸入剂型的，在气道内充分发挥局部抗炎作用，并可避免或减少全身性不良反应。长期应用GCs可以改善患者肺功能、降低气道高反应性、降低发作的频率和程度，改善症状，提高生活质量。GCs是目前最常用的抗炎性平喘药。

**1. 药理作用及机制**　GCs进入靶细胞内与糖皮质激素受体结合成复合物，再进入细胞核内调控炎症相关靶基因的转录，通过抑制哮喘时炎症反应的多个环节而发挥平喘作用。

（1）抑制多种参与哮喘发病的炎症细胞和免疫细胞功能　①抑制循环中嗜酸性粒细胞、T淋巴细胞、巨噬细胞、中性粒细胞功能。②减少支气管树突状细胞数目，抑制肺嗜酸性粒细胞、巨噬细胞和肥大细胞浸润、释放炎症介质和IgE产生。③加速肺炎症细胞的凋亡。

（2）抑制细胞因子和炎症介质的产生　①抑制哮喘中肿瘤坏死因子-$\alpha$、白介素-1、白介素-5、白介素-6等细胞因子产生。②通过诱导脂皮素-1的生成而抑制磷脂酶$A_2$活性，从而影响花生四烯酸炎性代谢物生成。③抑制诱导型NO合酶和环氧化酶-2，阻断炎性介质产生。④抑制黏附分子表达而减少炎症细胞与血管内皮的相互作用，降低微血管通透性。⑤抑制免疫功能和抗过敏作用，减少组胺、缓激肽等过敏介质释放。

（3）抑制气道高反应性　抑制炎症和免疫反应，降低哮喘患者吸入抗原、胆碱受体激动剂、冷空气以及运动后的支气管收缩反应。

（4）增强支气管以及血管平滑肌对儿茶酚胺的敏感性　有利于缓解支气管痉挛和黏膜肿胀。

**2. 临床应用**

（1）气雾吸入糖皮质激素用于支气管扩张药不能有效控制的慢性哮喘患者。由于吸入给药起效慢，因此不能缓解急性症状。对于哮喘持续状态，因不能吸入足够的气雾量，不宜应用吸入剂型。

（2）急性发作或病情较重的哮喘患者可给予口服糖皮质激素，以防止病情恶化。病情控制后及时减量至停用。

**3. 不良反应** 吸入性糖皮质激素在常用量下不良反应少。

（1）长期用药时由于药物在口咽部留存，可引起声带萎缩、声音嘶哑、口咽部念珠菌感染。

（2）局部大剂量应用可抑制下丘脑-垂体-肾上腺皮质功能轴功能，但无比口服制剂轻微。

## 二、支气管扩张药

支气管扩张药可分为三类：β肾上腺素受体激动药、茶碱类和M胆碱受体阻断药。

### （一）β 肾上腺素受体激动药

**1. 药理作用及机制** $\beta_2$受体广泛分布于气道的不同效应细胞上。$\beta_2$受体兴奋使支气管平滑肌舒张、抑制肥大细胞释放组胺等过敏介质和炎症介质、增强黏膜纤毛的清除运动、促进气道分泌、降低血管通透性和减轻气道黏膜下水肿等。

$\beta_2$受体激动药主要作用是松弛支气管平滑肌。其机制主要为：激动$\beta_2$受体引起受体构型改变，激活兴奋性腺苷酸环化酶，使细胞内cAMP含量增加，激活cAMP依赖的蛋白激酶A，再通过降低细胞内钙离子浓度、使肌球蛋白轻链激酶失活和开放钾通道三个途径，引起支气管平滑肌松弛。

非选择性β受体激动药如肾上腺素、异丙肾上腺素等，平喘作用强大，但易引起心脏方面的严重不良反应。选择性$\beta_2$受体激动药如沙丁胺醇、特布他林、克仑特罗等，对$\beta_2$受体的激动作用强于对心脏$\beta_1$的兴奋作用。引起心悸、心动过速等不良反应较少见。

**2. 临床应用**

① 治疗支气管哮喘、喘息型支气管炎及伴有支气管痉挛的呼吸道疾病。$\beta_2$受体激动药吸入给药最为常用。

② 治疗哮喘急性发作，首选$\beta_2$受体激动药静脉给药。

**3. 不良反应** 主要不良反应有心脏反应、肌肉震颤和代谢紊乱。

### （二）茶碱类

**1. 药理作用及机制** 茶碱（theophylline）具有平喘、强心、利尿、扩张血管和中枢兴奋等作用。平喘机制如下：

① 抑制磷酸二酯酶，升高细胞内cAMP水平，从而舒张支气管平滑肌。

② 阻断腺苷受体，减轻内源性腺苷引起的气道收缩作用。

③ 增加内源性儿茶酚胺的释放，间接舒张支气管。

④ 免疫调节与抗炎作用。

⑤ 增加膈肌收缩力，促进支气管纤毛运动。

**2. 临床应用**

① 支气管哮喘：对于$\beta_2$受体激动药不能控制的急性哮喘，采用静脉注射给药；慢性哮喘口服给药预防急性发作。

② 慢性阻塞性肺疾病：适用于COPD伴有喘息、COPD伴有右心功能不全的心源性哮喘患者。

③ 中枢型睡眠呼吸暂停综合征：通过兴奋中枢，从而增强通气功能，改善症状。

**3. 不良反应** 茶碱的治疗范围较窄，主要不良反应有胃肠道反应、中枢兴奋、过量导致的急性中毒。

本类药物有氨茶碱、胆茶碱，以及缓释或控释制剂葆乐辉、舒弗美。

### （三）抗胆碱药（M胆碱受体阻断药）

M受体中$M_1$、$M_2$、$M_3$三种亚型与呼吸系统密切相关。$M_1$受体分布于神经节内，$M_2$受体为自身调节受体，对胆碱能神经释放ACh起负反馈调节作用，兴奋时减少ACh的释放，$M_3$受体则广泛分布在气道平滑肌和黏膜下腺体等部位，$M_3$受体兴奋时，可使气道平滑肌收缩，气道口径缩小，黏液分泌增多。

**1. 异丙托溴铵**（ipratropium bromide）　对 $M_1$、$M_2$、$M_3$ 胆碱受体无选择性，但对气道平滑肌有较高的选择性，可抑制胆碱能神经对支气管平滑肌的作用。本品对 $\beta_2$ 受体激动药耐受的患者有效，对高迷走神经活性的老年哮喘患者尤为适用。

**2. 噻托溴铵**（tiotropium bromide）　为长效抗胆碱药，对 $M_1$～$M_5$ 五种亚型具有相同的亲和力，在气道内与受体亲和力较高，并且与 $M_1$、$M_3$ 受体解离缓慢，能长时间阻滞胆碱能神经介导的支气管平滑肌收缩，可持久地扩张支气管。本品对高迷走神经活性的老年哮喘患者尤为适用，亦可降低 COPD 加重的频率，改善通气功能，遏止病情恶化，提高生活质量。

### 三、抗过敏平喘药

本类药物包括炎症细胞膜稳定药（如色甘酸钠、奈多罗米钠）、$H_1$ 受体阻断药（如酮替芬）、半胱氨酰白三烯受体-1 阻断药（如扎鲁司特、孟鲁司特等）。

#### （一）炎症细胞膜稳定药

**1. 色甘酸钠**

（1）色甘酸钠（disodium cromoglycate）的药理作用及机制　①稳定肥大细胞膜，减少过敏介质释放。②抑制气道感觉神经末梢功能与气道神经源性炎症。③阻断炎症细胞介导的炎症反应，减轻气道高反应性。

（2）临床应用　主要用于预防哮喘的发作。

（3）不良反应　少见，偶有咽喉与气管刺痛感或支气管痉挛。

**2. 奈多罗米钠**（nedocromil sodium）　除了稳定肥大细胞膜，还有明显的抗炎作用。本品可降低非特异性气道反应性，可作为长期预防性平喘药，吸入给药，用于哮喘早期的维持治疗。

#### （二）$H_1$ 受体阻断药

**酮替芬**（ketotifen）　除了有类似色甘酸钠的作用外，还通过阻断 $H_1$ 受体，预防和逆转 $\beta_2$ 受体的“向下调节”，加强 $\beta_2$ 受体激动药的平喘作用。单用或与茶碱类、$\beta_2$ 受体激动药合用，可防治轻中度哮喘，不良反应主要有嗜睡、疲倦、口干等。

#### （三）半胱氨酰白三烯受体-1 阻断药

白三烯（leukotrienes，LTs）是花生四烯酸经 5-脂氧合酶代谢的产物，$LTC_4$、$LTD_4$、$LTE_4$ 统称为半胱氨酰白三烯，与炎症密切相关，是哮喘发病中重要的炎症介质。

扎鲁司特（zafirlukast）和孟鲁司特（montelukast）能竞争性地与半胱氨酰白三烯受体-1 结合，并可减少嗜酸性粒细胞和淋巴细胞在炎症部位的积聚，预防白三烯所致的支气管平滑肌收缩和血管通透性增加，抑制因抗原、冷空气吸入及运动等诱发的支气管痉挛，有抗炎和平喘双重作用。其临床用于哮喘的预防发作和长期治疗，可治疗阿司匹林哮喘或伴有过敏性鼻炎患者、激素抵抗型哮喘。

## 第二节　镇咳与祛痰药

### 一、镇咳药

镇咳药根据作用机制可分为中枢性镇咳药和外周性镇咳药。

#### （一）中枢性镇咳药

中枢性镇咳药可分为成瘾性和非成瘾性两类。

**1. 成瘾性中枢镇咳药　磷酸可待因**（codeine phosphate）是阿片生物碱之一，可选择性抑制延髓咳嗽中枢，镇咳作用强而迅速，镇咳剂量不抑制呼吸。治疗量引起的依赖性比吗啡弱，有中等程度的镇痛作用。本品临床适用于治疗无痰的剧烈干咳，尤适用于胸膜炎干咳伴胸痛者。大剂量可抑制呼吸中枢，反复用药可引起依赖性。

**2. 非成瘾性中枢镇咳药**

(1) **氢溴酸右美沙芬**(dextromethorphan hydrobromide) 可抑制延髓咳嗽中枢。其镇咳作用与可待因相当或略强，无镇痛作用，治疗量对呼吸中枢无抑制作用，无成瘾性。本品临床主要用于无痰性干咳的治疗。

(2) **枸橼酸喷托维林**(pentoxyverine citrate) 具有中枢和外周镇咳作用。本品对咳嗽中枢有直接抑制作用，兼有轻度阿托品样作用和局部麻醉作用，对支气管内感受器和传入神经末梢有轻度抑制作用，并解除支气管平滑肌痉挛，降低呼吸道阻力。本品无成瘾性，临床用于各种原因引起的干咳。前列腺肥大、青光眼者慎用。

#### （二）外周性镇咳药

**盐酸那可汀**(noscapine hydrochloride) 能抑制肺牵张反射引起的咳嗽，兼具兴奋呼吸中枢作用，无成瘾性，主要用于治疗胸膜炎、支气管炎等引起的干咳和阵咳，不宜用于痰多患者。

### 二、祛痰药

祛痰药包括痰液稀释药和黏痰溶解药。

#### （一）痰液稀释药

**1. 恶心性祛痰药** 口服后刺激胃黏膜引起恶心，通过迷走神经反射促进呼吸道腺体分泌，使痰液稀薄易于咳出，有利于黏痰的清除。常用药物有氯化铵、碘化钾等。

**2. 刺激性祛痰药** 刺激支气管分泌，使痰液稀释易于咳出。此类药物有愈创甘油醚，除了具有祛痰作用之外，还兼有微弱抗菌作用，是祛痰合剂主要成分之一。

#### （二）黏痰溶解药

**1. 黏痰溶解药**

(1) **乙酰半胱氨酸**(acetylcysteine) 能将黏蛋白分子间的二硫键断裂，使痰液的黏稠度降低；对脓性痰液中的DNA也有部分降解作用，从而使痰液易于咳出。本品可雾化给药，也可口服。吸入给药对呼吸道黏膜有刺激作用，哮喘及肺功能不全的老年人慎用。

(2) **脱氧核糖核酸酶**(deoxyribonuclease，DNAase) 将脓痰中的DNA水解成核苷酸片段，使原与DNA结合的蛋白质失去保护而发生继发性溶解，降低痰液黏稠度，使痰液易于咳出。雾化吸入用于治疗大量脓痰的呼吸道感染，用后需立即漱口，长期使用可有变态反应。

**2. 黏痰调节药** **溴己新**(bromhexine) 的药理作用及机制：①抑制气管和支气管腺体、杯状细胞合成酸性黏多糖。②使腺体和杯状细胞分泌小分子黏蛋白，降低痰液黏稠度。③促进呼吸道黏膜纤毛运动，促进痰液排出以及恶心祛痰作用。临床用于支气管炎、肺气肿、慢性肺部炎症等有白色黏痰而不易咳出的患者。

## 第三节 慢性阻塞性肺疾病治疗药

### 一、磷酸二酯酶-4（phosphodiesterase-4，PDE-4）抑制药

**罗氟司特**(roflumilast) 是第一个被欧盟和美国批准用于COPD治疗的药物，也是第一个用于临床的选择性PDE-4抑制药。

**1. 药理作用及机制** PDE-4是细胞内特异性的cAMP水解酶，罗氟司特通过抑制PDE-4活性，增加炎症细胞、气道上皮细胞和平滑肌细胞内cAMP水平而发挥治疗作用。具体通过以下三个环节发挥作用：

① 抑制炎症细胞聚集和活化，减少前炎症因子TNF-α、IL-1等释放，从而发挥强大的抗炎作用，缓解气道炎症。

② 扩张气道平滑肌，缓解气道高反应性。

③ 减少上皮细胞基底的胶原沉着、气道平滑肌细胞增厚、杯状细胞增生和黏蛋白的分泌，

从而缓解气道重塑。

**2. 临床应用**

① 本品可治疗反复发作并加重的成人重症COPD，常与长效支气管扩张药合用。

② 本品可治疗慢性喘息型支气管炎和COPD伴有喘息的患者。

**3. 不良反应** 最常见的不良反应是腹泻、体重减轻、恶心、头痛、头晕和食欲减退，少数患者出现精神症状如失眠、焦虑、抑郁及自杀倾向。中、重度肝功能损害的患者禁用。不宜用于18岁以下患者。

### 二、抗胆碱药

**噻托溴铵**(tiotropium bromide) 为长效抗胆碱药，是目前COPD稳定期维持治疗的核心药物。噻托溴铵可显著改善COPD患者的肺功能，缓解呼吸困难，提高运动耐量并改善生活质量，预防急性加重并减少COPD的病死率。

## 同步练习

### 一、选择题

**【A型题】**

1. 色甘酸钠预防哮喘发作的主要机制是（　　）
   A. 激动 $\beta_2$ 肾上腺素受体　B. 促进儿茶酚胺释放
   C. 直接松弛支气管平滑肌　D. 阻断腺苷受体
   E. 稳定肥大细胞膜，抑制过敏递质释放
2. 对 $\beta_2$ 受体有较强选择性的平喘药是（　　）
   A. 多巴胺　B. 异丙肾上腺素　C. 沙丁胺醇
   D. 麻黄碱　E. 肾上腺素
3. 不能控制哮喘急性发作的药物是（　　）
   A. 肾上腺素　B. 氨茶碱　C. 色甘酸钠
   D. 地塞米松　E. 沙丁胺醇
4. 可待因主要用于治疗（　　）
   A. 慢性咽炎咳嗽　B. 剧烈刺激性干咳　C. 上呼吸道感染引起的咳嗽
   D. 肺炎引起的咳嗽　E. 多痰引起的咳嗽
5. 预防支气管哮喘发作首选哪种药物（　　）
   A. 肾上腺素　B. 异丙肾上腺素　C. 麻黄碱
   D. 去甲肾上腺素　E. 吗啡
6. 外周性镇咳药是（　　）
   A. 右美沙芬　B. 可待因　C. 喷托维林
   D. 溴己新　E. 盐酸那可汀
7. 具有利尿作用的平喘药物是（　　）
   A. 氨茶碱　B. 麻黄碱　C. 肾上腺素
   D. 特布他林　E. 异丙托溴铵
8. 糖皮质激素治疗哮喘的主要机制是（　　）
   A. 激动支气管平滑肌上 $\beta_2$ 受体　B. 提高中枢神经系统兴奋性
   C. 抑制磷酸二酯酶　D. 抗炎和免疫抑制作用
   E. 阻断 $M_3$ 受体
9. 有祛痰、酸化尿液作用的药物是（　　）
   A. 乙酰半胱胺酸　B. 愈创甘油醚　C. 氯化铵

D. 溴己新　　E. 右美沙芬

10. 能溶解黏痰的药物是（　　）

A. 喷托维林　　B. 脱氧核糖核酸酶　　C. 异丙托溴铵

D. 氯化铵　　E. 倍氯米松

**【B型题】**

A. 抗炎、抗过敏作用　　B. 阻断 M 受体　　C. 阻断腺苷受体

D. 激动 $\beta_2$ 受体　　E. 稳定肥大细胞膜

11. 泼尼松的平喘机制是（　　）
12. 克伦特罗的平喘机制是（　　）
13. 色甘酸钠的平喘机制是（　　）
14. 胆茶碱的平喘机制是（　　）
15. 噻托溴铵的平喘机制是（　　）

**【C型题】**

A. 奈多罗米钠　B. 地塞米松　C. 两者均可　D. 两者均不可

16. 预防哮喘发作（　　）
17. 治疗哮喘持续状态患者（　　）
18. 中枢性镇咳（　　）

**【X型题】**

19. 慢性喘息型支气管炎伴喘息可选用下列哪些药物（　　）

A. 罗氟司特　　B. 沙丁胺醇　　C. 肾上腺素

D. 噻托溴铵　　E. 糖皮质激素

20. 糖皮质激素的平喘机制有（　　）

A. 抑制炎症介质合成和释放　　B. 抑制气道高反应性

C. 直接舒张支气管平滑肌　　D. 抑制 PGs、LTs 的合成

E. 提高血管对儿茶酚胺的敏感性，使血管收缩，渗出减少

21. 具有选择性激动 $\beta_2$ 受体作用的药物有（　　）

A. 异丙肾上腺素　　B. 福莫特罗　　C. 特布他林

D. 麻黄碱　　E. 沙丁胺醇

22. 可用于治疗心源性哮喘的药物是（　　）

A. 氨茶碱　　B. 肾上腺素　　C. 哌替啶

D. 呋塞米　　E. 地高辛

23. 可用于支气管哮喘急性发作的药物是（　　）

A. 麻黄碱　　B. 氨茶碱　　C. 沙丁胺醇

D. 氢化可的松　　E. 色甘酸钠

**二、填空题**

1. 用于平喘的支气管扩张药有三类，分别为________、________、________。
2. 口服后刺激胃黏膜，反射性引起呼吸道腺体分泌增加而发挥祛痰作用的酸性药物是________。
3. 喷托维林对________中枢有选择性抑制作用，同时还兼有________作用和________作用。

**三、问答题**

**（一）简答题**

1. 临床常用的平喘药可分为哪几类？并各举一例。
2. 简述茶碱类药物的平喘机制。

**（二）论述题**

试述 $\beta_2$ 受体激动药治疗哮喘的作用机制。

## 参考答案

### 一、选择题

1. E　2. C　3. C　4. B　5. C　6. E　7. A　8. D　9. C　10. B　11. A　12. D　13. E　14. C　15. B　16. A　17. B　18. D　19. ABCD　20. ABDE　21. BCE　22. ACDE　23. BCD

### 二、填空题

1. β肾上腺素受体激动药　茶碱类　抗胆碱药

2. 氯化铵

3. 咳嗽　局部麻醉　阿托品样

### 三、问答题

#### (一) 简答题

1. 答：临床常用平喘药的分类如下。

(1) 抗炎平喘药　如丙酸倍氯米松。

(2) 支气管扩张药　①β肾上腺素受体激动药，如沙丁胺醇；②茶碱类，如氨茶碱；③M胆碱受体阻断药，如异丙托溴铵。

(3) 抗过敏平喘药　炎症细胞膜稳定药（如色甘酸钠、奈多罗米钠），$H_1$受体阻断剂（如酮替芬），半胱氨酰白三烯受体-1阻断药（如扎鲁司特、孟鲁司特等）。

2. 答：茶碱类药物平喘机制有：①抑制磷酸二酯酶；②阻断腺苷受体；③增加内源性儿茶酚胺的释放；④免疫调节与抗炎作用；⑤增加膈肌收缩力，促进支气管纤毛运动。

#### (二) 论述题

答：$β_2$受体激动药治疗哮喘的作用机制如下。①增加细胞内cAMP含量而舒张支气管平滑肌：$β_2$受体兴奋激活腺苷酸环化酶（AC），使细胞内cAMP含量增加，cAMP激活蛋白激酶A→肌球蛋白轻链激酶失活、细胞内钙离子浓度降低、钾通道开放→支气管平滑肌松弛。②$β_2$受体兴奋可抑制肥大细胞和中性粒细胞脱颗粒，从而减少炎症介质和过敏介质的释放。③增强气道纤毛运动，促进气道分泌。④降低血管通透性，减轻气道黏膜水肿。

（黄贤华）

# 第三十二章　作用于消化系统的药物

学习目标

**1. 掌握**　治疗消化性溃疡的药物的分类及各类药物作用特点。

**2. 熟悉**　助消化药、止吐药、增强胃肠动力药、止泻药与吸附药、泻药、利胆药的种类及其作用特点。

**3. 了解**　胃酸分泌的调节机制。

内容精讲

## 第一节　治疗消化性溃疡的药物

目前临床上治疗消化性溃疡的药物主要分为四大类：

**1. 抗酸药**　氢氧化铝、三硅酸镁等。

**2. 抑制胃酸分泌药**

① $H_2$ 受体阻断药：如西咪替丁、雷尼替丁等。

② $H^+$-$K^+$-ATP 酶抑制药：如奥美拉唑、兰索拉唑等。

③ M 胆碱受体阻断药：如哌仑西平、替仑西平等。

④ 胃泌素受体阻断药：如丙谷胺等。

**3. 增强胃黏膜屏障功能的药物**　如米索前列醇、硫糖铝等。

**4. 抗幽门螺杆菌药**　如阿莫西林、甲硝唑等。

### 一、抗酸药

通过酸碱中和反应，解除胃酸对胃、十二指肠黏膜的侵蚀和对溃疡面的刺激；降低胃蛋白酶活性；发挥缓解疼痛和促进愈合的作用；有些形成胶状保护膜，覆盖溃疡面。

本类药物有碳酸钙、氢氧化铝、氢氧化镁和三硅酸镁，由于抗酸药仅仅是直接中和已经分泌的胃酸，而不能调节胃酸的分泌，有些可能造成反跳性胃酸分泌增加，单用抗酸药很难达到很好的疗效，所以抗酸药并不是治疗消化性溃疡的首选药物，目前，抗酸药大多制成复方制剂。

### 二、抑制胃酸分泌药

胃酸分泌的调节机理：胃酸由胃腺中的壁细胞分泌后进入胃黏膜腔，并受中枢和外周多因子的复杂调控。包括迷走神经释放的乙酰胆碱（ACh）递质、旁分泌细胞（ECL cell，肠嗜铬样细胞）释放的组胺、内分泌细胞释放的胃泌素。组胺激活壁细胞 $H_2$ 受体后通过细胞内 cAMP 增加胃酸分泌。ACh 激活 M 受体和胃泌素激活胃泌素受体（$CCK_2$ 受体）均使细胞内游离钙离子浓度升高。细胞内 cAMP 或钙离子浓度升高可以导致 $H^+$-$K^+$-ATP 酶（质子泵）活性升高，向胃内同时增加分泌 $Cl^-$ 和 $H^+$。

#### （一）$H_2$ 受体阻断药

$H_2$ 受体阻断药主要有西咪替丁（cimetidine，甲氰咪胍）、雷尼替丁（ranitidine）、法莫替丁（famotidine）、尼扎替丁（nizatidine）等。

**1. 药理作用**　此类药可竞争性阻断壁细胞基底膜的 $H_2$ 受体，对基础胃酸、夜间胃酸分泌有良好的抑制作用，也抑制由迷走神经兴奋、胃泌素、食物等引起的胃酸分泌。应用此类药物可减少夜间胃酸分泌，促进十二指肠溃疡的愈合，因此成为治疗胃及十二指肠溃疡疾病的首选药物。

**2. 临床应用**　此类药主要用于治疗胃和十二指肠溃疡，能减轻疼痛，促进溃疡的愈合。另外其也可用于治疗无并发症的胃食管反流综合征和预防应激性溃疡的发生。

**3. 不良反应**　一般不良反应有腹泻、便秘、皮疹、脱发。中枢神经系统不良反应主要表现为中枢抑制，但老人、肝肾功能不全者及危重患者可出现精神错乱。长期大剂量使用西咪替丁有抗雄激素作用，促进催乳素分泌。偶见心动过缓、肝肾损伤、白细胞减少等。

**4. 药物相互作用**　西咪替丁是肝药酶抑制剂，可抑制华法林、苯妥英、茶碱、奎尼丁等药物在体内转化，使上述药物血药浓度升高。

### （二）$H^+$-$K^+$-ATP 酶抑制药（质子泵抑制药）

此类药临床常用的有奥美拉唑（omeprazole）、兰索拉唑（lansoprazole）、泮托拉唑（pantoprazole）、雷贝拉唑（rabeprazole）和埃索美拉唑（esomeprazole）等。

**1. 药理作用**　$H^+$-$K^+$-ATP 酶位于胃壁细胞的胃黏膜腔侧（胃腔侧），它能将 $H^+$ 从壁细胞内转运到胃腔中，将 $K^+$ 从胃腔中转运到壁细胞内，进行 $H^+$-$K^+$ 交换。

① 抑制 $H^+$-$K^+$-ATP 酶。$H^+$-$K^+$-ATP 酶抑制药与 $H^+$-$K^+$-ATP 酶 α 亚单位的巯基共价结合使酶失活，抑制胃酸分泌的最后环节，因此是最直接和有效的抑制胃酸产生的手段。由于它们的结合不可逆，故抑制胃酸分泌作用强大而持久。

② 本品可同时使胃蛋白酶分泌减少，具有胃黏膜保护作用。

③ 此外，本品还有抑制幽门螺杆菌的作用。

**2. 临床应用**　本品主要用于治疗反流性食管炎、消化性溃疡、上消化道出血、幽门螺杆菌感染和卓-艾综合征（Zollinger-Ellison syndrome）。

（1）奥美拉唑

① 药动学特点：奥美拉唑（omeprazole）口服易吸收，单次用药的生物利用度为 35%，反复用药的生物利用度可达 60%，达峰时间 1～3h，食物可影响吸收，故应餐前空腹口服。

② 药理作用

a. 酸性环境下本品转化为亚磺酰胺分子，后者与质子泵半胱氨酸的巯基结合，使之失活。

b. 本品可抑制胃液和胃蛋白酶的分泌，作用强大持久，是目前作用最强的一类抑酸剂。

c. 本品对质子泵的抑制作用是不可逆的，必须待新的 ATP 酶产生之后，壁细胞才能再分泌胃酸，故它的作用时间长。

d. 动物实验表明本品对多因素引起的胃黏膜损伤有预防保护作用。

e. 体外试验表明本品有抗幽门螺杆菌作用。

③ 临床应用

a. 本品可用于 $H_2$ 受体阻断药无效的胃、十二指肠溃疡的治疗，能收到较好效果。

b. 本品可用于 $H_2$ 受体阻断药无效的反流性食管炎的治疗，有效率达 75%～85%。

c. 本品能使卓-艾综合征症状改善，是其主要的最佳治疗药物。

④ 不良反应：常见有头痛、头晕、失眠等神经系统症状；消化系统症状有口干、恶心、呕吐等。另外，动物实验发现长期高剂量应用会引起胃黏膜 G 细胞分泌，泌乳素增加可致男性乳腺发育。

⑤ 注意事项：本类药物抑制肝药酶，与华法林、地西泮、苯妥英等药合用，可减慢其代谢；肝功减退者用量宜酌减；长期服用者应定期检查胃黏膜有无肿瘤样增生。

（2）**兰索拉唑**（lansoprazole）　为第二代质子泵抑制药，口服生物利用度约 85%，抑制胃酸分泌作用和抗幽门螺杆菌作用较奥美拉唑强，其余作用同奥美拉唑。

（3）**泮多拉唑**（pantoprazole）　为第三代质子泵抑制药，在 pH 3.5～7 条件下较稳定，对肝脏 CYP450 酶系统的亲和力弱，大大降低对其他药物代谢的影响，使药物治疗更加安全。不良反应轻微。

### （三）M胆碱受体阻断药和胃泌素受体阻断药

**1. 哌仑西平**（pirenzepine） 对引起胃酸分泌的 $M_1$ 胆碱受体亲和力较高，同时也有 $M_2$ 受体阻断作用；对唾液腺、平滑肌、心房肌的M胆碱受体亲和力低。哌仑西平和替仑西平使基础胃酸分泌减少40%～50%，治疗效果与西咪替丁相仿。其副作用较阿托品轻微，但效能差，多不主张使用。

**2. 丙谷胺**（proglumide） 特点：①与胃泌素竞争胃泌素受体，减少胃酸分泌；②促进胃黏膜黏液合成，对胃黏膜有保护和促进愈合作用；③对消化性溃疡疗效较差，现已少用。

## 三、增强胃黏膜屏障功能的药物

### （一）米索前列醇

**1. 药理作用**

① 米索前列醇（misoprostol）可抑制胃壁细胞的胃酸分泌，对基础胃酸分泌和组胺、胃泌素等刺激引起的胃酸分泌亦有抑制作用。

② 本品可抑制胃蛋白酶的分泌。

③ 本品可增加黏液和 $HCO_3^-$ 的分泌，增强黏膜细胞抵抗力。

④ 本品可增加胃黏膜血流，促进受损上皮细胞重建和增殖。

**2. 临床应用** 本品可治疗胃、十二指肠溃疡，对长期应用非甾体抗炎药引起的消化性溃疡、胃出血有特效，对吸烟者的溃疡愈合疗效较好。

**3. 不良反应** 腹痛、腹泻，孕妇及前列腺素过敏者禁用。

### （二）硫糖铝

**1. 药理作用**

① 硫糖铝（sucralfate）是蔗糖硫酸酯的碱式铝盐，在酸性条件下可聚合成胶冻，牢固地黏附于上皮细胞和溃疡基底，抵御胃酸和消化酶的侵蚀。

② 本品能促进胃黏膜合成前列腺素，促进胃黏液和碳酸氢盐分泌，发挥细胞保护效应。

③ 本品能增强表皮生长因子、碱性成纤维细胞生长因子，促进溃疡愈合。

④ 本品能抑制幽门螺杆菌的繁殖，阻止其蛋白酶、脂酶对黏膜的破坏。

**2. 临床应用** 治疗消化性溃疡、慢性糜烂性胃炎、反流性食管炎及幽门螺杆菌的感染。

**3. 注意事项**

① 硫糖铝在酸性环境中才发挥作用，所以不能与抗酸药、抑制胃酸分泌药同用。

② 饭前1h空腹服用，服药后半小时禁用抗酸药。

### （三）其他

其他增强胃黏膜屏障功能的药物有枸橼酸铋钾、替普瑞酮、麦滋林。

## 四、抗幽门螺杆菌药

幽门螺杆菌（helicobacter pylori，Hp）为革兰阴性厌氧菌，在生长过程中可产生尿素酶等多种酶和细胞毒素，损伤胃黏膜。Hp感染与胃炎关系密切，也是胃和十二指肠溃疡发病的重要因素。对Hp有抗菌作用的药物有：甲硝唑、阿莫西林、克拉霉素、呋喃唑酮、四环素和铋制剂等。由于Hp易对抗菌药物产生耐药性，故临床多主张采用联合用药方案，将铋制剂或质子泵抑制药与抗菌药物联合用药，可提高对Hp的清除率。

# 第二节 消化系统功能调节药

## 一、助消化药

助消化药能改善胃肠的消化功能，用于治疗消化不良。常用药物有胃蛋白酶（pepsin）、胰酶（pancreatin）和乳酶生（biofermin）等。

## 二、止吐药

**1. $H_1$ 受体阻断药**　如苯海拉明、美克洛嗪等，对前庭功能有抑制作用，对内耳眩晕症、晕动症止吐效果好。

**2. M 胆碱受体阻断药**　如东莨菪碱、苯海索，可阻断呕吐中枢和外周反射途径中的 M 受体，用于治疗晕动症。

**3. 多巴胺 $D_2$ 受体阻断药**　如甲氧氯普胺、多潘立酮。

**4. 5-$HT_3$ 受体阻断药**　如阿洛司琼、昂丹司琼。

## 三、增强胃肠动力药

**西沙比利**（cisapride）为 5-$HT_4$ 受体激动药，能促进肠壁肌层神经丛释放乙酰胆碱，促进食管、胃、小肠和结肠的运动。其临床用于治疗胃肠运动障碍性疾病，如胃肠反流性疾病，反流性食管炎、慢性自发性便秘、结肠运动减弱和各种胃轻瘫。

## 四、止泻药与吸附药

此类药主要有阿片酊、复方樟脑酊、地芬诺酯、洛哌丁胺、鞣酸蛋白、药用炭和碱式碳酸铋等。

## 五、泻药

根据作用机制将泻药分为：①渗透性泻药，如硫酸镁、硫酸钠、乳果糖；②刺激性泻药，如比沙可啶、酚酞；③润滑性泻药，如液体石蜡、甘油。

### （一）渗透性泻药

渗透性泻药又称容积性泻药，口服后难吸收，增加肠容积而促进肠道的推进性蠕动，从而产生泻下作用。

硫酸镁（magnesium sulfate）口服后不易被肠道吸收而增加小肠的渗透压，使肠腔内水分增多，刺激肠蠕动而排便，为容积性泻药。另外高浓度硫酸镁可促进胆囊收缩和胆汁排出，有利胆作用。其临床用于外科术前或结肠镜检查前排空肠内容物、排除肠内毒物和驱肠虫后的导泻。

少部分镁离子可能被肠道吸收，故肾功能不全和中枢抑制患者可能会发生毒性反应，妊娠及月经期妇女禁用。

### （二）刺激性泻药

刺激性泻药又称接触性泻药，通过刺激结肠推进性蠕动而促进排便。

**1. 酚酞**（phenolphthalein，果导）　口服后与碱性肠液形成可溶性钠盐，发挥刺激肠壁的作用，同时抑制水分吸收。其作用温和，临床用于治疗习惯性便秘。

**2. 比沙可啶**（bisacodyl）　口服后经肠内细菌分解的产物及药物本身对肠壁均有较强的刺激作用，能增加肠蠕动，促进解便，临床上用于治疗急、慢性便秘。

同类药物还有蒽醌类如大黄、番泻叶等。

### （三）润滑性泻药

润滑性泻药通过局部润滑并软化粪便发挥作用。主要药物有液体石蜡和甘油。

## 六、利胆药

利胆药具有促进胆汁分泌或胆囊排空的作用。主要药物有去氢胆酸、熊去氧胆酸、鹅去氧胆酸等。

## 同步练习

**一、选择题**

**【A 型题】**

1. 能强烈抑制胃酸分泌又有抗幽门螺杆菌疗效的药物是（　　）

A. 复方氢氧化铝　B. 奥美拉唑　C. 三硅酸镁　D. 硫糖铝　E. 米索前列醇

2. 不属于抗酸药的是（　　）

A. 三硅酸镁　B. 氢氧化铝　C. 氢氧化镁　D. 雷尼替丁　E. 碳酸钙

3. 下列哪一药物没有抗幽门螺杆菌作用（　　）

A. 甲硝唑　B. 奥美拉唑　C. 四环素　D. 氢氧化铝　E. 阿莫西林

4. 多潘立酮可阻断下列哪一受体而止吐（　　）

A. 胃泌素受体　B. 外周 $D_2$ 受体　C. M 受体　D. $H_1$ 受体　E. 5-$HT_3$ 受体

5. 迅速排出肠内毒物可选用（　　）

A. 硫酸镁　B. 酚酞　C. 甘油　D. 番泻叶　E. 液体石蜡

6. 长期服用可引起男性性功能减退的抗消化性溃疡药是（　　）

A. 哌仑西平　B. 硫糖铝　C. 西咪替丁　D. 兰索拉唑　E. 氢氧化铝

7. 习惯性便秘可选用（　　）

A. 硫酸镁　B. 酚酞　C. 乳果糖　D. 甘油　E. 鞣酸蛋白

8. 溃疡病应用某些抗菌药的目的是（　　）

A. 抑制胃酸分泌　B. 抗幽门螺杆菌　C. 清除肠道寄生菌　D. 保护胃黏膜　E. 减轻溃疡病的症状

9. 硫糖铝治疗消化性溃疡的机制是（　　）

A. 抑制胃酸分泌　B. 抑制 $H^+$-$K^+$-ATP 酶　C. 中和胃酸　D. 保护溃疡黏膜　E. 抑制胃蛋白酶活性

10. 雷尼替丁对下列哪种疾病疗效最好（　　）

A. 十二指肠溃疡　B. 胃溃疡　C. 慢性萎缩性胃炎　D. 过敏性肠炎　E. 溃疡性结肠炎

**【B 型题】**

A. 碳酸氢钠　B. 氢氧化铝　C. 奥美拉唑　D. 三硅酸镁　E. 西咪替丁

11. 胃酸质子泵抑制药（　　）

12. 作用较强，可引起便秘的药（　　）

13. 作用弱可引起腹泻的药（　　）

**【C 型题】**

A. 用于顽固性溃疡病　B. 抑制胃酸分泌　C. 两者均可　D. 两者均不可

14. 雷尼替丁（　　）

15. 兰索拉唑（　　）

A. 硫糖铝　B. 哌仑西平　C. 两者均可　D. 两者均不可

16. 抗消化性溃疡药（　　）

17. M 胆碱受体阻断药（　　）

**【X 型题】**

18. 抗消化性溃疡药物的治疗目的是（　　）

A. 促进溃疡的愈合　B. 抑制胃液的分泌　C. 止痛
D. 保护胃黏膜防止复发　E. 促进有害物质排泄

19. 硫糖铝的药理作用有（　）
A. 黏附于胃上皮细胞和溃疡基底膜上，形成溃疡保护膜
B. 抑制幽门螺杆菌繁殖
C. 减少胃酸分泌
D. 促进胃、十二指肠黏膜合成前列腺素
E. 中和胃酸

20. 抗酸药的药理作用包括（　）
A. 抑制胃酸分泌　B. 中和胃酸　C. 缓解胃肠痉挛
D. 缓解胃酸对溃疡面刺激　E. 抗幽门螺杆菌

21. 能抑制胃酸分泌的药物有（　）
A. 哌仑西平　B. 西咪替丁　C. 奥美拉唑
D. 硫糖铝　E. 阿莫西林

22. 奥美拉唑的特点是（　）
A. 是第一代质子泵抑制药　B. 抑制胃酸作用强而持久
C. 有抗幽门螺杆菌作用　D. 连续用药抑酸作用强于单次用药
E. 可抑制基础胃酸分泌

**二、填空题**

1. 常用的 $H_2$ 受体阻断药有________、________等，临床用于治疗________。
2. 抑制胃酸分泌的药物种类有________、________、________和________。
3. 多潘立酮阻断外周 $D_2$ 受体，发挥________作用。

**三、问答题**

1. 简述西咪替丁的临床应用、药理依据和主要不良反应。
2. 试述抗消化性溃疡药物的分类，并举例。

## 参考答案

**一、选择题**

1. B　2. D　3. D　4. B　5. A　6. C　7. B　8. B　9. D　10. A　11. C　12. B　13. D　14. B　15. C　16. B　17. B　18. ACD　19. ABD　20. BD　21. ABC　22. ABCDE

**二、填空题**

1. 西咪替丁　雷尼替丁　消化性溃疡病
2. $H_2$ 受体阻断药　M 胆碱受体阻断药　$H^+$-$K^+$-ATP 酶抑制药　胃泌素受体阻断药
3. 促进胃排空、增加胃和十二指肠运动

**三、问答题**

1. 答：(1) 临床应用　治疗胃及十二指肠溃疡。
(2) 药理依据　阻断 $H_2$ 受体，抑制基础胃酸分泌，也抑制组胺、五肽胃泌素、食物引起的胃酸分泌。
(3) 主要不良反应　腹泻、便秘、眩晕、乏力、皮疹等；大剂量可致精神紊乱，有抗雄激素样作用。

2. 答：抗消化性溃疡药物的分类如下。
(1) 抗酸药　如氢氧化铝、三硅酸镁等。
(2) 抑制胃酸分泌药　①$H_2$ 受体阻断药：如西咪替丁、雷尼替丁等。②$H^+$-$K^+$-ATP 酶抑制药：如奥美拉唑、兰索拉唑等。③M 胆碱受体阻断药：如哌仑西平、替仑西平等。④胃泌素受体阻断药：如丙谷胺等。
(3) 增强胃黏膜屏障功能的药物　如米索前列醇、硫糖铝等。
(4) 抗幽门螺杆菌药　如阿莫西林、甲硝唑等。

（黄贤华）

# 第三十三章　子宫平滑肌兴奋药和抑制药

学习目标

**1. 掌握**　缩宫素、垂体后叶素、麦角生物碱对子宫平滑肌的作用特点、药理作用、临床应用及不良反应。

**2. 熟悉**　前列腺素类药物对子宫平滑肌的作用特点、药理作用及临床应用。

**3. 了解**　子宫平滑肌抑制药的种类及临床应用。

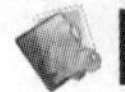
内容精讲

## 第一节　子宫平滑肌兴奋药

### 一、缩宫素

#### （一）药动学特点

缩宫素（oxytocin，催产素）口服无效，能经鼻腔、口腔黏膜吸收，肌内注射吸收良好，静脉注射作用维持时间短，临床上以持续性静脉滴注以维持药效。其可透过胎盘屏障，大部分经肝及肾破坏。

#### （二）药理作用及机制

**1. 兴奋子宫平滑肌**　缩宫素增强子宫平滑肌的收缩力和收缩频率，收缩强度取决于用药剂量和子宫的生理状态。

缩宫素对子宫平滑肌作用的特点：

（1）小剂量加强子宫的节律性收缩，同时使子宫颈松弛，以促进胎儿娩出，用于催产或引产。大剂量引起子宫强直性收缩，可压迫子宫肌层内的血管，用于产后止血。

（2）子宫平滑肌对缩宫素的敏感性与体内雌激素和孕激素的水平密切相关。雌激素增加其敏感性，孕激素则降低其敏感性。故不同妊娠期的子宫对缩宫素的敏感性有区别，在不同的妊娠期作催产或引产时所应用的缩宫素剂量亦不相同。在妊娠后期雌激素水平高，使子宫的敏感性增强，所用缩宫素的剂量小。

**2. 促进乳腺分泌**　缩宫素能使乳腺腺泡周围的肌上皮细胞收缩，促进排乳，能促进前列腺素的分泌。

**3. 降压作用**　大剂量可松弛血管平滑肌，引起血压下降。

#### （三）临床应用

**1. 催产和引产**　小剂量缩宫素可加强子宫的收缩性能，促进分娩。对于孕妇需提前终止妊娠者，可用缩宫素引产。

**2. 产后止血**　皮下或肌内注射较大剂量缩宫素，可迅速引起子宫的强直性收缩，压迫子宫肌层内血管而达到止血的目的，但缩宫素的维持时间短，需要加用麦角新碱使子宫维持收缩状态，增强止血效果。

#### （四）不良反应及注意事项

缩宫素的剂量过大引起子宫的持续性强直性收缩，易致胎儿窒息或子宫破裂，因此作催产或引产时，必须注意严格掌握剂量和禁忌证，凡产道异常、胎位不正、头盆不称、前置胎盘以及三次妊娠以上的产妇或有剖宫产史者禁用。

### 二、垂体后叶素

**垂体后叶素**(pituitrin) 是从牛、猪的垂体后叶中提取的粗制品，内含缩宫素和加压素两种成分，加压素具有抗利尿、收缩血管、升高血压和兴奋子宫的作用。因含加压素较多，产科多已不用，现临床主要用于治疗尿崩症及肺出血。

### 三、麦角生物碱

麦角生物碱（ergometrine）按化学结构可分为两类：①胺生物碱类，代表药有麦角新碱和甲基麦角新碱；②肽生物碱类，以麦角胺和麦角毒为代表。

#### （一）药理作用

**1. 兴奋子宫** 麦角生物碱类有选择性地兴奋子宫平滑肌作用，以麦角新碱的作用最强。其作用与子宫的机能状态有关。与缩宫素比较，麦角生物碱类的作用强而持久，剂量稍大即引起子宫强直性收缩，且对子宫体和子宫颈的兴奋作用无明显差别，因此，禁用于催产和引产，只适用于产后止血和子宫复原。

**2. 收缩血管** 麦角胺和麦角毒能直接收缩末梢血管，损伤血管内皮细胞，长期用药可引起血栓和肢端坏疽。

**3. 阻断α受体** 翻转肾上腺素的升压作用。

#### （二）临床应用

**1. 治疗子宫出血** 麦角新碱和甲基麦角新碱用于产后子宫收缩无力或其他原因引起的子宫出血的止血治疗。

**2. 产后子宫复原** 产后子宫复原缓慢时，易发生出血过多或感染，可应用麦角新碱加速子宫复原。

**3. 治疗偏头痛** 麦角胺能收缩脑血管，减少动脉搏动的幅度，减轻头痛，与咖啡因合用有协同作用，可用于偏头痛的治疗。

**4. 人工冬眠** 二氢麦角碱具有中枢抑制作用，可与异丙嗪、哌替啶组成冬眠合剂。

#### （三）不良反应与注意事项

麦角新碱注射给药可致血压升高，妊娠高血压综合征、冠心病、血管硬化者禁用。麦角生物碱类禁用于催产和引产。麦角流浸膏中含有麦角毒和麦角胺，长期应用可损害血管内皮细胞。

### 四、前列腺素类

作为子宫兴奋药应用的前列腺素类（PGs）药物有：地诺前列酮（dinoprostone，prostaglandin $E_2$，$PGE_2$，前列腺素 $E_2$）、地诺前列腺素（dinoprostum，prostaglandin $F_{2\alpha}$，$PGF_{2\alpha}$，前列腺素 $F_{2\alpha}$）和硫前列酮（sulprostone）等。

PGs有收缩子宫的作用，以 $PGE_2$ 和 $PGF_{2\alpha}$ 的活性最强。PGs对妊娠各期子宫均有兴奋作用，妊娠末期分娩前子宫更为敏感。PGs引起的子宫收缩与正常分娩非常相似，能增强子宫平滑肌的节律性收缩，同时还能松弛子宫颈部肌肉，有利于胎儿娩出。其可用于妊娠早期和中期终止妊娠，也可用于足月引产或过期妊娠时的引产。

给药方法为静脉滴注，阴道内、子宫腔或羊膜腔内给药。主要不良反应为恶心、呕吐、腹泻、发热等。$PGE_2$ 等禁用于青光眼患者，$PGF_{2\alpha}$ 禁用于哮喘患者。

## 第二节　子宫平滑肌抑制药

子宫平滑肌抑制药可减弱子宫的收缩力，并降低子宫的收缩节律，延长妊娠，主要用于先兆流产或早产的保胎治疗和痛经。常用药物有 $\beta_2$ 肾上腺素受体激动药、硫酸镁、钙通道阻滞药、环氧化酶抑制药吲哚美辛等。

**（一）$\beta_2$ 肾上腺素受体激动药**

**1. 利托君**（ritodrine）　可激动子宫平滑肌的 $\beta_2$ 受体，抑制子宫平滑肌的收缩频率和强度，延长孕期，可用于治疗先兆早产。禁忌证较多，应严格掌握适应证。

**2. 其他 $\beta_2$ 受体激动药物**　沙丁胺醇（salbutamol）、克伦特罗（clenbuterol）、特布他林（terbutaline）和海索那林（hexoprenaline）等。

**（二）硫酸镁**

硫酸镁（magnesium sulfate）抑制子宫平滑肌收缩，用于妊娠期间防治妊娠高血压综合征及子痫，也可用于不宜用 $\beta_2$ 肾上腺素受体激动药的孕妇防治早产。

**同步练习**

一、选择题

【A 型题】

1. 缩宫素对子宫平滑肌作用的特点是（　　）
A. 小剂量引起子宫强直性收缩
B. 收缩血管、升高血压
C. 缩宫作用与体内性激素水平无关
D. 小剂量引起子宫底收缩、宫颈松弛
E. 妊娠早期对药物的敏感性增高

2. 麦角新碱不用于催产和引产的原因是（　　）
A. 对子宫体和子宫颈均有强大的兴奋作用　B. 妊娠子宫对其不敏感
C. 作用时间短暂　D. 抑制胎儿呼吸
E. 以上均不是

3. 垂体后叶素止血的机制是（　　）
A. 抑制纤溶系统　B. 诱导血小板聚集　C. 促进凝血因子合成
D. 直接收缩毛细血管和小动脉　E. 降低毛细血管通透性

4. 可用于流产的药物是（　　）
A. 米索前列醇　B. 缩宫素　C. 麦角新碱
D. 利托君　E. 硫酸镁

5. 可提高子宫对缩宫素作用敏感性的药物是（　　）
A. 孕激素　B. 雌激素　C. 胰岛素
D. 糖皮质激素　E. 甲状腺素

6. 大剂量或久用可损伤血管内皮的药物是（　　）
A. 麦角新碱　B. 益母草　C. 前列腺素 E
D. 麦角胺　E. 缩宫素

7. 麦角新碱的临床应用有（　　）
A. 催产　B. 引产　C. 偏头痛
D. 产后子宫出血　E. 抗早孕

8. 可用于防治早产的药物是（　　）
A. 沙丁胺醇　B. 多巴酚丁胺　C. 麦角新碱
D. 缩宫素　E. 米索前列醇
9. 缩宫素用于催产、引产的正确给药方法是（　　）
A. 口服　B. 皮下注射　C. 静脉注射
D. 肌内注射　E. 静脉滴注
10. 对子宫平滑肌无松弛作用的药物是（　　）
A. 硝苯地平　B. 沙丁胺醇　C. 利托君
D. 缩宫素　E. 硫酸镁

**【B型题】**

A. 硫酸镁　B. 缩宫素　C. 前列腺素 $E_2$
D. 麦角胺　E. 麦角毒
11. 引产抗早孕（　　）
12. 小剂量用于催产（　　）
13. 防治早产（　　）
A. 缩宫素　B. 麦角胺　C. 垂体后叶素
D. 麦角新碱　E. 二氢麦角碱
14. 可用于抢救肺咯血（　　）
15. 可用于治疗偏头痛（　　）
16. 可与异丙嗪、哌替啶组成冬眠合剂（　　）

**【C型题】**

A. 催产、引产　B. 产后止血　C. 两者均可　D. 两者均不可
17. 麦角新碱可用于（　　）
18. 前列腺素 $E_2$ 可用于（　　）
19. 缩宫素可用于（　　）

**【X型题】**

20. 缩宫素和麦角新碱共同的作用或应用是（　　）
A. 剂量过大均可引起子宫强制性收缩　B. 均可治疗产后子宫出血
C. 收缩子宫作用与女性激素水平有关　D. 均可用于产后子宫复原
E. 收缩子宫体作用均强于子宫颈
21. 可用于终止妊娠的药物有（　　）
A. 米索前列醇　B. 麦角新碱　C. 米非司酮
D. 利托君　E. 缩宫素
22. 缩宫素的适应证有（　　）
A. 催产　B. 引产　C. 产后子宫出血
D. 产后子宫复原　E. 功能失调性子宫出血

**二、填空题**

1. 麦角胺与________合用对________有协同止痛作用。
2. 小剂量缩宫素使子宫________收缩，大剂量使子宫________收缩。
3. 冬眠疗法可选用________配伍________和________。
4. 麦角新碱可用于________和________，而不宜用于________和________。

**三、问答题**

1. 简述缩宫素和麦角新碱对子宫平滑肌的兴奋作用有何异同。
2. 试述缩宫素的临床应用、不良反应及注意事项。

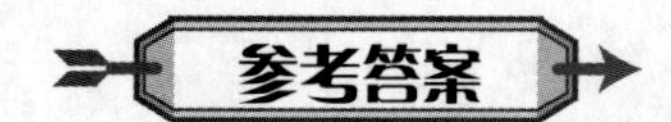

## 参考答案

**一、选择题**

1.D 2.A 3.D 4.A 5.B 6.D 7.D 8.A 9.E 10.D 11.C 12.B 13.A 14.C 15.B 16.E 17.B 18.A 19.C 20.ABC 21.ACE 22.ABC

**二、填空题**

1.咖啡因 偏头痛

2.节律性 强直性

3.二氢麦角碱 异丙嗪 哌替啶

4.产后止血 子宫复原 催产 引产

**三、问答题**

1.答：(1) 相同点 两者均有选择性兴奋子宫平滑肌的作用，且都跟子宫的生理状态有关，对妊娠早期子宫作用不明显，对妊娠后期子宫作用显著。

(2) 不同点 小剂量缩宫素对子宫体兴奋作用强，对子宫颈有松弛、扩张作用，临床用于催产、引产。大剂量缩宫素对子宫体、子宫颈均有兴奋作用，用于产后子宫出血，禁止用于催产和引产。麦角新碱兴奋子宫平滑肌作用较缩宫素强而持久，易引起子宫强直性收缩，对子宫体和子宫颈的兴奋作用无明显差异，临床常用于产后止血，不宜用于催产和引产。

2.答：(1) 缩宫素临床的应用 ①催产和引产；②产后出血。

(2) 不良反应及注意事项 缩宫素过量使用会导致子宫强直性收缩，故用于催产或引产时必须注意以下两点。①需严格掌握剂量，避免子宫强直收缩发生。②严格掌握用药禁忌证，凡产道异常、胎位不正、头盆不称、前置胎盘以及3次妊娠以上的经产妇或有剖宫产史者禁用。另外大剂量使用可导致抗利尿作用的发生。

(黄贤华)

# 第三十四章　性激素类药及避孕药

**学习目标**

1. **掌握**　雌激素类药、孕激素类药和雄激素类药的药理作用、临床应用及主要不良反应。
2. **熟悉**　避孕药的分类，主要抑制排卵避孕药、抗早孕避孕药的药理作用特点。
3. **了解**　性激素的分泌和调节。

**内容精讲**

## 第一节　雌激素类药及抗雌激素类药

### 一、雌激素类药

天然雌激素主要是雌二醇（estradiol）、雌酮（estrone）、雌三醇（estriol）。天然雌激素活性较低，目前临床上常用的雌激素类药物多是以雌二醇为母体人工合成的衍生物，如炔雌醇、炔雌醚、美雌醇、妊马雌酮等。

#### （一）体内过程

天然雌激素口服生物利用度低，需注射给药。在血液中大部分雌激素与性激素结合球蛋白或白蛋白相结合。其代谢产物大部分以葡萄糖醛酸及硫酸酯的形式从肾脏排出，也有部分雌激素经胆汁排泄并形成肝肠循环。人工合成的炔雌醇、己烯雌酚等口服效果好，在体内可贮存于脂肪组织中，作用较持久。肌内注射油溶液制剂或与脂肪酸化合成酯，可延长其作用时间。

#### （二）生理及药理作用

**1. 生殖系统**

① 子宫：雌激素可使子宫内膜增殖变厚；与孕激素可共同形成月经周期；显著提高子宫平滑肌对缩宫素的敏感性；促使子宫颈管腺体分泌黏液，利于精子的穿透和存活。

② 输卵管：雌激素促进输卵管肌层发育及收缩，使输卵管管腔上皮细胞分泌增加及纤毛生长。

③ 阴道：雌激素可使阴道上皮增生，浅表层细胞发生角化，在乳酸杆菌作用下使阴道环境呈酸性。

**2. 发育**　雌激素能促进女性第二性征和性器官的发育成熟；较大剂量的雌激素可在乳腺水平干扰催乳素的作用，抑制乳汁分泌。此外雌激素还有对抗雄激素的作用。

**3. 心血管系统**　雌激素可以增加NO和前列腺素的合成，对心脏发挥保护作用。

**4. 排卵**　小剂量雌激素促进排卵，大剂量抑制排卵。

**5. 神经系统**　雌激素能够促进神经细胞和神经胶质细胞生长和发育；促进乙酰胆碱、多巴胺、5-羟色胺等神经递质的合成。

**6. 代谢**　雌激素有轻度水钠潴留作用；并能增加骨骼钙盐沉积，加速骨骺闭合；大剂量雌激素可降低低密度脂蛋白，升高高密度脂蛋白，降低胆固醇；也可使糖耐量降低。

**7. 其他**　雌激素有促凝血作用；雌激素可使表皮增殖，保持皮肤弹性及改善血液供应。

### （三）临床应用

**1. 围绝经期综合征** 也称为更年期综合征，是指更年期妇女因雌激素分泌减少，而垂体促性腺激素分泌增多，造成内分泌平衡失调的现象，可应用雌激素进行替代治疗。

**2. 骨质疏松** 用比标准剂量更小的剂量来预防和治疗。

**3. 乳房胀痛及退乳** 大剂量雌激素可干扰催乳素的作用，抑制乳汁分泌，缓解胀痛。

**4. 卵巢功能不全和闭经** 用雌激素替代治疗，可促进外生殖器、子宫及第二性征的发育。雌激素与孕激素合用，可产生人工月经周期。

**5. 功能失调性子宫出血** 雌激素可促进子宫内膜增生、修复出血创面而止血，也可适当配伍孕激素，以调整月经周期。

**6. 绝经后晚期乳腺癌** 绝经五年以上的晚期乳腺癌患者用雌激素治疗，但绝经期以前的患者禁用。

**7. 前列腺癌** 大剂量雌激素能使肿瘤病灶退化，症状得到改善。

**8. 痤疮** 雌激素可抑制雄激素分泌，并可拮抗雄激素作用来发挥治疗效应。

**9. 避孕** 合用孕激素。

**10. 神经保护作用** 治疗阿尔茨海默病。

### （四）不良反应及注意事项

① 胃肠反应及头晕。

② 水钠潴留，可引起水肿，高血压患者慎用。

③ 子宫内膜过度增生及子宫出血。

④ 除前列腺癌和绝经期后乳腺癌外，其他肿瘤患者禁用。

⑤ 可加重偏头痛和诱发抑郁症。

⑥ 妊娠期间不应使用；肝功能不全者可引起胆汁淤积性黄疸。

## 二、抗雌激素类药

抗雌激素类药按作用机制不同可分为雌激素受体拮抗药、选择性雌激素受体调节药、芳香化酶抑制药三类。

**氯米芬**(clomiphene) 为雌激素受体拮抗药，与已烯雌酚的化学结构相似。本品有较弱的雌激素活性和中等程度的抗雌激素作用，它能促进垂体前叶分泌促性腺激素，诱发排卵。其临床上用于功能性不孕症、功能失调性子宫出血、月经不调、晚期乳腺癌和长期应用避孕药所引起的闭经等的治疗。

# 第二节 孕激素类药及抗孕激素类药

## 一、孕激素类药

孕激素主要由卵巢黄体分泌，天然孕激素为黄体酮，含量很低，且口服无效。临床上应用的是孕激素的人工合成品及其衍生物。孕激素可分为两类：①17$\alpha$-羟孕酮类，如甲羟孕酮、甲地孕酮等；②19-去甲睾丸酮类，如炔诺酮、炔诺孕酮等。

### （一）体内过程

黄体酮口服无效，需注射给药。黄体酮血浆蛋白结合率高，其代谢产物主要与葡萄糖醛酸结合，从肾排出。人工合成品可口服给药，是避孕药的主要成分。油溶液肌内注射可发挥长效作用。

### （二）生理及药理作用

**1. 生殖系统**

① 子宫：月经后期，孕激素在雌激素作用的基础上，促使子宫内膜继续增厚、充血，进而

由增殖期转为分泌期，有利于孕卵的着床和胚胎发育；在妊娠期孕激素抑制子宫的收缩，并降低子宫对缩宫素的敏感性；抑制子宫颈管腺体分泌黏液，减少精子进入子宫。

② 输卵管：孕激素可抑制输卵管的节律性收缩和纤毛的生长。

③ 阴道：孕激素可加快阴道上皮细胞的脱落。

**2. 乳房**　孕激素可促进乳房腺泡的发育，为哺乳做准备。

**3. 排卵**　一定剂量孕激素可抑制垂体前叶 LH 的分泌，从而抑制排卵。

**4. 代谢**　孕激素可竞争性地对抗醛固酮，促进 $Na^+$ 和 $Cl^-$ 的排泄产生利尿作用；促进蛋白质分解；增加血中低密度脂蛋白；促进药物代谢。

**5. 神经系统**　孕激素有轻度升高体温作用，可使月经周期的黄体相基础体温较高；中枢抑制和催眠作用；降低 $CO_2$ 分压。

#### （三）临床应用

**1. 功能失调性子宫出血**　因黄体功能不足导致子宫内膜不规则的成熟与脱落而引起子宫持续性出血时，应用孕激素可使子宫内膜同步转为分泌期，有助于维持正常的月经。

**2. 痛经和子宫内膜异位症**　孕激素可抑制子宫痉挛性收缩而止痛，也可使异位的子宫内膜退化。其合用雌激素疗效更好。

**3. 先兆流产与习惯性流产**　由于黄体功能不足所致的流产，可用大剂量孕激素安胎，但对习惯性流产，疗效不确实。19-去甲睾丸酮类有雄激素样作用，可使女性胎儿男性化，故不宜采用。

**4. 子宫内膜腺癌**　大剂量孕激素可使子宫内膜瘤体萎缩。

**5. 前列腺肥大和前列腺癌**　孕激素可通过作用于垂体减少睾酮分泌，促进前列腺细胞萎缩退化。

#### （四）不良反应

长期应用孕激素可引起子宫内膜萎缩，月经量减少，甚至停经。19-去甲睾丸酮类大剂量时可致肝功能损害。

### 二、抗孕激素类药

抗孕激素类药主要包括两类：孕酮受体阻断药和 $3\beta$-羟甾脱氢酶抑制剂。

**米非司酮**（mifepristone）为孕酮受体阻断药，口服有效，生物利用度高，同时具有抗孕激素和抗皮质激素的活性，还具有明显的抗着床作用，临床上主要用于抗早孕，单用房事后避孕。

## 第三节　雄激素类药和抗雄激素类药

### 一、雄激素类药

天然雄激素主要是指由睾丸间质细胞分泌的睾酮（testosterone），临床上常用的为人工合成的睾酮衍生物，如甲睾酮、丙酸睾酮和美睾酮等。

#### （一）体内过程

睾酮口服生物利用度极低，一般用其油溶液肌内注射或植入皮下给药，其代谢物与葡萄糖醛酸或硫酸结合，随尿排出。甲睾酮口服有效，也可舌下给药。

#### （二）生理及药理作用

**1. 生殖系统**　促进男性性器官的发育及第二性征形成，促进精子的生成与成熟。睾酮还可反馈性抑制垂体前叶分泌促性腺激素，对女性可减少雌激素分泌，尚有抗雌激素作用。

**2. 同化作用**　雄激素能明显促进蛋白质合成（同化作用），减少蛋白质分解（异化作用），促进肌肉增长，体重增加，减少尿氮排泄，同时出现水、钠、钙、磷潴留现象。

**3. 提高骨髓造血功能**　骨髓功能低下时，大剂量雄激素可促进红细胞生成。这与雄激素促进肾脏分泌促红细胞生成素以及直接刺激骨髓造血功能有关。

**4. 免疫增强作用** 睾酮可促进免疫球蛋白合成，增强机体免疫功能和巨噬细胞的吞噬功能，具有一定的抗感染能力。

**5. 其他作用** 降低胆固醇；调节凝血和纤溶过程；舒张血管；抑制高胰岛素血症、高糖和代谢综合征的发生。

**（三）临床应用**

**1. 替代疗法** 用于无睾症或类无睾症（睾丸功能不全）。

**2. 围绝经期综合征与功能失调性子宫出血** 利用其抗雌激素作用，使子宫平滑肌及其血管收缩，内膜萎缩而止血。

**3. 晚期乳腺癌** 雄激素能够缓解部分患者的病情，这可能与其抗雌激素作用及抑制垂体促性腺激素的分泌，从而减少卵巢分泌雌激素有关。此外，雄激素可减少催乳素对癌组织的刺激。

**4. 贫血** 用丙酸睾酮或甲睾酮可显著改善骨髓造血机能，可用于再生障碍性贫血及其他贫血的治疗。

**5. 虚弱** 小剂量雄激素可用于治疗各种消耗性疾病、骨质疏松、生长延缓及长期卧床、放疗等所致体质虚弱者。

**6. 预防良性前列腺增生** 雄激素可降低前列腺内双氢睾酮的水平，预防良性前列腺增生。

**（四）不良反应**

**1. 女性男性化** 女性患者长期应用雄激素可引起痤疮、多毛、声音变粗、闭经、乳腺退化、性欲改变等男性化现象。男性患者也可出现女性化，与雄激素在性腺外组织转化为雌激素有关。发现此类现象应立即停药。

**2. 黄疸** 多数雄激素类药物均能干扰肝内毛细胆管的排泄功能，引起胆汁淤积性黄疸。用药过程中若发现黄疸或肝功能损害应立即停药。

**（五）禁忌证**

孕妇及前列腺癌患者禁用。肾炎、肾病综合征、肝功能不全、高血压及心力衰竭患者也应慎用。

### 二、抗雄激素类药

抗雄激素类药包括雄激素合成抑制剂和雄激素受体阻断剂等。

**环丙孕酮**（cyproterone）为 17$\alpha$-羟孕酮类化合物，除了具有较强的孕激素样作用之外，还可阻断雄激素受体，从而抑制内源性雄激素的药理作用，可用于男性严重性功能亢进，与雌激素合用治疗女性严重痤疮和特发性多毛症。因本品抑制性功能和性发育，故禁用于未成年人。

## 第四节 避孕药

目前临床上应用的避孕药有主要抑制排卵的避孕药、抗早孕药、男性避孕药、外用避孕药等。

### 一、主要抑制排卵的避孕药

**（一）药理作用**

多数药物由不同类型的雌激素和孕激素组成，主要作用是抑制排卵。目前常用的甾体避孕药多属于此类药物。

**1. 抑制排卵** 雌激素通过负反馈机制抑制下丘脑释放促性腺激素释放激素（GnRH），从而减少促卵泡激素（FSH）分泌，使卵泡的生长成熟过程受到抑制，同时孕激素又抑制黄体生成素（LH）释放，两者协同作用而抑制排卵。

**2. 抗着床** 甾体避孕药可使子宫内膜的正常增殖受到抑制而使内膜萎缩，不利于受精卵着床。

**3. 增加宫颈黏液的黏稠度** 甾体避孕药使精子不易进入子宫腔。

**4. 其他作用** 甾体避孕药影响子宫和输卵管平滑肌的正常活动，使受精卵在输卵管的运行受到影响。

### （二）分类

甾体避孕药分为口服制剂、长效注射制剂、缓释制剂、多相片剂四类。

### （三）不良反应

常见的不良反应有类早孕反应、子宫不规则出血、闭经、乳汁减少、凝血功能亢进，还可出现痤疮、皮肤色素沉着、血压升高、轻度肝功能损害等。

## 二、其他避孕药

**1. 抗早孕药** 米非司酮口服能拮抗孕激素活性，在妊娠早期使用可诱发流产，临床上主要用于抗早孕、房事后紧急避孕。

**2. 男性避孕药** 棉酚是棉花根、茎和种子中所含的一种黄色酚类物质。棉酚可作用于睾丸细精管的生精上皮，使精子数量减少，直至无精子。

**3. 外用避孕药** 多是一些具有杀精作用的药物，制成药膜放入阴道深部溶解后发挥杀精作用。如孟苯醇醚（menfegol）及烷苯醇醚（alfenoxynol）。但其避孕效果不及其他避孕法。

## 同步练习

### 一、选择题

**【A型题】**

1. 有关雌激素作用的叙述，下列哪一项是错误的（　　）
   A. 促使第二性征和性器官发育成熟　　B. 参与形成月经周期
   C. 有水钠潴留作用　　D. 小剂量可抑制乳汁分泌
   E. 增加骨骼钙盐沉积

2. 天然的孕激素是（　　）
   A. 炔诺孕酮　　B. 黄体酮　　C. 甲地孕酮
   D. 炔诺酮　　E. 甲羟孕酮

3. 下列哪一项不是雌激素类药的临床应用（　　）
   A. 前列腺癌　　B. 绝经期综合征　　C. 卵巢功能不全和闭经
   D. 功能失调性子宫出血　　E. 绝经前乳腺癌

4. 卵巢功能低下时可选用（　　）
   A. 雌二醇　　B. 黄体酮　　C. 己烯雌酚
   D. 丙酸睾酮　　E. 泼尼松

5. 乳房胀痛及退乳可选用下列哪一个药物（　　）
   A. 雌激素　　B. 炔诺酮　　C. 黄体酮
   D. 丙酸睾酮　　E. 甲睾酮

6. 下列描述正确的是（　　）
   A. 目前临床上常用的雌激素类药物多为雌二醇
   B. 性激素属非甾体激素
   C. 垂体前叶分泌促性腺激素释放激素
   D. 性激素对垂体前叶的分泌功能具有正反馈和负反馈两方面的调节作用
   E. 下丘脑分泌促卵泡激素和黄体生成素

7. 长效口服避孕药是（　　）
   A. 复方炔诺酮片　　B. 复方炔诺孕酮甲片　　C. 甲地孕酮片

D. 复方氯地孕酮片　　E. 双炔失碳酯片

8. 老年性骨质疏松宜选用（　　）

A. 黄体酮　　B. 米非司酮　　C. 雌激素

D. 炔诺酮　　E. 甲睾酮

9. 下列哪种疾病宜选用雄激素治疗（　　）

A. 再生障碍性贫血　　B. 前列腺癌　　C. 痤疮

D. 乳房胀痛　　E. 习惯性流产

10. 下列描述错误的是（　　）

A. 同化激素是一类以同化作用为主，无雄激素样作用的睾酮衍生物

B. 阻断生殖过程的任何一个环节均可达到避孕和终止妊娠的目的

C. 除前列腺癌和绝经期后乳腺癌外，其他肿瘤患者禁用雌激素

D. 避孕药有应用广、安全性要求高及有效率要求达到或超过99%等特点

E. 孕激素主要由卵巢黄体分泌，自黄体分离出的天然孕激素为黄体酮

【B型题】

A. 氯米芬　　B. 美雄酮　　C. 雌二醇

D. 雌三醇　　E. 米非司酮

11. 由卵巢成熟滤泡分泌的雌激素为（　　）

12. 具有孕激素拮抗作用的药物为（　　）

A. 绝经期综合征　　B. 再生障碍性贫血　　C. 习惯性流产

D. 探亲避孕　　E. 老年性骨质疏松

13. 黄体酮可用于（　　）

14. 甲地孕酮可用于（　　）

【C型题】

A. 睾酮　　B. 雌激素　　C. 两者均可　　D. 两者均不可

15. 前列腺癌禁用的药物（　　）

16. 大剂量长期应用可致胆汁淤积性黄疸的药物（　　）

A. 甲睾酮　　B. 黄体酮　　C. 两者皆是　　D. 两者皆不是

17. 口服无效的药物（　　）

18. 可口服的药物（　　）

【X型题】

19. 口服避孕药作用机制是（　　）

A. 抑制排卵　　B. 抗着床　　C. 抑制受精过程

D. 增加宫颈黏液的黏稠度　　E. 影响输卵管正常活动，使受精卵难以在适当的时间到达子宫

20. 下列哪些药物有水钠潴留作用（　　）

A. 氢化可的松　　B. 雌激素　　C. 孕激素

D. 睾酮　　E. 同化激素

21. 在临床上孕激素可用于治疗（　　）

A. 功能失调性子宫出血　　B. 子宫内膜腺癌　　C. 痛经和子宫内膜异位症

D. 前列腺癌　　E. 围绝经期综合征

22. 雄激素的生理及药理作用有（　　）

A. 促进男性第二性征和性器官的发育成熟

B. 大剂量的雄激素有抗雌激素作用

C. 促进蛋白质的合成

D. 提高骨髓造血功能

E. 促进 $Na^+$ 和 $Cl^-$ 的排泄并利尿

23. 孕激素的生理及药理作用有（　　）

A. 可促进子宫内膜增厚、充血

B. 抑制子宫收缩，并降低子宫对缩宫素的敏感性

C. 可促使乳腺腺泡发育，为哺乳作准备

D. 抑制排卵

E. 促进 $Na^+$ 和 $Cl^-$ 的排泄并利尿

## 二、填空题

1. 雌激素用于治疗青春期痤疮的理论依据是________________。
2. 性激素是性腺分泌的激素，包括________、________和________。
3. 雄激素类药的主要不良反应有：________、________。

## 三、问答题

1. 简述雌激素的临床应用。
2. 用于治疗功能失调性子宫出血的性激素有哪几类？各自的作用机制是什么？

# 参考答案

## 一、选择题

1.D　2.B　3.E　4.C　5.A　6.D　7.D　8.C　9.A　10.A　11.C　12.E　13.C　14.D　15.A　16.C　17.B　18.A　19.ABCDE　20.ABDE　21.ABCD　22.ABCD　23.ABCDE

## 二、填空题

1. 抑制雄激素的分泌并拮抗其作用
2. 雌激素　孕激素　雄激素
3. 女性男性化　黄疸

## 三、问答题

1. 答：雌激素的临床应用有：①围绝经期综合征；②骨质疏松；③乳房胀痛及退乳；④卵巢功能不全和闭经；⑤功能失调性子宫出血；⑥绝经后晚期乳腺癌；⑦前列腺癌；⑧痤疮；⑨避孕；⑩神经保护作用。

2. 答：用于治疗功能失调性子宫出血的性激素有：①雌激素，可促进子宫内膜增生，有助于子宫内膜修复止血；②孕激素，可使增生期子宫内膜均匀一致地转为分泌期，有助于子宫内膜在行经时全部脱落；③雄激素，主要利用其对抗雌激素作用使子宫平滑肌及血管收缩，内膜萎缩而止血。

（黄贤华）

# 第三十五章　肾上腺皮质激素类药物

学习目标

**1. 掌握**　糖皮质激素的药理作用、临床应用、不良反应、禁忌证。

**2. 熟悉**　糖皮质激素抗炎作用的主要机制；糖皮质激素的体内过程、用法及疗程。

**3. 了解**　盐皮质激素、促皮质素和皮质激素抑制剂的临床应用。

内容精讲

肾上腺皮质激素（adrenocortical hormone）是肾上腺皮质所分泌的激素的总称，属甾体类化合物。其分泌和生成受促肾上腺皮质激素（adrenocorticotropic hormone，ACTH，促皮质素）调节。根据作用性质的不同可将肾上腺皮质激素分为三类：①盐皮质激素（mineralocorticoids），如醛固酮（aldosterone）和去氧皮质酮（desoxycorticosterone）等，由肾上腺皮质球状带分泌；②糖皮质激素（glucocorticoids），如氢化可的松（hydrocortisone）和可的松（cortisone）等，由肾上腺皮质束状带合成和分泌；③性激素（sex hormones），由肾上腺皮质网状带所分泌。临床上常用的皮质激素主要是糖皮质激素。

## 第一节　糖皮质激素

生理情况下所分泌的糖皮质激素主要影响正常物质代谢过程。当应激状态时，机体分泌大量的糖皮质激素，通过允许作用等，使机体能适应内外环境产生的剧烈变化。超生理剂量的糖皮质激素则还有抗炎、抗过敏、免疫抑制和抗休克等药理作用，其临床应用非常广泛，但滥用亦会导致诸多不良反应和并发症。

### 一、药动学特点

糖皮质激素口服、注射均可吸收。氢化可的松在血液中约有90%与血浆蛋白结合，其中80%与皮质激素运载蛋白（corticosteroid binding globulin，CBG）结合，10%与白蛋白结合，结合型无生物活性，约10%为具有活性的游离型。CBG在肝中合成，雌激素可促进其合成，妊娠期间或雌激素治疗时，血中CBG浓度增高可使药物的结合型增多，游离型减少，但通过反馈调节，可使ACTH释放增加，促使游离型恢复到正常水平。肝、肾病时CBG合成减少，可使游离型增多。

糖皮质激素主要在肝中代谢，与葡萄糖醛酸或硫酸结合，由尿排出。可的松和泼尼松在肝内分别转化成的氢化可的松和泼尼松龙有活性，故严重肝功能不全的患者只宜应用氢化可的松或泼尼松龙。与苯巴比妥、苯妥英钠等肝药酶诱导剂合用时，因分解加快，需加大皮质激素的用量。

### 二、药理作用及机制

**1. 对代谢的影响**

（1）糖代谢　糖皮质激素能增加肝糖原、肌糖原含量并升高血糖。机制主要为：①促进糖原异生；②减少机体组织对葡萄糖的利用，增加血糖来源。

（2）蛋白质代谢　糖皮质激素能加速胸腺、肌肉、骨等组织的蛋白质分解，大剂量还能抑制蛋白质的合成。

（3）脂肪代谢　长期大剂量使用糖皮质激素能增高血浆胆固醇含量，激活四肢皮下的脂酶，促使皮下脂肪分解，并使脂肪重新分布于面部、胸部、背部及臀部，形成向心性肥胖，表现为“水牛背、满月脸”。

（4）水和电解质代谢　糖皮质激素有较弱的盐皮质激素样作用，能保钠排钾。此外，糖皮质激素还有增加肾小球滤过率和拮抗抗利尿激素的作用，故有利尿作用。剂量过大或长期应用可抑制肾小管对钙的重吸收，引起低血钙，可致骨质脱钙。

**2. 抗炎作用**　糖皮质激素有强大的抗炎作用，能对抗多种原因如物理、化学、细菌、免疫等所引起的炎症。①急性炎症早期可降低毛细血管通透性，减轻渗出，抑制白细胞浸润及吞噬反应，从而改善红、肿、热、痛等症状。②后期可抑制毛细血管和成纤维细胞的增生，抑制肉芽组织增生，防止粘连及瘢痕形成，减轻后遗症。但要注意，炎症反应是机体的一种防御反应，炎症后期的反应更是组织修复的重要过程。因此，糖皮质激素在抑制炎症、减轻症状的同时，也降低机体的防御功能，可致感染扩散、创口愈合延缓。

糖皮质激素抗炎作用的主要机制是基因组效应和非基因组效应。

（1）基因组效应　糖皮质激素易于透过细胞膜进入细胞，与细胞质内的糖皮质激素受体（glucocorticoid receptor，GR）相结合，经过信号转导，影响靶基因的表达而发挥作用。

GR 有 $GR_{\alpha}$ 和 $GR_{\beta}$ 两种亚型，$GR_{\alpha}$ 在细胞质内与热休克蛋白 90（heat shock protein 90，HSP90）等结合成复合体，处于非活化状态。当糖皮质激素与 $GR_{\alpha}$ 结合后，HSP90 等立即解离，激素受体复合物被激活，易位进入细胞核，在细胞核内与靶基因的启动子（promoter）序列的糖皮质激素反应成分（glucocorticoid response element，GRE）或负性糖皮质激素反应成分（negative glucocorticoid response element，nGRE）相结合，影响基因转录，相应地引起转录增加或减少，改变介质相关蛋白的水平，进而对炎症细胞和分子产生影响而发挥特定的抗炎效应。具体表现如下：

① 对炎症抑制蛋白及某些靶酶的影响：a. 诱导脂皮素-1（lipocortin-1）的生成→抑制磷脂酶 $A_2$ 活性→影响花生四烯酸的连锁反应→减少 PGs、LTs 等炎性介质的合成；b. 抑制环氧酶-2 和诱导型 NO 合酶的表达→阻断相关炎性介质的产生。

② 对细胞因子及黏附分子的影响：a. 抑制多种炎性细胞因子（TNFα、IL-1、IL-2、IL-6、IL-8 等）的表达；b. 抑制黏附分子（E-选择素、ICAM-1）的表达；c. 影响细胞因子和黏附分子生物效应的发挥。

③ 对炎症细胞凋亡的影响：首先由 GR 介导基因转录变化，最终激活 caspase 和特异性核酸内切酶从而导致细胞凋亡。

（2）非基因组效应　快速效应是糖皮质激素发挥作用的另一重要机制，其主要特点是起效迅速，对转录和蛋白质合成抑制剂不敏感。可能机制有：①细胞膜类固醇受体；②非基因的生化效应；③细胞质受体的受体外成分介导的信号通路。

**3. 免疫抑制与抗过敏作用**

（1）对免疫系统的抑制作用　糖皮质激素对免疫过程的许多环节均有抑制作用。小剂量主要抑制细胞免疫；大剂量则能抑制体液免疫。其机制为：①诱导淋巴细胞 DNA 降解；②抑制淋巴细胞的物质代谢；③诱导淋巴细胞凋亡；④抑制核转录因子 NF-κB 活性。

（2）抗过敏作用　糖皮质激素能减少由抗原-抗体反应引起肥大细胞脱颗粒而释放组胺、5-羟色胺和缓激肽等过敏介质产生，从而减轻过敏症状。

**4. 抗休克作用**　大剂量的糖皮质激素常用于各种严重休克，特别是感染中毒性休克的治疗，其抗休克作用机制可能是：①抑制某些炎性因子的产生，减轻全身炎症反应及组织损伤，使微循环血流动力学恢复正常，改善休克状态；②稳定溶酶体膜，减少心肌抑制因子（myocardial depressant factor，MDF）的形成；③扩张痉挛收缩的血管并增强心肌收缩力；④提高机体对细菌内毒素的耐受力，但对外毒素无防御作用。

**5. 其他作用**

（1）允许作用（permissive action） 糖皮质激素对有些组织细胞无直接效应，但可给其他激素作用的发挥创造有利条件，称为允许作用，如增强儿茶酚胺的血管收缩作用和增强胰高血糖素的升血糖作用。

（2）退热作用 糖皮质激素可用于治疗严重的中毒性感染，可能与抑制体温中枢对致热原的反应、稳定溶酶体膜、减少内源性致热原的释放有关。

（3）血液与造血系统 刺激骨髓造血功能，使红细胞和血红蛋白含量增加，大剂量可使血小板增多、中性粒细胞数量增多，但使淋巴细胞数量减少。

（4）中枢神经系统 糖皮质激素能提高中枢神经系统的兴奋性。

（5）骨骼 长期大量应用糖皮质激素可致骨质疏松，甚至发生压缩性骨折、骨坏死等。

（6）心血管系统 糖皮质激素能增强血管对其他活性物质的反应性，增加血管壁肾上腺素受体的表达。

## 三、临床应用

**1. 严重感染或炎症**

① 严重急性感染：如中毒性菌痢、暴发型流行性脑脊髓膜炎、中毒性肺炎及败血症等，在应用有效的抗菌药物治疗感染的同时，可用糖皮质激素作辅助治疗，能增加机体对有害刺激的耐受性，减轻中毒症状，帮助患者度过危险期。因缺乏有效抗病毒药物，因此，病毒性感染一般不用激素，因用后可减低机体的防御能力反使感染扩散而加剧病情。但对严重急性呼吸综合征（severe acute respiratory syndromes，SARS）、严重传染性肝炎、流行性腮腺炎等，为缓解症状、防止并发症，可采用冲击疗法短期应用。

② 抗炎治疗及防止某些炎症后遗症：在结核性脑膜炎、脑炎、心包炎、风湿性心瓣膜炎、损伤性关节炎、睾丸炎以及烧伤后瘢痕挛缩等情况下，为防止炎症损害或愈合过程中粘连和瘢痕形成，早期应用皮质激素可减少后遗症发生。对虹膜炎、角膜炎、视网膜炎和视神经炎等非特异性眼炎，应用后可迅速消炎止痛、防止角膜混浊和瘢痕粘连的发生。

**2. 免疫相关疾病**

① 自身免疫性疾病：对多发性皮肌炎，糖皮质激素为首选药。风湿热、风湿性心肌炎、风湿性及类风湿关节炎、全身性红斑狼疮、结节性动脉周围炎、重症肌无力、溃疡性结肠炎、自身免疫性贫血和肾病综合征等应用糖皮质激素后可缓解症状。

② 过敏性疾病：荨麻疹、花粉症、血清热、血管神经性水肿、过敏性鼻炎、支气管哮喘和过敏性休克等，糖皮质激素不作为首选药。应以肾上腺素受体激动药和抗组胺药治疗，病情严重或无效时，可用糖皮质激素进行辅助治疗，以抑制炎症过程，减少抗原-抗体反应所引起的组织损害。

③ 器官移植排斥反应：对异体器官移植手术后所产生的排异反应可应用糖皮质激素预防和治疗，可与环孢素 A 等免疫抑制药合用以提高疗效和减少用量。

**3. 抗休克治疗** 对感染中毒性休克，在有效的抗菌药物治疗前提下，早期、短时间突击使用大剂量糖皮质激素，有利于改善微循环、缓解毒血症状；也可用于过敏性休克、心源性休克、低血容量性休克，作辅助治疗。

**4. 血液病** 糖皮质激素对儿童急性淋巴细胞性白血病有较好疗效，可与抗肿瘤药物联合应用，还可用于再生障碍性贫血、粒细胞减少症、血小板减少症和过敏性紫癜等的治疗。

**5. 局部应用** 糖皮质激素对接触性皮炎、湿疹、肛门瘙痒、银屑病等都有疗效。宜用氢化可的松、泼尼松龙或氟轻松等外用制剂。

**6. 替代疗法** 用于急、慢性肾上腺皮质功能减退症、脑垂体前叶功能减退及肾上腺次全切除术后等。

### 四、不良反应及注意事项

**1. 长期大剂量应用引起的不良反应**

① 医源性肾上腺皮质功能亢进：又称类肾上腺皮质功能亢进综合征，是由脂质代谢和水盐代谢紊乱所致，表现为向心性肥胖、满月脸、水牛背、低血钾、高血压、糖尿病等。必要时采取对症治疗，如应用降压药、降糖药，加用氯化钾和低盐、低糖、高蛋白饮食等。

② 诱发或加重感染：由糖皮质激素降低机体防御能力所致。

③ 消化系统并发症：诱发或加剧胃、十二指肠溃疡，甚至造成消化道出血或穿孔。

④ 心血管系统并发症：长期应用糖皮质激素可致水钠潴留及血脂升高，可引起高血压和动脉粥样硬化。

⑤ 骨质疏松、肌肉萎缩、伤口愈合迟缓等。

⑥ 糖尿病：长期使用超生理剂量糖皮质激素可导致糖代谢紊乱，出现糖耐量受损或糖尿病。

⑦ 糖皮质激素性青光眼：房水回流不畅致眼压升高，长期使用应定期检查眼压、眼底、视野。

⑧ 对妊娠的影响：药理剂量的糖皮质激素可增加胎盘功能不全、新生儿体重减少或死胎的发生率。

⑨ 其他：有癫痫或精神病史者禁用或慎用。

**2. 停药反应**

① 医源性肾上腺皮质功能不全：长期应用如减量过快或突然停药，可引起肾上腺皮质功能不全或肾上腺危象，特别是在应激情况下更易发生，需及时抢救。

② 反跳现象：由长期用药，患者对药物产生了依赖性或病情尚未完全控制所致。常需加大剂量再行治疗，待症状缓解后再逐渐减量、停药。

③ 糖皮质激素抵抗：大剂量糖皮质激素治疗效果差或无效，目前还未见解决这一问题的有效措施。

### 五、禁忌证

有严重的精神病和癫痫病史、活动性消化性溃疡病、新近胃肠吻合术、骨折、创伤修复期、角膜溃疡、肾上腺皮质功能亢进症、严重高血压、糖尿病、孕妇、抗菌药不能控制的感染（如水痘、麻疹、霉菌感染）等都是皮质激素的禁忌证。

### 六、用法及疗程

**1. 大剂量冲击疗法** 用于急性、重度、危及生命的疾病的抢救。

**2. 一般剂量长期疗法** 用于结缔组织病和肾病综合征等。

① 每日清晨一次给药法：每日清晨 7～8 时服药一次，一般采用短效类，可减轻对肾上腺皮质功能的抑制。

② 隔日清晨给药法：每隔一日，早晨 7～8 时给药一次，一般采用中效类，可减轻对内源性皮质激素分泌的抑制作用。

**3. 小剂量替代疗法** 适用于急、慢性肾上腺皮质功能不全症（包括肾上腺危象、艾迪生病）、垂体前叶功能减退症及肾上腺皮质次全切除术后。

## 第二节 盐皮质激素

盐皮质激素包括醛固酮和去氧皮质酮，它们对维持机体正常的水、电解质代谢起着重要作用。其主要作用于肾脏的远曲小管，能促进肾远曲小管对 $Na^+$、$Cl^-$ 的重吸收和 $K^+$、$H^+$ 的排出，具有明显的保钠排钾作用；主要用于慢性肾上腺皮质功能减退症的治疗，过量可致高钠血症、低钾血症、高血压、心力衰竭等。

## 第三节 促皮质素及皮质激素抑制药

### 一、促皮质素

促皮质素是在垂体前叶嗜碱性粒细胞内合成的一种由39个氨基酸组成的多肽，对维持肾上腺正常形态和功能具有重要作用。

促皮质素临床用于诊断脑垂体前叶-肾上腺皮质功能水平及长期使用皮质激素停药前后的皮质功能水平，以防止发生皮质功能不全。

### 二、皮质激素抑制药

皮质激素抑制药可代替外科的肾上腺皮质切除术，临床常用的有米托坦和美替拉酮。

**米托坦**（mitotane）能选择性地使肾上腺皮质束状带及网状带细胞萎缩、坏死，但不影响球状带，故醛固酮分泌不受影响，主要用于不可切除的皮质癌、切除后复发癌以及皮质癌术后辅助治疗。

**美替拉酮**（metyrapone）能抑制11$\beta$-羟化反应，干扰11-去氧皮质酮转化为皮质酮，抑制11-去氧氢化可的松转化为氢化可的松，临床上用于治疗肾上腺皮质肿瘤、产生ACTH的肿瘤所引起的氢化可的松过多症和皮质癌。

## 同步练习

一、选择题

【A型题】

1. 糖皮质激素一般剂量长期疗法适用于（ ）
A. 感染中毒性休克　B. 艾迪生病　C. 肾上腺次全切除术后
D. 急性移植排斥反应　E. 肾病综合征

2. 糖皮质激素与下列哪种药物合用时需加大剂量（ ）
A. 华法林　B. 保泰松　C. 苯妥英钠
D. 氯霉素　E. 阿司匹林

3. 下列哪种眼科疾病需禁用糖皮质激素（ ）
A. 角膜炎　B. 角膜溃疡　C. 视网膜炎
D. 虹膜炎　E. 视神经炎

4. 糖皮质激素对血液及造血系统的作用哪项除外（ ）
A. 刺激骨髓造血功能　B. 提高纤维蛋白原浓度　C. 使红细胞增加
D. 使血小板增加　E. 使淋巴细胞增加

5. 下列属于中效类的糖皮质激素药物是（ ）
A. 可的松　B. 氢化可的松　C. 地塞米松
D. 泼尼松龙　E. 倍他米松

6. 抗炎作用最强的糖皮质激素是（ ）
A. 氢化可的松　B. 可的松　C. 泼尼松
D. 甲泼尼松　E. 地塞米松

7. 有关糖皮质激素不良反应的叙述，哪项除外（ ）
A. 医源性肾上腺皮质功能亢进　B. 低血糖
C. 诱发或加重感染　D. 诱发或加重胃、十二指肠溃疡
E. 伤口愈合延迟

8. 与糖皮质激素治疗感染中毒性休克的机制无关的因素是（ ）

A. 减少心肌抑制因子生成　B. 强大的抗炎作用　C. 提高机体对内毒素的耐受力
D. 抑制或杀灭细菌　E. 扩张痉挛收缩的血管

9. 使用糖皮质激素治疗的患者宜采用何种饮食（　）
A. 低盐、低糖、高蛋白饮食　B. 低盐、低糖、低蛋白饮食
C. 低盐、高糖、低蛋白饮食　D. 高盐、高糖、高蛋白饮食
E. 低盐、高糖、高蛋白饮食

10. 下列哪项是糖皮质激素的适应证（　）
A. 活动性消化性溃疡病　B. 骨折修复期　C. 癫痫
D. 糖尿病　E. 湿疹

11. 主要合成和分泌糖皮质激素的部位是（　）
A. 球状带　B. 垂体前叶　C. 下丘脑
D. 束状带　E. 网状带

12. 糖皮质激素抗炎作用的基本机制是（　）
A. 减轻渗出、水肿、毛细血管扩张等炎症反应　B. 稳定溶酶体膜
C. 增加肥大细胞颗粒的稳定性　D. 抑制成纤维细胞的增生
E. 影响了参与炎症的一些基因转录

13. 对水盐代谢影响最大的糖皮质激素药物是（　）
A. 氢化可的松　B. 泼尼松　C. 泼尼松龙
D. 曲安西龙　E. 倍他米松

14. 长期使用糖皮质激素，采用隔日疗法可避免（　）
A. 停药症状　B. 诱发溃疡
C. 反跳现象　D. 反馈性抑制垂体-肾上腺皮质功能
E. 低钾血症

15. 泼尼松适用于下列哪种疾病的治疗（　）
A. 水痘　B. 带状疱疹　C. 血小板减少性紫癜
D. 霉菌感染　E. 糖尿病

16. 主要合成和分泌盐皮质激素的部位是（　）
A. 下丘脑　B. 垂体前叶　C. 球状带
D. 束状带　E. 网状带

17. 治疗伴高血压的慢性活动性风湿性关节炎宜首选（　）
A. 泼尼松　B. 泼尼松龙　C. 保泰松
D. 阿司匹林　E. 地塞米松

18. 糖皮质激素隔日疗法的给药时间是（　）
A. 隔日早上　B. 隔日中午　C. 隔日下午
D. 隔日晚上　E. 隔日午夜

19. 严重肝功能不全的患者，不宜选用（　）
A. 氢化可的松　B. 可的松　C. 地塞米松
D. 泼尼松龙　E. 倍他米松

20. 糖皮质激素治疗严重急性感染的主要目的是（　）
A. 减轻炎症反应　B. 减轻后遗症
C. 缓解症状，帮助患者度过危险期　D. 增强机体应激性
E. 增强机体抵抗力

**【B型题】**

A. 糖皮质激素大剂量冲击疗法　B. 糖皮质激素一般剂量长期疗法
C. 糖皮质激素小剂量替代疗法　D. 糖皮质激素肌内注射

E. 糖皮质激素外用
21. 感染中毒性休克采用（　　）
22. 系统性红斑狼疮采用（　　）
23. 肾上腺次全切除术后采用（　　）
24. 接触性皮炎采用（　　）
A. 抑制巨噬细胞中一氧化氮合酶
B. 抑制巨噬细胞对抗原的吞噬处理
C. 抑制生长激素分泌和造成负氮平衡
D. 提高中枢神经系统兴奋性
E. 提高机体对细菌内毒素的耐受力
25. 糖皮质激素抗炎作用的机制是（　　）
26. 糖皮质激素抗中毒性休克的作用机制是（　　）
27. 糖皮质激素免疫抑制的作用机制是（　　）
28. 糖皮质激素影响生长发育的作用机制是（　　）
【C型题】
A. 泼尼松　B. 泼尼松龙　C. 两者均可　D. 两者均不可
29. 治疗风湿性心肌炎（　　）
30. 治疗糖尿病（　　）
A. 诱发糖尿病　B. 诱发或加重感染
C. 两者均可　D. 两者均不可
31. 氢氯噻嗪的不良反应是（　　）
32. 地塞米松的不良反应是（　　）
A. 促皮质素　B. 泼尼松龙
C. 两者均可　D. 两者均不可
33. 口服无效，必须注射给药的药物是（　　）
34. 再生障碍性贫血可选用（　　）
35. 局部外用治疗银屑病的药物是（　　）
【X型题】
36. 长效的糖皮质激素药物有（　　）
A. 可的松　B. 泼尼松　C. 泼尼松龙
D. 地塞米松　E. 倍他米松
37. 糖皮质激素对血液及造血系统的影响有（　　）
A. 红细胞增多　B. 嗜酸性粒细胞增多　C. 中性粒细胞增多
D. 淋巴细胞减少　E. 血小板增多
38. 糖皮质激素与物质、水盐代谢相关的不良反应是（　　）
A. 糖尿病　B. 向心性肥胖　C. 高血压
D. 动脉粥样硬化　E. 骨质疏松
39. 长期使用糖皮质激素突然停药可（　　）
A. 诱发精神病发作　B. 诱发癫痫发作　C. 出现反跳现象或停药症状
D. 引起肾上腺皮质萎缩　E. 引起肾上腺危象
40. 糖皮质激素对消化系统的作用有（　　）
A. 胃酸分泌增加　B. 胃蛋白酶分泌增加　C. 抑制胃黏液分泌
D. 增加胃黏液分泌　E. 诱发脂肪肝

二、填空题

1. 肾上腺皮质激素可分为：________、________、________三类。

2. 糖皮质激素诱发或加重溃疡的原理是使________、________。

3. 可的松和泼尼松在____________分别转化为____________和____________而生效，故____________患者不宜直接应用。

4. 对于合并慢性感染的患者在使用糖皮质激素时，需合用________。

## 三、问答题

### （一）简答题

1. 简述糖皮质激素抗炎作用机制。

2. 长期大剂量使用糖皮质激素有哪些不良反应？

### （二）论述题

试述糖皮质激素的药理作用和临床应用。

# 参考答案

## 一、选择题

1. E　2. C　3. B　4. E　5. D　6. E　7. B　8. D　9. A　10. E　11. D　12. E　13. A　14. D　15. C　16. C　17. D　18. A　19. B　20. C　21. A　22. B　23. C　24. E　25. A　26. E　27. B　28. C　29. C　30. D　31. A　32. C　33. A　34. B　35. B　36. DE　37. ACDE　38. ABCDE　39. CDE　40. ABCE

## 二、填空题

1. 盐皮质激素　糖皮质激素　性激素

2. 胃酸、胃蛋白酶分泌增加　抑制胃黏液分泌

3. 肝脏　氢化可的松　泼尼松龙　严重肝功能不全

4. 足量有效抗菌药物

## 三、问答题

### （一）简答题

1. 答：糖皮质激素抗炎作用的主要机制是基因组效应和非基因组效应。

（1）基因组效应　糖皮质激素透过细胞膜进入细胞，与细胞质内的糖皮质激素受体相结合，随后类固醇-受体复合体易位进入细胞核，经过复杂的信号转导，影响靶基因的表达。具体表现为：①对炎症抑制蛋白及某些靶酶的影响；②对细胞因子及黏附分子的影响；③对炎细胞凋亡的影响。

（2）非基因组效应　通过三条路径：①细胞膜类固醇受体；②非基因的生化效应；③细胞质受体的受体外成分介导的信号通路。

2. 答：长期大剂量使用糖皮质激素的不良反应有：①医源性肾上腺皮质功能亢进；②诱发或加重感染；③消化系统并发症；④心血管系统并发症；⑤骨质疏松、肌肉萎缩、伤口愈合延迟等；⑥糖尿病；⑦糖皮质激素性青光眼；⑧对妊娠的影响，可增加胎盘功能不全、新生儿体重减少或死胎的发生率；⑨诱发癫痫或精神病。

### （二）论述题

答：（1）糖皮质激素的药理作用

① 对代谢的影响。a. 糖代谢，糖皮质激素能增加肝糖原、肌糖原含量并升高血糖；b. 蛋白质代谢，糖皮质激素能加速胸腺、肌肉、骨等组织的蛋白质分解，大剂量还能抑制蛋白质的合成；c. 脂肪代谢，长期大剂量使用能增高血浆胆固醇含量，激活四肢皮下的脂酶，促使皮下脂肪分解，并使脂肪重新分布；d. 糖皮质激素也有较弱的盐皮质激素样作用，能保钠排钾等。

② 抗炎作用：有强大的抗炎作用，能对抗多种原因所引起的炎症反应。

③ 免疫抑制与抗过敏作用：对免疫过程的多个环节均有抑制作用；能减少由抗原-抗体反应引起肥大细胞脱颗粒而释放组胺、5-羟色胺和缓激肽等过敏介质产生，从而减轻过敏症状。

④ 抗休克作用。

⑤ 其他作用：a. 允许作用；b. 退热作用；c. 对血液及造血系统的作用；d. 中枢兴奋作用；e. 长期使用可引起骨质疏松；f. 心血管系统，增强血管对其他活性物质的反应性等。

（2）糖皮质激素的临床应用

① 严重感染或炎症：a. 严重急性感染，在应用有效的抗菌药物治疗前提下，用糖皮质激素作辅助治疗，有利于缓解中毒症状，防止心、脑、肾等重要脏器损害，还可用于一些重症病毒感染，如SARS、重症肝炎等；b. 抗炎治疗及防止某些炎症的后遗症。

② 免疫相关疾病：a. 自身免疫性疾病；b. 过敏性疾病；c. 器官移植排斥反应。

③ 抗休克治疗：对感染中毒性休克，在有效的抗菌药物治疗前提下，早期、大剂量、短时间突击使用皮质激素，有利于改善微循环、缓解毒血症状；对过敏性休克作为次选，与首选药肾上腺素合用；也可用于其他类型休克，作辅助治疗。

④ 血液病：可用于急性淋巴细胞性白血病（特别是儿童患者）、再生障碍性贫血、粒细胞减少症、

血小板减少症和过敏性紫癜等的治疗。

⑤ 局部应用：对接触性皮炎、湿疹、肛门瘙痒、银屑病等都有疗效。

⑥ 替代疗法：用于急、慢性肾上腺皮质功能不全者、脑垂体前叶功能减退及肾上腺次全切除术后等。

（黄贤华）

# 第三十六章　甲状腺激素及抗甲状腺药

**学习目标**

**1. 掌握**　抗甲状腺药的分类；硫脲类药物、碘的药理作用、临床应用及不良反应。

**2. 熟悉**　甲状腺激素的药理作用和临床应用；β肾上腺素受体阻断药的药理作用及临床应用；放射线碘的药理作用及临床应用。

**3. 了解**　甲状腺激素的合成、分泌与调节；促甲状腺激素与促甲状腺释放激素的临床应用。

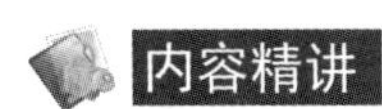

## 第一节　甲状腺激素

甲状腺激素为碘化酪氨酸的衍化物，包括甲状腺素（thyroxine，$T_4$）和三碘甲状腺原氨酸（triiodothyronine，$T_3$）。

### 一、甲状腺激素的合成、分泌与调节

**1. 碘摄取**　血液中的碘（$I^-$）被甲状腺腺泡细胞通过碘泵主动摄取。

**2. 碘活化和酪氨酸碘化**　碘化物在过氧化物酶的作用下被氧化成活性碘（$I^+$）。活性碘与甲状腺球蛋白（TG）上的酪氨酸残基结合，生成一碘酪氨酸（MIT）和二碘酪氨酸（DIT）。

**3. 偶联**　在过氧化物酶作用下，一分子 MIT 和一分子 DIT 偶联生成 $T_3$，两分子 DIT 偶联成 $T_4$。合成的 $T_3$、$T_4$ 贮存于腺泡腔内的胶质中。

**4. 释放**　在蛋白水解酶作用下，TG 分解并释出 $T_3$、$T_4$ 进入血液。

**5. 调节**　促甲状腺激素（TSH）促进甲状腺激素合成和分泌，TSH 的分泌受促甲状腺激素释放激素（TRH）调节，血中 $T_3$ 和 $T_4$ 的浓度对 TSH 和 TRH 的释放有负反馈调节作用。

### 二、药理作用

**1. 维持正常生长发育**　甲状腺激素能促进蛋白质合成及骨骼、中枢神经系统的生长发育。甲状腺功能不足，躯体与智力发育均受影响，可致呆小病（克汀病，cretinism），成人甲状腺功能不全时，则可引起黏液性水肿。

**2. 促进代谢和产热**　甲状腺激素能促进物质氧化，增加氧耗，提高基础代谢率，使产热增多。甲状腺功能亢进时有怕热、多汗等症状。

**3. 提高机体交感-肾上腺系统的反应性**　甲状腺功能亢进时出现神经过敏、急躁、震颤、心率加快、心输出量增加等现象。这是因为甲状腺激素可增强机体对儿茶酚胺的敏感性。

### 三、药动学特点

甲状腺激素口服易吸收，与血浆蛋白结合率均高达 99%以上。但 $T_3$ 与蛋白质的亲和力低于 $T_4$，其游离量可为 $T_4$ 的 10 倍，$T_3$ 作用快而强，维持时间短，而 $T_4$ 则作用慢而弱、维持时间长。$t_{1/2}$ 较长，$T_4$ 为 5 天，$T_3$ 为 2 天，主要在肝、肾线粒体内脱碘，并与葡萄糖醛酸或硫酸结合而经肾排泄。甲状腺激素可通过胎盘和进入乳汁，妊娠和哺乳期应注意。

### 四、临床应用

**1. 甲状腺功能减退**　①呆小病；②黏液性水肿。

**2. 单纯性甲状腺肿** 原因不明者可给予适量甲状腺激素。

**3. 其他** ①甲状腺功能亢进症患者服用抗甲状腺药时，加服 $T_4$ 制剂有利于减轻突眼、甲状腺肿大以及防止甲状腺功能减退。②甲状腺癌术后应用 $T_4$，可抑制残余甲状腺癌组织，减少复发。③$T_3$ 抑制试验中对摄碘率高者作鉴别诊断用。

### 五、不良反应

甲状腺激素过量可引起心悸、手震颤、多汗、体重减轻、失眠等甲状腺功能亢进症的症状，重者可有腹泻、呕吐、发热、脉搏快而不规则，甚至有心绞痛、心力衰竭、肌肉震颤或痉挛。一旦出现上述现象应立即停用甲状腺激素，用β受体阻断药对抗。

## 第二节 抗甲状腺药

治疗甲状腺功能亢进症（hyperthyroidism，甲亢）的药物主要有硫脲类、碘及碘化物、β肾上腺素受体阻断药和放射性碘。

### 一、硫脲类

硫脲类可分为两类：①硫氧嘧啶类，包括甲硫氧嘧啶（methylthiouracil，MTU）和丙硫氧嘧啶（propylthiouracil，PTU）；②咪唑类，包括甲巯咪唑（thiamazole，他巴唑）和卡比马唑（carbimazole，甲亢平）。

#### （一）药理作用及作用机制

**1. 抑制甲状腺激素的合成** 抑制甲状腺过氧化物酶，进而抑制酪氨酸的碘化及偶联，抑制甲状腺激素的生物合成。硫脲类药物对已合成的甲状腺激素无效，须待已合成的激素被消耗后才能完全生效。一般用药 2～3 周甲亢症状开始减轻，1～2 个月基础代谢率才恢复正常。

**2. 抑制外周组织的 $T_4$ 转化为 $T_3$** 丙硫氧嘧啶还能抑制外周组织的 $T_4$ 转化为 $T_3$，能迅速控制血清中生物活性较强的 $T_3$ 水平，故在重症甲亢、甲状腺危象时该药可列为首选。

**3. 减弱β受体介导的糖代谢** 硫氧嘧啶可减少心肌、骨骼肌的β受体数目，降低腺苷酸环化酶的活性。

**4. 免疫抑制作用** 硫脲类药物能轻度抑制免疫球蛋白的生成，使血循环中甲状腺刺激性免疫球蛋白（thyroid stimulating immunoglobulin，TSI）的水平下降。

#### （二）临床应用

**1. 甲亢的内科治疗** 适用于轻症和不宜手术或放射性碘治疗者。

**2. 甲状腺手术前准备** 为减少甲状腺次全切除手术患者在麻醉和手术后的并发症，防止术后发生甲状腺危象，在手术前应先服用硫脲类药物，使甲状腺功能恢复或接近正常。然后于术前两周加服碘剂，以利手术进行及减少出血。

**3. 甲状腺危象的治疗** 除主要应用大剂量碘剂和采取其他综合措施外，应用硫脲类可阻断甲状腺激素的合成。

#### （三）不良反应

最常见的不良反应为过敏反应，多数情况下不需停药也可消失。严重不良反应有粒细胞缺乏症，一般发生在治疗后的 2～3 个月内，故应定期检查血象，若用药后出现咽痛或发热，立即停药则可恢复。还可出现胃肠道反应，长期用药可出现甲状腺肿及甲状腺功能减退。

### 二、碘及碘化物

#### （一）药理作用

不同剂量的碘化物对甲状腺功能可产生不同的作用。小剂量的碘用于治疗单纯性甲状腺肿。

大剂量碘产生抗甲状腺作用，主要是通过抑制 TG 的水解而抑制甲状腺激素的释放。大剂量碘还能拮抗 TSH 促进激素释放的作用。

大剂量碘的抗甲状腺作用快而强。用药 2～7 天起效，10～15 天达最大效应。但是，腺泡细胞内碘离子浓度增高到一定程度，细胞摄碘即自动降低，使泡内碘离子浓度下降，从而失去抑制激素合成的效应，这就是碘化物不能单独用于甲亢内科治疗的原因。

#### （二）临床应用

**1. 甲亢手术前准备** 一般在术前两周给予复方碘溶液（卢戈氏液，Lugol's solution）以使甲状腺组织退化、血管减少、腺体缩小变韧，利于手术进行及减少出血。

**2. 甲状腺危象的治疗** 可将碘化物加到 10％葡萄糖溶液中静脉滴注，也可服用复方碘溶液，并在两周内逐渐停服，需同时配合服用硫脲类药物。

#### （三）不良反应

**1. 一般反应** 表现为口腔及咽喉烧灼感、唾液分泌增多，眼刺激症状等。

**2. 过敏反应** 可于用药后立即或几小时后发生，主要表现为发热、皮疹，也可有血管神经性水肿，严重者喉头水肿。

**3. 诱发甲状腺功能紊乱** 长期服用碘化物可诱发甲亢。碘还可进入乳汁并通过胎盘引起新生儿甲状腺肿，故孕妇及哺乳期妇女应慎用。

### 三、β 肾上腺素受体阻断药

#### （一）药理作用

β 肾上腺素受体阻断药通过阻断 β 受体而改善甲亢所致的心率加快、心收缩力增强等交感神经激活症状。普萘洛尔在 160mg/d 还能抑制外周 $T_4$ 转化成 $T_3$，减少 $T_3$ 生成。

#### （二）临床应用

β 肾上腺素受体阻断药用于不宜用抗甲状腺药、不宜手术及 $^{131}I$ 治疗的甲亢患者；甲状腺危象时，静注能帮助患者度过危险期。应用大量 β 受体阻断药做甲状腺术前准备，不会致腺体增大变脆，2 周后即可进行手术，常与硫脲类药物合用做术前准备。

### 四、放射性碘

临床应用的放射性碘是 $^{131}I$，其 $t_{1/2}$ 为 5 天。

#### （一）药理作用

利用甲状腺的高度摄碘能力，$^{131}I$ 可被甲状腺摄取，并可产生 β 射线（占 99％），在组织内的射程仅约 2mm，因此其辐射作用只限于甲状腺内，破坏甲状腺实质，而很少波及周围组织。$^{131}I$ 还产生 γ 射线（占 1％），可在体外测得，可用作甲状腺摄碘功能的测定。

#### （二）临床应用

**1. 甲亢治疗** $^{131}I$ 适用于不宜手术或手术后复发及硫脲类无效或过敏者，一般用药后 1 个月见效，3～4 个月后甲状腺功能恢复正常。

**2. 甲状腺功能检查** 小量 $^{131}I$ 可用于检查甲状腺功能。甲状腺功能亢进时，摄碘率高，摄碘高峰时间前移。反之，摄碘率低，摄碘高峰时间后延。

#### （三）不良反应

易致甲状腺功能减退，故应严格掌握剂量和密切观察有无不良反应，一旦发生甲状腺功能减退可补充甲状腺激素对抗之。20 岁以下患者、妊娠或哺乳期妇女及肾功能不佳者不宜使用。甲状腺危象、重症浸润性突眼症及甲状腺不能摄碘者禁用。

## 同步练习

一、选择题

【A型题】

1. 硫脲类药物最严重的不良反应是（　　）

A. 粒细胞缺乏症　　B. 甲状腺肿大　　C. 发热
D. 胃肠道反应　　E. 皮肤瘙痒、药疹

2. 下列有关抗甲状腺药物的描述，正确的是（　　）

A. 甲硫氧嘧啶可抑制 $T_4$ 转化为 $T_3$
B. 卡比马唑是抢救甲状腺危象首选药
C. 大剂量碘可抑制甲状腺素的合成，故可单独用于甲亢内科治疗
D. 丙硫氧嘧啶可用于甲状腺危象治疗
E. 以上都不对

3. 硫氧嘧啶类治疗甲状腺功能亢进的主要作用机制是（　　）

A. 抑制甲状腺腺泡细胞对碘化物的摄取和利用
B. 抑制甲状腺过氧化物酶，抑制酪氨酸的碘化及偶联，减少甲状腺激素的生物合成
C. 抑制TG的水解而抑制甲状腺激素的释放
D. 抑制外周组织的 $T_3$ 转化为 $T_4$
E. 直接破坏甲状腺组织

4. 下列药物中，不宜用于甲状腺危象的是（　　）

A. 丙硫氧嘧啶　　B. 普萘洛尔　　C. 大剂量碘剂
D. 放射性碘　　E. 糖皮质激素

5. 甲亢患者甲状腺手术前先使用硫脲类药物，术前2周左右再加服大剂量碘剂，原因是（　　）

A. 硫脲类作用不强，合用后者可增加其抗甲状腺作用
B. 大剂量碘剂可防止术后发生甲状腺肿大
C. 大剂量碘剂可使代偿性增生的甲状腺腺体缩小变韧
D. 大剂量碘剂可降低基础代谢率，便于手术
E. 大剂量碘剂可使代偿性增生的甲状腺腺体增大变韧

6. 治疗黏液性水肿宜选用（　　）

A. 丙硫氧嘧啶　　B. 甲状腺激素　　C. 甲巯咪唑
D. 大剂量碘剂　　E. 小剂量碘剂

【B型题】

A. 丙硫氧嘧啶　　B. 普萘洛尔　　C. $^{131}I$
D. 复方碘溶液　　E. 甲状腺激素

7. 能治疗呆小症的药物是（　　）

8. 能够抑制碘的活化和碘化酪氨酸的偶联，并能抑制外周组织 $T_4$ 转化为 $T_3$ 的药物是（　　）

【C型题】

A. 丙硫氧嘧啶　　B. 普萘洛尔　　C. 两者均可　　D. 两者均不可

9. 可用于甲状腺术前准备的药物是（　　）

10. 可用于甲状腺危象的药物是（　　）

【X型题】

11. 硫脲类的作用特点是（　　）

A. 起效慢　　B. 持续时间短，停药作用即消失
C. 使腺体增生，组织脆而充血　　D. 疗程长

E. 过敏反应

12. 可用于甲状腺危象治疗的药物有（　　）

A. 大剂量碘剂　　B. 小剂量碘剂　　C. 丙硫氧嘧啶
D. 普萘洛尔　　E. 卡比马唑

13. 可用于治疗甲亢的药物有（　　）

A. 硫脲类　　B. β受体阻断药　　C. 放射性碘
D. 甲状腺激素　　E. 碘化物

**二、填空题**

1. 硫脲类主要用于________、________、________。
2. 碘和碘化物，小剂量可用于________、大剂量可用于________、________。
3. $^{131}$I 临床用于________、________。

**三、问答题**

1. 目前治疗甲亢的药物有哪几类？分别简述其作用机制。
2. 甲亢手术前，应用硫脲类药物和碘剂的目的是什么？

## 参考答案

**一、选择题**

1. A　2. D　3. B　4. D　5. C　6. B　7. E　8. A　9. C　10. C　11. ACDE　12. ACD　13. ABCE

**二、填空题**

1. 甲亢的内科治疗　甲状腺手术前准备　甲状腺危象的治疗

2. 单纯性甲状腺肿　甲状腺危象　甲亢手术前准备

3. 甲亢治疗（不宜手术或手术后复发及硫脲类无效或过敏者）　甲状腺功能检查（测定甲状腺摄碘功能）

**三、问答题**

1. 答：治疗甲状腺功能亢进的药物主要有四类。①硫脲类：通过抑制过氧化酶的活性，抑制酪氨酸的碘化及偶联，使甲状腺激素合成减少；抑制外周组织的 $T_4$ 转为 $T_3$；减少β受体介导的糖代谢；此外，硫脲类尚有免疫抑制作用，轻度抑制免疫球蛋白的生成，使血中甲状腺刺激性免疫球蛋白（TSI）减少等。②碘和碘化物：如碘化钾或卢戈氏液，大剂量碘主要通过抑制甲状腺激素蛋白水解酶，抑制甲状腺激素的释放；大剂量碘还能拮抗 TSH 促进激素释放作用；此外，大剂量碘还能抑制过氧化酶的活性，抑制酪氨酸的碘化及偶联，减少甲状腺激素合成。③β受体阻断药：如普萘洛尔，主要通过阻断β受体而改善甲亢症状，尤其是甲亢所致的心率加快等交感神经活动增强的表现，还能抑制外周 $T_4$ 转化为 $T_3$，减少 $T_3$ 的生成达 20%。④放射性碘：如 $^{131}$I，利用产生β射线破坏甲状腺组织来治疗甲亢。

2. 答：甲亢术前，对需做甲状腺部分切除手术的患者，宜先用硫脲类将甲状腺功能控制到正常或接近正常，以减少发生麻醉和手术并发症及防止术后发生甲状腺危象。由于用硫脲类后 TSH 分泌增多，使甲状腺腺体增生，组织脆而充血，不利于手术进行，故需在术前 2 周左右加服碘剂如复方碘溶液，以使甲状腺组织退化、血管减少，腺体缩小变韧、利于手术进行及减少出血。

（廖　芳）

# 第三十七章　胰岛素及其他降血糖药

学习目标

**1. 掌握**　常用抗糖尿病药物的分类；各代表药物的药理作用及临床应用；胰岛素的药理作用、临床应用及不良反应。

**2. 熟悉**　各类抗糖尿病药代表药物的作用机制。

**3. 了解**　其他降血糖药。

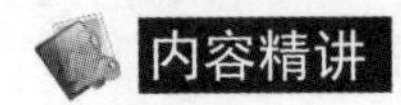


## 第一节　胰岛素

### （一）药动学特点

胰岛素（insulin）作为一种蛋白质，普通制剂易被消化酶破坏，口服无效，必须注射给药。皮下注射吸收快。其 $t_{1/2}$ 约为 10min，但作用可维持数小时。代谢快，主要在肝、肾灭活，10%以原形自尿液排出。因此，严重肝、肾功能不全患者能影响其灭活。

### （二）药理作用

胰岛素主要促进肝脏、脂肪、肌肉等靶组织糖原和脂肪的贮存。

① 糖代谢：胰岛素可加速葡萄糖的氧化和酵解，促进糖原的合成和贮存，抑制糖原分解和异生而降低血糖。

② 脂肪代谢：胰岛素能增加脂肪酸的转运，促进脂肪合成并抑制其分解，减少游离脂肪酸和酮体的生成。

③ 蛋白质代谢：胰岛素可增加氨基酸的转运和核酸、蛋白质的合成，抑制蛋白质的分解。

④ 胰岛素可加快心率，加强心肌收缩力和减少肾血流量。

⑤ 胰岛素可促进钾离子进入细胞，降低血钾浓度。

### （三）作用机制

胰岛素受体（insulin receptor，Ins R）是由两个 α 亚单位及两个 β 亚单位组成的大分子蛋白质复合物。α 亚单位在胞外，含胰岛素结合部位，β 亚单位为跨膜蛋白，其胞内部分含酪氨酸蛋白激酶。胰岛素与 α 亚基结合后迅速引起 β 亚基的自身磷酸化，进而激活 β 亚基上的酪氨酸蛋白激酶，由此导致对其他细胞内活性蛋白的连续磷酸化反应，进而产生降血糖等生物活性。

### （四）临床应用

（1）胰岛素注射剂　治疗胰岛素依赖型糖尿病（insulin-dependent diabetes mellitus，IDDM，1 型）的最重要药物，对胰岛素缺乏的各型糖尿病均有效。主要用于下列情况：①1 型糖尿病；②新诊断的 2 型糖尿病患者，如有明显的高血糖症状和（或）血糖及糖化血红蛋白水平明显升高，一开始即采用胰岛素治疗；③2 型糖尿病经饮食控制或口服降血糖药未能控制者；④糖尿病发生各种急性或严重并发症者，如酮症酸中毒及非酮症高血糖高渗性昏迷（要建立和维持电解质的平衡）；⑤合并重度感染、消耗性疾病、高热、妊娠、创伤以及手术的各型糖尿病；⑥细胞内缺钾者，胰岛素与葡萄糖同用促使钾内流。

根据胰岛素起效快慢、活性达峰时间及作用持续长短，将胰岛素制剂分为4种：速效胰岛素、中效胰岛素、长效胰岛素及单组分胰岛素。

（2）胰岛素吸入剂。

#### （五）不良反应

**1. 低血糖症**　为胰岛素过量所致，是最重要也是最常见的不良反应。其早期表现为饥饿感、出汗、心跳加快、焦虑、震颤等，严重者可引起昏迷、休克及脑损伤，甚至死亡。轻者可饮用糖水或摄食，严重者应立即静脉注射50%葡萄糖。

**2. 过敏反应**　多数为使用牛胰岛素或制剂纯度较低所致，一般反应轻微而短暂，偶可引起过敏性休克。

**3. 胰岛素抵抗**　产生急性抵抗常由并发感染、创伤、手术、情绪激动等应激状态所致。产生慢性抵抗的原因较为复杂，可能是体内产生了抗胰岛素受体抗体（AIRA），或是胰岛素受体数量的变化，也可能是靶细胞膜上葡萄糖转运系统失常。

**4. 脂肪萎缩**　常见于注射部位。

## 第二节　口服降血糖药

常用的口服降血糖药包括：磺酰脲类、双胍类、胰岛素增敏剂、$\alpha$-葡萄糖苷酶抑制剂和餐时血糖调节剂等。

### 一、磺酰脲类

第一代：甲苯磺丁脲（tolbutamide，D860，甲糖宁）、氯磺丙脲（chlorpropamide）。第二代：格列本脲（glyburide，glibenclamide，优降糖）、格列吡嗪（glipizide，吡磺环己脲）。第三代：格列齐特（gliclazide，达美康）、格列美脲（glimepiride）等。

#### （一）药理作用及作用机制

**1. 降血糖**　降低正常人血糖，对胰岛功能尚存的患者有效，但对1型糖尿病患者及切除胰腺的动物无作用。作用机制是：①刺激胰岛B细胞释放胰岛素。当磺酰脲类药物与胰岛B细胞膜上磺酰脲受体相结合后，可通过阻滞与受体偶联的ATP敏感钾通道而阻止钾外流，致使细胞膜去极化，增强电压依赖型钙通道开放，胞外钙内流。胞内游离钙浓度增加后，触发胰岛素的释放。②降低血清糖原水平。③增加胰岛素与靶组织的结合能力。

**2. 对水排泄的影响**　格列本脲、氯磺丙脲有抗利尿作用，与促进ADH的分泌和增强其作用有关。

**3. 对凝血功能的影响**　第三代磺酰脲类能使血小板黏附力减弱，刺激纤溶酶原的合成。

#### （二）药动学特点

磺酰脲类药物在胃肠道吸收迅速而完全，与血浆蛋白结合率很高。其中多数药物在肝内氧化成羟基化合物，并迅速从尿中排出。甲苯磺丁脲作用最弱、维持时间最短，而氯磺丙脲$t_{1/2}$最长，且排泄慢、每日只需给药一次。新型磺酰脲类作用较强，可维持24h，每日只需给药1～2次。

#### （三）临床应用

**1. 糖尿病**　此类药可用于胰岛功能尚存的2型糖尿病且单用饮食控制无效者。

**2. 尿崩症**　氯磺丙脲能促进抗利尿素的分泌，可治疗尿崩症。

#### （四）不良反应

常见不良反应为皮肤过敏、胃肠不适、嗜睡及神经痛，也可致肝损害，少数患者出现白细胞、血小板减少等。需定期检查肝功能和血象。较严重的不良反应为持久性的低血糖症。

#### （五）药物相互作用

由于磺酰脲类有较高的血浆蛋白结合率，因此在蛋白结合上能与其他药物发生竞争，使游离药物浓度上升而引起低血糖反应。此外，氯丙嗪、糖皮质激素、噻嗪类利尿药、口服避孕药均可降低磺酰脲类药物的降血糖作用。

### 二、双胍类

国内常用的双胍类药物有二甲双胍（metformin，甲福明）、苯乙双胍（phenformin，苯乙福明）。本类药物可明显降低糖尿病患者的血糖，但对正常人血糖无明显影响。其作用机制可能与降低葡萄糖在肠的吸收及糖原异生、促进脂肪组织摄取葡萄糖、抑制胰高血糖素的释放等有关。本类药主要用于轻度2型糖尿病患者，尤适用于肥胖及单用饮食控制无效者。

不良反应为食欲下降、恶心、腹部不适、腹泻等，另外，尚有乳酸性酸血症等严重不良反应，尤以苯乙双胍的发生率高。

### 三、胰岛素增敏剂

噻唑烷酮类（thiazolidinediones，TZDs）为一类具有2,4-二酮噻唑烷结构的化合物，包括罗格列酮（rosiglitazone）、吡格列酮（pioglitazone）、环格列酮（ciglitazone）、恩格列酮（englitazone）、曲格列酮（troglitazone）等。这类药物能改善胰岛B细胞功能，显著改善胰岛素耐受及相关代谢紊乱，对2型糖尿病及其心血管并发症均有明显疗效。

#### （一）药理作用及机制

① 改善胰岛素抵抗、降低高血糖。
② 改善脂肪代谢紊乱。
③ 防治2型糖尿病血管并发症。
④ 改善胰岛B细胞功能。

作用机制：可能与竞争性激活过氧化物酶增殖体激活受体γ（peroxisomal proliferator activated receptor γ，PPARγ），调节胰岛素反应性基因的转录，进而控制葡萄糖的生成、转运和利用有关。

#### （二）临床应用

此类药主要用于治疗胰岛素抵抗和2型糖尿病。

#### （三）不良反应

主要不良反应为嗜睡、头痛、肌肉和骨骼痛、胃肠刺激症状等。低血糖症发生率低。

### 四、α-葡萄糖苷酶抑制剂和餐时血糖调节剂

**1. α-葡萄糖苷酶抑制剂** 阿卡波糖（acarbose）和伏格列波糖（voglibose）是α-葡萄糖苷酶抑制剂，降血糖的机制是：在小肠上皮刷状缘与碳水化合物竞争水解碳水化合物的糖苷水解酶，从而减慢碳水化合物水解及产生葡萄糖的速度并延缓葡萄糖的吸收。主要副作用为胃肠道反应。服药期间应增加碳水化合物的比例，并限制单糖的摄入量，以提高药物的疗效。

**2. 餐时血糖调节剂** 瑞格列奈（repaglinide）为苯甲酸类衍生物，是第一个应用于临床的“餐时血糖调节药”。可刺激胰岛分泌胰岛素，作用机制与磺酰脲类相似，可通过与胰岛B细胞膜上特异性受体结合，促进与受体相偶联的ATP敏感的钾通道关闭，抑制钾外流，致使细胞膜去极化，增强电压依赖性钙通道开放，促进钙内流，触发胰岛素分泌。

瑞格列奈主要用于治疗2型糖尿病，低血糖反应少见，老年糖尿病患者也可服用，也适用于糖尿病肾病患者。因结构中不含硫，对磺酰脲类过敏者仍可使用。

## 第三节 其他降血糖药

以胰高血糖素样肽-1为作用靶点的药物（依克那肽）和胰淀粉样多肽类似物（醋酸普兰林

肽），为糖尿病患者治疗提供了更新、更多的用药选择。

## 同步练习

### 一、选择题

【A型题】

1. 关于胰岛素作用的描述，下列哪一项是错误的（　　）
   A. 促进脂肪合成，抑制脂肪分解
   B. 抑制蛋白质合成及氨基酸转运
   C. 抑制糖原分解和异生，促进糖原的合成和贮存
   D. 促进葡萄糖转运，加速葡萄糖的氧化和酵解
   E. 促进钾离子进入细胞，降低血钾
2. 既可用于治疗2型糖尿病，又可用于治疗尿崩症的药物是（　　）
   A. 垂体后叶素　　B. 氢氯噻嗪　　C. 甲苯磺丁脲
   D. 氯磺丙脲　　E. 苯乙双胍
3. 下列降血糖药物中容易引起乳酸性酸血症的是（　　）
   A. 氯磺丙脲　　B. 甲苯碘丁脲　　C. 苯乙双胍
   D. 胰岛素　　E. 格列本脲
4. 磺酰脲类降血糖作用的主要机制是（　　）
   A. 增强胰岛素的作用　　B. 促进葡萄糖分解　　C. 刺激胰岛B细胞释放胰岛素
   D. 使细胞内cAMP减少　　E. 抑制胰高血糖素分泌
5. 胰岛功能丧失时，仍具降血糖作用的药物有（　　）
   A. 甲苯磺丁脲　　B. 氯磺丙脲　　C. 二甲双胍
   D. 格列本脲　　E. 以上均不是

【B型题】

A. 二甲双胍　　B. 氯磺丙脲　　C. 正规胰岛素
D. 珠蛋白锌胰岛素　　E. 丙硫氧嘧啶

6. 尿崩症患者宜选用（　　）
7. 糖尿病酮症酸中毒患者宜选用（　　）
8. 轻症糖尿病患者宜选用（　　）
9. 甲亢患者宜选用（　　）

【C型题】

A. 胰岛素依赖型糖尿病的治疗　　B. 非胰岛素依赖型糖尿病的治疗
C. 两者均可　　D. 两者均不可

10. 正规胰岛素用于（　　）
11. 二甲双胍用于（　　）
12. 格列本脲用于（　　）

【X型题】

13. 有关降血糖药的描述，正确的是（　　）
    A. 胰岛素与碱性蛋白质结合可延缓吸收
    B. 肝功能不全者禁用氯磺丙脲
    C. 胰岛素慢性耐受可能与免疫反应有关
    D. 低血糖症是胰岛素最常见也是最重要的不良反应
    E. 双胍类可以引起乳酸性酸血症
14. 对下列药物特点的描述，正确的是（　　）

A. 胰岛素主要在肝、肾灭活，也可被肾胰岛素酶直接水解
B. 甲苯磺丁脲在肝内被氧化成羟基化物，并迅速从尿中排出
C. 二甲双胍不被肝脏代谢，大部分以原形经肾脏排出
D. 氯磺丙脲因排泄慢，作用维持时间最长
E. 胰岛素急性耐受者与血中拮抗胰岛素的物质增多有关

15. 胰岛功能丧失仍有降血糖作用的药物是（　　）
A. 胰岛素　　B. 格列本脲　　C. 二甲双胍
D. 氯磺丙脲　　E. 甲苯磺丁

16. 胰岛素产生慢性耐受性机制是（　　）
A. 由感染、创伤、手术等应激状态所致　　B. 肝脏胰岛素酶活性减弱
C. 葡萄糖转运系统及某些酶系统失常　　D. 体内产生抗胰岛素受体抗体
E. 胰岛素受体的数目和亲和力改变

17. 下列情况需要选用胰岛素治疗的有（　　）
A. 1 型糖尿病　　B. 糖尿病合并重度感染
C. 合并妊娠的糖尿病　　D. 糖尿病酮症酸中毒
E. 经饮食控制或口服降血糖药未能控制的 2 型糖尿病

**二、填空题**

1. 胰岛素的不良反应有________、________、________和________。
2. 磺酰脲药与________结合后，可促使________内流，从而使________分泌增加而降血糖。
3. 常用胰岛素制剂根据起效快慢、活性达峰时间及作用持续长短可分为________、________、________和________四类。

**三、问答题**

**（一）简答题**

1. 简述胰岛素的临床应用。
2. 目前常用的口服降血糖药有哪几类？

**（二）论述题**

1. 试述胰岛素的药理作用。
2. 试述磺酰脲类降血糖药的作用机制及临床应用。

## 参考答案

**一、选择题**

1. B　2. D　3. C　4. C　5. C　6. B　7. C　8. A　9. E　10. C　11. B　12. C　13. ABCDE　14. ABCDE　15. AC　16. CDE　17. ABDE

**二、填空题**

1. 低血糖症　过敏反应　胰岛素抵抗　脂肪萎缩
2. 磺酰脲受体　钙　胰岛素
3. 速效胰岛素　中效胰岛素　长效胰岛素　单组分胰岛素

**三、问答题**

**（一）简答题**

1. 答：①1 型糖尿病；②新诊断的 2 型糖尿病患者，如有明显的高血糖症状和（或）血糖及糖化血红蛋白水平明显升高，一开始即采用胰岛素治疗；③经饮食或口服降血糖药未能控制的 2 型糖尿病；④糖尿病发生各种急性或严重并发症者，如糖尿病酮症酸中毒及非酮症高渗性糖尿病昏迷；⑤合并重度感染、消耗性疾病、高热、妊娠、手术以及创伤的各型糖尿病；⑥细胞内缺钾的患者。

2. 答：磺酰脲类、双胍类、α-葡萄糖苷酶抑制剂、胰岛素增敏剂、餐时血糖调节剂等。

**（二）论述题**

1. 答：①胰岛素可增加葡萄糖的转运，加速葡萄糖的氧化和酵解，促进糖原的合成和贮存，抑制糖原分解和异生；②能增加脂肪酸的转运，促进脂肪合成，抑制脂肪分解；③可增加氨基酸的转运，促进核酸、蛋白质的合成，抑制蛋白质的分解；④加快心率，加强心肌收缩力和减少肾血流量；⑤促进 $K^+$ 内流，增加细胞内 $K^+$ 的浓度，降低血钾。

2.答：（1）作用机制 ①刺激胰岛B细胞释放胰岛素：当磺酰脲类药物与受体结合后，可阻滞钾通道，减少钾外流，致使细胞膜去极化，促使电压依赖性钙通道开放，胞外钙内流，触发胞吐作用及胰岛素的释放。②降低血清糖原水平。③增加胰岛素与靶组织的结合能力。

（2）临床应用 ①糖尿病：此类药可用于胰岛功能尚存的2型糖尿病（非胰岛素依赖型糖尿病）且单用饮食控制无效者。②尿崩症：氯磺丙脲能促进抗利尿素的分泌，可治疗尿崩症。

（廖 芳）

# 第三十八章　抗骨质疏松药

学习目标

**1. 掌握**　抗骨质疏松症药的分类及代表药物。

**2. 熟悉**　双膦酸盐类、降钙素、雌激素类、氟制剂、甲状旁腺激素、雄激素、钙剂和维生素 D 抗骨质疏松的特点。

**3. 了解**　抗骨质疏松症药物的合理应用。

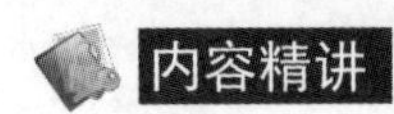

内容精讲

## 第一节　骨质疏松症的病理生理机制

骨质疏松症（osteoporosis）是老年人最常见的一种以骨量低下、骨微结构破坏、骨脆性增加、易发生骨折为特征的全身代谢性骨病，或者说是骨强度下降导致骨折风险增加为特征的全身性骨骼疾病，是世界上发病率、致残率较高及保健费用消耗很大的世界性疾病。

骨质疏松的病理机制是在骨代谢过程中骨吸收与骨形成的动态平衡紊乱，骨吸收大于骨形成，导致骨量丢失，引起骨质疏松。

骨细胞在不停地进行着细胞代谢和骨重建，骨重建过程包括 3 个阶段：骨吸收、类骨质分泌和骨矿化。

## 第二节　抗骨质疏松症的药物

抗骨质疏松症药物根据疾病发生的情况，主要有骨吸收抑制药、骨形成促进药和骨矿化促进药。临床上，抑制破骨细胞的骨吸收是主要治疗措施，药物主要有双膦酸盐、雌激素及其受体调节剂、降钙素等；骨形成促进药主要包括氟化物、甲状旁腺激素、前列腺素 $E_2$ 以及他汀类降脂药等；骨矿化促进药是基础治疗药物，主要包括钙剂和维生素 D。

### 一、骨吸收抑制药

骨吸收抑制药是指具有抑制破骨细胞的骨吸收功能的药物，能够抑制破骨细胞的激活过程，或者可以降低破骨细胞异常升高的活性，从而使其对骨质的吸收减少，进而防止骨量丢失。该类药物可降低骨转换率，维持骨量，但不能高效刺激骨形成和大幅增加骨量。

#### （一）双膦酸盐类

双膦酸盐类（diphosphonates），如阿仑膦酸钠、利塞膦酸钠、唑来膦酸钠，是目前临床上应用最为广泛的抗骨质疏松症药物。双膦酸盐是一种内源性焦磷酸盐类似物，可以与骨表面的羟磷灰石强有力地结合，而且由于与内源性焦磷酸盐的侧链不同而不易被水解，可靶向地沉积在骨骼中，被破骨细胞摄取。不含氨双膦酸盐被破骨细胞内吞后在细胞内代谢为 ATP 的类似物，对细胞有直接毒性作用，进而诱导细胞凋亡。含氮双膦酸盐被摄取后可抑制细胞内胆固醇代谢的甲羟戊酸途径中关键酶法尼基焦磷酸合酶的活性。法尼基焦磷酸合酶被抑制后，小分子 GTP 酶如 Ras、Rho、Rac 的异戊烯化受阻，它们是破骨细胞执行关键功能如维持细胞骨架及褶皱缘形成所必需的信号转导分子，从而抑制破骨细胞活性并促进其凋亡，继而抑制骨吸收。也有研究表明，双膦酸盐可通过影响成骨细胞对骨溶解的过程发挥作用。

第一代双膦酸盐依替膦酸二钠，药物活性和结合力相对较弱，用药后有抑制骨钙化、干扰骨形成、导致骨软化或诱发骨质的可能，且胃肠道不良反应大。

第二代双膦酸盐药物由于结构中的侧链引入了氨基而称为氨基双膦酸盐，代表药物为帕米膦酸二钠和阿仑膦酸钠，其药物活性和结合力比依替膦酸二钠增加10～100倍，对骨的钙化作用干扰小，选择性强。

第三代双膦酸盐为具有杂环结构的含氮双膦酸盐，如利塞膦酸钠、唑来膦酸等，也包括不含环状结构但含氮的伊班膦酸。第三代具有作用强、用量小、使用方便等特点，被认为是具有更强临床疗效且适应证更加广泛的抗骨吸收药物。

双膦酸盐广泛用于原发性骨质疏松症、继发性骨质疏松症（如糖皮质激素引起的骨质疏松）以及骨质疏松性骨折的预防和治疗。

**1. 阿仑膦酸钠**（alendronate sodium）　为双膦酸盐类骨吸收抑制药。阿仑膦酸钠是破骨细胞介导的骨吸收的抑制药，而对骨矿化没有抑制作用，是目前国际临床评价较高的骨质疏松防治药物，也是首先通过FDA认证的双膦酸盐。

（1）药动学特点　阿仑膦酸钠口服后主要在小肠内吸收，吸收程度较差。食物和矿物质可显著减少其吸收。本品血浆蛋白结合率约为80%，血浆半衰期短。吸收后的药物大约20%～60%被骨组织迅速摄取，骨中达峰时间约为用药后2h，其余部分迅速以原形经肾脏排泄消除。服药后24h内99%以上的体内存留药物集中于骨组织，在骨内的半衰期约为10年以上。

（2）药理作用　阿仑膦酸钠为氨基双膦酸盐，进入骨基质羟磷灰石晶体中后，当破骨细胞溶解晶体时药物被释放，能抑制破骨细胞活性，并通过对成骨细胞的作用间接起抑制骨吸收作用。其抗骨吸收活性强，无骨矿化抑制作用。本品能够增加骨质疏松症患者的腰椎和髋部骨密度，降低发生椎体及髋部等部位骨折的风险。

（3）临床应用　本品临床主要用于治疗绝经后骨质疏松症，以预防髋部和脊柱骨折（椎骨压缩性骨折）。本品也适用于治疗男性骨质疏松以增加骨量。

（4）不良反应　少数患者可见胃肠道反应，如恶心、腹胀、腹痛、便秘、消化不良，如不按规定方法服用则可致食管溃疡，偶有血钙降低，短暂白细胞升高，尿红细胞、白细胞升高。偶有头痛，骨骼肌疼痛，罕见皮疹或红斑。

**2. 利塞膦酸钠、伊班膦酸和唑来膦酸**

（1）利塞膦酸钠（risedronate sodium）　与阿仑膦酸钠疗效相当，但胃肠道不良反应小于阿仑膦酸钠，可用于不能耐受阿仑膦酸钠治疗的患者。

（2）伊班膦酸（ibandronic acid）　口服片剂每个月应用1次，用于预防或治疗绝经后妇女骨质疏松症。注射剂用于治疗绝经后骨质疏松症，也用于治疗恶性肿瘤溶骨性骨转移引起的骨痛和伴有或不伴有骨转移的恶性肿瘤引起的高钙血症。

（3）唑来膦酸（zoledronic acid）　是与羟磷灰石结合力最强的一种，以5mg的剂量静脉注射给药，每年仅需一次，每次注射时间不得低于15min，连续用药3年，用于治疗绝经后骨质疏松症。

### （二）降钙素

降钙素（calcitonin），在人体内是由甲状腺的滤泡旁细胞（parafollicular cells，又称C细胞）分泌。当血浆$Ca^{2+}$浓度升高时，降钙素即被释放，血浆降钙素浓度也升高；相反，血浆$Ca^{2+}$浓度降低时，降钙素的分泌减少，血浆降钙素水平降低。目前，临床上常用的降钙素是鲑鱼降钙素和鳗鱼降钙素，均为人工合成品，其活性比人降钙素强数十倍。

**1. 药理作用**　降钙素的主要靶器官在骨，它通过结合到破骨细胞抑制性受体上抑制骨吸收。在肾脏，它减少近端小管$Ca^{2+}$和磷酸盐的重吸收，降低血浆$Ca^{2+}$浓度。流经甲状腺的血液中

$Ca^{2+}$浓度增加可引起降钙素分泌增加和抑制骨吸收，使高血钙患者钙浓度下降。降钙素与PTH一起调节体内钙平衡。降钙素类药物能明显缓解骨痛，对肿瘤骨转移、骨质疏松所致骨痛有明显治疗效果。

**2. 临床应用**

（1）用于其他药物治疗无效的早期和晚期绝经后骨质疏松症以及老年性骨质疏松症的治疗，通常不用于骨质疏松的预防，也不减少骨折风险，对骨质疏松所引起的骨痛有明显的镇痛作用，是治疗中度以上骨痛的首选药物。

（2）用于治疗继发于乳腺癌、肺癌、肾癌、骨髓瘤或其他恶性肿瘤的骨转移性疼痛。

（3）用于治疗变形性骨炎（Paget骨病）。

**3. 不良反应及注意事项** 降钙素注射液常见不良反应有面部潮红、恶心、局部炎症等。喷鼻剂对鼻部有局部刺激。偶有过敏现象严重者可致休克，对怀疑过敏或有过敏史的患者可做过敏试验。长期使用疗效下降，也可引起低钙血症和继发性甲状旁腺功能亢进。有潜在增加肿瘤风险的可能，疗程限制在3个月内。

**（三）雌激素类**

**1. 雌激素** 对成年女性的骨代谢有重要的调节作用，停经后妇女体内雌激素水平下降，骨骼失去雌激素保护成为患骨质疏松症的重要原因之一。补充雌激素能有效地抑制绝经期后骨高转换的激活速率，通过调整每个重建周期的吸收与形成之间的平衡来快速提高骨量，特别是脊椎的骨量，显著减少骨丢失。

雌激素替代治疗（estrogen-replacement therapy，ERT）是绝经后骨质疏松的主要有效治疗措施之一。ERT基础上可加用孕激素进行激素替代治疗（HRT），以减少并发癌症。然而，长期应用HRT存在增加肿瘤的风险，也能增加引起心脑血管病变和深静脉血栓的风险，不能作为一线治疗方案，并且必须根据获益与风险比来衡量是否采用，主要适用于骨折风险高的相对较年轻的绝经后妇女，特别是伴有潮热、盗汗等绝经症状的患者。绝经早期（60岁前）开始用药获益更大，风险更小。治疗方案应充分，应用最低有效剂量，并坚持定期随访，每年进行安全评估。

（1）尼尔雌醇（nilestriol） 是我国自行研制的雌激素制剂，具有强效、长效、服用方便和副作用小等优点。尼尔雌醇为雌三醇的衍生物，在体内代谢为乙炔雌三醇和雌三醇而发挥作用。尼尔雌醇的主要不良反应包括胃肠道反应、乳房胀痛等，偶发肝损伤、突破性出血等，长期应用可能增加罹患乳腺癌、子宫内膜癌、深静脉血栓的危险性。

（2）替勃龙（tibolone） 是一种人工合成的组织特异性的新型拟雌激素药物，针对不同的靶组织器官分别具有雌、孕、雄三种激素样活性。能够防止骨量丢失，减少绝经后综合征。其可用于防治绝经后骨质疏松，并用于缓解更年期综合征，尤其是潮热、出汗、头痛等绝经后血管舒缩症状。不良反应主要有偶见体重增加、胃肠道不适、阴道出血、面部汗毛增生、胫骨前水肿等。严重肝肾功能障碍、癫痫、偏头痛患者慎用。妊娠、心脑血管病史者、怀疑有激素依赖性肿瘤、不明原因阴道出血者禁用。

**2. 选择性雌激素受体调节剂** 雷洛昔芬（raloxifene）为人工合成的选择性激素受体调节剂，兼有雌激素受体激动剂和拮抗剂的双重作用，其作用取决于作用的靶组织，并与体内雌激素水平有关。该类药物可选择性地结合于不同组织的雌激素受体（ER），分别产生类雌激素（如骨骼、心脏）或抗雌激素（如子宫、乳腺）的作用，在抑制绝经后妇女骨吸收的同时，不刺激乳腺和子宫，能够提高骨量和保护骨质量。本品主要用于预防和治疗绝经后妇女的骨质疏松症，能显著降低椎体骨折发生率，临床研究发现它还有预防浸润性乳腺癌的作用。

**3. 植物雌激素**（phytoestrogen） 来源于植物，其结构与雌激素相似，能与机体雌激素受体结合，产生雌激素样作用。如异黄酮类（isoflavones）、香豆素类（coumarins）和木脂素类（lignans）等化合物。

**依普黄酮**(ipriflavone) 为7-异丙氧基异黄酮，是人工合成的一种异黄酮衍生物。依普黄酮在动物和人体中均不具有雌激素对生殖系统的影响，但却能增加雌激素的活性，具有雌激素样的抗骨质疏松症作用，对各种实验性骨质疏松症均能减少骨丢失。其作用机制主要是促进成骨细胞的增殖，促进骨胶原合成和骨基质的矿化，增加骨量；减少破骨细胞前体细胞的增殖和分化，抑制破骨细胞的活性，降低骨吸收；通过雌激素样作用增加降钙素的分泌，间接产生抗骨吸收作用。本品临床适用于改善原发性骨质疏松症的症状，提高骨量减少者的骨密度。

## 二、骨形成促进药

### （一）氟制剂

氟化物（fluoride）对骨有高度亲和性，可取代羟磷灰石形成氟磷灰石。而氟磷灰石不易被破骨细胞溶解吸收，从而增加骨强度。氟化物对骨的作用与剂量有关：小剂量对骨量有益，降低骨折的发生率；大剂量可使骨形成异常，反而增加骨脆性，特别是增加皮质骨骨折的概率。氟化物由于快速形成大量的新骨，会降低骨的质量，出现明显的钙缺乏，需补充足量的钙和适量的活性维生素D。氟化物也具有促进骨形成的作用，但长期使用氟化物可导致新生小梁骨的不良连接，形成皮质骨空洞，引起非脊柱骨折增加，限制了其应用。氟化物与抑制骨吸收剂联合应用的疗效比单独应用好。长期使用可出现胃肠道反应，也可产生外周疼痛综合征。

### （二）甲状旁腺激素及其类似物

甲状旁腺激素（parathyroid hormone，PTH）在甲状旁腺内生成前体，通过甲状旁腺的主细胞分泌，是一种由84个氨基酸组成的单链多肽，N末端1至34个氨基酸片段是其活性部位。目前，应用于临床的有PTH（1-34）和PTH（1-84）。其中，特立帕肽（teriparatide）是重组DNA来源的甲状旁腺激素。

PTH可以在cAMP介导下发挥升高血钙、降低血磷、促进骨转换的作用，PTH的分泌主要受血浆$Ca^{2+}$浓度的调节，血浆$Ca^{2+}$浓度升高，ITH的分泌即受到抑制；血浆$Ca^{2+}$浓度降低，则刺激PTH的分泌。PTH主要作用于肾脏、骨和小肠。其活性片段PTH（1-34），亦具有PTH相同的生理作用。PTH是在骨形成以及钙盐沉积过程中起重要调节作用的激素。

特立帕肽是重组人PTH（1-34），能显著增加腰椎骨密度，显著降低有脊椎骨折史的绝经后妇女再发生脊柱和非脊柱骨折的危险。其临床用于治疗妇女绝经后骨质疏松且骨折风险较高的患者，也用于治疗男性原发性和次发性性腺功能低下的骨质疏松和骨折风险较高的患者。患者对特立帕肽治疗的总体耐受性较好，部分患者可能有头晕或下肢抽搐的不良反应。动物实验表明，应用特立帕肽存在骨肉瘤的风险。

### （三）雄激素

雄激素作用于受体后促进骨细胞的增殖、分化，促进骨基质蛋白的合成，刺激骨形成。雄激素也能抑制破骨细胞前体细胞向破骨细胞的转化。同化激素通过蛋白同化的作用促进骨形成。

### （四）其他促进骨形成的药物

前列腺素$E_2$如地诺前列酮是强效的骨形成促进药，通过刺激成骨细胞分化、增殖而促进骨形成。但全身作用多，选择性低。

## 三、骨矿化促进药

骨矿化促进药主要包括钙剂（calcium）和维生素D。两者是人体钙磷代谢的重要物质。钙是构成人体矿物质的重要元素，是骨矿化的主要组成成分，而维生素D是调节钙的吸收和代谢的必要物质。两者在预防和治疗骨质疏松时主要发挥补充骨矿物质，并促进骨矿物质沉积，这些作用有利于骨的形成。

常用钙剂有磷酸钙、枸橼酸钙、乳酸钙、葡萄糖酸钙等。

维生素D在体内经代谢生成活性维生素$D_3$［1,25-$(OH)_2D_3$］。维生素$D_3$能增加小肠吸收饮食中钙和磷，维持钙磷平衡。在骨重建过程中，维生素$D_3$可增加成骨细胞活性。足量钙和维生素D的摄入能补充矿物质，预防骨量丢失和减少骨折的发生率。但单纯补钙和维生素D对已确诊的骨质疏松症的治疗是不够的。钙剂和维生素D只是作为一种与不同的促骨形成药物或抗骨吸收药物合用的基础治疗。

临床常用的活性维生素D及其类似物有骨化三醇［calcitriol，1,25-$(OH)_2D_3$，即活性维生素$D_3$］和阿法骨化醇（alfacalcidol）。

### 四、其他药物

#### （一）锶制剂

锶是一种与钙代谢密切相关的微量元素，锶具有钙类似的化学性质，在肠道钙吸收和钙运输的研究中被用作钙的标记物。研究表明，在骨重建的部位锶的含量最高。

**雷奈酸锶**（strontium ranelate）是一种合成的有机锶制剂，为一类抗骨质疏松新药，可同时作用于成骨细胞和破骨细胞，具有抑制骨吸收和促进骨形成的双重作用。雷奈酸锶仅用于治疗骨折高危的绝经后妇女严重骨质疏松症以及骨折风险增高的男性严重骨质疏松症。常见的不良反应有恶心、腹泻等胃肠道反应。

#### （二）维生素K

维生素K是谷氨酸$\gamma$-羧化酶的辅酶，参与骨钙素中谷氨酸的$\gamma$位羧基化，促进骨矿盐沉积。维生素$K_1$与维生素$K_2$均能促进骨骼矿化，维生素$K_2$的作用更强。维生素$K_2$亦能调节成骨细胞和细胞外基质相关基因的转录，从而促进胶原合成，而胶原纤维的数量和质量会影响骨强度。

## 第三节　抗骨质疏松症药物的合理应用

**1. 注意用药疗程**　除双膦酸盐药物外，其他抗骨质疏松药物一旦停止应用，疗效就会快速下降；双膦酸盐类药物停用后，其抗骨质疏松性骨折的作用可能会保持数年。另外，由于双膦酸盐类药物使用超过5年，可能会增加罕见不良反应（如下颌骨坏死或非典型股骨骨折）的风险，建议双膦酸盐治疗3～5年后需考虑药物假期。如骨折风险仍高，可以经过药物评价继续使用双膦酸盐或换用其他抗骨质疏松药物。特立帕肽疗程不应超过2年。

**2. 抗骨质疏松药物疗程应个体化**　所有治疗应至少坚持1年，在最初3～5年治疗期后，应该全面评估患者发生骨质疏松性骨折的风险。

**3. 关于骨折后应用抗骨质疏松药物**　骨质疏松性骨折后应积极给予抗骨质疏松药物治疗，包括骨吸收抑制药或骨形成促进药等。很多证据表明使用常规剂量的抗骨吸收药物，包括口服或静脉注射双膦酸盐类药物，对骨折愈合无明显不良影响。

**4. 抗骨质疏松药物联合和序贯治疗**　骨质疏松症如同其他慢性疾病一样，不仅要长期、个体化治疗，也需药物联合或序贯治疗。

联合方案以钙剂及维生素D作为基础治疗药物，可以与骨吸收抑制药或骨形成促进药联合使用。一般不建议联合应用相同作用机制的药物。

### 同步练习

一、选择题

【A型题】

1. 下列不属于抗骨质疏松症药物的是（　　）

A. 双膦酸盐类　　B. 雌激素受体调节剂　　C. 降钙素

D. 氟化物　　E. 甲状腺激素

2. 阿仑膦酸钠的作用特点不包括（　　）

A. 能抑制破骨细胞活性　　B. 可间接抑制骨吸收作用

C. 有骨矿化抑制作用　　D. 临床主要用于治疗绝经后骨质疏松症
E. 用于治疗男性骨质疏松以增加骨量

3. 降钙素的作用特点不包括（　　）
A. 通过结合到破骨细胞抑制性受体上抑制骨吸收
B. 减少近端小管 $Ca^{2+}$ 和磷酸盐的重吸收，降低血浆 $Ca^{2+}$ 浓度
C. 对骨质疏松所致骨痛有明显镇痛作用
D. 临床常用于骨质疏松的预防，有助于减少骨折风险
E. 可用于肿瘤的骨转移性疼痛

4. 雌激素可用于（　　）
A. 围绝经期综合征　　B. 卵巢功能不全和闭经　　C. 绝经后骨质疏松症
D. 功能失调性子宫出血　　E. 以上均是

5. 氟化物的作用特点不包括（　　）
A. 小剂量氟化物可降低骨折的发生风险
B. 大剂量氟化物可增加骨脆性
C. 氟化物具有促进骨形成的作用
D. 长期使用氟化物可导致新生小梁骨的不良连接
E. 氟化物可用于外周疼痛综合征

6. 下列抗骨质疏松的药物中，没有骨形成促进作用的是（　　）
A. 雷洛昔芬　　B. 甲状旁腺激素　　C. 氟化物
D. 特立帕肽　　E. 雷奈酸锶

## 二、填空题

1. 骨吸收抑制药主要有________、________、________等。
2. 骨形成促进药主要包括________、________和________等。
3. 骨矿化促进药主要指能够促进骨矿物质沉积的药物，主要包括________和________。

## 三、问答题

1. 抗骨质疏松症的药物有哪些？
2. 简述阿仑膦酸钠的药理作用和临床应用。
3. 简述降钙素的药理作用和临床应用。
4. 简述雄激素治疗骨质疏松症的机制。

# 参考答案

## 一、选择题

1. E　2. C　3. D　4. E　5. E　6. A

## 二、填空题

1. 双膦酸盐　雌激素及其受体调节剂　降钙素
2. 氟化物　甲状旁腺激素　雄激素
3. 钙剂　维生素 D

## 三、问答题

1. 答：抗骨质疏松症的药物有主要有骨吸收抑制药、骨形成促进药和骨矿化促进药。抑制破骨细胞的骨吸收是主要治疗措施，药物主要有双膦酸盐、雌激素及其受体调节剂、降钙素等；骨形成促进药主要包括氟化物、甲状旁腺激素、雄激素、前列腺素 $E_2$ 以及他汀类降脂药等；骨矿化促进药主要包括钙剂和维生素 D。

2. 答：（1）药理作用　阿仑膦酸钠为氨基双膦酸盐，进入骨基质羟磷灰石晶体中后，当破骨细胞溶解晶体时药物被释放，能抑制破骨细胞活性，并通过对成骨细胞的作用间接起抑制骨吸收作用。其抗骨吸收活性强，无骨矿化抑制作用。本品能够增加骨质疏松症患者的腰椎和髋部骨密度，降低发生椎体及髋部等部位骨折的风险。

（2）临床应用　临床主要用于绝经后骨质疏松症，以预防髋部和脊柱骨折（椎骨压缩性骨折）。本品也适用于治疗男性骨质疏松以增加骨量。

3. 答：（1）药理作用　降钙素的主要靶器官在骨，它通过结合到破骨细胞抑制性受体上抑制骨吸收。在肾脏，它减少近端小管 $Ca^{2+}$ 和磷酸盐的重吸收，降低血浆 $Ca^{2+}$ 浓度。流经甲状腺的血液中 $Ca^{2+}$

浓度增加可引起降钙素分泌增加和抑制骨吸收，使高血钙患者钙浓度下降。降钙素与 PTH 一起调节体内钙平衡。降钙素类药物能明显缓解骨痛，对肿瘤骨转移、骨质疏松所致骨痛有明显治疗效果。

（2）临床应用　①用于其他药物治疗无效的早期和晚期绝经后骨质疏松症以及老年性骨质疏松症的治疗；②用于治疗继发于乳腺癌、肺癌、肾癌、骨髓瘤或其他恶性肿瘤的骨转移性疼痛；③用于治疗变形性骨炎（Paget 骨病）。

4. 答：雄激素作用于受体后促进骨细胞的增殖、分化，促进骨基质蛋白的合成，刺激骨形成。雄激素也能抑制破骨细胞前体细胞向破骨细胞的转化。

（万航娟　罗　丽）

# 第三十九章　抗菌药物概论

**学习目标**

**1. 掌握**　抗菌药物的常用术语；抗菌药物的作用机制；细菌耐药性及耐药性产生的机制。

**2. 熟悉**　抗菌药物的合理应用原则。

**3. 了解**　耐药基因的转移方式，多重耐药。

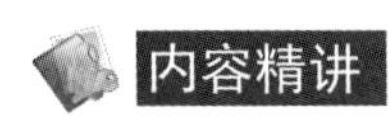

**内容精讲**

## 第一节　抗菌药物的常用术语

**1. 化学治疗**（chemotherapy）　是指针对所有病原体，包括微生物（细菌、真菌、病毒等）、寄生虫和肿瘤细胞所致疾病的药物治疗，简称化疗。

**2. 抗微生物药**（antimicrobial drugs）　是指用于治疗病原微生物所致感染性疾病的药物，主要包括抗菌药物、抗真菌药物和抗病毒药物。

**3. 抗菌药物**（antibacterial drugs）　是指对细菌具有抑制或杀灭作用的药物，包括抗生素和人工合成抗菌药物（喹诺酮类和磺胺类等）。

**4. 抗生素**（antibiotics）　是由各种微生物（包括细菌、真菌、放线菌属）产生的，能杀灭或抑制其他微生物的物质，包括天然抗生素和人工半合成抗生素。

**5. 抗菌谱**（antibacterial spectrum）　是指抗菌药物的抗菌范围，包括广谱（如四环素、氯霉素）和窄谱（如异烟肼）两种。

**6. 抗菌活性**（antibacterial activity）　是指抗菌药物抑制或杀灭细菌的能力。

**7. 抑菌药**（bacteriostatic drugs）　是指仅具有抑制细菌的生长繁殖而无杀灭细菌作用的抗菌药物，如四环素、氯霉素、磺胺类。

**8. 杀菌药**（bactericidal drugs）　是指具有杀灭细菌作用的抗菌药物，如青霉素类、头孢菌素类、氨基苷类。

**9. 最低抑菌浓度**（minimum inhibitory concentration，MIC）　是指体外培养细菌18～24h后能够抑制培养基中细菌生长的最低药物浓度，是衡量抗菌药物抗菌活性大小的指标。

**10. 最低杀菌浓度**（minimum bactericidal concentration，MBC）　是指能够杀灭培养基中细菌或使细菌数减少99.99%的最低药物浓度，也是衡量抗菌药物抗菌活性大小的指标。

**11. 化疗指数**（chemotherapeutic index，CI）　是评价化学治疗药物有效性和安全性的指标，常以化疗药物的动物半数致死量（$LD_{50}$）和治疗感染动物的半数有效量（$ED_{50}$）的比值（$CI=LD_{50}/ED_{50}$）或5%的致死量（$LD_5$）与95%的有效量（$ED_{95}$）的比值（$LD_5/ED_{95}$）表示。

**12. 抗生素后效应**（post antibiotic effect，PAE）　是指细菌与抗生素短暂接触，抗生素浓度下降，低于最低抑菌浓度或消失后，细菌生长仍受到持续抑制的效应。

**13. 首次接触效应**（first expose effect）　是指抗菌药物在初次接触细菌时有强大的抗菌效应，再度接触时不再出现强大效应，或连续与细菌接触后抗菌效应不再明显增强，需要间隔相当时间（常数小时）才会再起作用。

## 第二节 抗菌药物的作用机制

**1. 抑制细菌细胞壁的合成** 青霉素类、头孢菌素类、万古霉素、磷霉素、环丝氨酸、杆菌肽等属于此类，此类药物多为杀菌药。

**2. 改变胞质膜的通透性** 多黏菌素B/E、制霉菌素、两性霉素B等属于此类。

**3. 抑制蛋白质的合成** 氨基苷类属于蛋白质合成全过程抑制药，四环素类属于30S亚基抑制药，氯霉素、林可霉素类、大环内酯类属于50S亚基抑制药。

**4. 影响核酸和叶酸代谢** 如喹诺酮类抑制细菌DNA拓扑异构酶（DNA回旋酶），抑制细菌DNA复制；利福平抑制依赖DNA的RNA多聚酶，阻碍mRNA合成；磺胺类与对氨苯甲酸（PABA）竞争结合二氢蝶酸合酶，影响细菌体内的叶酸代谢。

## 第三节 细菌耐药性

### 一、细菌耐药性的产生和种类

细菌耐药性（bacterial resistance）是细菌产生对抗菌药物不敏感的现象，分为固有耐药和获得性耐药。固有耐药又称天然耐药，是由细菌染色体基因决定而代代相传的耐药性；获得性耐药大多由质粒介导，但亦可由染色体介导。细菌的获得性耐药可消失，也可因质粒将耐药基因转移给染色体而代代相传，转变为固有耐药。

### 二、细菌耐药的机制

**1. 产生灭活酶** 是最重要的机制之一，如细菌产生β-内酰胺酶，对β-内酰胺类抗生素耐药；细菌对氨基苷类抗生素产生钝化酶，有乙酰化酶、磷酸化酶、腺苷化酶等。

**2. 抗菌药物作用靶位的改变** ①细菌改变细胞内膜上与抗生素结合部位的靶蛋白结构，降低与抗生素的亲和力；②细菌与抗生素接触后产生一种新的、原来敏感菌没有的靶蛋白，使抗生素不能与新的靶蛋白结合；③靶蛋白数量的增加。

**3. 改变细菌外膜通透性** 细菌接触抗生素后，可通过改变通道蛋白（porin）的性质和数量来降低细菌的膜通透性而产生获得性耐药。如细菌的非特异OmpF通道蛋白丢失，对β-内酰胺类、喹诺酮类耐药，铜绿假单胞菌特异OprD通道蛋白丢失，减少亚胺培南进入而引起耐药。

**4. 影响主动流出系统** 某些细菌能将进入菌体的药物泵出体外，这种泵需要能量，故称主动流出系统。

### 三、耐药基因的转移方式

耐药基因可通过转导、转化、接合等方式转移。

### 四、多重耐药

细菌对多种抗菌药物的耐药称多重耐药（multi-drug resistance，MDR），已成为全球关注的热点，也是近年来研究和监测的重点。

## 第四节 抗菌药物的合理应用原则和分类

### 一、抗菌药物的合理应用原则

（1）尽早确定病原菌。

（2）按适应证选药。

（3）抗菌药物的预防应用 预防用药仅限于以下几种情况：①苄星青霉素、普鲁卡因青霉素或红霉素常用于风湿性心脏病患儿及常发生链球菌咽炎或风湿热的儿童和成人，以防风湿热的发作，而且需数年以上疗程的预防用药，直到病情稳定；②若在流行性脑脊髓膜炎发病的季节，可用磺胺嘧啶口服做预防用药；③进入疟疾区的人群在进入前两周开始服用乙胺嘧啶与磺胺多辛的复方制剂，时间不宜超过3个月；④青霉素、阿莫西林、头孢唑林可分别用于风湿性心脏病、先天性心脏病人工瓣膜患者，进行口腔、上呼吸道、尿道及心脏手术前；⑤青霉素或阿莫西林可用于战伤、复合外伤、闭塞性脉管炎患者截肢手术后，以防止由产气荚膜杆菌引起的气性坏疽，对青霉素过敏者可用克林霉素或甲硝唑；⑥胃肠道、胸腹部手术后用药1～3天。

（4）抗菌药物的联合应用　联合用药的适应证：①不明病原体的严重细菌性感染，为扩大抗菌范围，可联合用药，诊断明确后即调整用药；②单一抗菌药物不能控制的感染；③结核病、慢性骨髓炎需长期用药治疗；④两性霉素B在治疗隐球菌脑炎时可合用氟胞嘧啶，减少两性霉素B的毒性反应；⑤大剂量青霉素治疗细菌性脑膜炎时可加入磺胺等。

（5）防止抗菌药物的不合理应用　①病毒感染，除非伴有细菌感染或继发感染，一般不应该使用抗菌药物；②原因未明的发热患者，除非伴有感染，一般不用抗菌药物治疗，否则易掩盖典型的临床症状和难以检出病原体而延误正确的诊断和治疗；③应尽量避免抗菌药物的局部应用，否则可引起细菌耐药和变态反应的发生；④剂量要适宜，疗程要足够。

（6）患者的其他因素与抗菌药物的应用问题

①肾功能减退者，应避免使用主要经肾排泄或对肾脏有损害的抗菌药物；②肝功能减退者，避免使用主要经肝代谢，且对肝脏有损害的抗菌药物；③对新生儿、儿童、孕妇和哺乳期妇女用药要谨慎，一定要选用安全的抗菌药物。

## 二、抗菌药物按作用性质分类

抗菌药物一般按作用性质分为四大类型：Ⅰ类，繁殖期杀菌药，如青霉素类、头孢菌素类；Ⅱ类，静止期杀菌药，如氨基苷类、喹诺酮类、多黏菌素类，对繁殖期和静止期都可杀菌；Ⅲ类，快速抑菌药，如四环素类、氯霉素类、大环内酯类、林可霉素；Ⅳ类，慢速抑菌药，如磺胺类。联合应用两类药物，产生协同［（Ⅰ＋Ⅱ），如肠球菌心内膜炎，联用青霉素＋链霉素或庆大霉素］、拮抗［（Ⅰ＋Ⅲ），如青霉素＋四环素合用］、相加（Ⅲ＋Ⅳ）、无关或相加［（Ⅰ＋Ⅳ），如青霉素＋磺胺类用于流行性脑脊髓膜炎］等四种效果。

# 同步练习

## 一、选择题

**【A型题】**

1. 下列抗菌药物的作用机制不属于抑制细菌细胞壁的合成的是（　　）
   A. 青霉素类　　B. 头孢菌素类　　C. 万古霉素
   D. 磷霉素　　E. 氯霉素
2. 特异性抑制细菌DNA依赖的RNA聚合酶的药物是（　　）
   A. 磺胺类　　B. 喹诺酮类　　C. 万古霉素
   D. 磷霉素　　E. 利福平
3. 下列抗菌药物的作用机制，属于抑制叶酸代谢的是（　　）
   A. 青霉素　　B. 磺胺类　　C. 头孢菌素类
   D. 氨基苷类　　E. 氟喹诺酮类
4. 下列抗菌药物的作用机制，不属于抑制蛋白质的合成的是（　　）
   A. 氨基苷类　　B. 四环素类　　C. 林可霉素类
   D. 氯霉素　　E. 磺胺类
5. 影响细菌蛋白质合成全过程的抗菌药物是（　　）
   A. 链霉素　　B. 氯霉素　　C. 四环素

D. 红霉素　　E. 林可霉素

6. 下列抗菌药物的作用机制，属于影响核酸代谢的是（　　）

A. 青霉素类　　B. 氨基苷类　　C. 头孢菌素

D. 喹诺酮类　　E. 氯霉素

7. 青霉素G与四环素合用的效果是（　　）

A. 协同　　B. 拮抗　　C. 相加

D. 无关　　E. 无法判定

8. 下列抗菌药物的作用机制，属于影响核酸代谢的是（　　）

A. 氯霉素　　B. 氨基苷类　　C. 头孢菌素

D. 利福平　　E. 四环素

9. 大环内酯类药物的抗菌作用机制，属于（　　）

A. 抑制细菌细胞壁的合成　　B. 影响叶酸代谢　　C. 抑制蛋白质的合成

D. 影响核酸代谢　　E. 改变胞质膜的通透性

10. 关于细菌细胞壁的描述，错误的是（　　）

A. 革兰阳性（$G^+$）菌细胞壁坚厚，肽聚糖含量占50%～80%

B. $G^+$菌菌体内渗透压较高

C. 革兰阴性（$G^-$）菌细胞壁较薄，肽聚糖含量占1%～10%

D. $G^-$菌菌体内渗透压较低

E. $G^+$菌在肽聚糖层外有脂多糖、外膜、脂蛋白等成分

11. 抗结核药物联合用药的主要目的是（　　）

A. 扩大抗菌谱　　B. 增强抗菌活性　　C. 增强疗效和延缓耐药性的产生

D. 减少毒性和不良反应　　E. 延长药物作用时间

12. 抗菌药物的预防应用，合理的是（　　）

A. 苄星青霉素常用于风湿性心脏病患儿，防止风湿热的发作

B. 磺胺嘧啶口服预防流行性脑脊髓膜炎

C. 青霉素或阿莫西林用于复合外伤患者截肢术后，以防止气性坏疽

D. 青霉素用于风湿性心脏病患者进行口腔、上呼吸道及心脏手术前

E. 以上都是

13. 可获得协同作用的药物联合是（　　）

A. 青霉素类＋红霉素　　B. 青霉素＋氯霉素　　C. 青霉素＋四环素

D. 青霉素＋庆大霉素　　E. 青霉素＋磺胺嘧啶

14. 抗菌药物联合应用，合理的是（　　）

A. 病原体未明的严重细菌感染，单一药物难以控制的严重感染

B. 需长期用药治疗的结核病、慢性骨髓炎

C. 腹腔穿孔所致的腹膜感染

D. 大剂量青霉素用于细菌性脑膜炎时加用磺胺

E. 以上都是

15. 下列药物属于繁殖期杀菌药的是（　　）

A. 青霉素类　　B. 磺胺类　　C. 氨基苷类

D. 氯霉素　　E. 四环素类

16. 下列药物属于慢效抑菌药的是（　　）

A. 头孢菌素类　　B. 磺胺类　　C. 喹诺酮类

D. 大环内酯类　　E. 四环素类

17. 繁殖期杀菌药与静止期杀菌药合用的效果是（　　）

A. 协同　　B. 拮抗　　C. 相加

D. 无关　　E. 无法判定

18. 下列药物不属于快效抑菌药物的是（　　）

A. 四环素　　B. 氯霉素　　C. 大环内酯类

D. 磺胺类　　E. 林可霉素

19. 下列药物联合应用不合理的是（　　）

A. 青霉素合用四环素治疗上呼吸道感染

B. 青霉素合用磺胺治疗流行性脑脊髓膜炎

C. 青霉素合用庆大霉素治疗肠球菌性心内膜炎

D. 第三代头孢菌素合用氨基苷类用于铜绿假单胞菌感染

E. 阿莫西林合用甲硝唑治疗幽门螺杆菌感染

20. 细菌对β-内酰胺类抗生素产生耐药性的主要原因是（　　）

A. 细菌产生了水解酶　　B. 细菌产生了对氨基苯甲酸

C. 细菌改变代谢途径　　D. 细菌产生了钝化酶

E. 药物结合靶位的改变

**【B型题】**

A. 抑制细菌细胞壁的合成　　B. 影响叶酸代谢　　C. 抑制蛋白质的合成

D. 影响核酸代谢　　E. 改变胞质膜的通透性

21. 利福平的抗菌作用机制是（　　）

22. 氟喹诺酮类的抗菌作用机制是（　　）

23. 氨基苷类的抗菌作用机制是（　　）

24. β-内酰胺类抗生素的主要抗菌作用机制是（　　）

**【X型题】**

25. 下列抗菌药物的作用机制主要是抑制细菌细胞壁合成的是（　　）

A. 磷霉素　　B. 青霉素类　　C. 头孢菌素类

D. 万古霉素　　E. 氨基苷类

26. 下列抗菌药物的作用机制主要是抑制蛋白质合成的是（　　）

A. 四环素类　　B. 氨基苷类　　C. 大环内酯类

D. 氯霉素　　E. 林可霉素

27. 采用哪些措施可减少细菌对抗菌药物的耐药性（　　）

A. 严格掌握抗菌药物的适应证，避免滥用　　B. 给予足够的剂量和疗程

C. 必要而合理的联合用药　　D. 避免不合理的局部药物应用

E. 严格掌握预防用药的适应证，避免滥用

28. 下列药物的作用机制主要是影响核酸代谢的是（　　）

A. 青霉素类　　B. 氨基苷类　　C. 氟喹诺酮类

D. 利福平　　E. 头孢菌素类

29. 肾功能损害患者应该避免使用下列哪些药物（　　）

A. 青霉素　　B. 万古霉素　　C. 多西环素

D. 两性霉素B　　E. 氨基苷类

30. 肝功能不全患者，应该禁用或慎用哪些药物（　　）

A. 红霉素　　B. 四环素　　C. 氯霉素

D. 利福平　　E. 林可霉素

31. 下列联合用药合理的有（　　）

A. 病原体未明的严重细菌感染，扩大抗菌谱

B. 单一药物难以控制的严重感染、混合感染

C. 长期用药易产生耐药性，如结核病和慢性骨髓炎

D. 联合用药使毒性较大的抗菌药减少剂量
E. 药物不易渗入作用部位的感染

32. 下列联合用药是合理的（　　）
A. 青霉素类＋庆大霉素　　B. 第三代头孢菌素＋氨基苷类
C. 氟喹诺酮类＋头孢菌素类　　D. 青霉素＋四环素
E. 氟喹诺酮类＋氨基苷类

33. 联合用药的目的有（　　）
A. 扩大抗菌谱　　B. 利用协同作用而减少用药剂量，提高疗效
C. 增强抗菌活性　　D. 延缓和减少耐药性
E. 长期用药，可降低毒性反应和不良反应

## 二、填空题

1. ________是指抗菌药物的抗菌范围，________是指抗菌药物抑制或杀灭细菌的能力，二者是临床选用抗菌药物的药理学基础。
2. 细菌耐药基因的水平转移方式有________、________、________等方式。
3. 细菌的耐药性分为________和________，________又称为天然耐药。
4. 抗菌药物包括________和人工合成的抗菌药物如________、________等。
5. 体外抗菌活性常用________和________表示。
6. 化疗指数常用________或________表示。

## 三、问答题

### (一) 问答题

1. 抗菌药物的作用机制有哪些？举例说明。
2. 细菌的耐药机制有哪些？举例说明。
3. 抗菌药物联合应用的适应证有哪些？
4. 理想的抗菌药物应该具备哪些特点？
5. 如何防止抗菌药物的不合理使用？

### (二) 论述题

试述抗菌药物的合理应用原则。

# 参考答案

## 一、选择题

1. E　2. E　3. B　4. E　5. A　6. D　7. B　8. D　9. C　10. E　11. C　12. E　13. D　14. E　15. A　16. B　17. A　18. D　19. A　20. A　21. D　22. D　23. C　24. A　25. ABCD　26. ABCDE　27. ABCDE　28. CD　29. BDE　30. ABCDE　31. ABCDE　32. ABCE　33. ABCDE

## 二、填空题

1. 抗菌谱　抗菌活性
2. 转导　转化　接合
3. 固有耐药　获得性耐药　固有耐药
4. 抗生素　喹诺酮类　磺胺类
5. 最低抑菌浓度　最低杀菌浓度
6. $LD_{50}/ED_{50}$　$LD_{5}/ED_{95}$

## 三、问答题

### (一) 简答题

1. 答：①抑制细胞壁的合成，如青霉素类、头孢菌素类、万古霉素等；②增加胞质膜的通透性，如多黏菌素B/E等；③抑制蛋白质的合成，如氨基苷类、四环素类、氯霉素、林可霉素类、大环内酯类；④抑制叶酸代谢，如磺胺类；⑤抑制核酸DNA、RNA的合成，如喹诺酮类、利福平。

2. 答：①产生灭活酶，是最重要的机制之一，如细菌产生β-内酰胺酶，对β-内酰胺类抗生素耐药；细菌产生氨基苷类钝化酶，对氨基苷类耐药。②抗菌药物作用靶位改变，如肺炎球菌对青霉素的耐药。③改变细菌外膜的通透性，如铜绿假单胞菌丢失特异OprD通道蛋白，对亚安培南耐药。④影响主动流出系统，如大肠埃希菌、金黄色葡萄球菌、铜绿假单胞菌对四环素类、氟喹诺酮类、大环内酯类、氯霉素、β-内酰胺类多重耐药。

3. 答：①不明病原体的严重细菌性感染，为扩大抗菌范围，可联合用药，诊断明确后即调整用

药；②单一抗菌药物不能控制的感染；③结核病、慢性骨髓炎需长期用药治疗；④两性霉素B在治疗隐球菌脑炎时可合用氟胞嘧啶，减少两性霉素B的毒性反应；⑤大剂量青霉素治疗细菌性脑膜炎时可加入磺胺等。

4.答：对细菌有高度选择性；对人体无毒或毒性很低；细菌不易产生耐药性；具有很好的药动学特点；最好为强效、速效和长效的药物；使用方便；价格低廉。

5.答：①病毒感染一般不用抗菌药物，除非细菌感染和继发感染。②原因未明的发热患者，除非伴有细菌感染，一般不用抗菌药物。③尽量避免抗菌药物的局部应用，避免耐药性和变态反应的发生。④剂量要适宜，疗程要足够。

**(二) 论述题**

答：(1) 尽早确定病原菌。

(2) 按适应证选药。

(3) 抗菌药物的预防应用　预防用药仅限于以下几种情况：①苄星青霉素、普鲁卡因青霉素或红霉素常用于风湿性心脏病患儿及常发生链球菌咽炎或风湿热的儿童和成人，以防风湿热的发作，而且需数年以上疗程的预防用药，直到病情稳定；②若在流行性脑脊髓膜炎发病的季节，可用磺胺嘧啶口服做预防用药；③进入疟疾区的人群在进入前两周开始服用乙胺嘧啶与磺胺多辛的复方制剂，时间不宜超过3个月；④青霉素、阿莫西林、头孢唑林可分别用于风湿性心脏病、先天性心脏病人工瓣膜患者，进行口腔、上呼吸道、尿道及心脏手术前；⑤青霉素或阿莫西林可用于战伤、复合外伤、闭塞性脉管炎患者截肢手术后，以防止由产气荚膜杆菌引起的气性坏疽，对青霉素过敏者可用克林霉素或甲硝唑；⑥胃肠道、胸腹部手术后用药1～3天。

(4) 抗菌药物的联合应用　联合用药的适应证：①不明病原体的严重细菌性感染，为扩大抗菌范围，可联合用药，诊断明确后即调整用药；②单一抗菌药物不能控制的感染；③结核病、慢性骨髓炎需长期用药治疗；④两性霉素B在治疗隐球菌脑炎时可合用氟胞嘧啶，减少两性霉素B的毒性反应；⑤大剂量青霉素治疗细菌性脑膜炎时可加入磺胺等。

(5) 防止抗菌药物的不合理应用　①病毒感染，除非伴有细菌感染或继发感染，一般不应该使用抗菌药物；②原因未明的发热患者，除非伴有感染，一般不用抗菌药物治疗，否则易掩盖典型的临床症状和难以检出病原体而延误正确的诊断和治疗；③应尽量避免抗菌药物的局部应用，否则可引起细菌耐药和变态反应的发生；④剂量要适宜，疗程要足够。

(6) 患者的其他因素与抗菌药物的应用问题　①肾功能减退者，应避免使用主要经肾排泄或对肾脏有损害的抗菌药物；②肝功能减退者，避免使用主要经肝代谢，且对肝脏有损害的抗菌药物；③对新生儿、儿童、孕妇和哺乳期妇女用药要谨慎，一定要选用安全的抗菌药物。

(曾昭毅)

# 第四十章 β-内酰胺类抗生素

**学习目标**

**1. 掌握** β-内酰胺类抗生素的分类、抗菌作用机制和耐药机制；青霉素G和头孢菌素的药动学特点、抗菌作用和抗菌谱、耐药机制、临床应用、不良反应及其防治。

**2. 熟悉** 各种半合成青霉素、各代头孢菌素、其他β-内酰胺类抗生素的抗菌作用特点。

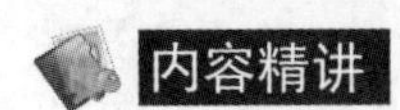


## 第一节 分类、抗菌作用机制和耐药机制

### 一、分类

β-内酰胺类抗生素是指化学结构中具有β-内酰胺环的一类抗生素，包括：青霉素类、头孢菌素类、其他β-内酰胺类、β-内酰胺酶抑制药以及β-内酰胺类抗生素的复方制剂。

该类抗生素具有以下特点：抗菌范围广，抗菌活性强，毒性低；适应证广，疗效好，品种多；除对$G^+$菌、$G^-$球菌有作用外，还对部分厌氧菌亦有抗菌作用。

### 二、抗菌作用机制

其作用机制主要是与细菌菌体内的青霉素结合蛋白（PBPs）结合，抑制细菌细胞壁黏肽合成酶，阻碍细菌细胞壁黏肽合成，抑制细菌细胞壁合成，细菌细胞壁缺损，菌体失去渗透屏障而膨胀、裂解，同时触发细菌的自溶酶活性，溶解菌体而产生抗菌作用。

由于哺乳动物无细胞壁，因此β-内酰胺类抗生素对人和动物的毒性很小；β-内酰胺类抗生素对已合成的细胞壁无影响，对繁殖期细菌作用较静止期强。

### 三、耐药机制

① 产生水解酶：细菌产生的β-内酰胺酶使β-内酰胺环水解裂开，使β-内酰胺类抗生素失去抗菌活性。

② 与药物结合：β-内酰胺酶与药物结合，使药物停留于胞浆膜外间隙，不能到达作用靶位PBPs而发挥作用，此机制为“陷阱机制”或“牵制机制”。

③ 改变PBPs：如PBPs发生结构改变，或合成数量增加，或产生新的PBPs，导致与β-内酰胺类抗生素的结合减少，失去抗菌作用。

④ 改变细菌膜通透性。

⑤ 增强药物的外排。

⑥ 缺乏自溶酶。

## 第二节 青霉素类抗生素

青霉素类抗生素基本结构均含有母核6-氨基青霉烷酸（6-APA），由噻唑环和β-内酰胺环构成。β-内酰胺环决定其抗菌活性；侧链CO—R则主要与抗菌谱、耐酸、耐酶等药理特性有关。

## 一、窄谱青霉素类

**1. 青霉素 G**（penicillin G，benzylpenicillin，苄青霉素）

（1）抗菌作用　繁殖期低浓度抑菌，较高浓度杀菌。其对大多数 $G^+$ 球菌如溶血性链球菌、草绿色链球菌、肺炎球菌等作用强，对不产青霉素酶的金黄色葡萄球菌及多数表皮葡萄球菌亦敏感，但对肠球菌敏感性较差；对 $G^+$ 杆菌如白喉棒状杆菌、炭疽杆菌及 $G^+$ 厌氧杆菌如产气荚膜梭菌、破伤风梭菌等敏感；对 $G^-$ 球菌脑膜炎奈瑟菌和不耐药淋病奈瑟菌敏感，青霉素敏感的淋病奈瑟菌日益少见；对少数 $G^-$ 杆菌敏感，如流感杆菌、百日咳鲍特菌，对大多数 $G^-$ 杆菌作用较弱；对厌氧菌（含梭状芽孢杆菌属）多数敏感，脆弱类杆菌耐药；对梅毒螺旋体、钩端螺旋体、回归热螺旋体、牛放线杆菌高度敏感；对原虫、真菌、立克次体、病毒无作用。

（2）青霉素 G 临床应用　主要用于敏感的 $G^+$ 球菌如溶血性链球菌感染引起的蜂窝织炎、丹毒、猩红热、扁桃体炎、心内膜炎等，草绿色链球菌感染引起的心内膜炎，敏感葡萄球菌感染引起的疖、痈、败血症，肺炎球菌感染引起的肺炎、脓胸、脑膜炎；$G^-$ 球菌如脑膜炎奈瑟菌引起的流行性脑脊髓膜炎，淋病奈瑟菌引起的尿道炎、菌血症等；用于 $G^+$ 杆菌感染，如用于破伤风、白喉、气性坏疽和流产后产气荚膜梭菌所致的败血症的治疗，但因青霉素 G 对细菌产生的外毒素无效，故必须与抗毒素合用治疗。也可用于放线杆菌感染、螺旋体感染（钩端螺旋体病、梅毒和回归热）。

（3）药动学特点　青霉素 G 口服易被胃酸和消化酶破坏，口服吸收差且不规则，不宜口服，肌注后吸收迅速且完全，0.5～1h 达血药浓度峰值。血浆蛋白结合率为 46%～55%。青霉素 G 脂溶性低而不易进入细胞内，主要分布于细胞外液，能广泛分布于全身各部位，肝、肾、胆、肠道、精液、关节液、淋巴液等有大量分布，房水和脑脊液中含量低，但在炎症反应时可达有效浓度。青霉素几乎全部以原形迅速经尿排泄，约 10% 经肾小球过滤，90% 经肾小管分泌。消除半衰期为 0.5～1h，丙磺舒与青霉素合用时能提高青霉素血药浓度，延长其半衰期。

（4）不良反应　①变态反应：为最常见的不良反应，最严重、最危险的是过敏性休克。②赫氏反应：应用青霉素 G 治疗梅毒、钩端螺旋体病、雅司病、鼠咬热或炭疽时，可有症状加剧现象。③其他：钾、钠盐对肾功能不全患者易引起高血钾、高血钠、心肌抑制；钾盐肌注产生局部疼痛、无菌性炎症反应为红肿或硬结；局部肌注可发生坐骨神经损伤致周围神经炎；鞘内注射、脑室注射可引起青霉素脑膜神经刺激症状。

青霉素 G 引起过敏性休克的防治：①仔细询问患者过敏史，过敏者禁用；②避免滥用和局部用药；③避免在饥饿时注射青霉素；④备好急救药品如肾上腺素和抢救器材如人工呼吸机；⑤注射前必须作皮试，阳性者禁用。初次应用、间隔 3 天、改用批号均要再作皮试；⑥粉剂室温存放，溶液性质不稳定，不耐热，须现用现配；⑦患者每次用药后宜观察 30min；⑧一旦发生过敏性休克，抢救时立即皮下或肌注肾上腺素 0.5～1.0mg，严重者稀释后缓慢静注或静滴，必要时加入糖皮质激素和抗组胺药。同时应配合其他抢救措施。

（5）药物相互作用

① 丙磺舒、阿司匹林、吲哚美辛、保泰松可竞争性抑制青霉素类从肾小管的分泌，排泄减慢，因而使青霉素类的血药浓度增高，而且作用时间延长，可能增强青霉素类作用。

② 青霉素与氨基苷类抗生素有协同抗菌作用，但不能混合静脉给药，防止两者相互作用导致药效降低。

③ 磺胺类、红霉素、四环素类、氯霉素等抑菌药与 β-内酰胺类抗生素合用可产生拮抗作用，因 β-内酰胺类抗生素是繁殖期杀菌，抑菌药使细菌繁殖受阻，β-内酰胺类抗生素的杀菌作用明显受到抑制。

④ 青霉素钾或钠与重金属，特别是铜、锌和汞呈配伍禁忌。呈酸性的葡萄糖注射液或四环素注射液皆可破坏青霉素的活性。

⑤ 青霉素静脉输液加入头孢噻吩、林可霉素、四环素、万古霉素、琥乙红霉素、两性霉素

B、去甲肾上腺素、间羟胺、苯妥英钠、盐酸羟嗪、丙氯拉嗪、异丙嗪、维生素B族、维生素C等后将出现混浊，故不宜与这些药物混合后给药。

⑥ 氨基酸营养液可增强β-内酰胺类抗生素的抗原性，属于配伍禁忌。

**2. 青霉素V** 最大特点是耐酸，口服吸收好，抗菌谱和抗菌活性同青霉素G，主要用于敏感菌的轻度感染、恢复期的巩固治疗和防止感染复发的预防用药。

### 二、耐酶青霉素类

其抗菌谱同青霉素G，抗菌活性不及青霉素G。

① 甲氧西林（methicillin）：耐酶，不耐酸，只能肌内或静脉注射给药。

② 苯唑西林（oxacillin）、氯唑西林（cloxacillin）、双氯西林（dicloxacillin）和氟氯西林（flucloxacillin）：共同特点是耐酶、耐酸，抗菌作用不及青霉素G，抗菌谱同青霉素G，主要用于耐青霉素G的金黄色葡萄球菌感染。

### 三、广谱青霉素类

广谱青霉素类包括氨苄西林（ampicillin）、阿莫西林（amoxicillin）等，可口服或注射。其共同特点有：耐酸可口服，但不耐酶，抗菌谱较青霉素扩大，对$G^+$、$G^-$菌都有杀菌作用，增加了对$G^-$杆菌的抗菌谱，对$G^-$杆菌有较强作用，但对铜绿假单胞菌无效。

### 四、抗铜绿假单胞菌广谱青霉素类

该类药物包括羧苄西林（carbenicillin）、哌拉西林（piperacillin）、磺苄西林（sulbenicillin）、美洛西林（mezlocillin）、阿洛西林（azlocillin）、替卡西林（ticarcillin）等。其特点是对$G^-$杆菌作用强，抗菌谱扩大至假单胞菌属及克雷伯菌属，尤其对铜绿假单胞菌有较强作用。部分药物可口服。

### 五、抗革兰阴性杆菌的青霉素类

此类药物有美西林（mecillinam）和匹美西林（pivmecillinam）等，特点是对$G^-$杆菌作用强，对铜绿假单胞菌无效，对$G^+$菌作用弱。

## 第三节　头孢菌素类抗生素

头孢菌素类（cephalosporins）是母核7-氨基头孢烷酸（7-ACA）接上不同侧链而制成的半合成抗生素，抗菌作用机制与青霉素类相似，与细胞壁上的不同的青霉素结合蛋白（PBPs）结合。根据其抗菌谱、抗菌强度以及对β-内酰胺酶的稳定性及肾毒性，目前可分为五代头孢菌素。

**1. 第一代头孢菌素** ①对$G^+$菌的抗菌作用较第二、三代强，对$G^-$菌作用较差；②对青霉素酶稳定，被β-内酰胺酶破坏；③肾脏毒性较大。其主要用于敏感菌所致的呼吸道、尿路、皮肤及软组织感染的治疗。

**2. 第二代头孢菌素** ①对$G^+$菌作用与第一代相仿或略差，对$G^-$菌有明显作用，但对铜绿假单胞菌无效，流感嗜血杆菌耐药，对厌氧菌有一定作用；②对多种β-内酰胺酶比较稳定；③肾脏毒性较第一代有所降低。其可用于敏感菌所致的肺炎、胆道感染、菌血症、尿路感染等的治疗。

**3. 第三代头孢菌素** ①对$G^+$菌有相当抗菌活性，但不及第一、二代，对$G^-$菌包括肠杆菌属、铜绿假单胞菌及厌氧菌均有较强的作用；②对β-内酰胺酶有较高稳定性；③对肾脏基本无毒性；④其血浆$t_{1/2}$较长，体内分布广，组织穿透力强，有一定量渗入脑脊液中。其可用于危及生命的败血症、脑膜炎、肺炎、骨髓炎和尿路严重感染的治疗，能有效控制严重的铜绿假单胞菌感染。

**4. 第四代头孢菌素** 对$G^+$、$G^-$菌均有高效，对β-内酰胺酶高度稳定，对肾脏几乎无毒性，可用于对第三代头孢菌素耐药的细菌感染的治疗。

**5. 第五代头孢菌素**　对 $G^+$ 菌的作用强于前四代，尤其对耐甲氧西林金黄色葡萄球菌以及耐甲氧西林表皮葡萄球菌、耐万古霉素金黄色葡萄球菌、耐青霉素的肺炎球菌有效，对一些厌氧菌有很好的抗菌作用，对 $G^-$ 菌的作用与第四代相似。对大多数β-内酰胺酶高度稳定，但可被大多数金属β-内酰胺酶和超广谱β-内酰胺酶水解。其主要用于复杂性皮肤与软组织感染、$G^-$ 菌引起的糖尿病足部感染以及社区/医院获得性肺炎等的治疗。

头孢菌素的不良反应：毒性较低，不良反应较少。①最常见的为过敏反应，多为皮疹、荨麻疹、发热、嗜酸性粒细胞增多等。支气管痉挛、过敏性休克罕见。约有5%～10%与青霉素有交叉过敏反应。②肾毒性，第一代较容易出现，第二代的肾毒性较第一代减轻。③头孢孟多、头孢哌酮等可出现低凝血酶原血症或血小板减少而致出血。④第三、四代头孢菌素偶见二重感染或肠球菌、铜绿假单胞菌和念珠菌的增殖现象。⑤头孢哌酮可致腹泻，发生率高。⑥口服可有胃肠道反应，静脉给药可发生静脉炎、血栓性静脉炎。⑦大剂量可致头痛、头晕、可逆性中毒性精神病。⑧头孢孟多、拉氧头孢、头孢替坦、头孢哌酮等与乙醇同时应用可产生“双硫仑”样反应。

## 第四节　其他β-内酰胺类抗生素

**1. 碳青霉烯类**　亚胺培南（imipenem，亚胺硫霉素）具有抗菌作用强、抗菌谱广、耐酶且稳定（但可被某些细菌产生的金属酶水解）等特点。本品不能口服，在体内易被脱氢肽酶水解失活。临床所用制剂为本品与脱氢肽酶抑制剂西司他丁的合剂，称为泰能（tienam，泰宁）。

**2. 头霉素类**　代表药为头孢西丁（cefoxitin），抗菌谱广，对 $G^+$ 菌、$G^-$ 菌作用较强，抗菌谱与抗菌活性与第二代头孢菌素相同，对厌氧菌包括脆弱拟杆菌有良好作用，对多种β-内酰胺酶稳定，对耐青霉素的金黄色葡萄球菌和耐头孢菌素的细菌有较强活性。

**3. 氧头孢烯类**　代表药为拉氧头孢（latamoxef），抗菌谱广，抗菌活性强，与头孢噻肟相仿，对 $G^+$ 菌、$G^-$ 菌及厌氧菌，尤其脆弱拟杆菌的作用强，对铜绿假单胞菌作用较差，对β-内酰胺酶极稳定。

**4. 单环β-内酰胺类**　代表药物为氨曲南（aztreonam），其特点为对 $G^-$ 菌作用强，对 $G^-$ 菌的β-内酰胺酶稳定，具有似氨基苷类的 $G^-$ 菌抗菌谱，对肠杆菌、铜绿假单胞菌抗菌作用极佳，对流感嗜血杆菌、淋病奈瑟菌也有高度抗菌作用。

## 第五节　β-内酰胺酶抑制药及其复方制剂

β-内酰胺酶抑制药（β-lactamase inhibitors）主要针对细菌产生的β-内酰胺酶发挥作用。目前临床常用的有3种：克拉维酸（clavulanic acid，棒酸）、舒巴坦（sulbactam，青霉烷砜）、他唑巴坦（tazobactam，三唑巴坦）。常与其他β-内酰胺类抗生素制成复方，有明显协同抗菌作用或提高β-内酰胺类抗生素疗效的作用。

β-内酰胺类抗生素的复方制剂：目前，常见的复方制剂有优立新（氨苄西林＋舒巴坦）、奥格门汀（阿莫西林＋克拉维酸）、特治星（哌拉西林＋他唑巴坦）、新治菌（头孢噻肟＋舒巴坦）和泰能（亚胺培南＋西司他汀）。

## 同步练习

### 一、选择题

**【A型题】**

1. 下列对青霉素G耐药菌株最多的细菌是（　　）

A. 溶血性链球菌　B. 流感嗜血杆菌　C. 金黄色葡萄球菌
D. 脑膜炎奈瑟菌　E. 破伤风梭菌

2. 下列青霉素类药物中具有铜绿假单胞菌的抗菌作用的是（　　）
A. 青霉素G　　B. 甲氧西林　　C. 氨苄西林
D. 羧苄西林　　E. 美西林
3. 甲氧西林、氟氯西林的抗菌作用主要针对（　　）
A. 大肠埃希菌　　B. 流感嗜血杆菌　　C. 变形杆菌
D. 铜绿假单胞菌　　E. 产青霉素酶的金黄色葡萄球菌
4. 青霉素的主要抗菌作用机制是（　　）
A. 抑制细胞壁黏肽的合成　　B. 抑制蛋白质的合成　　C. 增加胞质膜的通透性
D. 影响核酸代谢　　E. 影响叶酸代谢
5. 青霉素G的描述，错误的是（　　）
A. 口服易被胃酸及消化酶破坏
B. 以原形经尿排泄，主要经肾小管分泌，合用丙磺舒减弱其作用
C. 脑脊液、房水、前列腺中含量较低
D. 脂溶性低，主要分布于细胞外液，进入细胞内液少
E. 炎症时脑脊液中药物浓度增加
6. 下列哪些感染使用青霉素可能发生赫氏反应（　　）
A. 流行性脑脊髓膜炎　　B. 草绿色链球菌感染的心内膜炎
C. 大叶性肺炎　　D. 气性坏疽
E. 梅毒
7. 下列通常对青霉素G不敏感的细菌是（　　）
A. 肺炎球菌　　B. 肠球菌　　C. 金黄色葡萄球菌
D. 淋病奈瑟菌　　E. 脑膜炎奈瑟菌
8. 耐青霉素酶的半合成青霉素是（　　）
A. 青霉素V　　B. 双氯西林　　C. 氨苄西林
D. 哌拉西林　　E. 青霉素G
9. 青霉素G与其他药物相互作用，错误的是（　　）
A. 丙磺舒、阿司匹林和青霉素G竞争性抑制肾小管分泌
B. 与静止期杀菌剂氨基苷类合用产生拮抗作用
C. 与磺胺类、红霉素、四环素、氯霉素合用产生拮抗作用
D. 氨基酸、蛋白质类可增强其抗原性，属配伍禁忌
E. 与万古霉素、红霉素、两性霉素B不能混合静脉注射给药
10. 下列药物属于头霉素类（　　）
A. 氨曲南　　B. 头孢西丁　　C. 拉氧头孢
D. 头孢克洛　　E. 美罗培南
11. 下列关于半合成青霉素特点的描述，错误的是（　　）
A. 青霉素V耐酸、口服吸收好，但不耐酶
B. 甲氧西林为耐酶青霉素，主要用于治疗耐青霉素的金黄色葡萄球菌感染
C. 氨苄西林对铜绿假单胞菌具有较强的抗菌作用
D. 羧苄西林对铜绿假单胞菌有较强的作用
E. 美西林对$G^-$杆菌作用强，对铜绿假单胞菌无效
12. 具有较强肾毒性的头孢菌素是（　　）
A. 头孢噻肟　　B. 头孢曲松　　C. 头孢噻吩
D. 头孢克洛　　E. 头孢洛林
13. 关于头孢菌素的体内过程的描述，错误的是（　　）
A. 头孢氨苄、头孢羟氨苄和头孢克洛能耐酸，可口服

B. 第三代头孢菌素多能分布于前列腺、房水、胆汁
C. 脑脊液中头孢呋辛、头孢曲松、头孢吡肟浓度高
D. 头孢哌酮、头孢曲松主要由肾脏排泄
E. 多数头孢菌素原形经肾排泄

14. 关于头孢菌素的不良反应，说法错误的是（　　）
A. 第四代头孢菌素肾脏毒性较强，如头孢噻啶、头孢噻吩
B. 头孢孟多、头孢哌酮等可出现低凝血酶原血症或血小板减少
C. 头孢哌酮可致腹泻
D. 头孢孟多、头孢哌酮与乙醇同时应用可产生“双硫仑”样反应
E. 最常见不良反应为过敏反应，与青霉素有交叉过敏反应

15. 下列用于伤寒的药物是（　　）
A. 青霉素V　B. 氟氯西林　C. 氨苄西林
D. 甲氧西林　E. 双氯西林

16. 下列药物属于抗铜绿假单胞菌广谱青霉素的是（　　）
A. 青霉素V　B. 氟氯西林　C. 阿莫西林
D. 哌拉西林　E. 匹美西林

17. 下列药物属于碳青霉烯类的是（　　）
A. 安曲南　B. 头孢西丁　C. 拉氧头孢
D. 美西林　E. 美罗培南

18. 用于治疗梅毒、钩端螺旋体病的首选药物是（　　）
A. 红霉素　B. 林可霉素　C. 四环素
D. 青霉素　E. 美氯霉素

【B型题】

A. 青霉素G　B. 头孢克洛　C. 羧苄西林
D. 甲氧西林　E. 匹美西林

19. 梅毒螺旋体的感染选用（　　）
20. 耐酶金黄色葡萄球菌的感染选用（　　）
21. 铜绿假单胞菌的感染选用（　　）
22. 肠道 $G^-$ 杆菌的感染选用（　　）

【C型题】

A. 抗脆弱类杆菌作用　B. 抗铜绿假单胞菌作用
C. 两者都有　D. 两者都没有

23. 亚安培南具有（　　）
24. 氨曲南具有（　　）
25. 头孢西丁具有（　　）
26. 拉氧头孢具有（　　）
27. 青霉素具有（　　）

【X型题】

28. β-内酰胺类抗菌作用机制有（　　）
A. 影响叶酸代谢　B. 抑制细胞壁合成　C. 触发细菌自溶酶活性
D. 影响核酸代谢　E. 抑制细菌蛋白质合成

29. 下列药物具有较强针对铜绿假单胞菌的抗菌作用的是（　　）
A. 哌拉西林　B. 头孢西丁　C. 头孢哌酮
D. 亚胺培南　E. 氨曲南

30. 氨苄西林可用于下列感染（　　）

A. 耐药金黄色葡萄球菌感染　　B. 伤寒、副伤寒
C. 铜绿假单胞菌感染　　D. 胃肠道感染
E. 敏感菌所致的尿路及胆道感染

31. 下列药物针对脆弱类杆菌这类厌氧菌抗菌活性较强的是（　　）
A. 亚胺培南　　B. 甲硝唑　　C. 头孢西丁
D. 拉氧头孢　　E. 氨曲南

32. 关于青霉素G的抗菌作用，正确的是（　　）
A. 对螺旋体和牛放线杆菌敏感
B. 对大肠埃希菌敏感
C. 对脑膜炎奈瑟菌和不耐药淋病奈瑟菌敏感
D. 对炭疽杆菌、产气荚膜梭菌和破伤风梭菌敏感
E. 对肠球菌敏感

33. 青霉素G的抗菌谱中，对下列哪种$G^+$球菌敏感（　　）
A. 溶血性链球菌　　B. 不耐药的肺炎球菌　　C. 不产青霉素酶的金黄色葡萄球菌
D. 肠球菌　　E. 脑膜炎奈瑟菌

34. 青霉素对下列哪些病原菌没有作用（　　）
A. $G^+$杆菌　　B. $G^+$球菌　　C. 真菌
D. $G^-$球菌　　E. 病毒

35. 应用青霉素G发生过敏性休克，抢救需考虑使用的药物有（　　）
A. 肾上腺素　　B. 糖皮质激素　　C. 抗组胺药
D. 阿托品　　E. 氯化钙

36. 青霉素与下列药物合用产生拮抗作用（　　）
A. 磺胺类　　B. 红霉素　　C. 四环素类
D. 氯霉素　　E. 氨基苷类

37. 下列哪些药物合用青霉素G，可竞争性抑制其肾小管分泌（　　）
A. 丙磺舒　　B. 阿司匹林　　C. 吲哚美辛
D. 保泰松　　E. 氨基苷类

38. 青霉素应用下列感染，发生赫氏反应的有（　　）
A. 梅毒　　B. 钩端螺旋体感染　　C. 炭疽
D. 流行性脑脊髓膜炎　　E. 肠球菌感染

39. 关于氨苄西林的描述，正确的是（　　）
A. 耐酸，口服，肝、胆、肾浓度高
B. 对$G^+$菌及$G^-$菌都有杀菌作用
C. 严重感染者应与氨基苷类抗生素合用
D. 对大肠埃希菌、痢疾志贺菌有较强的抗菌作用
E. 对铜绿假单胞菌有较强的抗菌作用

40. 关于拉氧头孢的叙述，正确的是（　　）
A. 对厌氧菌，尤其脆弱拟杆菌的作用强　　B. 对铜绿假单胞菌的作用较差
C. 对β-内酰胺酶极稳定　　D. 脑脊液、痰液浓度高
E. 抗菌谱广，抗菌活性强

**二、填空题**

1. 青霉素类抗生素的母核是________，由噻唑环和________两部分构成，________决定抗菌活性。
2. 青霉素应用时最常见的是不良反应是________，最严重的是________，其抢救的药物主要是________。

3. β-内酰胺酶抑制药有________和________、________。
4. 青霉素过敏性休克患者的临床表现主要为________、________、________。
5. 青霉素G在治疗梅毒螺旋体和钩端螺旋体感染时，可有症状加剧现象，出现全身不适、寒战、发热、咽痛、肌痛、心跳加快等症状，此不良反应是________。

三、问答题

(一) 简答题

1. 简述青霉素G的抗菌谱。
2. 简述青霉素G的不良反应。
3. 简述细菌对β-内酰胺类抗生素的耐药机制。
4. 简述头孢菌素的不良反应。

(二) 论述题

1. 简述青霉素G引起过敏性休克的防治。
2. 简述五代头孢菌素的药理作用特点。

## 参考答案

一、选择题

1. C　2. D　3. E　4. A　5. B　6. E　7. B　8. B　9. B　10. B　11. C　12. A　13. D　14. A　15. C　16. D　17. E　18. D　19. A　20. B　21. C　22. E　23. C　24. B　25. A　26. A　27. D　28. BC　29. ACDE　30. BDE　31. ABCD　32. ACD　33. ABC　34. CE　35. ABC　36. ABCD　37. ABCD　38. ABC　39. ABCD　40. ABCDE

二、填空题

1. 6-氨基青霉烷酸　β-内酰胺环　β-内酰胺环
2. 变态反应　过敏性休克　肾上腺素
3. 克拉维酸　舒巴坦　他唑巴坦
4. 循环衰竭　呼吸衰竭　中枢抑制
5. 赫氏反应

三、问答题

(一) 简答题

1. 答：①青霉素G对大多数$G^+$球菌如溶血性链球菌、草绿色链球菌、肺炎球菌等作用强，对不产青霉素酶的金黄色葡萄球菌及多数表皮葡萄球菌亦敏感，但对肠球菌敏感性较差。②青霉素G对$G^+$杆菌如白喉杆菌、炭疽杆菌及$G^+$厌氧杆菌如产气荚膜梭菌、破伤风梭菌等敏感。③青霉素G对$G^-$球菌如脑膜炎奈瑟菌和不耐药淋病奈瑟菌敏感，青霉素敏感的淋病奈瑟菌日益少见。④青霉素G对少数$G^-$杆菌敏感，如流感杆菌、百日咳鲍特菌，对大多数$G^-$杆菌作用较弱。⑤青霉素G对厌氧菌（含梭状芽孢杆菌属）多数敏感，脆弱类杆菌耐药。⑥青霉素G对梅毒螺旋体、钩端螺旋体、回归热螺旋体、牛放线杆菌高度敏感，对莱姆病的疏螺旋体也敏感，抑制以色列放线菌。⑦青霉素G对原虫、真菌、立克次体、病毒无作用。

2. 答：青霉素G的不良反应如下。①变态反应：为最常见的不良反应，青霉素也是药物过敏反应最常见原因，表现为斑丘疹、荨麻疹、发热、支气管痉挛、脉管炎、血清病、剥脱性皮炎、严重的是过敏性休克。②赫氏反应：应用青霉素G治疗梅毒、钩端螺旋体病、雅司病（密螺旋体）、鼠咬热（螺旋体）或炭疽时，可有症状加剧现象，表现为全身不适、寒战、发热、头痛、咽痛、肌痛、关节痛、心跳加快等症状。③其他：钾、钠盐大量静注对肾功能不全易引起高血钾、高血钠、心肌抑制；钾盐肌注产生局部疼痛、无菌性炎症反应为红肿或硬结；局部肌注可发生坐骨神经损伤致周围神经炎；鞘内注射、脑室注射可引起青霉素脑膜神经刺激症状，引起面部、肢体扭动肌肉痉挛抽搐、昏迷等，应予避免。中枢神经系统疾病患者产生精神错乱、多发性肌阵挛、癫痫的风险。

3. 答：细菌对β-内酰胺类抗生素的耐药机制有：①产生水解酶：细菌产生的β-内酰胺酶使β-内酰胺环水解裂开，使β-内酰胺类抗生素失去抗菌活性。②与药物结合：β-内酰胺酶与药物结合，使药物停留于胞浆膜外间隙，不能到达作用靶位PBPs而发挥作用，此机制为“陷阱机制”或“牵制机制”。③改变PBPs：如PBPs发生结构改变，或合成数量增加，或产生新的PBPs，导致与β-内酰胺类抗生素的结合减少，失去抗菌作用。④改变细菌膜通透性。⑤增强药物的主动外排。⑥缺乏自溶酶。

4. 答：头孢菌素的不良反应如下。①最常见的为过敏反应，多为皮疹、荨麻疹、发热、嗜酸性粒细胞增多。支气管痉挛、过敏性休克罕见。约有5%～10%与青霉素有交叉过敏反应。②肾毒性，第一代可出现肾毒性，头孢噻啶、头孢噻吩可致肾小管坏死、近曲小管细胞损害。③头孢孟多、头孢哌酮、拉氧头孢等可出现低凝血酶原血症或血小板减少而致出血。④第三、四代头孢菌素偶见二重感染或肠球菌、铜绿假单胞菌和念珠菌的增殖现象。⑤头孢哌酮可致腹泻，发生率高。⑥口服可有胃肠道反应，静脉给药可致静脉炎、血栓性静脉炎。⑦大剂量头痛、头晕、可逆性中毒性精神病。⑧头孢孟多、拉氧头孢、头孢替坦、头孢哌酮与乙醇同时应用可产生“双硫仑”样反应。

**(二) 论述题**

1.答：青霉素G引起过敏性休克的防治包括以下几点：①仔细询问患者过敏史，过敏者禁用；②避免滥用和局部用药；③避免在饥饿时注射青霉素；④备好急救药品如肾上腺素和抢救器材如人工呼吸机；⑤注射前必须作皮试，阳性者禁用，初次应用、间隔3天、改用批号均要再作皮试；⑥粉剂室温存放，溶液性质不稳定，不耐热，须现用现配；⑦患者每次用药后宜观察30min；⑧一旦发生过敏性休克，抢救时立即皮下或肌注肾上腺素0.5～1.0mg，严重者稀释后缓慢静注或静滴，必要时加入糖皮质激素和抗组胺药。同时应配合其他抢救措施。

2.答：五代头孢菌素的药理作用特点如下。

(1) 第一代头孢菌素　①对$G^+$菌的抗菌作用较第二、三代强，对$G^-$菌作用较差；②对青霉素酶稳定，被β-内酰胺酶破坏；③肾脏毒性较大。其主要用于敏感菌所致的呼吸道、尿路、皮肤及软组织感染的治疗。

(2) 第二代头孢菌素　①对$G^+$菌作用与第一代相仿或略差，对$G^-$菌有明显作用，但对铜绿假单胞菌无效，流感嗜血杆菌耐药，对厌氧菌有一定作用；②对多种β-内酰胺酶比较稳定；③肾脏毒性较第一代有所降低。其可用于敏感菌所致的肺炎、胆道感染、菌血症、尿路感染等的治疗。

(3) 第三代头孢菌素　①对$G^+$菌有相当抗菌活性，但不及第一、二代，对$G^-$菌包括肠杆菌属、铜绿假单胞菌及厌氧菌均有较强的作用；②对β-内酰胺酶有较高稳定性；③对肾脏基本无毒性；④其血浆$t_{1/2}$较长，体内分布广，组织穿透力强，有一定量渗入脑脊液中。其可用于危及生命的败血症、脑膜炎、肺炎、骨髓炎和尿路严重感染的治疗，能有效控制严重的铜绿假单胞菌感染。

(4) 第四代头孢菌素　对$G^+$、$G^-$菌均有高效，对β-内酰胺酶高度稳定，对肾脏几乎无毒性；可用于治疗对第三代头孢菌素耐药的细菌感染的治疗。

(5) 第五代头孢菌素　对$G^+$菌的作用强于前四代，尤其对耐甲氧西林金黄色葡萄球菌以及耐甲氧西林表皮葡萄球菌、耐万古霉素金黄色葡萄球菌、耐青霉素的肺炎球菌有效，对一些厌氧菌有很好的抗菌作用，对$G^-$菌的作用与第四代相似。对大多数β-内酰胺酶高度稳定，但可被大多数金属β-内酰胺酶和超广谱β-内酰胺酶水解。其主要用于复杂性皮肤与软组织感染、$G^-$菌引起的糖尿病足部感染以及社区/医院获得性肺炎等的治疗。

(曾昭毅)

# 第四十一章　大环内酯类、林可霉素类及多肽类抗生素

学习目标

**1. 掌握**　大环内酯类抗生素的抗菌作用；林可霉素类抗生素的抗菌作用、临床应用、不良反应。
**2. 熟悉**　红霉素、克拉霉素的特点；多肽类抗生素（万古霉素类）的抗菌作用、临床应用、不良反应。
**3. 了解**　大环内酯类抗生素的耐药机制。

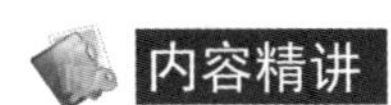

内容精讲

## 第一节　大环内酯类抗生素

大环内酯类抗生素是一类含有14、15和16元大环内酯环结构的具有抗菌作用的药物。第一代的代表药物有红霉素（erythromycin）等，第二代的代表药物有克拉霉素（clarithromycin）、阿奇霉素（azithromycin）和罗红霉素（roxithromycin）等，第三代的代表药物有泰利霉素（telithromycin）和喹红霉素（cethromycin）等。

### 一、抗菌作用及机制

**1. 抗菌作用**　第一代大环内酯类抗生素主要对大多$G^+$菌如梭状芽孢杆菌、白喉棒状杆菌和厌氧球菌以及包括奈瑟菌、嗜血杆菌在内的部分$G^-$菌有强大抗菌作用；对嗜肺军团菌、弯曲菌、衣原体和支原体、弓形虫、非结核分枝杆菌等也有良好作用；对产β-内酰胺酶的葡萄球菌和耐甲氧西林金黄色葡萄球菌（MRSA）有一定抗菌活性。第二代大环内酯类扩大了抗菌谱范围，增加和提高了对$G^-$菌的抗菌活性。

本类药物通常表现为抑菌作用，高浓度时对很敏感菌为杀菌作用。

**2. 抗菌作用机制**　不可逆地与细菌核糖体的50S亚基结合，14元大环内酯类阻断肽酰基t-RNA移位，16元大环内酯类抑制肽酰基的转移反应，抑制蛋白质合成。

### 二、耐药机制

①产生灭活酶，如酯酶、磷酸化酶、甲基化酶、葡萄糖酶、乙酰转移酶、核苷转移酶等；②靶位的结构改变；③抗生素摄入减少；④外排增多。

### 三、常用药物

**1. 红霉素**（erythromycin）　是由链霉菌培养液中提取获得，在中性水溶液中稳定，在酸性（pH<5）溶液中不稳定，易分解。红霉素对$G^+$菌的金黄色葡萄球菌（包括耐药菌）、表皮葡萄球菌、链球菌等抗菌作用强，对部分$G^-$菌的如脑膜炎奈瑟菌、淋病奈瑟菌、流感杆菌、百日咳鲍特菌、布鲁氏菌、军团菌等高度敏感。对某些螺旋体、肺炎支原体、立克次体和螺杆菌也有抗菌作用。红霉素的抗菌效力不及青霉素，临床常用于治疗耐青霉素的金黄色葡萄球菌感染和对青霉素过敏者，还用于上述敏感菌所致的各种感染，也能用于厌氧菌引起的口腔感染和肺炎支原体、肺炎衣原体、溶脲脲原体等非典型病原体所致的呼吸系统、泌尿生殖系统感染。红霉素的不良反应主要为胃肠道反应。少数患者可发生肝损害，表现为转氨酶升高、肝大、黄疸等，一般于

停药后数日可自行恢复，个别患者有过敏性药疹、药热、耳鸣、暂时性耳聋等。

**2. 克拉霉素**（clarithromycin） 为半合成的14元大环内酯类抗生素。主要特点是抗菌活性强于红霉素；对酸稳定，口服吸收迅速完全，且不受进食影响；分布广泛且组织中的浓度明显高于血中浓度；不良反应发生率和对细胞色素P450影响均较红霉素低。但此药首过消除明显，生物利用度仅有55%。

**3. 阿奇毒素**（azithromycin） 是目前唯一半合成的15元大环内酯类抗生素。主要特点是抗菌谱较红霉素广，增加了对$G^-$菌的抗菌作用，对红霉素敏感菌的抗菌活性与其相当，而对$G^-$菌作用明显强于红霉素，对某些细菌表现为快速杀菌作用，而其他大环内酯类为抑菌药。口服吸收快、组织分布广、血浆蛋白结合率低，细胞内游离浓度较同期血药浓度高10～100倍，$t_{1/2}$长达35～48h，为大环内酯类中最长者，每日仅需给药一次；该药大部分以原形由粪便排出体外，少部分经尿排泄。不良反应轻，大多数患者能耐受，轻至中度肝、肾功能不良者可以应用，且药动学特征无明显改变。

## 第二节 林可霉素类抗生素

林可霉素类抗生素包括林可霉素（lincomycin，洁霉素，林肯霉素）和克林霉素（clindamycin，氯林可霉素，氯洁霉素）。

### 一、抗菌作用及机制

**1. 抗菌作用** 两药的抗菌谱和红霉素相似，克林霉素的抗菌活性比林可霉素强。主要特点是两药对各类厌氧菌有强大抗菌作用；对需氧$G^+$菌有显著活性；对部分需氧$G^-$球菌、人型支原体和沙眼衣原体有抑制作用；但肠球菌、$G^-$杆菌、MRSA、肺炎支原体对本类药物不敏感。

**2. 抗菌作用机制** 能不可逆地与核蛋白体50S亚基结合，抑制肽酰基转移酶，抑制蛋白质的合成。

### 二、临床应用

此类药物主要用于治疗厌氧菌包括脆弱拟杆菌、产气荚膜梭菌、放线杆菌等引起的口腔、腹腔、盆腔和妇科感染，治疗需氧$G^+$球菌引起的呼吸道、骨、软组织、胆道感染及心内膜炎、败血症等。其是金黄色葡萄球菌感染引起的骨髓炎的首选药。

### 三、不良反应

胃肠道反应如恶心、呕吐、腹泻；二重感染、假膜性肠炎；过敏反应如皮疹、瘙痒、药热等。

## 第三节 多肽类抗生素

### 一、万古霉素类

万古霉素类属糖肽类抗生素，包括万古霉素（vancomycin）、去甲万古霉素（norvancomycin）和替考拉宁（teicoplanin，壁霉素）等。

**1. 抗菌作用及机制** 本药仅对$G^+$菌有强大杀菌作用，特别是MRSA和耐甲氧西林表皮葡萄球菌（MRSE）。抗菌机制为与细胞壁前体肽聚糖结合，阻断细菌细胞壁合成，造成细胞壁缺陷而杀灭细菌，尤其对正在分裂繁殖的细菌呈现快速杀菌作用。

**2. 临床应用** 本品仅用于治疗$G^+$菌严重感染，特别是MRSA、MRSE和肠球菌引起的感染，如肺炎、脓胸、软组织脓肿、败血症、呼吸道感染、心内膜炎、骨髓炎等；可用于对β-内酰胺类过敏者；口服吸收少，口服用于治疗广谱抗生素引起的假膜性肠炎和消化道感染。

**3. 不良反应** ①耳毒性，较大剂量可致耳鸣及听力减退、耳聋等。②肾毒性，主要损伤肾小管，表现为蛋白尿、管型尿、血尿、少尿、氮质血症、肾衰竭。③过敏反应，出现寒战、药热等，偶可引起斑块皮疹、皮肤瘙痒和过敏性休克等。④万古霉素快速静脉注射易发生红颈或红人综合征，出现皮肤潮红、红斑、荨麻疹、心动过速、低血压等特征性症状。⑤口服可引起恶心、呕吐、金属异味感和眩晕等，静脉注射偶可引起疼痛和血栓性静脉炎。

## 二、多黏菌素类

多黏菌素类（polymyxins）是由多黏杆菌培养液中分离获得的一组多肽类抗生素，包括 A、B、C、D、E、M 六种，由不同的菌株产生。多黏菌素 A、C 和 D 毒性较大，临床常用的为多黏菌素 E 和 B。

多黏菌素类系窄谱慢效杀菌药，对繁殖期和静止期细菌均有杀菌作用，只对某些 $G^-$ 杆菌具有强大抗菌活性，如对大肠埃希菌、肠杆菌属、克雷伯菌属及铜绿假单胞菌高度敏感，对志贺菌属、沙门菌属、真杆菌属、流感杆菌、百日咳鲍特菌及除脆弱拟杆菌外的其他拟杆菌也较敏感。

本类药主要作用于细菌胞浆膜。多黏菌素类药是带正电荷的多肽抗生素，其可与革兰阴性杆菌外膜上带负电荷的脂多糖结合，其亲水基团与细胞外膜磷脂上的磷酸基形成复合物，而亲脂链则可立即插入膜内脂肪链之间，导致细菌通透性增加，菌体内的重要物质外漏，从而造成细菌死亡。另外，多黏菌素类进入细菌体内后也影响核质和核糖体的功能。

细菌不易耐药，一旦出现则有交叉耐药。

本类药临床主要用于治疗铜绿假单胞菌引起的败血症、泌尿道和烧伤创面感染。

主要不良反应为肾毒性、神经毒性、过敏反应等。

## 三、杆菌肽

杆菌肽对 $G^+$ 菌有强大的抗菌作用，对耐 β-内酰胺酶的细菌也有作用，对 $G^-$ 球菌、螺旋体、放线菌也有一定作用，对 $G^-$ 杆菌无作用。本品可选择性抑制细菌细胞壁合成过程中的脱磷酸化，阻碍细菌细胞壁合成，同时对胞浆膜也有损伤作用。杆菌肽属于慢性杀菌药。耐药菌株少见，与其他抗生素无交叉耐药性发生。本品临床仅用于局部抗感染，优点是刺激性小，过敏反应少，不易产生耐药性。

# 同步练习

## 一、选择题

【A 型题】

1. 红霉素的抗菌机制是（　　）

A. 抑制细菌细胞壁的合成　B. 影响核酸和叶酸的合成

C. 改变胞质膜的通透性　D. 结合细菌核糖体 50S 亚基，抑制蛋白质的合成

E. 结合细菌核糖体 30S 亚基，抑制蛋白质的合成

2. 有关第一代大环内酯类抗生素抗菌作用的描述，错误的是（　　）

A. 对大多 $G^+$ 菌和厌氧球菌有强大抗菌作用

B. 对奈瑟菌、流感嗜血杆菌有强大抗菌作用

C. 对嗜肺军团菌、弯曲菌、衣原体和支原体等有良好作用

D. 对产 β-内酰胺酶的葡萄球菌和 MRSA 有一定抗菌活性

E. 对多数需氧的肠道 $G^-$ 杆菌有较强抗菌作用

3. 治疗金黄色葡萄球菌所致的骨髓炎，首选（　　）

A. 万古霉素　B. 红霉素　C. 庆大霉素

D. 林可霉素　E. 青霉素

4. 下列关于红霉素的描述，错误的是（　　）

A. 口服后不耐酸，易被破坏

B. 能进入前列腺，聚集在巨噬细胞和肝脏

C. 主要在肝脏代谢

D. 主要以活性形式聚集和分泌在胆汁中
E. 大部分经肾脏排泄

5. 下列药物用于治疗二重感染所致的假膜性肠炎的是（　　）
A. 万古霉素　B. 四环素　C. 青霉素
D. 林可霉素　E. 庆大霉素

6. 林可霉素的抗菌谱，错误的是（　　）
A. 对各类厌氧菌具有强大抗菌作用　B. 对需氧 $G^+$ 菌有显著活性
C. 对肠球菌高度敏感　D. 对 $G^-$ 需氧杆菌不敏感
E. 对 MRSA 不敏感

7. 红霉素对下列哪些病原体无效（　　）
A. 肺炎支原体　B. 流感杆菌　C. 大肠埃希菌
D. 嗜肺军团菌　E. 肺炎衣原体

8. 万古霉素的抗菌机制是（　　）
A. 抑制蛋白质的合成　B. 影响叶酸代谢　C. 抑制细胞壁的合成
D. 改变胞质膜的通透性　E. 影响核酸代谢

**【B 型题】**

A. 红霉素　B. 林可霉素　C. 万古霉素
D. 磺胺类　E. 四环素类

9. 治疗金黄色葡萄球菌感染的骨髓炎可首选（　　）
10. $G^+$ 菌严重感染，治疗 MRSA＋MRSE、肠球菌引起的感染，选用（　　）
11. 广谱抗生素长期应用出现的伪膜性结肠炎选用（　　）

**【C 型题】**

A. 抗厌氧菌的作用　B. 对 MRSA 的抗菌作用
C. 二者都有　D. 二者都没有

12. 万古霉素具有（　　）
13. 林可霉素类具有（　　）

A. 对肠球菌的抗菌作用　B. 对 $G^-$ 杆菌的抗菌作用
C. 二者都有　D. 二者都没有

14. 万古霉素具有（　　）
15. 林可霉素类具有（　　）

**【X 型题】**

16. 下列感染，可以选用红霉素的是（　　）
A. 肺炎支原体感染
B. 军团菌病如嗜肺军团菌感染
C. 泌尿生殖系统的衣原体感染
D. 青霉素过敏者的化脓性链球菌、肺炎球菌感染
E. 白喉棒状杆菌感染，合用抗毒素

17. 下列药物与红霉素在细菌核糖体的结合位点相同或相近，合用发生拮抗作用的有（　　）
A. 林可霉素　B. 克林霉素　C. 氯霉素
D. 青霉素　E. 万古霉素

18. 万古霉素的不良反应，包括（　　）
A. 口服可发生恶心、呕吐、金属味、眩晕
B. 较大剂量，严重者可致耳鸣及听力损害、耳聋等耳毒性
C. 损伤肾小管，表现为蛋白尿、管型尿、血尿、少尿、氮质血症、肾衰竭
D. 过敏反应如寒战、药热

E. 快速注射易发生红人综合征

19. 林可霉素的抗菌作用，说法正确的是（　　）
A. 对各类厌氧菌强大抗菌作用，尤其是脆弱类杆菌　B. 对需氧 $G^+$ 菌有显著活性
C. 对 $G^-$ 需氧杆菌敏感　D. 对 MRSA 敏感
E. 对肠球菌敏感

20. 大环内酯类的不良反应，包括（　　）
A. 胃肠道反应　B. 淤胆型肝炎　C. 耳毒性
D. 心脏毒性　E. 血栓性静脉炎

## 二、填空题

1. 林可霉素类抗生素最主要的特点是对各类________具有强大的抗菌作用。
2. 快速静注万古霉素，会引起特征性的症状如皮肤潮红、红斑、荨麻疹、心动过速和低血压，称为________。
3. 万古霉素类对 $G^+$ 菌有强大杀菌作用，尤其是________和________。
4. 大环内酯类、林可霉素类及多肽类抗生素在临床上占有非常重要的地位，特别是针对支原体感染的第二代大环内酯类如________及针对耐药菌如 MRSA、MRAE 和肠球菌属的________等。

## 三、问答题

1. 简述万古霉素的抗菌作用及机制。
2. 简述林可霉素类抗生素的抗菌谱。
3. 简述林可霉素类抗生素的临床应用。
4. 简述大环内酯类抗生素的耐药机制。
5. 简述万古霉素的不良反应。

# 参考答案

## 一、选择题

1. D　2. E　3. D　4. E　5. A　6. C　7. C　8. C　9. B　10. C　11. C　12. B　13. A　14. A　15. D　16. ABCDE　17. ABC　18. ABCDE　19. AB　20. ABCDE

## 二、填空题

1. 厌氧菌
2. 红人综合征
3. MRSA　MRSE
4. 阿奇霉素　万古霉素

## 三、问答题

1. 答：万古霉素抗菌作用和机制是：抗菌作用仅对 $G^+$ 菌有强大杀菌作用，特别是 MRSA 和 MRSE。抗菌机制为与细胞壁前体肽聚糖结合，阻断细菌细胞壁合成，造成细胞壁缺陷而杀灭细菌，尤其是对正在分裂繁殖的细菌呈现快速杀菌作用。

2. 答：林可霉素类抗生素的抗菌谱是：对各类厌氧菌有强大抗菌作用；对需氧 $G^+$ 菌有显著活性；对部分需氧 $G^-$ 球菌、人型支原体和沙眼衣原体有抑制作用；但肠球菌、$G^-$ 杆菌、MRSA、肺炎支原体对本类药物不敏感。

3. 答：林可霉素类抗生素临床主要用于治疗厌氧菌包括脆弱类杆菌、产气荚膜梭菌、放线杆菌等引起的口腔、腹腔、盆腔和妇科感染，治疗需氧 $G^+$ 球菌引起的呼吸道、骨、软组织、胆道感染及心内膜炎、败血症等。其是金黄色葡萄球菌感染引起的骨髓炎的首选药。

4. 答：大环内酯类抗生素的耐药机制为：①产生灭活酶，如酯酶、磷酸化酶、甲基化酶、葡萄糖酶、乙酰转移酶、核苷转移酶等；②靶位的结构改变；③抗生素摄入减少；④外排增多。

5. 答：①耳毒性，较大剂量可致耳鸣及听力减退、耳聋等。②肾毒性，主要损伤肾小管，表现为蛋白尿、管型尿、血尿、少尿、氮质血症、肾衰竭。③过敏反应，出现寒战、药热，偶可引起斑块皮疹、皮肤瘙痒和过敏性休克等。④万古霉素快速静脉注射易发生红颈或红人综合征，出现皮肤潮红、红斑、荨麻疹、心动过速、低血压等特征性症状。⑤口服可引起恶心、呕吐、金属异味感和眩晕。静脉注射偶可引起疼痛和血栓性静脉炎。

（曾昭毅）

# 第四十二章　氨基苷类抗生素

## 学习目标

**1. 掌握**　氨基苷类的抗菌谱、抗菌作用及机制、临床应用、不良反应及其防治；常用氨基苷类（链霉素、庆大霉素、阿米卡星、妥布霉素、依替米星）药物的抗菌作用特点和临床应用。

**2. 熟悉**　细菌对氨基苷类抗生素产生耐药性的机制。

**3. 了解**　氨基糖苷类抗生素的药动学特点。

## 内容精讲

氨基苷类（aminoglycosides）抗生素是由氨基醇环和氨基糖分子以苷键相结合的碱性抗生素，可分为两类，一类是天然来源的链霉素、卡那霉素、妥布霉素、庆大霉素、大观霉素等，另一类为半合成品，如奈替米星、阿米卡星、依替米星等。

### 一、抗菌作用及机制

氨基苷类抗生素对各种需氧 $G^-$ 杆菌包括大肠埃希菌、铜绿假单胞菌、变形杆菌属、克雷伯菌属、肠杆菌属、志贺菌属、枸橼酸杆菌属具有强大抗菌活性；对沙雷菌属、沙门菌属、产碱杆菌属、不动杆菌属和嗜血杆菌属也有一定抗菌作用；对淋病奈瑟菌、脑膜炎奈瑟菌等 $G^-$ 球菌作用较差；对多数 $G^+$ 菌作用差，但庆大霉素、阿米卡星对产酶和不产酶的金黄色葡萄球菌和 MRSA 敏感；对肠球菌和厌氧菌不敏感；肺炎球菌高度耐药，各组链球菌作用微弱。链霉素和卡那霉素还对结核分枝杆菌有效。

氨基苷类抗生素为快速静止期杀菌药，抗菌机制是抑制蛋白质的合成。对蛋白质合成的影响包括：①抑制细菌体内核糖体 70S 亚基始动复合物的形成；②选择性地与 30S 亚基的靶位蛋白 $P_{10}$ 结合，致 A 位歪曲，造成 mRNA 翻译错误，导致异常或无功能蛋白质合成；③阻滞肽链释放因子进入 A 位，使合成好的肽链不能释放；④抑制 70S 亚基的解离，使菌体内核糖体循环利用受阻。此外，氨基苷类破坏细菌胞浆膜的完整性，使细菌重要生命物质外漏而死亡。

其抗菌作用特点：①其杀菌速率和持续时间与浓度呈正相关；②仅对需氧菌有效，且抗菌活性显著强于其他类药物，对厌氧菌无效；③在碱性环境中，抗菌活性增强，在脓肿的厌氧环境和高渗酸性尿中，活性明显降低；④抗菌后效应（PAE）长，且持续时间与浓度呈正相关；⑤具有初次接触效应，即细菌首次接触氨基苷类时，能被迅速杀死，未被杀死的细菌，再次或多次接触同种抗生素时，杀菌作用明显降低。

### 二、耐药机制

细菌对氨基苷类抗生素的耐药机制是：①产生修饰氨基苷类的钝化酶，如磷酸化酶、腺苷酰化酶、乙酰化酶等，是主要机制；②细胞膜通透性下降，外膜膜孔蛋白结构改变，如铜绿假单胞菌对链霉素的耐药，或主动排出系统的过量表达；③靶位蛋白（$P_{10}$ 蛋白）修饰，如结核杆菌对链霉素的耐药，细菌核糖体 30S 亚基靶蛋白上 $S_{12}$ 上蛋白质的 1 个氨基酸被取代。

### 三、药动学特点

氨基苷类抗生素的极性和解离度均较大，口服很难吸收。多采用注射给药，肌内注射吸收迅速而完全。除链霉素外，血浆蛋白结合率均在 10%以下。其穿透力很弱，主要分布于细胞外液，在肾皮质和内耳内、外淋巴液有高浓度聚积，且在内耳外淋巴液中浓度下降很慢，这可以解释它们的肾脏毒性和耳毒性。可透过胎盘屏障并聚积在胎儿血浆和羊水，但不能渗入机体细胞内，也不能透过血脑屏障，甚至脑膜发炎时也难在脑脊液达到有效浓度。其在体内并不代谢，主要以原形经肾小球滤过，肾皮质内药物浓度可超过血药浓度 20～100 倍，除奈替米星外，也都不在肾小管重吸收，可迅速排泄到尿中，尿中浓度高。

## 四、临床应用

氨基苷类抗生素的临床应用：主要用于治疗敏感需氧 $G^-$ 杆菌的全身感染，如脑膜炎、呼吸道、泌尿道、皮肤软组织、胃肠道、烧伤、创伤及骨关节感染。卡那霉素、庆大霉素、妥布霉素、阿米卡星和奈替米星对上述感染疗效无显著差别，但对于败血症、脑膜炎、肺炎等严重感染，需联用其他抗 $G^-$ 杆菌的药物如广谱半合成青霉素、第三代头孢菌素类、氟喹诺酮类等。利用该类药物口服不吸收的特点，可用于治疗消化道感染、肠道术前准备、肝性脑病用药，如新霉素；外用软膏、眼膏、冲洗液用于局部感染。此外，链霉素、卡那霉素可作为结核治疗药物。

## 五、不良反应

**1. 耳毒性**　包括前庭神经损害和耳蜗听神经损害。前庭神经损害表现为头痛、头昏、眩晕、恶心、呕吐、平衡困难、共济失调、眼球震颤等；耳蜗神经损害表现为耳鸣、听力降低，甚至永久性耳聋。为减少或预防不良反应，应注意询问耳鸣、眩晕等先兆症状，定期检查听力，儿童、老人、孕妇等用药需谨慎，避免合用其他耳毒性的药物如强效利尿药、甘露醇、镇吐药、万古霉素等。

**2. 肾毒性**　氨基苷类抗生素是诱发药源性肾衰竭的最常见的原因，表现为蛋白尿、管型尿、血尿、无尿、氮质血症、肾衰竭等，大多可逆。需定期检查肾功能，监测尿量，避免合用肾毒性强的药物如第一代头孢菌素类、万古霉素、强效利尿药等。

**3. 神经肌肉麻痹**　最常见于大剂量应用于胸膜内和腹膜内后，或静滴过快，表现为心肌抑制、血压下降、呼吸麻痹、肢体瘫痪。避免与麻醉药物、肌松药合用；重症肌无力慎用或禁用。易误诊为过敏性休克，一旦发生可采用新斯的明和钙剂抢救。

**4. 过敏反应/变态反应**　不常见（以链霉素多见），表现为嗜酸性粒细胞增多、皮疹、发热、血管神经性水肿、口周发麻、接触性皮炎、过敏性休克等。链霉素过敏性休克发生率仅次于青霉素，但死亡率高，防治方法为：①皮试；②葡萄糖酸钙＋肾上腺素。

## 六、常用氨基苷类抗生素

**1. 链霉素**（streptomycin）　是应用于临床的第一个氨基苷类抗生素，也是第一个用于结核治疗的抗生素。临床常用其硫酸盐，口服吸收极少，肌内注射吸收快。本品容易渗入胸腔、腹腔、结核性脓腔和干酪化脓腔，达到有效浓度。链霉素对铜绿假单胞菌和其他 $G^-$ 杆菌的抗菌活性最低，但对土拉菌病和鼠疫有特效，常作为首选药。本品也用于治疗多重耐药的结核病。此药可联合青霉素用于治疗溶血性链球菌、草绿色链球菌以及肠球菌感染引起的心内膜炎。

**2. 庆大霉素**（gentamicin）　口服吸收少，肌内注射吸收迅速完全。本品对各种需氧 $G^-$ 杆菌，包括铜绿假单胞菌都有较强杀菌作用，对耐药金黄色葡萄球菌也有效。此药是治疗各种 $G^-$ 杆菌感染的主要抗菌药物，尤其对沙雷菌属作用更强，为氨基苷类之首选。

**3. 妥布霉素**（tobramycin）　口服难吸收，肌内注射吸收迅速，对肺炎杆菌、肠杆菌属、变形杆菌属的抑菌和杀菌作用强于庆大霉素 4 倍和 2 倍，对铜绿假单胞菌的抗菌作用是庆大霉素的 2～5 倍，对耐庆大霉素菌株仍然有效。本品适合治疗铜绿假单胞菌引起的各种感染，通常应该与抗铜绿假单胞菌的青霉素类或头孢菌素类联合应用。

**4. 阿米卡星**（amikacin）　通常肌内注射，是抗菌谱较广的抗生素。其突出优点是对肠道 $G^-$ 杆菌和铜绿假单胞菌产生的多种氨基苷类灭活酶稳定，对一些氨基苷类耐药菌感染仍能有效控制，常作为首选药。另一个优点是它与 β-内酰胺类联合应用于粒细胞缺乏或其他免疫缺陷合并严重 $G^-$ 杆菌的感染，比单用阿米卡星效果更好。

**5. 依替米星**（etimicin） 本药的特点是抗菌谱广、抗菌活性强、毒性低、对大多数$G^+$菌和$G^-$菌有良好的抗菌作用，不良反应耳毒性、肾毒性以及神经肌肉阻滞麻痹的发生率是目前氨基苷类药物中最低的。

## 同步练习

一、选择题

【A型题】

1. 具有神经肌肉阻滞作用不良反应的是（　　）

A. 头孢西丁　B. 万古霉素　C. 亚胺培南

D. 庆大霉素　E. 四环素

2. 关于阿米卡星的叙述，错误的是（　　）

A. 血浆蛋白结合率低

B. 不易通过血脑屏障

C. 与β-内酰胺类联用可获协同作用

D. 对肠道$G^-$杆菌和铜绿假单胞菌产生的灭活酶稳定

E. 大部分药物在肝脏代谢，代谢产物经肾脏排泄

3. 下列药物不具有抗厌氧菌抗菌活性的是（　　）

A. 头孢西丁　B. 克林霉素　C. 亚胺培南

D. 阿米卡星　E. 拉氧头孢

4. 氨基苷类治疗无效的是（　　）

A. 厌氧菌　B. 铜绿假单胞菌　C. 大肠埃希菌

D. 肺炎克雷伯杆菌　E. 变形杆菌

5. 在下列氨基苷类抗生素中，耳毒性、肾毒性、神经肌肉麻痹程度最强的药物是（　　）

A. 链霉素　B. 阿米卡星　C. 庆大霉素

D. 妥布霉素　E. 新霉素

6. 下列哪个抗菌药物与四环素类联合用药是目前治疗鼠疫最有效的手段（　　）

A. 链霉素　B. 阿米卡星　C. 庆大霉素

D. 妥布霉素　E. 依替米星

7. 庆大霉素无治疗价值的感染是（　　）

A. 铜绿假单胞菌的感染　B. 结核性脑膜炎

C. 细菌性心内膜炎　D. 大肠埃希菌所致的尿路感染

E. $G^-$杆菌引起的败血症

8. 下列药物具有优点突出，对肠道$G^-$杆菌、铜绿假单胞菌产生的钝化酶稳定，不易产生耐药性，用于对常用氨基苷类耐药菌株$G^-$杆菌的感染（　　）

A. 链霉素　B. 阿米卡星　C. 庆大霉素

D. 妥布霉素　E. 依替米星

9. 在下列氨基苷类抗生素中，耳毒性、肾毒性、神经肌肉麻痹程度最低的药物是（　　）

A. 链霉素　B. 阿米卡星　C. 庆大霉素

D. 妥布霉素　E. 依替米星

【B型题】

A. 链霉素　B. 庆大霉素　C. 阿米卡星

D. 万古霉素　E. 氯霉素

10. 土拉菌病选用（　　）

11. 鼠疫选用（　　）

12. 对一般氨基苷类耐药的铜绿假单胞菌的感染选用（　　）
13. MRSA 的感染选用（　　）
14. 立克次体感染选用（　　）

**【C 型题】**

A. 抗结核杆菌　　B. 抗厌氧菌　　C. 二者都有　　D. 二者都没有

15. 链霉素具有（　　）
16. 庆大霉素具有（　　）

A. 抗铜绿假单胞菌　　B. 抗大肠埃希菌　　C. 二者都有　　D. 二者都没有

17. 阿米卡星具有（　　）
18. 羧苄西林具有（　　）

**【X 型题】**

19. 关于氨基苷类抗生素的体内过程，说法正确的是（　　）
A. 口服难吸收，可用于肠道感染和肠道消毒
B. 血浆蛋白结合率低
C. 不易透过血脑屏障
D. 体内不被代谢，主要以原形经肾小球滤过
E. 极性强，穿透力弱，难以进入细胞
20. 下列药物对铜绿假单胞菌具有抗菌作用的是（　　）
A. 亚安培南　　B. 氨曲南　　C. 妥布霉素
D. 阿米卡星　　E. 多黏菌素
21. 氨基苷类抗生素的抗菌谱，说法正确的是（　　）
A. 对各种需氧 $G^-$ 杆菌具有强大抗菌作用　　B. 对大多数 $G^+$ 菌有良好的抗菌作用
C. 对 $G^-$ 球菌有较强的抗菌作用　　D. 对各类厌氧菌有强大的抗菌作用
E. 对厌氧菌无抗菌活性
22. 具有较强耳毒性的药物有（　　）
A. 第一代头孢菌素　　B. 氨基苷类　　C. 高效能利尿药
D. 青霉素类　　E. 氟喹诺酮类
23. 氨基苷类抗生素的抗菌作用特点，正确的是（　　）
A. 杀菌速率和持续时间与浓度呈正相关
B. 仅对需氧菌有效，且抗菌活性显著强于其他类药物
C. 在碱性环境中抗菌活性增强
D. PAE 长，且持续时间与浓度呈正相关
E. 具有初次接触效应
24. 对败血症、脑膜炎、肺炎的严重感染，氨基苷类需联用下列哪些抗 $G^-$ 杆菌的药物（　　）
A. 广谱半合成青霉素　　B. 第三代头孢菌素类　　C. 大环内酯类
D. 氯霉素类　　E. 氟喹诺酮类
25. 氨基苷类抗生素，为减少肾毒性，应该避免与下列哪些药物合用（　　）
A. 第一代头孢菌素类　　B. 万古霉素　　C. 呋塞米
D. 多黏菌素　　E. 氟喹诺酮类

**二、填空题**

1. 氨基苷类抗生素化学结构中含有________和________分子，由配糖键联结成苷形成。
2. 氨基苷类抗生素对________有强大的抗菌活性，且在________性环境中抗菌活性增强。
3. 氨基苷类抗生素用于治疗败血症、肺炎、脑膜炎等严重感染，应联合应用其他抗 $G^-$ 杆菌的抗菌药物，如________、________、________等。
4. 氨基苷类抗生素的主要不良反应是________和________，尤其在儿童和老人更易引起。

5. 氨基苷类抗生素引起的神经肌肉麻痹，临床上容易误诊为________，抢救时应立即注射________和________。

三、问答题

(一) 简答题

1. 简述氨基苷类抗生素的抗菌谱。
2. 简述氨基苷类抗生素的临床应用。
3. 简述氨基苷类抗生素抗菌作用特点。

(二) 论述题

1. 简述氨基苷类抗生素的不良反应和防治。
2. 简述氨基苷类抗生素的抗菌作用机制和耐药机制。

## 参考答案

一、选择题

1. D 2. E 3. D 4. A 5. E 6. A 7. B 8. B 9. E 10. A 11. A 12. C 13. D 14. E 15. A 16. D 17. C 18. C 19. ABCDE 20. ABCDE 21. AE 22. ABC 23. ABCDE 24. ABE 25. ABCD

二、填空题

1. 氨基环醇 氨基糖
2. 各种需氧 $G^-$ 杆菌 碱
3. 广谱半合成青霉素 第三代头孢菌素类 氟喹诺酮类
4. 耳毒性 肾毒性
5. 过敏性休克 新思的明 钙剂（氯化钙、葡萄糖酸钙）

三、问答题

(一) 简答题

1. 答：氨基苷类抗生素对各种需氧 $G^-$ 杆菌包括大肠埃希菌、铜绿假单胞菌、变形杆菌属、克雷伯菌属、肠杆菌属、志贺菌属、枸橼酸杆菌属具有强大抗菌活性；对沙雷菌属、沙门菌属、产碱杆菌属、不动杆菌属和嗜血杆菌属也有一定抗菌作用；对淋病奈瑟菌、脑膜炎奈瑟菌等 $G^-$ 球菌作用较差；对多数 $G^+$ 菌作用差，但庆大霉素、阿米卡星对产酶和不产酶的金黄色葡萄球菌和 MRSA 敏感；对肠球菌和厌氧菌不敏感；肺炎球菌高度耐药，各组链球菌作用微弱。链霉素和卡那霉素还对结核分枝杆菌有效。

2. 答：氨基苷类抗生素临床主要用于治疗敏感需氧 $G^-$ 杆菌的全身感染，如脑膜炎、呼吸道、泌尿道、皮肤软组织、胃肠道、烧伤、创伤及骨关节感染。对于败血症、脑膜炎、肺炎等严重感染，需联用其他抗 $G^-$ 杆菌的药物如广谱半合成青霉素、第三代头孢菌素类、氟喹诺酮类。利用其口服不吸收的特点，可用于治疗消化道感染、肠道术前准备、肝性脑病用药，如新霉素；外用软膏、眼膏、冲洗液用于局部感染。链霉素、卡那霉素可作为结核治疗药物。

3. 答：氨基苷类抗生素抗菌作用特点是：①其杀菌速率和持续时间与浓度呈正相关；②仅对需氧菌有效，且抗菌活性显著强于其他类药物，对厌氧菌无效；③在碱性环境中，抗菌活性增强，在脓肿的厌氧环境和高渗酸性尿中，活性明显降低；④PAE 长，且持续时间与浓度呈正相关；⑤具有初次接触效应，即细菌首次接触氨基苷类时，能被迅速杀死，未被杀死的细菌，再次或多次接触同种抗生素时，杀菌作用明显降低。

(二) 论述题

1. 答：氨基苷类抗生素的不良反应和防治如下。①耳毒性：损害前庭神经和耳蜗听神经，大多是不可逆的，儿童、老年人更甚。前庭神经损害表现为头痛、头昏、眩晕、恶心、呕吐、平衡困难、共济失调、眼球震颤；耳蜗神经损害表现为耳鸣、听力降低，甚至永久性耳聋。为减少或预防不良反应，应注意询问耳鸣、眩晕等先兆症状，定期检查听力，儿童、老人、孕妇等用药需谨慎，避免合用其他耳毒性的药物如强效利尿药、甘露醇、镇吐药、万古霉素等。②肾毒性：氨基苷类抗生素是诱发药源性肾衰竭的最常见的原因，表现为蛋白尿、管型尿、血尿、无尿、氮质血症、肾衰竭等，大多可逆。需定期检查肾功能，监测尿量，避免合用肾毒性强的药物如第一代头孢菌素类、万古霉素、强效利尿药等。③神经肌肉麻痹：最常见于大剂量应用于胸膜内和腹膜内后，或静滴过快，表现为心肌抑制、血压下降、呼吸麻痹、肢体瘫痪。避免与麻醉药物、肌松药合用；重症肌无力慎用或禁用。易误诊为过敏性休克，一旦发生可采用新斯的明和钙剂抢救。④过敏反应/变态反应：以链霉素多见，表现为嗜酸性粒细胞增多、皮疹、发热、血管神经性水肿、口周发麻、接触性皮炎、过敏性休克等。链霉素过敏性休克发生率仅次于青霉素，但死亡率高，防治方法为：a. 皮试；b. 葡萄糖酸钙＋肾上腺素。

2. 答：（1）氨基苷类抗生素的抗菌作用机制　氨基苷类抗生素为快速静止期杀菌药，抗菌机制是抑制蛋白质的合成。对蛋白质合成的影响包括：①抑制细菌体内核糖体 70S 亚基始动复合物的形成；②选择性地与 30S 亚基的靶位蛋白 $P_{10}$ 结合，致 A 位歪曲，造成 mRNA 翻译错误，导致异常或无功能蛋白质合成；③阻滞肽链释放因子进入 A 位，使合成好的肽链不能释放；④抑制 70S 亚基的解离，使菌体内核糖体循环利用受阻。此外，氨基苷类破坏细菌胞浆膜的完整性，使细菌重要生命物质外漏而死亡。

（2）氨基苷类抗生素的耐药机制　①产生修饰氨基苷类的钝化酶，如磷酸化酶、腺苷酰化酶、乙酰化酶等，是主要机制；②细胞膜通透性下降，外膜膜孔蛋白结构改变，如铜绿假单胞菌对链霉素的耐药；③靶位蛋白（$P_{10}$ 蛋白）修饰，如结核杆菌对链霉素的耐药，细菌核糖体 30S 亚基靶蛋白上 $S_{12}$ 上蛋白质的 1 个氨基酸被取代。

（曾昭毅）

# 第四十三章 四环素类及氯霉素类

学习目标

1. **掌握** 四环素类的抗菌作用、临床应用、不良反应；氯霉素的抗菌作用、临床应用及不良反应。
2. **熟悉** 多西环素、米诺环素、替加环素的特点；四环素、氯霉素的耐药性。
3. **了解** 四环素、氯霉素的药动学特点。

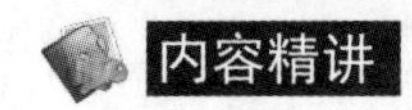

## 第一节 四环素类

本类药物的化学结构中均具有菲烷的基本骨架，是酸、碱两性物质，在酸性溶液中较稳定，在碱性溶液中易破坏，临床常用其盐酸盐。

### 一、抗菌作用及机制

四环素类属广谱抗生素，具有广泛的抗需氧和厌氧的 $G^+$ 菌和 $G^-$ 菌的作用，为快速抑菌药，高浓度可杀菌。抗菌活性：替加环素＞米诺环素＞多西环素（强力霉素）＞美他环素＞地美环素＞四环素＞土霉素。

抗菌作用机制：与核糖体 30S 亚基的 A 位特异性结合，阻止氨基酰 tRNA 进入 A 位，抑制肽链的延长和蛋白质的合成。此外，改变细菌细胞膜通透性，导致菌体内核苷酸及其他重要成分等生命物质外漏，抑制细菌 DNA 复制。

### 二、耐药机制

①合成核糖体保护蛋白（如 TetM），阻碍四环素与核糖体结合。②减少四环素进入菌体或促进四环素主动外排，如泵出基因 *TetA* 表达的膜蛋白排出药物，或大肠埃希菌染色体突变，细胞壁外膜孔 OmpF 蛋白表达降低，药物进入菌体减少。③细菌产生灭活酶，使药物灭活。

### 三、临床应用

四环素类药物首选多西环素。本类药物首选治疗立克次体感染（斑疹伤寒、Q 热和恙虫病）、支原体感染（支原体肺炎和泌尿生殖系统感染等）、衣原体感染（鹦鹉热、沙眼、性病性淋巴肉芽肿等）以及某些螺旋体感染（回归热等）。还可首选用于治疗鼠疫、布鲁菌病、霍乱、幽门螺杆菌感染引起的消化性溃疡、肉芽肿鞘杆菌感染引起的腹股沟肉芽肿以及牙龈卟啉单胞菌引起的牙周炎等。

### 四、常用四环素类药物

**1. 四环素**

（1）四环素（tetracycline）口服易吸收，食物或其他药物中的铁、钙、镁、铝等金属离子与四环素络合而减少其吸收；碱性药、$H_2$ 受体阻断药、抗酸药可降低四环素溶解而减少其吸收；胃酸高或酸性药物可促进其吸收。四环素分布广泛，并能沉积于骨骼及牙组织内，不易透过血脑屏障，胆汁中药物浓度高，存在肝肠循环。

（2）四环素对 $G^+$ 菌的作用强于对 $G^-$ 菌的作用，但是对 $G^+$ 菌的作用不如青霉素类和头孢菌素类，对 $G^-$ 菌的作用不如氨基苷类抗生素及氯霉素。由于耐药菌株日益增多及不良反应，四环素一般不作为首选用药。

（3）四环素的不良反应 ①局部刺激作用，口服引起恶心、呕吐、腹部不适、腹泻等；肌内注射刺激性大，禁用；静滴易引起静脉炎。②二重感染，较常见的有两种，一是真菌病，由白假丝酵母菌所致鹅口疮、肠炎等；二是假膜性肠炎，由对四环素耐药的难辨梭状芽孢杆菌引起，表现为剧烈腹泻、发热、脱水、肠壁坏死、休克，可致死。③对骨骼和牙齿生长的影响，四环素沉积于骨骼和牙齿组织，引起牙齿变黄（棕色）及骨骼、牙釉质发育不全、畸形、龋齿、发育障碍。④肝、肾毒性，长期口服或大剂量静脉给药，可致肝脂肪变性坏死（表现为黄疸），加重肾功能不全（氮质血症、酸中毒）甚至尿毒症。⑤其他，过敏反应及前庭反应等。

**2. 多西环素**（doxycycline） 属于长效半合成四环素类，是四环素类药物的首选药。其抗菌活性比四环素强 2～10 倍，具有强效、速效、长效的特点。其抗菌谱与四环素相同，对土霉素或四环素耐药的金黄色葡萄球菌仍然敏感。口服吸收迅速，不易受食物影响，大部分药物经胆道进入肠腔排泄，存在肝肠循环；少量经肾脏排泄，肾功能减退时粪便中药物排出增多，故肾衰竭时也可使用。临床适应证同四环素类药物，特别适合治疗肾外感染伴肾衰竭以及胆道系统感染，也用于治疗酒糟鼻、痤疮、前列腺炎和呼吸道感染。常见的不良反应是恶心、呕吐、上腹不适、腹泻、舌炎、口腔炎和肛门炎等，易致光敏反应。其他不良反应较四环素少。

**3. 米诺环素**（minocycline） 口服吸收率接近 100％，脂溶性高于多西环素，穿透力强，脑脊液浓度高于其他四环素类，抗菌谱与四环素相似，抗菌活性强于其他同类药物。本品用于治疗酒糟鼻、痤疮和沙眼衣原体所致的性传播疾病以及上述耐药菌的感染。一般不做首选药。除四环素类共有的不良反应外，可引起前庭功能紊乱，女性多于男性，停药后可恢复。

**4. 替加环素**（tigecycline） 抗菌谱比其他四环素类更广，除假单胞菌属以及变形杆菌属不敏感外，对耐甲氧西林金黄色葡萄球菌、耐青霉素肺炎球菌、耐万古霉素肠球菌等 $G^+$ 菌和多数 $G^-$ 杆菌有良好抗菌活性。需静脉给药，59％的原形药物经胆汁分泌，22％由尿液排泄（不推荐用于尿路感染）。临床用于复杂性腹腔内感染、复杂性皮肤和软组织感染、社区获得性肺炎的治疗。18 岁以下不推荐使用，不作为首选药。恶心、呕吐，是其主要的不良反应。

## 第二节 氯霉素类

**氯霉素**

**1. 抗菌作用及机制** 氯霉素（chloramphenicol）属广谱抗生素，其对 $G^-$ 菌的作用强于对 $G^+$ 菌的作用，属于抑菌药，对流感嗜血杆菌、脑膜炎奈瑟菌、肺炎球菌有杀灭作用，对 $G^+$ 菌的抗菌活性不如青霉素类和四环素类，对结核分枝杆菌、真菌和原虫无效。

抗菌作用机制：氯霉素与核糖体 50S 亚基上的肽酰转移酶作用位点结合，阻止 P 位肽链的末端羧基与 A 位氨基酰 tRNA 的氨基发生反应，阻止肽链延伸，抑制蛋白质合成。

**2. 耐药性** 耐药性产生较慢，产生氯霉素乙酰转移酶和外膜特异蛋白 OmpA 和 OmpC 表达减少。

**3. 药动学特点** 口服吸收良好，有效血药浓度可维持 6～8h。氯霉素分布广泛，在心包液、胸液、关节腔液、眼房水及脑脊液中浓度都很高，脑脊液内的药物浓度可达血浓度的 45％～99％。体内 90％的药物在肝内与葡萄糖醛酸结合形成代谢产物而失活。

**4. 临床应用** 氯霉素因为不良反应，临床应用受到极大限制。临床用于下列情况：①耐药菌诱发的严重感染，如流行性脑脊髓膜炎、流感嗜血杆菌的重症感染。②伤寒，首选喹诺酮类或第三代头孢菌素类，部分不发达国家和地方仍使用氯霉素。③立克次体感染（斑疹伤寒、Q 热、恙虫病等），重度感染的孕妇、8 岁以下儿童、四环素类过敏者采用。④其他，联用其他药物用于治疗厌氧菌所致的腹腔和盆腔感染，也可用于治疗眼科感染疾病，如衣原体沙眼、眼内及全眼球感染结膜炎。

**5. 不良反应**

(1) 血液系统毒性　抑制骨髓造血功能，可逆性血细胞减少（粒细胞减少、血小板减少、贫血）；再生障碍性贫血，即使恢复也易得急性髓细胞性白血病。

(2) 灰婴综合征。

(3) 其他　过敏反应如发热、皮疹、血管神经性水肿、结膜水肿；视神经炎及视神经萎缩、视力障碍、周围神经炎；二重感染；口服的胃肠道反应；溶血性贫血、肠道菌受抑而引起维生素K缺乏等。

## 同步练习

**一、选择题**

**【A型题】**

1. 可用于治疗阿米巴痢疾的抗生素是（　　）

A. 青霉素　　B. 土霉素　　C. 链霉素
D. 头孢氨苄　　E. 大观霉素

2. 关于多西环素，说法错误的是（　　）

A. 属长效半合成四环素类，是四环素类的首选药
B. 口服吸收迅速完全
C. 大部分药物随胆汁进入肠道排泄，存在肝肠循环
D. 大部分药物经肾脏排泄，肾衰竭避免使用
E. 抗菌谱和四环素相同，抗菌活性比四环素强

3. 8岁以下儿童不宜使用四环素，因该药发生（　　）

A. 影响骨骼、牙齿发育　　B. 抑制骨髓造血功能　　C. 耳毒性
D. 灰婴综合征　　E. 红人综合征

4. 四环素类药物的临床应用中，首选的是（　　）

A. 四环素　　B. 土霉素　　C. 地美环素
D. 米诺环素　　E. 多西环素

5. 关于替加环素药理作用的描述，错误的是（　　）

A. 对假单胞菌属和变形杆菌属也敏感
B. 对耐甲氧西林金黄色葡萄球菌有良好的抗菌活性
C. 对多数$G^-$杆菌有良好的抗菌活性
D. 其他四环素耐药的病原菌对替加环素也敏感
E. 比其他四环素类抗菌谱更广

6. 氯霉素抑制蛋白质的合成，结合的核糖体亚基是（　　）

A. 30S　　B. 50S　　C. 40S
D. 60S　　E. 70S

7. 治疗立克次体所致的斑疹伤寒选用（　　）

A. 青霉素　　B. 四环素　　C. 磺胺嘧啶
D. 链霉素　　E. 卡那霉素

8. 四环素类的临床应用中，错误的是（　　）

A. 立克次体感染　　B. 衣原体感染　　C. 支原体感染
D. 鼠疫　　E. 铜绿假单胞菌的感染

9. 氯霉素在早产儿、新生儿中应用会发生（　　）

A. 赫氏反应　　B. 双硫仑反应　　C. 红人综合征
D. 光敏反应　　E. 灰婴综合征

10. 四环素抑制蛋白质合成，结合细菌核糖体亚基是（　　）
A. 30S　　B. 50S　　C. 40S
D. 60S　　E. 70S

【B型题】

A. 多西环素　　B. 氯霉素　　C. 林可霉素
D. 万古霉素　　E. 红霉素

11. MRSA的感染选用（　　）
12. 伤寒选用（　　）
13. 主要用于厌氧菌，包括脆弱类杆菌、产气荚膜梭菌引起的口腔、腹腔和妇科感染（　　）
14. 用于治疗耐青霉素的金黄色葡萄球菌感染和青霉素过敏者（　　）
15. 立克次体感染的斑疹伤寒、恙虫病、Q热选用（　　）

【C型题】

A. 立克次体感染　　B. 伤寒
C. 二者均可　　D. 二者均不可

16. 四环素可用于（　　）
17. 氯霉素可用于（　　）

A. 衣原体感染　　B. 支原体感染
C. 二者均可　　D. 二者均不可

18. 四环素可用于（　　）
19. 氯霉素可用于（　　）

A. 铜绿假单胞菌感染　　B. 伤寒
C. 二者均可　　D. 二者均不可

20. 四环素可用于（　　）
21. 氯霉素可用于（　　）

【X型题】

22. 四环素类药物可首选治疗（　　）
A. 鼠疫　　B. 布鲁菌病
C. 霍乱　　D. 幽门螺杆菌引起的消化性溃疡
E. 铜绿假单胞菌的感染
23. 多西环素可用于治疗下列哪些感染（　　）
A. 霍乱
B. 立克次体感染，如斑疹伤寒、恙虫病、Q热
C. 沙眼衣原体引起的非淋菌性尿道炎、子宫内膜炎
D. 支原体肺炎
E. 回归热螺旋体
24. 氯霉素的作用特点，说法正确的是（　　）
A. 对$G^-$菌的抗菌作用强于对$G^+$菌的抗菌作用，属于抑菌药
B. 对$G^+$菌的抗菌活性不如青霉素类和四环素类
C. 对流感嗜血杆菌、脑膜炎奈瑟菌以及肺炎链球菌有杀灭作用
D. 对结核分枝杆菌、真菌、病毒无效
E. 对立克次体、衣原体和支原体有较强的抑制作用
25. 四环素应用的假膜性肠炎，说法正确的是（　　）
A. 难辨梭状芽孢杆菌对四环素耐药　　B. 停用广谱抗生素
C. 应用万古霉素　　D. 应用甲硝唑
E. 应用制霉菌素

26. 四环素的体内过程，说法正确的是（　　）
    A. 食物或其他药物中的金属离子如 $Fe^{2+}$、$Ca^{2+}$ 等减少其吸收
    B. 四环素可沉积于新形成的牙齿和骨骼中
    C. 胆汁分布浓度高于血药浓度，存在肝肠循环
    D. 不易通透血脑屏障，可通过胎盘屏障和进入乳汁分泌
    E. 碱化尿液促进药物的肾脏排泄
27. 氯霉素应用的不良反应包括（　　）
    A. 贫血和再生障碍性贫血　B. 红人综合征　C. 灰婴综合征
    D. 牙齿黄染　E. 口服的胃肠道反应
28. 四环素类的不良反应包括（　　）
    A. 口服的胃肠道反应　B. 假膜性肠炎　C. 牙齿黄染
    D. 红人综合征　E. 灰婴综合征
29. 关于氯霉素描述，正确的是（　　）
    A. 诱发致命的不良反应，临床应用受到极大限制
    B. 对流感嗜血杆菌、脑膜炎奈瑟菌、肺炎球菌有杀灭作用
    C. 作用机制是抑制细菌蛋白质的合成
    D. 口服吸收好，药物经肝脏代谢，肾脏排泄
    E. 眼科局部用药，治疗敏感菌所致的眼内感染和全眼球感染
30. 下列药物的长期应用，发生二重感染的有（　　）
    A. 四环素　B. 氯霉素　C. 林可霉素
    D. 青霉素 G　E. 万古霉素

**二、填空题**

1. 氯霉素致命的不良反应为________，因此，临床应用受到极大限制。
2. 早产儿和新生儿肝脏缺乏________，肾脏解毒功能差，在氯霉素的应用中可发生________的不良反应，死亡率可高达 40%。
3. 四环素与核糖体________亚基的 A 位结合，氯霉素与细菌核糖体________亚基上肽酰转移酶作用位点结合，二者抑制细菌蛋白质的合成。
4. 对四环素耐药的难辨梭状芽孢杆菌感染所致的假膜性肠炎，应立即停药并口服________或________。

**三、问答题**

1. 简述四环素的不良反应。
2. 试述氯霉素的临床应用和不良反应。
3. 简述替加环素的临床应用。
4. 简述四环素类药物的临床应用。

## 参考答案

**一、选择题**

1. B　2. D　3. A　4. E　5. A　6. B　7. B　8. E　9. E　10. A　11. D　12. B　13. C　14. E　15. A　16. A　17. C　18. C　19. D　20. D　21. B　22. ABCD　23. ABCDE　24. ABCDE　25. ABCD　26. ABCDE　27. AC　28. ABC　29. ABCDE　30. ABC

**二、填空题**

1. 抑制骨髓造血功能
2. 葡萄糖醛酸转移酶　灰婴综合征
3. 30S　50S
4. 万古霉素　甲硝唑

**三、问答题**

1. 答：四环素的不良反应如下。①局部刺激作用：口服引起恶心、呕吐、腹部不适、腹泻等；肌内注射刺激性大，禁用；静滴易引起静脉炎。②二重感染，较常见的有两种，一是真菌病，白假丝酵

母菌所致鹅口疮、肠炎等；二是假膜性肠炎；由对四环素耐药的难辨梭状芽孢杆菌引起，表现为剧烈腹泻、发热、脱水、肠壁坏死、休克，可致死。③对骨骼和牙齿生长的影响：四环素沉积于骨骼和牙齿，引起牙齿变黄（棕色）及骨骼、牙釉质发育不全、畸形、龋齿、发育障碍。④肝、肾毒性：长期口服或大剂量静脉给药，可致肝脂肪变性坏死（表现为黄疸），加重肾功能不全（氮质血症、酸中毒）甚至尿毒症。⑤其他：过敏反应及前庭反应等。

2.答：(1) 氯霉素的临床应用　①耐药菌诱发的严重感染，如流行性脑脊髓膜炎、流感嗜血杆菌的重症感染。②伤寒，部分不发达国家和地方使用。③立克次体感染（斑疹伤寒、Q热、恙虫病），重度感染的孕妇、8岁以下儿童、四环素类过敏者采用。④其他，联用其他药物用于治疗厌氧菌所致的腹腔和盆腔感染，也可用于治疗眼科感染疾病，如衣原体沙眼、眼内及全眼球感染结膜炎。

(2) 氯霉素应用的不良反应　①血液系统毒性：抑制骨髓造血功能，可逆性血细胞减少（粒细胞减少、血小板减少、贫血)；再生障碍性贫血，即使恢复也易得急性髓细胞性白血病。②灰婴综合征。③其他：过敏反应如发热、皮疹、血管神经性水肿、结膜水肿；视神经炎及视神经萎缩、视力障碍、周围神经炎；二重感染；口服的胃肠道反应；溶血性贫血、肠道菌受抑而引起维生素K缺乏等。

3.答：替加环素临床用于治疗敏感菌所致的复杂性腹腔内感染、复杂性皮肤和软组织感染、社区获得性肺炎，18岁以下不推荐使用，泌尿系感染不推荐使用，不作为首选药。

4.四环素类药物首选多西环素用于临床。本类药物首选治疗立克次体感染（斑疹伤寒、Q热和恙虫病等)、支原体感染（支原体肺炎和泌尿生殖系统感染等)、衣原体感染（鹦鹉热、沙眼、性病性淋巴肉芽肿等）以及某些螺旋体感染（回归热等)。还可首选用于治疗鼠疫、布鲁菌病、霍乱、幽门螺杆菌感染引起的消化性溃疡、肉芽肿鞘杆菌感染引起的腹股沟肉芽肿以及牙龈卟啉单胞菌引起的牙周炎等。

（曾昭毅）

# 第四十四章　人工合成抗菌药

**学习目标**

**1. 掌握**　氟喹诺酮类药物的抗菌作用及机制、耐药性和耐药机制、临床应用、不良反应和禁忌证；磺胺类药物的抗菌谱、作用机制、不良反应；甲氧苄啶与磺胺类的协同抗菌作用机制。

**2. 熟悉**　磺胺类药物的耐药机制；甲硝唑的抗菌作用和临床应用。

**3. 了解**　呋喃妥因与呋喃唑酮的抗菌作用及临床应用。

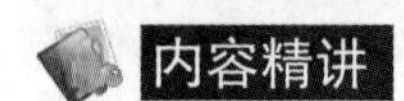


## 第一节　喹诺酮类抗菌药

第一代喹诺酮类抗菌药物萘啶酸与第二代吡哌酸，现在临床上已不用或少用。第三代为氟喹诺酮类药物，如诺氟沙星、环丙沙星、依诺沙星、氧氟沙星、左氧氟沙星、格帕沙星、洛美沙星、氟罗沙星等，这些药物使用方便、不良反应相对较少、抗菌谱广、抗菌活性强、耐药缓慢，与其他抗菌药物无交叉耐药性，目前在临床广泛使用。20 世纪 90 年代后期出现第四代喹诺酮类药物，抗菌谱增大，抗菌活性增强，如莫西沙星、加替沙星、加雷沙星、克林沙星等。

喹诺酮类药物基本结构是 4-喹诺酮（吡酮酸）。

### 一、抗菌作用及机制

氟喹诺酮类药物属于广谱杀菌药。第四代喹诺酮类除保留了对 $G^-$ 菌良好的抗菌活性，还增强了对 $G^+$ 菌、结核分枝杆菌、军团菌、支原体、衣原体的杀灭作用，特别是提高了对厌氧菌如脆弱拟杆菌、梭杆菌属、消化链球菌属、厌氧芽孢梭菌属等的抗菌活性。对铜绿假单胞菌，环丙沙星的杀灭作用最强。

喹诺酮类药物的抗菌作用机制：对 $G^-$ 菌如大肠埃希菌，DNA 回旋酶 A 亚基是其作用靶点，干扰 DNA 复制；对 $G^+$ 菌如金黄色葡萄球菌，拓扑异构酶Ⅳ是其作用靶点。哺乳动物类似功能的酶为拓扑异构酶Ⅱ，药物治疗量时作用不明显，100～1000$\mu$g/mL 的极高浓度才抑制其作用。其他抗菌机制有：喹诺酮类诱导细菌 DNA 紧急修复系统（SOS）错误复制，出现 DNA 错误复制而导致细菌死亡；使细菌产生新的肽聚糖水解酶或自溶酶，改变细胞壁成分，最终导致溶菌；抑制细菌 RNA、蛋白质合成，以及 PAE 效应等。

### 二、耐药性

喹诺酮类药物间交叉耐药。由于药物的广泛使用，耐药菌株日益增加，常见耐药菌：金黄色葡萄球菌、肠球菌、肺炎球菌、梭状芽孢杆菌、淋病奈瑟菌、大肠埃希菌、铜绿假单胞菌、沙门菌等。耐药机制有：基因突变导致 GyrA 亚基 Ser83 或 PacC 亚基 Ser80 位点的氨基酸改变，药物与酶亲和力降低；外膜孔蛋白 OmpF 表达减少，导致细胞膜通透性降低，菌体内药物浓度降低，如大肠埃希菌耐药；*NorA* 基因高表达，主动排出机制增强，如金黄色葡萄球菌耐药；质粒编码的喹诺酮类药物耐药基因在细菌中的传递。

### 三、临床应用

氟喹诺酮类药物抗菌谱广，抗菌活性强，口服，与其他类抗菌药无交叉耐药性，临床应用有：

**1. 泌尿生殖系统感染**　环丙沙星、氧氟沙星、β-内酰胺类首选用于治疗单纯性淋病奈瑟球菌尿道炎和宫颈炎；环丙沙星是治疗铜绿假单胞菌尿道炎的首选药；氟喹诺酮类对急慢性、复杂性细菌性前列腺炎疗效较好。

**2. 肠道感染和伤寒**　首选用于治疗志贺菌引起的急、慢性菌痢和中毒性菌痢，以及鼠伤寒沙门菌、猪霍乱沙门菌、肠炎沙门菌引起的胃肠炎（食物中毒）；对沙门菌引起的伤寒、副伤寒，首选氟喹诺酮类或头孢曲松；本类药也可用于旅行者腹泻（大肠埃希菌所致）。

**3. 呼吸系统感染**　左氧氟沙星、莫西沙星合用万古霉素，是治疗青霉素高度耐药肺炎链球菌感染的首选药；氟喹诺酮类除诺氟沙星外可替代大环内酯类用于衣原体肺炎、支原体肺炎以及嗜肺军团菌肺炎的治疗；可根治痰中流感嗜血杆菌。

**4. 骨、关节和软组织感染**　氟喹诺酮类药物可治疗敏感菌引起的慢性骨髓炎、糖尿病足部感染等。

**5. 其他**　氟喹诺酮类对脑膜炎奈瑟菌有强大杀菌作用，鼻咽部浓度高，用于鼻咽部带菌者的根除治疗；其他抗菌药物无效的儿童重症感染选用氟喹诺酮类；囊性纤维化患儿感染铜绿假单胞菌，选用环丙沙星。

### 四、不良反应

**1. 胃肠道反应**　最常见，如食欲减退、胃部不适、恶心、呕吐、腹痛、便秘或腹泻。

**2. 中枢神经系统毒性**　轻症表现为失眠、头昏、头痛；重症表现为精神失常、抽搐和惊厥等。合用茶碱、NSAIDs以及有精神病和癫痫病史易发生中枢神经系统毒性。

**3. 光敏反应（光毒性）**　表现为光照部位皮肤红斑、瘙痒、严重溃烂、脱落。司帕沙星、洛美沙星、氟罗沙星最常见。

**4. 心脏毒性**　可出现Q-T间期延长、尖端扭转型室性心动过速甚至室颤，罕见而严重。司帕沙星最常见。

**5. 软骨损害**　可致软骨损伤，儿童用药后出现关节痛和关节肿胀。

**6. 其他**　跟腱炎、肝毒性、过敏反应、血糖变化等。

### 五、禁忌证

不宜常规用于儿童，不宜用于有精神病、癫痫或其他中枢神经系统基础疾病的患者；禁用于喹诺酮过敏者、孕妇和哺乳期妇女。

## 第二节　磺胺类抗菌药

磺胺类药物属于广谱抑菌药，近来临床应用减少，但控制流行性脑脊髓膜炎、鼠疫疗效显著。磺胺类是对氨基苯磺酰胺衍生物，分子中含有苯环、对位氨基、磺酰胺基。药物有用于全身感染肠道易吸收的磺胺嘧啶、磺胺甲噁唑，用于肠道感染的肠道难吸收的柳氮磺吡啶，以及外用的磺胺类如磺胺嘧啶银等。

### 一、抗菌作用及机制

磺胺类对大多数$G^+$菌、$G^-$菌有良好抗菌活性，最敏感的是A型链球菌、肺炎链球菌、脑膜炎奈瑟球菌、淋病奈瑟球菌、鼠疫耶尔森菌、诺卡菌属；对沙眼衣原体、疟原虫、卡氏肺孢子虫、弓形虫滋养体有抑制作用，但对立克次体、螺旋体、支原体无效。磺胺嘧啶银对铜绿假单胞菌有效。

磺胺类的抗菌作用机制为抑制二氢蝶酸合酶，使二氢叶酸的合成受阻，从而抑制细菌的生长繁殖。

### 二、耐药机制

① 细菌二氢蝶酸合酶经突变或质粒转移导致改变，与磺胺亲和力下降。

② 合成大量 PABA，竞争结合作用靶点，如金黄色葡萄球菌。

③ 细菌改变叶酸代谢途径或直接利用外源性叶酸等。

④ 细菌对磺胺类药物通透能力降低（如铜绿假单胞菌）或主动流出等。

### 三、不良反应

**1. 泌尿系统损害** 形成结晶，产生尿道刺激和梗阻症状，如结晶尿、管形尿、血尿、尿痛、尿闭，增加饮水和碱化尿液减少肾损害。

**2. 过敏反应** 红斑、皮疹、固定型药疹、药热、剥脱性皮炎等。

**3. 血液系统反应** 粒细胞减少，血小板减少，再生障碍性贫血。

**4. 神经系统反应** 头晕、头痛、乏力等，避免高空作业、驾驶。

**5. 消化系统反应** 口服引起恶心、呕吐、上腹不适等，饭后服用可减轻。

**6. 其他** 可致肝坏死引起黄疸、肝功能减退；导致核黄疸（新生儿、早产儿）。新生儿、早产儿、妊娠期和哺乳期妇女不宜使用。

## 第三节 其他合成类抗菌药

**1. 甲氧苄啶**（trimethoprim，TMP） 又称磺胺增效剂，不属于磺胺类，其机制为抑制二氢叶酸还原酶，与磺胺类药物合用具有双重阻断作用，协同增强抗菌作用，扩大抗菌谱，延缓耐药性的产生等。

**2. 复方磺胺甲噁唑**（compound sulfamethoxazole，SMZco） 又称复方新诺明，是磺胺甲噁唑与甲氧苄啶按照5∶1制成的复方制剂，二者的主要药动学参数相近。通过双重阻断机制，协同阻断细菌四氢叶酸合成；抗菌活性增强，是两药单独等量使用时的数倍至数十倍，甚至呈现杀菌作用；两药合用可扩大抗菌谱，并减少耐药性的产生。

**3. 呋喃妥因与呋喃唑酮**

（1）呋喃妥因（nitrofurantoin） 又称呋喃坦啶，对多数革兰阳性菌和阴性菌产生抑菌或杀菌作用，对铜绿假单胞菌和变形杆菌属不敏感。其血药浓度低，不能用于全身感染。40%～50%药物以原形迅速由肾脏排泄，故在肾脏和尿液中药物浓度较高。临床上常用于治疗敏感菌（大肠埃希菌、肠球菌、葡萄球菌等）所致的泌尿系统感染（肾盂肾炎、膀胱炎、前列腺炎和尿道炎等）。酸化尿液时可增强其抗菌作用。

（2）呋喃唑酮（furazolidone，痢特灵） 抗菌谱与呋喃妥因相似，口服难以吸收，主要在肠道发挥作用。其临床用于治疗肠炎、菌痢、霍乱等肠道感染性疾病。也用于治疗幽门螺杆菌引起的消化道溃疡，主要与其抗幽门螺杆菌、抑制胃酸分泌和保护胃黏膜有关。栓剂可用于治疗阴道滴虫病。

**4. 硝基咪唑类** 有甲硝唑（metronidazole，灭滴灵）、替硝唑（tinidazole）、奥硝唑（ornidazole）、塞克硝唑（secnidazole）等，对厌氧菌尤其是脆弱拟杆菌敏感；对滴虫、阿米巴滋养体、破伤风梭菌有强大杀灭作用。其主要用于治疗敏感厌氧菌引起的口腔、腹腔、女性生殖系统、下呼吸道、骨关节感染；对幽门螺杆菌引起的消化性溃疡以及对四环素耐药的难辨梭状芽孢杆菌感染的假膜性肠炎有特殊疗效；也是滴虫病、阿米巴病和破伤风的首选药。

### 同步练习

一、选择题

【A型题】

1. 磺胺类药物的抗菌机制是抑制（ ）

A. 二氢蝶酸合酶　　B. 二氢叶酸还原酶　　C. 拓扑异构酶Ⅳ

D. 拓扑异构酶Ⅱ　　E. DNA 回旋酶

2. 氟喹诺酮类药物针对 $G^+$ 菌的抗菌作用靶点是（　　）

A. 二氢蝶酸合酶　　B. 二氢叶酸还原酶　　C. 拓扑异构酶Ⅳ

D. 拓扑异构酶Ⅱ　　E. DNA 回旋酶

3. 氟喹诺酮类药物针对 $G^-$ 菌的抗菌作用靶点是（　　）

A. 二氢蝶酸合酶　　B. 二氢叶酸还原酶　　C. 拓扑异构酶Ⅳ

D. 拓扑异构酶Ⅱ　　E. DNA 回旋酶

4. 氟喹诺酮类不用于儿童、孕妇和哺乳期妇女，主要由于其具有（　　）

A. 胃肠道反应　　B. 中枢毒性　　C. 光毒性

D. 心脏毒性　　E. 软骨损害

5. 对氟喹诺酮类药物体内过程而言，说法错误的是（　　）

A. 多数氟喹诺酮类药物的口服吸收良好

B. 食物一般不影响药物的吸收

C. 多数氟喹诺酮类药物的血浆蛋白结合率均较低

D. 多数氟喹诺酮类药物在脑脊液中的浓度高于血药浓度

E. 多数氟喹诺酮类药物 $V_d$ 很大

6. 氟喹诺酮类药物中，常用作铜绿假单胞菌感染的药物是（　　）

A. 诺氟沙星　　B. 环丙沙星　　C. 洛美沙星

D. 司帕沙星　　E. 氟罗沙星

7. 铜绿假单胞菌引起的尿路感染，首选（　　）

A. 诺氟沙星　　B. 环丙沙星　　C. 呋喃妥因

D. 呋喃唑酮　　E. 替硝唑

8. 下列药物，可用于治疗溃疡性结肠炎的是（　　）

A. 磺胺嘧啶　　B. 柳氮磺吡啶　　C. 磺胺甲噁唑

D. 甲硝唑　　E. 氧氟沙星

9. 氟喹诺酮类药物合用茶碱、NSAIDs 等药物，易发生或加重其（　　）

A. 中枢毒性　　B. 光毒性　　C. 心脏毒性

D. 肝毒性　　E. 肾毒性

10. 下列哪一药物主要在肝脏代谢并通过胆汁排泄（　　）

A. 培氟沙星　　B. 氧氟沙星　　C. 左氧氟沙星

D. 洛美沙星　　E. 加替沙星

11. 下列氟喹诺酮类药物的心脏毒性发生率最高的是（　　）

A. 司帕沙星　　B. 加替沙星　　C. 左氧氟沙星

D. 氧氟沙星　　E. 环丙沙星

12. 下列可用于预防流行性脑脊髓膜炎的首选药物是（　　）

A. 磺胺嘧啶　　B. 四环素　　C. 氯霉素

D. 青霉素　　E. 庆大霉素

13. 下列药物中对铜绿假单胞菌缺乏抗菌活性的是（　　）

A. 多黏菌素　　B. 氨曲南　　C. 头孢他啶

D. 环丙沙星　　E. 磺胺嘧啶

14. 氟喹诺酮类合用红霉素、西沙必利、三环类抗抑郁药，可加重其（　　）

A. 胃肠道反应　　B. 中枢毒性　　C. 光毒性

D. 心脏毒性　　E. 软骨损害

15. 新生儿、早产儿、孕妇、哺乳期妇女不用磺胺药，主要是易发生下列哪种不良反应（　　）

A. 核黄疸　　B. 灰婴综合征　　C. 光毒性

D. 肾脏损害　　E. 软骨损害

【B型题】

A. 氧氟沙星　　B. 甲氧苄啶　　C. 环丙沙星
D. 磺胺嘧啶　　E. 甲硝唑

16. 铜绿假单胞菌感染的尿道炎，首选（　　）
17. 预防流行性脑脊髓膜炎，首选（　　）
18. 厌氧菌引起的口腔、腹腔、女性生殖系统感染，选用（　　）
19. 难辨梭状芽孢杆菌引起的假膜性肠炎，选用（　　）
20. 囊性纤维化患儿的肺部感染，选用（　　）

【C型题】

A. 抗铜绿假单胞菌　　B. 抗脑膜炎奈瑟菌　　C. 二者都有　　D. 二者都没有

21. 氧氟沙星具有（　　）
22. 磺胺嘧啶具有（　　）
23. 甲硝唑具有（　　）

【X型题】

24. 下列感染，可选用氟喏酮类药物的是（　　）
A. 敏感菌所致的急、慢性前列腺炎　　B. 志贺菌引起的急、慢性菌痢
C. 沙门菌引起的伤寒或副伤寒　　D. 旅行者腹泻
E. 慢性骨髓炎
25. 下列药物对铜绿假单胞菌具有抗菌活性的是（　　）
A. 哌拉西林　　B. 头孢哌酮　　C. 亚胺培南
D. 多黏菌素　　E. 环丙沙星
26. 下列药物可用于治疗铜绿假单胞菌感染的是（　　）
A. 哌拉西林　　B. 头孢他啶　　C. 亚胺培南
D. 氨曲南　　E. 阿米卡星
27. 下列药物中对螺旋体感染有效的是（　　）
A. 青霉素G　　B. 四环素　　C. 氯霉素
D. 林可霉素　　E. 庆大霉素
28. 甲硝唑对下列哪些病原体敏感（　　）
A. 难辨梭状芽孢杆菌　　B. 幽门螺杆菌
C. 破伤风梭菌　　D. 厌氧菌尤其是脆弱类杆菌
E. 铜绿假单胞菌
29. 下列药物中对支原体和衣原体感染有效的是（　　）
A. 青霉素G　　B. 四环素　　C. 氯霉素
D. 红霉素　　E. 加雷沙星
30. 有关磺胺类药物不良反应的防治，说法正确的是（　　）
A. 用药前询问过敏史　　B. 用药中观察过敏反应和造血系统以及泌尿道损害
C. 多饮水、酸化尿液　　D. 避免高空作业和驾驶
E. 妊娠后3月、哺乳期妇女及2岁以下禁用
31. 下列感染，可选用氟喏酮类药物的是（　　）
A. 敏感菌所致的急、慢性前列腺炎　　B. 嗜肺军团菌的肺部感染
C. 衣原体和支原体引起的肺部感染　　D. 糖尿病足部感染
E. 慢性骨髓炎
32. 磺胺类药物抗菌谱，说法正确的是（　　）
A. 广谱抑菌，对多数$G^+$菌和$G^-$菌有良好抗菌活性

B. 对溶血性链球菌、肺炎球菌、脑膜炎奈瑟菌敏感
C. 对沙眼衣原体、疟原虫有抑制作用
D. 对立克次体、螺旋体、支原体无效
E. 对铜绿假单胞菌有良好的抗菌作用

33. 下列感染，可选用甲硝唑的是（　　）
A. 厌氧菌引起的女性生殖系统感染　　B. 幽门螺杆菌引起的消化性溃疡
C. 难辨梭状芽孢杆菌引起的假膜性肠炎　　D. 破伤风
E. 铜绿假单胞菌引起的尿路感染

34. 下列药物对厌氧菌具有较强的抗菌活性的是（　　）
A. 甲硝唑　　B. 拉氧头孢　　C. 头孢西丁
D. 头孢唑肟　　E. 克林霉素

35. 下列药物中对立克次体感染有效的是（　　）
A. 青霉素 G　　B. 四环素　　C. 氯霉素
D. 林可霉素　　E. 庆大霉素

36. 下列药物对厌氧菌具有较强的抗菌活性的是（　　）
A. 甲硝唑　　B. 亚胺培南　　C. 头孢替坦
D. 林可霉素　　E. 莫西沙星

37. 下列对第四代喹诺酮类药物抗菌作用的叙述，正确的是（　　）
A. 保留了对 $G^-$ 菌良好的抗菌活性
B. 增强了对军团菌、支原体和衣原体的杀灭作用
C. 提高了对厌氧菌的抗菌活性
D. 保留了对立克次体、螺旋体的杀灭作用
E. 提高了对铜绿假单胞菌的抗菌作用

38. 下列说法正确的有（　　）
A. 氨基苷类主要不良反应是耳毒性和肾毒性
B. 孕妇、哺乳期妇女及 8 岁以下儿童禁用四环素
C. 新生儿、早产儿、孕妇、哺乳期妇女不宜使用氯霉素
D. 氟喹诺酮类不宜常规用于儿童，禁用于孕妇和哺乳期妇女
E. 新生儿、早产儿、孕妇、哺乳期妇女不应使用磺胺药

## 二、填空题

1. 磺胺甲噁唑的抗菌机制为抑制________，甲氧苄啶的作用机制为抑制________。
2. 喹诺酮类抗生素抗 $G^-$ 菌的作用靶点是________，抗 $G^+$ 菌的作用靶点是________。
3. 氟喹诺酮类药物的中枢兴奋毒性，其发生机制与药物抑制________与________受体结合，激动________受体有关。
4. 喹诺酮类抗生素的基本结构是________。
5. 口服磺胺类药物，为减轻肾毒性，可以口服________碱化尿液，并适当增加饮水量。
6. 复方磺胺甲噁唑是由________与________按 5∶1 比例组成的复方制剂。
7. 联磺甲氧苄啶是由________、________和________组成的复方制剂。
8. 磺胺类药物对________、________等感染性疾病疗效显著，在抗感染治疗中仍具有一定位置。

## 三、问答题

### （一）简答题

1. 简述氟喹诺酮类药物的不良反应。
2. 简述磺胺类药物的不良反应。
3. 以复方磺胺甲噁唑为例，简述磺胺类药物和甲氧苄啶合用的药理学基础。

4. 简述甲硝唑的临床应用和不良反应。

(二) 论述题

试述氟喹诺酮类的临床应用。

## 参考答案

一、选择题

1. A 2. C 3. E 4. E 5. D 6. B 7. B 8. B 9. A 10. A 11. A 12. A 13. E 14. D 15. A 16. C 17. D 18. E 19. E 20. C 21. C 22. B 23. D 24. ABCDE 25. ABCDE 26. ABCDE 27. ABC 28. ABCD 29. BCDE 30. ABDE 31. ABCDE 32. ABCD 33. ABCD 34. ABCDE 35. BC 36. ABCDE 37. ABC 38. ABCDE

二、填空题

1. 二氢蝶酸合酶 二氢叶酸还原酶

2. DNA 回旋酶 拓扑异构酶Ⅳ

3. GABA $GABA_A$ NMDA

4. 4-喹诺酮（吡酮酸）

5. 碳酸氢钠

6. 磺胺甲噁唑 甲氧苄啶

7. 磺胺甲噁唑 磺胺嘧啶 甲氧苄啶

8. 流行性脑脊髓膜炎 鼠疫

三、问答题

(一) 简答题

1. 答：氟喹诺酮类的不良反应如下。①胃肠道反应：最常见，如食欲减退、恶心、呕吐、腹痛、便秘或腹泻。②中枢神经系统毒性：轻症表现为失眠、头昏、头痛；重症表现为精神失常、抽搐和惊厥等；合用茶碱、NSAIDs 以及有精神病和癫痫病史易发生中枢神经系统毒性。③光敏反应（光毒性）：表现为光照部位皮肤红斑、瘙痒、严重溃烂、脱落。④心脏毒性：可出现 Q-T 间期延长、尖端扭转型室性心动过速甚至室颤，罕见而严重。⑤软骨损害：可致软骨损伤，儿童用药后出现关节痛和关节肿胀。⑥其他：跟腱炎、肝毒性、过敏反应、血糖变化等。

2. 答：磺胺类药物的不良反应如下。①泌尿系统损害：形成结晶，产生尿道刺激和梗阻症状，如结晶尿、管形尿、血尿、尿痛、尿闭，增加饮水和碱化尿液减少肾损害。②过敏反应：红斑、皮疹、固定型药疹、药热、剥脱性皮炎等。③血液系统反应：粒细胞减少，血小板减少，再生障碍性贫血。④神经系统反应：头晕、头痛、乏力，避免高空作业、驾驶。⑤消化系统反应：口服引起恶心、呕吐、上腹不适等，饭后服用可减轻。⑥其他：可致肝坏死引起黄疸、肝功能减退；导致核黄疸，易发生于新生儿、早产儿。

3. 答：复方磺胺甲噁唑是磺胺甲噁唑和甲氧苄啶按 5∶1 的比例制成的复方制剂。二者的主要药代学参数相近；抗菌机制为双重阻断机制，磺胺甲噁唑抑制二氢蝶酸合酶，甲氧苄啶抑制二氢叶酸还原酶，二者协同阻断细菌四氢叶酸的合成；抗菌活性是两药单独等量应用的数倍甚至数十倍，甚至呈现杀菌作用；两药合用且抗菌谱扩大，并减少细菌耐药性的发生。

4. 答：(1) 甲硝唑的临床应用 ①敏感厌氧菌引起的口腔、腹腔、女性生殖系统、下呼吸道、骨关节感染；②幽门螺杆菌引起的消化性溃疡；③对四环素耐药的难辨梭状芽孢杆菌感染引起的假膜性肠炎；④也是滴虫病、阿米巴病和破伤风的首选药。

(2) 不良反应 较轻微，有胃肠道反应、过敏反应、外周神经炎等。

(二) 论述题

答：氟喹诺酮类的临床应用如下。①泌尿生殖系统感染：环丙沙星、氧氟沙星、β-内酰胺类首选用于治疗单纯性淋病奈瑟球菌尿道炎和宫颈炎；环丙沙星是治疗铜绿假单胞菌尿道炎的首选药；氟喹诺酮类对急慢性、复杂性细菌性前列腺炎疗效较好。②肠道感染和伤寒：首选用于治疗志贺菌引起的急、慢性菌痢和中毒性菌痢，以及鼠伤寒沙门菌、猪霍乱沙门菌、肠炎沙门菌引起的胃肠炎（食物中毒）；对沙门菌引起的伤寒、副伤寒，首选氟喹诺酮类或头孢曲松；本类药也可用于大肠埃希菌感染所致的旅行者腹泻。③呼吸系统感染：左氧氟沙星、莫西沙星合用万古霉素，是治疗青霉素高度耐药肺炎球菌感染的首选药；氟喹诺酮类除诺氟沙星外替代大环内酯类用于衣原体肺炎、支原体肺炎以及嗜肺军团菌肺炎的治疗；可根治痰中流感嗜血杆菌。④骨、关节和软组织感染：氟喹诺酮类药物可治疗敏感菌引起的慢性骨髓炎、糖尿病足部感染等。⑤其他：氟喹诺酮类对脑膜炎奈瑟菌有强大杀菌作用，鼻咽部浓度高，用于鼻咽部带菌者的根除治疗；其他抗菌药物无效的儿童重症感染选用氟喹诺酮类；囊性纤维化患儿感染铜绿假单胞菌，选用环丙沙星。

（曾昭毅）

# 第四十五章　抗病毒药和抗真菌药

## 学习目标

**1. 掌握**　抗病毒药的分类及代表药物；各代表药物的作用机制及临床应用；抗真菌药的分类，常用抗真菌药的作用机制、临床应用和不良反应。

**2. 熟悉**　常用抗病毒药的作用特点。

**3. 了解**　两性霉素B和灰黄霉素的药动学特点。

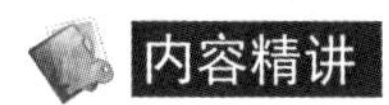

## 第一节　抗病毒药

### 一、广谱抗病毒药

#### （一）利巴韦林

**1. 药理作用和作用机制**　利巴韦林（ribavirin，virazole，三唑核苷，病毒唑）具有广谱抗病毒活性，对多种DNA和RNA病毒都有抑制作用。其抗RNA病毒作用较强，对DNA病毒敏感性较差。

作用机制可能是：利巴韦林在病毒感染的细胞内被腺苷激酶磷酸化，生成单磷酸利巴韦林（RMP）和三磷酸利巴韦林（RTP），RMP是单磷酸肌苷脱氢酶的抑制剂，使单磷酸肌苷不能转变为单磷酸鸟苷，使细胞和病毒复制所必需的鸟嘌呤核苷在细胞中减少，从而抑制病毒DNA和RNA的合成。

**2. 临床应用**　利巴韦林对急性甲型和丙型肝炎有一定疗效，治疗呼吸道合胞病毒肺炎和支气管炎效果最佳。

**3. 不良反应**　常见的不良反应有贫血、乏力等，停药后可恢复正常。动物实验有致畸作用，孕妇禁用。

#### （二）干扰素

干扰素（interferon，IFN）是机体细胞在病毒感染或受其他诱导剂刺激后，体内产生的一类具有多种生物活性的糖蛋白物质，具有抗病毒、抗肿瘤和双向调节免疫功能。

**1. 药理作用和作用机制**　干扰素为广谱抗病毒药，能激活宿主细胞的某些酶，降解病毒的mRNA，抑制蛋白质的合成、翻译和装配，从而抑制病毒的复制与繁殖。对肿瘤细胞蛋白质合成也有抑制作用。此外，干扰素能增强自然杀伤细胞（NK）、T细胞的抗病毒活性，激活与增强巨噬细胞的吞噬活力而调节免疫功能。

**2. 临床应用**　干扰素主要用于急性病毒感染性疾病如流感及其他上呼吸道感染性疾病、病毒性心肌炎、流行性腮腺炎、流行性乙型脑炎等和慢性病毒性感染如慢性活动性肝炎、巨细胞病毒性感染等的治疗。还用于肿瘤的治疗。

**3. 不良反应**　可出现一过性发热、寒战、乏力、肌痛、恶心、呕吐等流感样反应；注射部位出现红斑；偶有骨髓抑制、肝功能障碍。

### （三）转移因子

转移因子（transfer factor）是从健康人白细胞中提取出的一种核苷肽，无抗原性。其可以将供体细胞的免疫信息转移给未致敏的受体细胞，从而使受体细胞获得供体样的特异性和非特异性细胞免疫功能，作用可持续6个月。本药还可起到佐剂作用。临床用于先天性和获得性免疫缺陷病、病毒感染、霉菌感染和肿瘤等的辅助治疗。

## 二、抗HIV药

HIV是一种反转录病毒，主要有HIV-1和HIV-2。目前抗HIV药主要通过抑制反转录酶或HIV蛋白酶发挥作用，包括核苷反转录酶抑制剂（NRTIs）、非核苷反转录酶抑制剂（NNRTIs）和蛋白酶抑制剂（PIs）等。

**1. 核苷反转录酶抑制剂** 药物首先被宿主细胞的胸苷酸激酶磷酸化成活性三磷酸代谢物，与相应的内源性核苷三磷酸盐竞争反转录酶，并被插入病毒DNA，使DNA链合成终止而阻碍病毒繁殖。NRTIs也可抑制宿主细胞DNA多聚酶而表现细胞毒作用。目前该类药物有：齐多夫定（zidovudine）、扎西他滨（zalcitabine）、司他夫定（stavudine）、拉米夫定（lamivudine）和去羟肌苷（didanosine）。

**2. 非核苷反转录酶抑制剂** 该类药物不需要磷酸化激活，可直接与反转录酶结合，并抑制其功能；同时也可抑制RNA或DNA依赖性DNA多聚酶，但不插入到病毒RNA。NNRTIs单独应用于HIV可迅速产生耐药性，必须联合用药。代表药物有：地拉韦定（delavirdine）、奈韦拉平（nevirapine）和依法韦伦（efavirenz，依法韦恩茨）。

**3. 蛋白酶抑制剂** 该类药物通过抑制HIV蛋白酶，阻止HIV前体蛋白裂解，导致未成熟的非感染性病毒颗粒堆积，产生抗病毒作用。代表药物有：利托那韦（ritonavir）、奈非那韦（nelfinavir）、沙奎那韦（saquinavir）、茚地那韦（indinavir）和安普那韦（amprenavir）。

**4. 整合酶抑制剂** 抑制病毒复制所需的HIV整合酶，防止感染早期HIV基因组共价插入或整合到宿主细胞基因组。常用的药物有拉替拉韦（raltegravir）。

**5. 进入抑制剂** 马拉维若（maraviroc）是CCR5拮抗剂，可阻断宿主CD4细胞上的CCR5蛋白。通过阻止HIV与受体结合或阻止其与细胞膜的融合，抑制HIV的感染，达到抗病毒的效果。

**6. 融合抑制剂** 通过阻断HIV的黏附融合，防止病毒融合进入细胞内而达到阻止HIV感染，目前临床常用的有恩夫韦肽（enfuvirtide）。

## 三、抗疱疹病毒药

### （一）阿昔洛韦

**1. 药理作用和作用机制** 阿昔洛韦（aciclovir，ACV，无环鸟苷）具有广谱抗疱疹病毒活性，是目前最有效的抗Ⅰ型和Ⅱ型单纯疱疹病毒（HSV）药物之一；对水痘-带状疱疹病毒（VZV）和EB病毒也有很强的抑制作用；对乙肝病毒有一定作用；对巨细胞病毒作用较差。

阿昔洛韦进入感染细胞内，在病毒胸苷激酶和细胞激酶的催化下，转化为三磷酸无环鸟苷，抑制病毒DNA多聚酶，使病毒DNA的合成受阻。

**2. 临床应用** 本品为治疗单纯疱疹病毒感染的首选药。局部应用可治疗疱疹性角膜炎、单纯疱疹和带状疱疹，口服或静脉注射可有效治疗单纯疱疹性脑炎、生殖器疱疹、免疫缺陷患者单纯疱疹感染等；与免疫调节剂（如α-干扰素）联合应用治疗乙型肝炎有效。

**3. 不良反应** 常见胃肠道反应及头痛、头晕、关节痛；偶见皮疹、发热等。静脉注射可引起静脉炎、可逆性肾功能紊乱（包括血尿素氮和肌酐水平升高）以及神经毒性（包括震颤和谵妄）等。肾功能减退者慎用。本品与青霉素类、头孢菌素类和丙磺舒合用可致其血药浓度升高。

### （二）其他抗疱疹病毒药

其他抗疱疹病毒药有伐昔洛韦（valacyclovir）、更昔洛韦（ganciclovir）、阿糖腺苷（ara-A）、碘苷（idoxuridine，疱疹净）等。

### 四、抗流感病毒药

#### （一）金刚乙胺和金刚烷胺

金刚乙胺（rimantadine）是金刚烷胺（amantadine）的$\alpha$-甲基衍生物，均可特异性地抑制A型流感病毒，大剂量也可抑制B型流感病毒、风疹和其他病毒。金刚乙胺抗A型流感病毒的作用优于金刚烷胺，抗病毒谱也较广。主要作用于病毒复制早期，通过防止A型流感病毒进入宿主细胞，干扰宿主细胞中A型流感病毒RNA脱壳和病毒核酸到宿主胞质的转移而发挥作用。主要用于预防A型流感病毒的感染。金刚烷胺还具有抗震颤麻痹作用。

#### （二）奥司他韦

磷酸奥司他韦是奥司他韦（oseltamivir，达菲）活性代谢产物的药物前体，奥司他韦的活性代谢产物是强效的选择性流感病毒神经氨酸酶抑制剂。本品通过抑制A型和B型流感病毒的神经氨酸酶，抑制病毒从被感染的细胞中释放，从而减少甲型或乙型流感病毒的传播。奥司他韦可治疗流行性感冒，并且可减少并发症的发生和抗生素的使用，是目前治疗流感最常用药物之一，也是公认的抗禽流感甲型H1N1病毒安全有效的药物之一。最常见的不良反应是恶心和呕吐，呈一过性。

### 五、抗肝炎病毒药

目前除丙型肝炎外，对其他类型病毒性肝炎的抗病毒治疗还未有特效药。急性肝炎一般无需使用抗病毒药物，抗病毒治疗主要对象仅为慢性病毒性肝炎和急性丙型肝炎。

抗乙型肝炎病毒药物：干扰素、拉米夫定、阿德福韦酯和恩替卡韦等。

抗丙型肝炎病毒药物：博赛匹韦、特拉匹韦、索非布韦等。

## 第二节　抗真菌药

根据药物化学结构的不同，将常用抗真菌药分为：抗生素类抗真菌药如两性霉素B，唑类抗真菌药如酮康唑，丙烯胺类抗真菌药如特比萘芬和嘧啶类抗真菌药如氟胞嘧啶等。

### 一、抗生素类抗真菌药

#### （一）两性霉素B

**1. 药动学特点**　两性霉素B（amphotericin B，庐山霉素，fungilin）口服生物利用度仅5%，肌内注射也难吸收且局部刺激性较大，临床主要采用静脉滴注给药。血浆蛋白结合率为90%以上，不易透过血脑屏障，体内消除缓慢，$t_{1/2}$约24h。本品主要在肝脏代谢，代谢产物及约5%的原形药缓慢由尿中排出，停药数周后，仍可在尿中检出。

**2. 药理作用和作用机制**　两性霉素B为广谱抗真菌药，对新型隐球菌、芽生菌、荚膜组织胞浆菌、球孢子菌、孢子丝菌、白色念珠菌等有较强的抑制作用，高浓度时有杀菌作用。

两性霉素B可选择性与真菌细胞膜中的麦角固醇结合，从而改变膜的通透性，使细胞膜通透性增加，导致细胞内钾离子、核苷酸和氨基酸等重要物质外漏，使真菌生长停止或死亡。由于细菌细胞膜不含固醇类物质，故本品对细菌无效。

**3. 临床应用**　本品静脉注射用于治疗深部真菌感染，如真菌性肺炎、心内膜炎、脑膜炎及尿路感染等。治疗真菌性脑膜炎时，除静脉滴注外，还需加用小剂量鞘内注射。口服仅用于治疗肠道真菌感染。局部应用治疗皮肤、指甲和黏膜等表浅部的真菌感染。

**4. 不良反应**　常见寒战、发热、头痛、呕吐、畏食、贫血、粒细胞减少、低血压、低血钾、低血镁、血栓性静脉炎、肝功能损害、肾功能损害、心律失常等。如事先给予解热镇痛抗炎药、抗组胺药及糖皮质激素，可减少治疗初期寒战、发热反应的发生。应定期进行血尿常规、肝肾功能和心电图等检查以便及时调整剂量。

### （二）制霉菌素

制霉菌素（nystatin，制霉素）为多烯类抗真菌药，其抗真菌作用和机制与两性霉素B相似，注射给药时毒性大，故不宜用作注射，主要局部外用治疗皮肤、黏膜浅表真菌感染。本品对念珠菌属的抗菌活性较高，且不易产生耐药性。其口服不易吸收，故口服仅用于防治消化道念珠菌病。

### （三）灰黄霉素

**1. 药动学特点** 灰黄霉素（griseofulvin）口服吸收少，高脂肪饮食或微粒制剂可使吸收量增加，吸收后广泛分布于全身，以皮肤、毛发、指甲、脂肪及肝脏等组织含量较高。本品大部分在肝脏代谢，并以无活性代谢产物从尿中排泄，$t_{1/2}$ 约24h。本药不易透过表皮角质层，外用无效。

**2. 药理作用和作用机制** 灰黄霉素对各种浅表皮肤癣菌如表皮癣菌属、小孢子菌属和毛癣菌属等有较强抑制作用，对念珠菌属以及其他引起深部感染的真菌没有作用。

灰黄霉素可通过干扰敏感真菌的微管蛋白聚合形成微管，抑制其有丝分裂。因其化学结构类似鸟嘌呤，故还能竞争性抑制鸟嘌呤进入DNA分子中，从而干扰真菌DNA合成。

**3. 临床应用** 灰黄霉素主要用于各种皮肤癣菌的治疗，对头癣疗效最好。由于毒性较大，临床少用。

**4. 不良反应** 常见恶心、呕吐、腹泻等消化道反应，头痛、头晕等反应，皮疹、白细胞减少、转氨酶升高等。用药期间应定期检查血常规和肝功能。动物实验中有致畸胎和致癌作用。

## 二、唑类抗真菌药

唑类抗真菌药包括咪唑类（imidazoles）和三唑类（triazoles）。咪唑类包括酮康唑（ketoconazole）、咪康唑（miconazole）、克霉唑（clotrimazole）等，可作为治疗浅部真菌感染的首选药。三唑类包括伊曲康唑（itraconazole）、氟康唑（fluconazole）等，可作为治疗深部真菌感染的首选药。

两类药物都能选择性地抑制真菌细胞膜上依赖细胞色素 $P_{450}$ 的14-α-去甲基酶，导致14-α-甲基固醇蓄积，干扰真菌细胞膜中麦角固醇的生物合成，使真菌细胞膜缺损，增加膜通透性，进而抑制真菌生长或使真菌死亡。与咪唑类相比，三唑类对人体细胞色素 $P_{450}$ 的亲和力要比对真菌细胞色素 $P_{450}$ 的亲和力低，因此毒性较小，且抗菌活性更高。

## 三、丙烯胺类抗真菌药

萘替芬（naftifine）和特比萘芬（terbinafine）可抑制真菌细胞膜麦角固醇形成所需要的鲨烯环氧化酶，使鲨烯在细胞内大量聚集，阻止了麦角固醇的合成，使真菌细胞膜的结构和功能受到影响。

## 四、嘧啶类抗真菌药

氟胞嘧啶（flucytosine，5-氟胞嘧啶，5-fluorocytosine）是人工合成的广谱抗真菌药。氟胞嘧啶能进入真菌细胞内，转变为5-氟尿嘧啶，抑制胸腺嘧啶核苷合成酶，从而影响DNA合成。另外，5-氟尿嘧啶还能掺入真菌的RNA，影响蛋白质的合成。本品主要用于治疗念珠菌感染、隐球菌感染和其他敏感真菌所致感染，单用效果不如两性霉素B，且易产生耐药性，与两性霉素B合用可发挥协同作用。

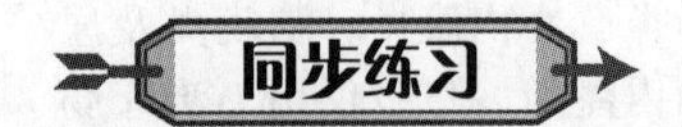


一、选择题

【A型题】

1. 碘苷抗单纯疱疹病毒的作用机制是（　　）

A. 阻止病毒外壳蛋白质生成　　B. 阻止病毒毒体释放

C. 干扰DNA的合成　　D. 干扰病毒渗入宿主细胞

E. 诱导干扰素的生成

2. 全身应用毒性大，限于短期局部应用的药物是（　　）

A. 金刚烷胺　　B. 碘苷　　C. 阿昔洛韦

D. 阿糖腺苷　　E. 利巴韦林

3. 金刚烷胺主要用于治疗和预防哪种病毒感染（　　）

A. B 型流感病毒　　B. 麻疹病毒　　C. 腮腺炎病毒

D. A 型流感病毒　　E. 丹毒

4. 下列哪种药物主要用于口腔、皮肤、阴道念珠菌病（　　）

A. 制霉菌素　　B. 灰黄霉素　　C. 红霉素

D. 两性霉素 B　　E. 多黏菌素 B

5. 仅对浅表真菌感染有效的抗真菌药是（　　）

A. 制霉菌素　　B. 灰黄霉素　　C. 两性霉素 B

D. 克霉唑　　E. 酮康唑

6. 对浅表和深部真菌都有较好疗效的药物（　　）

A. 制霉菌素　　B. 灰黄霉素　　C. 两性霉素 B

D. 克霉唑　　E. 氟胞嘧啶

7. 对 DNA 和 RNA 病毒感染均有效的广谱抗真菌药是（　　）

A. 碘苷　　B. 金刚烷胺　　C. 阿昔洛韦

D. 利巴韦林　　E. 阿糖腺苷

【B 型题】

A. 制霉菌素　　B. 碘苷　　C. 灰黄霉素

D. 金刚烷胺　　E. 甲硝唑

8. 对急性上皮型疱疹性角膜炎最好的药物是（　　）

9. 口服易吸收，在体内不被代谢的抗病毒药是（　　）

10. 主要用于皮肤癣菌感染的药物是（　　）

11. 口服用于防治消化道念珠菌病的药物是（　　）

【C 型题】

A. 氟胞嘧啶　　B. 阿糖腺苷　　C. 两者均是　　D. 两者均不是

12. 对病毒感染有效的药物是（　　）

13. 对真菌感染有效的药物是（　　）

14. 常见不良反应为胃肠道反应的药物是（　　）

15. 可用于治疗皮肤癣菌的药物是（　　）

【X 型题】

16. 对 RNA 病毒无效的药物是（　　）

A. 碘苷　　B. 金刚烷胺　　C. 阿昔洛韦

D. 利巴韦林　　E. 阿糖腺苷

17. 金刚烷胺对哪些病毒无效（　　）

A. A 型流感病毒　　B. B 型流感病毒　　C. 麻疹病毒

D. 腮腺炎病毒　　E. 单纯疱疹病毒

18. 两性霉素 B 的应用注意点包括（　　）

A. 静脉滴注液应新鲜配制　　B. 静滴前常服解热镇痛药和抗组胺药

C. 静滴液内加小量糖皮质激素　　D. 避光滴注

E. 定期查血钾，血、尿常规等

19. 两性霉素 B 对下列哪些真菌感染有效（　　）

A. 新型隐球菌　　B. 白色念珠菌　　C. 皮炎芽生菌

D. 小孢子菌属　　　　　E. 组织胞浆菌

20. 灰黄霉素对哪些真菌有较强的抑制作用（　　）
A. 新隐球菌　　　　　B. 白色念珠菌　　　　　C. 表皮癣菌属
D. 小孢子菌属　　　　E. 毛癣菌属

21. 通过抑制 DNA 合成而抑制 DNA 病毒生长的药物是（　　）
A. 金刚烷胺　　　　　B. 碘苷　　　　　C. 阿昔洛韦
D. 干扰素　　　　　　E. 利巴韦林

22. 口服后药物在皮肤、毛发及指（趾）甲等处含量较高的抗真菌药有（　　）
A. 两性霉素 B　　　　B. 制霉菌素　　　　C. 水杨酸
D. 灰黄霉素　　　　　E. 特比萘芬

**二、填空题**

1. 常用的咪唑类抗真菌药有________、________和________。
2. 利巴韦林又称________，对________病毒和________病毒均有抑制作用。
3. 浅部真菌感染常选用________，深部真菌感染常选用________。

**三、问答题**

**（一）简答题**

1. 简述阿昔洛韦的药理作用及临床应用。
2. 简述抗真菌药的分类。

**（二）论述题**

试述两性霉素 B 的药理作用、作用机制和临床应用。

## 参考答案

**一、选择题**

1. C　2. B　3. D　4. A　5. B　6. A　7. D　8. B　9. D　10. C　11. A　12. B　13. A　14. C　15. D　16. ACE　17. BCDE　18. ABCE　19. ABCE　20. CDE　21. BCE　22. DE

**二、填空题**

1. 克霉唑　咪康唑　酮康唑
2. 病毒唑　DNA　RNA
3. 灰黄霉素　两性霉素 B

**三、问答题**

**（一）简答题**

1. 答：（1）药理作用　阿昔洛韦具有广谱抗疱疹病毒活性，其作用比碘苷强 10 倍，比阿糖腺苷强 160 倍。其对Ⅰ型和Ⅱ型单纯疱疹病毒（HSV）有效，并为其首选治疗药物；对水痘-带状疱疹病毒（VZV）和 EB 病毒也有很强的抑制作用；对乙肝病毒有一定作用；对巨细胞病毒作用较差。

（2）临床应用　本品为治疗单纯疱疹病毒感染的首选药，局部应用可治疗疱疹性角膜炎、单纯疱疹和带状疱疹，口服或静脉注射可有效治疗单纯疱疹性脑炎、生殖器疱疹、免疫缺陷患者单纯疱疹病毒感染等；与免疫调节剂（α-干扰素）联合应用治疗乙型肝炎有效，与齐多夫定合用治疗 AIDS 可使患者症状有明显改善。

2. 答：抗真菌药分为两类。①抗生素类抗真菌药，包括两性霉素 B、制霉菌素、灰黄霉素等。②合成抗真菌药，包括唑类、丙烯胺类、嘧啶类抗真菌药等。其中唑类药物按结构不同又分为咪唑类和三唑类。

**（二）论述题**

答：（1）药理作用　两性霉素 B 为广谱抗真菌药，对新型隐球菌、芽生菌、荚膜组织胞浆菌、球孢子菌、孢子丝菌、白色念珠菌等有较强的抑制作用，高浓度时有杀菌作用。

（2）作用机制　两性霉素 B 可选择性与真菌细胞膜中的麦角固醇结合，从而改变膜的通透性，使细胞膜通透性增加，导致细胞内钾离子、核苷酸和氨基酸等重要物质外漏，使真菌生长停止或死亡。

（3）临床应用　静脉注射用于治疗深部真菌感染，如真菌性肺炎、心内膜炎、脑膜炎及尿路感染等。治疗真菌性脑膜炎时，除静脉滴注外，还需加用小剂量鞘内注射。口服仅用于治疗肠道真菌感染。局部应用治疗皮肤、指甲和黏膜等表浅部的真菌感染。

（廖　芳）

# 第四十六章　抗结核药及抗麻风病药

**学习目标**

**1. 掌握**　一线抗结核药异烟肼、利福平、乙胺丁醇、链霉素、吡嗪酰胺的抗菌作用特点、作用机制、耐药性、临床应用和不良反应。

**2. 熟悉**　抗结核药的应用原则。

**3. 了解**　二线抗结核药和新一代抗结核药的作用特点；抗麻风病药砜类的作用特点。

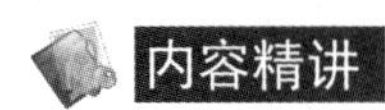


## 第一节　抗结核药

一线抗结核药包括异烟肼、利福平、乙胺丁醇、链霉素和吡嗪酰胺；二线抗结核药包括对氨基水杨酸钠、氨硫脲、卡那霉素、阿米卡星、乙硫异烟胺、卷曲霉素、环丝氨酸等。近几年又开发出一些疗效较好、毒副作用相对较小的新一代抗结核药物，如利福喷汀、利福定、左氧氟沙星、司帕沙星等。

### 一、一线抗结核药

#### （一）异烟肼

**1. 药动学特点**　异烟肼（isoniazid，雷米封，rimifon）口服或注射均易吸收，穿透力强，体内分布广，吸收后广泛分布于全身各组织、器官，在关节腔、肾脏、脑脊液、胸水、腹水中均有较高含量。异烟肼能穿透细胞膜而进入巨噬细胞内，作用于细胞内的结核杆菌，还能渗入纤维化或干酪样的结核病灶内。异烟肼大部分在肝脏经乙酰化而代谢为乙酰异烟肼和异烟酸从尿液排出，少部分以原形从尿中排出。当机体缺乏 *N*-乙酰转移酶时，异烟肼乙酰化过程受阻，代谢减慢，易致蓄积中毒。异烟肼在肝脏的乙酰化速度有遗传、种族和个体差异，可分为快、慢两种代谢型。慢代谢型者在白种人群中占50%～60%；我国人群中快代谢型约占50%，慢代谢型者占26%。

**2. 抗菌作用与作用机制**　异烟肼对结核杆菌具有高度的选择性，对生长旺盛的活动期结核杆菌具有强大的杀灭作用，是治疗活动性结核的首选药物。本品对静止期结核杆菌无杀灭作用而仅有抑菌作用。异烟肼抗结核杆菌作用强度与药物浓度呈正相关，低浓度抑菌作用，高浓度杀菌作用。异烟肼对细胞内、外的结核杆菌均有效，增殖期结核杆菌较静止期对异烟肼敏感。

异烟肼抗菌机制较复杂，可能是抑制结核杆菌细胞壁的专有成分——分枝菌酸的合成，使结核杆菌细胞壁的合成受阻而导致细菌死亡，因此异烟肼仅对结核杆菌有抗菌作用，对其他微生物儿乎尢作用。

异烟肼单独使用易产生耐药性，应与其他抗结核病药联合使用，以防止或延缓耐药性的产生，并增强抗结核病疗效。

**3. 临床应用**　异烟肼为治疗各种类型结核病的首选药物。除对早期轻症肺结核或预防用药时可单独使用外，临床治疗中常与其他抗结核病药联合应用。

**4. 不良反应**

① 神经系统毒性：常见反应为周围神经炎，表现为手脚麻木、震颤等，大剂量可出现中枢神经系统症状如眩晕、头痛、兴奋、失眠和视神经炎等。严重时可导致中毒性脑病和精神病。同

时使用或补充维生素 $B_6$ 可预防神经系统不良反应的产生。癫痫、精神病患者及嗜酒者慎用异烟肼。

② 肝脏毒性：出现转氨酶升高、黄疸、多发性肝小叶坏死等表现，以 35 岁以上及快代谢型患者较多见，用药期间应定期检查肝功能。肝功不良者慎用。

③ 其他：皮疹、发热、血小板减少、粒细胞减少、胃肠道反应等不全反应。

### （二）利福平

利福平（rifampin）是利福霉素 SV（rifamycin SV）的人工半合成品。

**1. 药动学特点** 利福平口服吸收良好，食物和对氨基水杨酸能减少其吸收。利福平体内分布广，可分布于各种组织和体液中，在体内大部分组织和体液中均能达到有效的抗菌浓度；穿透力强，能进入细胞内、结核空洞内和痰液中，杀灭细胞内、外的结核杆菌。利福平主要在肝脏代谢为去乙酰基利福平，代谢物的抗菌活性较弱，原药及其代谢物可经多种途径排出，经胆汁排泄时，可形成肝肠循环。利福平有肝药酶诱导作用。

**2. 抗菌作用与作用机制** 利福平抗菌作用强，抗菌谱较广，对繁殖期和静止期的细菌均有效。利福平对结核杆菌、麻风杆菌、革兰阳性菌尤其是耐药性金黄色葡萄球菌有强大的抗菌作用；对革兰阴性菌、某些病毒如呼吸道合胞病毒、沙眼衣原体也有抑制作用；低浓度抑制，高浓度杀菌，对结核杆菌的抗菌强度与异烟肼相当；对细胞内、外的结核杆菌均有效，可进入吞噬细胞内而杀灭细胞内的结核杆菌。

利福平的抗菌机制是特异性地结合于细菌依赖性 DNA 的 RNA 多聚酶的 β 亚单位，抑制该酶的活性，阻碍 mRNA 的合成。

**3. 临床应用** 利福平与其他抗结核药联合应用可治疗各类结核病，包括初治及复发患者；可治疗麻风病；可用于治疗耐药金黄色葡萄球菌及其他敏感细菌所致的感染；可治疗严重的胆道感染；局部用药可用于沙眼、急性结膜炎及病毒性角膜炎的治疗。

**4. 不良反应** 可出现胃肠反应、肝脏毒性、“流感综合征”等，少数人可出现皮疹、药热等反应。动物实验有致畸作用，故禁用于妊娠早期。

**5. 药物相互作用** 对氨基水杨酸可使利福平的吸收减慢，故合用时两者服用时间应间隔 8～12h。利福平具有肝药酶诱导作用。

### （三）乙胺丁醇

(1) 乙胺丁醇（ethambutol）抗结核杆菌作用比异烟肼、利福平和链霉素弱，仅对结核杆菌有效，对其他细菌无效。单独使用可产生耐药性，与其他抗结核药无交叉耐药现象，对异烟肼和链霉素耐药的结核杆菌仍有效。

(2) 乙胺丁醇的抗菌机制可能是其与二价阳离子如 $Mg^{2+}$ 相结合，干扰细菌 RNA 合成。

(3) 乙胺丁醇临床常与其他抗结核药联合应用治疗各型结核病，尤适用于对异烟肼和链霉素治疗效果不好的结核病患者。

(4) 治疗剂量下一般较为安全，但连续大剂量使用可产生严重的毒性反应，如球后视神经炎，出现视野缩小、弱视、红绿色盲等，停药后可逐渐恢复。偶见胃肠道反应、过敏反应和高尿酸血症。

### （四）链霉素

链霉素（streptomycin）极性大，不易透过细胞膜，主要对细胞外结核杆菌有效；穿透力弱，不易渗入细胞和纤维化、干酪样化结核病灶内，不易透过血脑屏障。结核杆菌容易对链霉素产生耐药性，且长期应用使耳毒性加重。目前链霉素多与其他药物联用治疗结核的急性期，对渗出性病灶疗效较好。

### （五）吡嗪酰胺

吡嗪酰胺（pyrazinamide，PZA）抗结核杆菌作用较异烟肼、利福平和链霉素弱，酸性环境中抗菌作用增强。吡嗪酰胺如与异烟肼、利福平合用具有协同作用，能显著增强疗效；单用时结核杆菌易对该药产生耐药性，但与其他抗结核病药之间无交叉耐药性。吡嗪酰胺较重且发生率较高的不良反应为肝损伤，多发生于剂量大时。肝功能异常者禁用吡嗪酰胺。吡嗪酰胺还可减少尿酸排泄，可诱发痛风，有痛风病史者慎用。

### 二、二线抗结核药

二线抗结核病药有对氨基水杨酸钠（sodium para-aminosalicylate）、乙硫异烟胺（ethionamide）、卷曲霉素（capreomycin）和环丝氨酸（cycloserine）。

### 三、新一代抗结核药

**1. 利福定**（rifandin）、**利福喷汀**（rifapentine）　利福霉素的衍生物利福定和利福喷汀的抗菌谱、抗菌机制等均与利福平相同，抗结核杆菌作用分别比利福平强3倍和7倍，与异烟肼、乙胺丁醇等抗结核病药物合用可使疗效增强。

**2. 氟喹诺酮类**　包括左氧氟沙星司帕沙星、莫西沙星、加替沙星等，抗菌谱广，对结核分枝杆菌有较强的杀灭作用，对于有多种耐药性的菌株均有效。

**3. 罗红霉素**（roxithromycin，RXM）　新大环内酯类均有抗结核杆菌作用，罗红霉素是其中作用最强的一个，与异烟肼或利福平有协同作用。

### 四、抗结核药的应用原则

**1. 早期用药**　结核早期多为渗出阶段，病灶局部血流量较丰富，药物容易进入病灶内发挥作用，在疾病早期，结核杆菌大多处于繁殖期，对抗结核药物敏感性较高；同时，在疾病早期，患者自身的抵抗力也较强，有助于抗结核药发挥较好的疗效。

**2. 联合用药**　结核杆菌对单用某种抗结核药易产生耐药性，在长期大剂量用药过程中，各类抗结核药又容易产生毒性反应。因此，为增强疗效、降低药物毒性反应、缩短疗程、预防或延缓细菌耐药性的产生，在结核病治疗中特别强调采用两种以上的抗结核药二联、三联甚至四联等联合用药方案。

**3. 适量**　用药剂量要适当。药量不足，组织内药物难以达到有效浓度，且易诱发产生耐药性；药量过大则易产生严重不良反应。

**4. 坚持全程规律用药**　结核杆菌在繁殖期对药物反应性好，但当其处于静止状态时则对药物不敏感。同时结核的纤维化、干酪样化及厚壁空洞等病灶使药物不易接近结核杆菌，因此，为彻底治愈结核病，必须要坚持全程规律用药。

## 第二节　抗麻风病药

麻风杆菌属于分枝杆菌属，砜类（sulfones）是目前治疗麻风病最重要的药物，常用的有氨苯砜（dapsone）、苯丙砜（solasulfone）和醋氨苯砜（acedapsone）。氨苯砜是治疗麻风的首选药物，目前多采用联合疗法治疗麻风病，可用于麻风病治疗的药物还有利福平以及氯法齐明（clofazimine）等。

## 同步练习

**一、选择题**

**【A型题】**

1. 下列抗结核病药中，属于“一线抗结核病药”的是（　　）

A. 异烟肼　　B. 卡那霉素　　C. 阿米卡星
D. 对氨基水杨酸钠　　E. 乙硫异烟胺

2. 下列关于利福平的描述，不正确的是（　　）

A. 对结核杆菌作用强大　　B. 长期用药应注意肝毒性　　C. 为肝药酶抑制药
D. 穿透力强、体内分布广　　E. 与对氨基水杨酸同服可减少其吸收

3. 下列药物抗结核作用最强的是（　　）

A. 异烟肼　B. 乙胺丁醇　C. 链霉素
D. 吡嗪酰胺　E. 氧氟沙星

4. 异烟肼抗结核杆菌的主要作用机制是（　　）
A. 抑制结核杆菌 DNA 回旋酶　B. 抑制结核杆菌 RNA 多聚酶
C. 抑制结核杆菌细胞壁分枝菌酸合成　D. 抑制结核杆菌蛋白质的合成
E. 抑制结核杆菌二氢蝶酸合酶

5. 下列关于异烟肼的描述，错误的是（　　）
A. 是目前治疗各类结核病的首选药　B. 单独使用极易产生耐药性
C. 无论任何情况都不能单独使用　D. 利福平可增强异烟肼的肝毒性
E. 肝功能不全、癫痫及精神病患者慎用

6. 关于乙胺丁醇的描述，错误的是（　　）
A. 仅对结核杆菌有效　B. 耐药性产生较慢，故可单独使用
C. 可干扰细菌 RNA 合成　D. 可能引起球后视神经炎
E. 痛风患者慎用

7. 应用异烟肼，常合用维生素 $B_6$ 的原因是（　　）
A. 提高疗效　B. 防治异烟肼的不良反应　C. 延缓耐药性的产生
D. 减少异烟肼的用量　E. 以上都不是

**【B 型题】**

A. 异烟肼　B. 对氨基水杨酸　C. 链霉素
D. 卡那霉素　E. 庆大霉素

8. 抗结核作用最强，对干酪样病灶中结核杆菌有效的是（　　）
9. 抗结核作用强，但有明显的耳毒性的是（　　）
10. 脑脊液中浓度高的是（　　）
11. 抗结核作用弱，但能延缓细菌产生耐药性的是（　　）

**【C 型题】**

A. 抗结核杆菌　B. 抗麻风杆菌　C. 两者均可　D. 两者均不可

12. 利福平（　　）
13. 异烟肼（　　）
14. 诺氟沙星（　　）

**【X 型题】**

15. 抗结核病的用药原则（　　）
A. 早期用药　B. 联合用药　C. 大剂量持续用药
D. 适量用药　E. 全程规律用药

16. 下列关于利福平的描述，正确的有（　　）
A. 长期用药可损伤肝脏
B. 橘红色的药物和代谢物可通过粪、尿、泪、汗、痰及乳汁排泄
C. 连续用药可使其半衰期延长
D. 代谢物乙酰利福平有一定的抗菌活性
E. 为肝药酶诱导剂

17. 吡嗪酰胺的特点有（　　）
A. 在酸性环境中作用增强　B. 作用不及异烟肼和利福平，属二线抗结核药
C. 单用易产生耐药性　D. 可诱发痛风　E. 有肝毒性

18. 关于对氨基水杨酸钠的描述，正确的是（　　）
A. 对结核杆菌的抑制作用较异烟肼、利福平弱　B. 常单独用于治疗结核病
C. 常见胃肠道刺激症状　D. 主要在肝脏代谢

E. 可影响利福平的吸收，不宜与利福平同时服用

19. 关于氨苯砜的描述，正确的是（　　）
A. 是目前治疗麻风病的首选药　　B. 主要优点是作用强、疗程短、毒性小
C. 通过抑制细菌二氢蝶酸合酶发挥作用　　D. 较易发生溶血和发绀
E. 与利福平合用可减少耐药性

20. 抗结核病药早期使用的好处有（　　）
A. 早期病灶内结核杆菌生长旺盛，对药物敏感　　B. 早期病灶血流丰富，药物易进入
C. 早期结核杆菌对药物不产生耐药性　　D. 早期患者抗病与修复能力较强
E. 早期药物不易产生不良反应

## 二、填空题

1. 抗结核药的应用原则有________、________、________、________。
2. 第一线抗结核病药有________、________、________、________等。
3. 异烟肼在肝内乙酰化速度有明显的________、________和________差异，分为________型和________型。
4. 可用于治疗麻风病的药物有________、________、________。

## 三、问答题

### （一）简答题

1. 治疗结核病时为什么常采用联合用药？
2. 利福平的临床应用有哪些？

### （二）论述题

异烟肼的抗结核作用的特点和临床应用是什么？其主要不良反应有哪些？如何防治？

# 参考答案

## 一、选择题

1. A　2. C　3. A　4. C　5. C　6. B　7. B　8. A　9. C　10. A　11. B　12. C　13. A　14. D　15. ABDE　16. ABDE　17. ACDE　18. ACDE　19. ACDE　20. ABD

## 二、填空题

1. 早期用药　联合用药　适量　坚持全程规律用药

2. 利福平　异烟肼　乙胺丁醇　吡嗪酰胺（链霉素）

3. 遗传　种族　个体　快代谢　慢代谢

4. 氨苯砜　苯丙砜　醋氨苯砜

## 三、问答题

### （一）简答题

1. 答：结核杆菌对单用抗结核药易产生耐药性，加之长期大剂量用药易产生毒性反应。因此为提高疗效、降低药物毒性、缩短疗程、防止或延缓耐药性的产生，在结核病治疗中必须强调采用二联、三联甚至四联用药。

2. 答：利福平的临床应用有：①各种类型的结核病；②麻风病；③耐药金黄色葡萄球菌及其他敏感菌的感染；④严重的胆道感染。

### （二）论述题

答：异烟肼是治疗结核病的首选药，口服方便、高效低毒、价格低廉。

（1）主要特点　①穿透力强，口服吸收好，分布广，能透入细胞内、结核纤维化或干酪样病灶内，主要在肝脏经乙酰化而代谢失活，有快、慢两种代谢型；②抗结核杆菌作用强大，仅对结核杆菌有效；③对增殖期结核杆菌较静止期作用强；④对细胞内、外的结核杆菌均有效；⑤单用异烟肼易产生耐药性。

（2）临床应用　可首选应用于各种类型的结核病，如肺结核、结核性脑膜炎、骨结核、腹膜结核、关节腔结核、细胞内结核、干酪样结核等，常需联合用药。

（3）不良反应及防治　①神经系统毒性，如周围神经炎、中枢神经系统症状等，可在服药同时应用维生素 $B_6$，减少不良反应；②肝脏毒性，在用药期间应定期检测肝功能，有慢性肝脏疾病的患者慎用；③其他，如发热、皮疹、消化道症状等。

（廖　芳）

# 第四十七章　抗寄生虫药

学习目标

**1. 掌握**　氯喹、奎宁、青蒿素、伯氨喹及乙胺嘧啶的药理作用和临床应用；甲硝唑的药理作用和临床应用；吡喹酮的药理作用和临床应用。

**2. 熟悉**　抗疟药的分类；抗肠蠕虫药甲苯达唑、阿苯达唑的作用特点。

**3. 了解**　抗丝虫病药乙胺嗪的作用。

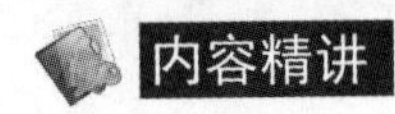

## 第一节　抗疟药

### 一、抗疟药的分类

① 主要用于控制症状的药物：代表药氯喹、奎宁、青蒿素等。

② 主要用于控制复发和传播的药物：代表药伯氨喹。

③ 主要用于病因性预防的药物：代表药乙胺嘧啶。

### 二、常用抗疟药

#### （一）主要用于控制症状的药物

**1. 氯喹**

（1）药动学特点　氯喹（chloroquine）口服吸收快而完全，在红细胞中的浓度为血浆浓度的10～20倍，受感染的红细胞中浓度又比正常红细胞高约25倍。氯喹广泛分布于全身组织，在肝、脾、肾、肺等组织内的浓度是血浆浓度的200～700倍，在脑组织及脊髓的浓度约为血浆浓度的10～30倍。体内的氯喹大部分在肝内代谢，代谢产物去乙基氯喹仍有抗疟作用。

（2）药理作用和临床应用

① 抗疟作用：氯喹对各种疟原虫的红细胞内期裂殖体均有较强的杀灭作用，能迅速有效地控制疟疾的临床发作，具有疗效高、起效快、作用持久的特点，是控制各型疟疾症状的首选药。氯喹对子孢子、休眠子、配子体均无效，故不能用于病因性预防以及控制远期复发和传播。

由于药物大量分布于内脏组织，缓慢释放入血，加之在体内代谢与排泄缓慢，作用持久，故氯喹也能预防性抑制疟疾症状发作，在进入疫区前1周和离开疫区后4周期间，每周服药一次即可。

② 抗肠道外阿米巴病作用：氯喹在肝中浓度高，能杀灭阿米巴滋养体，用于治疗甲硝唑无效或禁忌的阿米巴肝脓肿。

③ 免疫抑制作用：大剂量氯喹能抑制免疫反应，可治疗自身免疫性疾病，如类风湿关节炎、系统性红斑狼疮等。

（3）不良反应　常见的不良反应有头痛、头晕、胃肠道反应、皮肤瘙痒、耳鸣、烦躁等，停药后可自行消失。长期大剂量用药可致视网膜病变，可引起视力障碍，应定期进行眼科检查。大剂量或快速静脉给药时，可致低血压；给药剂量过大甚至发生致死性心律失常。

**2. 奎宁**

（1）药理作用和临床应用

① 抗疟作用：奎宁（quinine）对各种疟原虫的红细胞内期裂殖体有杀灭作用，能控制临床症状，但疗效较氯喹弱，毒性大，作用时间短，不作首选药。奎宁主要用于治疗耐氯喹的恶性疟，尤其是严重的脑型疟。

② 其他作用：奎宁对心脏有抑制作用，可减弱心肌收缩力，减慢传导，延长不应期，剂量过大或静滴过快可引起心脏抑制，另有轻微的解热镇痛作用和兴奋子宫平滑肌作用。

（2）不良反应

① 金鸡纳反应：每日用量超过1g或长期用药，可出现金鸡纳反应，表现为恶心、呕吐、头痛、耳鸣、视力减退及听力减退等症状，重者可产生暂时性耳聋，一般停药后可恢复。

② 心血管反应：用药过量或静脉滴注速度过快时可降低心肌收缩力，延长不应期，减慢传导。

③ 特异质反应：葡萄糖-6-磷酸脱氢酶（G-6-PD）缺乏的患者，可引起急性溶血，出现高热、寒战、呕吐、血红蛋白尿和急性肾衰等症状，严重者可致死。

④ 其他：能刺激胰岛素释放，引起低血糖；可兴奋子宫平滑肌，故孕妇禁用，月经期慎用；抑制中枢神经系统，可引起头晕、精神不振等症状。

**3. 青蒿素**（artemisinin）　是我国学者从菊科植物黄花蒿中提取的一种倍半萜内酯过氧化物。

（1）药动学特点　口服吸收迅速完全，药物可分布全身，尤以肝、肾组织居多，易透过血脑屏障，故对脑型疟有效。体内代谢快，代谢产物可迅速从肾和肠道排出，有效血药浓度维持时间短，不利于彻底杀灭疟原虫，故复发率较高。

（2）药理作用和临床应用　青蒿素能快速、有效杀灭各种疟原虫红细胞内期裂殖体，对红细胞外期疟原虫无效。其主要用于治疗耐氯喹或多药耐药的恶性疟；因可透过血脑屏障，对脑型疟的抢救有较好的疗效。青蒿素治疗疟疾最大的缺点是复发率高，与伯氨喹合用能降低复发率。

（3）不良反应　少数患者可出现轻度恶心、呕吐、腹泻等胃肠道反应。偶见四肢麻木、心动过速等。大剂量可使动物畸形，故孕妇慎用。

**4. 其他用于控制症状的药物**　包括甲氟喹、咯萘啶、蒿甲醚和青蒿琥酯以及双氢青蒿素等。

### （二）主要用于控制复发和传播的药物

**伯氨喹**

（1）药理作用与临床应用　伯氨喹（primaquine）对间日疟原虫和卵形疟原虫的红细胞外期迟发型子孢子（休眠子）有较强的杀灭作用，是防止疟疾复发的主要药物；也能杀灭各种疟原虫的配子体，阻止各型疟疾的传播。伯氨喹是控制疟疾复发以根治良性疟及阻止各型疟疾传播的首选药。其对红细胞内期无效，不能用于控制疟疾症状的发作。

（2）不良反应与注意事项　治疗量即可引起头晕、恶心、呕吐、腹痛等，停药后可恢复。偶见轻度贫血、发绀、白细胞增多等。大剂量时上述症状加重，可致高铁血红蛋白血症。少数特异质者在小剂量时也可发生急性溶血性贫血和高铁血红蛋白血症，是因特异质者红细胞内缺乏葡萄糖-6-磷酸脱氢酶。

### （三）主要用于病因性预防的药物

**1. 乙胺嘧啶**

（1）乙胺嘧啶（pyrimethamine）对恶性疟及良性疟的原发性红细胞外期有抑制作用，是目前用于病因性预防的首选药。因排泄缓慢，作用持久，服药一次可维持1周以上。

（2）本品对红细胞内期的未成熟裂殖体也有抑制作用，对已成熟的裂殖体则无效，因此不能迅速控制症状，必须到下一代红内期出现时才能发挥作用。

（3）乙胺嘧啶不能直接杀灭配子体，但含药血液随配子体被按蚊吸入后，能阻止疟原虫在蚊体内的有性增殖，起控制传播的作用。

（4）乙胺嘧啶能抑制疟原虫的二氢叶酸还原酶，使二氢叶酸不能还原为四氢叶酸，从而阻碍疟原虫的核酸合成，抑制疟原虫的生长繁殖。其与磺胺类或砜类合用，可对叶酸合成起双重阻断作用，增强疗效，减少耐药性的产生。

（5）毒性低，长期大剂量服用可能干扰人体叶酸代谢，引起巨幼细胞贫血或白细胞减少，应及时停药，可用甲酰四氢叶酸治疗。

**2. 磺胺类和砜类** 此两类药物均为二氢叶酸合成酶抑制剂，能竞争性抑制疟原虫利用PABA合成二氢叶酸，使核酸合成减少，从而抑制疟原虫的生长繁殖；能抑制红细胞内期疟原虫，对红细胞外期无效。单用时效果较差，常与乙胺嘧啶或TMP等二氢叶酸还原酶抑制剂合用，可增强疗效，主要用于耐氯喹恶性疟的治疗和预防。

## 第二节 抗阿米巴病药及抗滴虫药

### 一、抗阿米巴病药

#### （一）甲硝唑

**1. 药理作用和临床应用**

① 抗阿米巴作用：甲硝唑（metronidazole，灭滴灵）对肠内及肠外阿米巴滋养体均有强大的杀灭作用，治疗急性阿米巴痢疾和肠道外阿米巴感染效果显著。但该药对肠腔内阿米巴原虫和包囊则无明显作用。

② 抗滴虫作用：甲硝唑能直接杀灭阴道毛滴虫，是治疗阴道毛滴虫感染的首选药。

③ 抗厌氧菌作用：甲硝唑对革兰阳性或革兰阴性厌氧杆菌和球菌均有较强的抗菌作用，对脆弱拟杆菌感染尤为敏感。其主要用于治疗厌氧菌引起的感染如产后盆腔感染、败血症、骨髓炎、口腔感染等，也与其他抗菌药物联用防止妇产科和胃肠外科手术时厌氧菌感染。

④ 抗贾第鞭毛虫作用。

**2. 不良反应** 最常见的不良反应是恶心、呕吐、食欲减退等胃肠道反应。极少数患者出现头昏、眩晕、惊厥、共济失调和肢体感觉异常等神经系统症状，一旦出现，应立即停药，急性中枢神经系统疾病者禁用。甲硝唑干扰乙醛代谢，如服药期间饮酒可致乙醛中毒，因此服药期间应禁酒。此外，还可能引起过敏、白细胞减少、口腔金属味，长期大剂量应用有致畸和致癌作用等。

#### （二）依米丁和去氢依米丁

（1）依米丁（emetine，吐根碱）和去氢依米丁（dehydroemetine）对溶组织内的阿米巴滋养体有直接杀灭作用，但对肠腔内阿米巴滋养体和包囊无效。

（2）两药临床上主要用于治疗急性阿米巴痢疾和阿米巴肝脓肿，能迅速控制临床症状。

（3）其毒性大，除严重的胃肠道反应外，还有心脏毒性、神经肌肉阻断和局部刺激作用等不良反应，故仅适用于甲硝唑治疗无效或禁用甲硝唑的患者，并应在医师的严密监护下使用。

#### （三）二氯尼特

二氯尼特（diloxanide）是目前最有效的杀阿米巴包囊药，口服后肠道未吸收部分产生杀灭包囊作用，对无症状或仅有轻微症状的排包囊者有良好疗效。其单用对急性阿米巴痢疾疗效差，可先用甲硝唑控制症状后再用本品，可肃清肠腔内包囊，有效防止复发。本品对肠外阿米巴病无效。

#### （四）巴龙霉素

巴龙霉素（paromomycin）口服后不易吸收，肠腔浓度高，有直接杀灭阿米巴滋养体的作用，还能抑制阿米巴滋养体生长繁殖所必需的共生菌，间接抑制肠道阿米巴原虫的生存与繁殖。其临床用于治疗急性阿米巴痢疾，对肠外阿米巴病无效。

#### （五）氯喹

氯喹对阿米巴滋养体有杀灭作用。肝中药物浓度高，而肠壁的分布量很少。氯喹对肠内阿米巴病无效，用于治疗肠外阿米巴病，仅用于甲硝唑无效或禁忌的阿米巴肝脓肿，应与肠内抗阿米巴病药合用，以防复发。

### 二、抗滴虫药

滴虫病主要是由阴道毛滴虫所致滴虫性阴道炎和尿道炎，阴道毛滴虫亦可寄生于男性泌尿道和生殖系统，多数通过性接触而传染。甲硝唑是目前治疗阴道滴虫病最有效的药物，如遇耐药虫株可考虑选用乙酰胂胺局部给药。

## 第三节　抗血吸虫病药和抗丝虫病药

### 一、抗血吸虫病药

#### 吡喹酮

**1. 药理作用**　吡喹酮（praziquantel）对日本血吸虫、曼氏血吸虫、埃及血吸虫单一感染或混合感染均有良好疗效，对血吸虫成虫有迅速而强效的杀灭作用，对幼虫也有作用，但较弱。其对其他吸虫如华支睾吸虫、姜片吸虫、肺吸虫有显著杀灭作用；对各种绦虫感染和其幼虫引起的囊虫病、棘球蚴病都也有不同程度的疗效。

**2. 临床应用**　吡喹酮可治疗各型血吸虫病，是目前治疗血吸虫病的首选药物，适用于慢性、急性、晚期及有合并症的血吸虫病患者。也可用于肝脏华支睾吸虫病、肠吸虫病、肺吸虫病及绦虫病等的治疗。

### 二、抗丝虫病药

#### （一）乙胺嗪

乙胺嗪（diethylcarbamazine）又称海群生（hetrazan），对班氏丝虫、马来丝虫均有杀灭作用，且对马来丝虫的作用优于班氏丝虫，对微丝蚴的作用优于成虫。乙胺嗪是目前临床上治疗丝虫病的首选药。其毒性较低，因大量微丝蚴和成虫死亡，释放出大量异体蛋白可引起过敏反应，表现为皮疹、寒战、高热、血管神经性水肿、哮喘等，用地塞米松可缓解症状。

#### （二）呋喃嘧酮

呋喃嘧酮（furapyrimidone）是硝基呋喃类化合物。对马来丝虫及班氏丝虫的成虫及微丝蚴均有杀灭作用，疗效优于乙胺嗪。呋喃嘧酮的不良反应与乙胺嗪相似，主要是药物杀死微丝蚴所引起的发热、头痛、头昏等反应，停药后反应消失。服药时宜忌酒，有精神病史、孕妇和伴有严重心、肝、肾疾病不宜用呋喃嘧酮治疗。

## 第四节　抗肠蠕虫药

### 一、甲苯达唑

（1）甲苯达唑（mebendazole）口服难吸收，吸收率低于10%。主要在肝内分布与代谢，肝功能不全时半衰期延长。肠道内药物浓度高，可直接作用于虫体，发挥药理作用。

（2）甲苯达唑为广谱驱肠虫药，对蛔虫、钩虫、蛲虫、鞭虫、绦虫和粪类圆线虫等肠道蠕虫均有效。

（3）不良反应较少。大剂量偶见转氨酶升高、粒细胞减少、血尿和脱发等。动物实验有致畸作用，孕妇、哺乳期妇女禁用；肝、肾功能不全者禁用；2岁以下儿童和对本品过敏者不宜使用。

### 二、阿苯达唑

阿苯达唑（albendazole，丙硫咪唑，肠虫清）是一高效、低毒的广谱驱肠虫药，对蛔虫、蛲虫、钩虫、鞭虫、绦虫和粪类圆线虫感染均有驱虫作用。其临床主要用于治疗蛔虫、钩虫、蛲虫、鞭虫的单独感染和混合感染，疗效优于甲苯达唑。阿苯达唑也可用于治疗各种类型的囊虫病、棘球蚴病，对肝片吸虫病和肺吸虫病也有良好效果。本品有致畸和胚胎毒作用，孕妇及2岁以下儿童以及肝、肾功能不全者禁用。

### 三、其他抗肠蠕虫药

① 哌嗪（piperazine，驱蛔灵）：对蛔虫、蛲虫具有较强的驱虫作用，对钩虫、鞭虫作用不明显。

② 左旋咪唑（levamisole）：是广谱驱虫药，对多种线虫有杀灭作用，其中对蛔虫的作用较强。

③ 噻嘧啶（pyrantel）：为广谱抗肠蠕虫药。

④ 氯硝柳胺（niclosamide，灭绦灵）：对多种绦虫成虫有杀灭作用，对牛肉绦虫、猪肉绦虫、鱼绦虫、阔节裂头绦虫和短膜壳绦虫感染均有效。

⑤ 吡喹酮：为广谱抗吸虫药和驱绦虫药。

## 同步练习

一、选择题

【A型题】

1. 治疗阴道滴虫病的首选药是（　）
A. 乙酰胂胺　B. 氯喹　C. 乙胺嘧啶
D. 甲硝唑　E. 二氯尼特

2. 对厌氧菌有较强抗菌作用的抗阿米巴病药是（　）
A. 甲硝唑　B. 二氯尼特　C. 依米丁
D. 喹碘方　E. 氯喹

3. 既可抗蛔虫感染，又可增强免疫功能的药物是（　）
A. 噻嘧啶　B. 哌嗪　C. 阿苯达唑
D. 甲苯达唑　E. 左旋咪唑

4. 治疗丝虫病的首选药是（　）
A. 乙胺丁醇　B. 乙胺嘧啶　C. 乙酰胂胺
D. 乙琥胺　E. 乙胺嗪

5. 抗线虫病的首选药是（　）
A. 甲苯达唑　B. 阿苯达唑　C. 左旋咪唑
D. 噻嘧啶　E. 哌嗪

6. 治疗绦虫病应选用（　）
A. 哌嗪　B. 噻嘧啶　C. 左旋咪唑
D. 氯硝柳胺　E. 甲苯达唑

7. 具有起效快、疗效高的特点，用于控制疟疾发作的最佳抗疟药是（　）
A. 伯氨喹　B. 青蒿素　C. 奎宁
D. 氯喹　E. 乙胺嘧啶

8. 根治恶性疟的药物是（　）
A. 氯喹　B. 伯氨喹　C. 乙胺嘧啶
D. 甲硝唑　E. 增效磺胺

9. 可用于治疗阿米巴肝脓肿的药物是（　）
A. 氯喹　B. 伯氨喹　C. 乙胺嘧啶
D. 奎宁　E. 喹碘方

10. 乙胺嘧啶的抗疟作用机制是（　）
A. 抑制二氢叶酸合成酶　B. 抑制二氢叶酸还原酶　C. 抑制脱氧胸苷酸合成酶
D. 抑制嘌呤核苷酸合成酶　E. 以上均不是
11. 可引起巨幼细胞贫血的药物是（　）
A. 氯喹　B. 奎宁　C. 伯氨喹
D. 甲硝唑　E. 乙胺嘧啶
12. 可引起金鸡纳反应的药物是（　）
A. 氯喹　B. 乙胺嘧啶　C. 伯氨喹
D. 奎宁　E. 甲氟喹
13. 对肠内外阿米巴病均有效的药物是（　）
A. 氯喹　B. 依米丁　C. 奎宁
D. 甲硝唑　E. 喹碘方
14. 阿米巴病无症状的排包囊者可选用（　）
A. 甲硝唑　B. 依米丁　C. 奎宁
D. 喹碘方　E. 氯喹
15. 在抗阿米巴病药物中，毒性最大的是（　）
A. 甲硝唑　B. 依米丁　C. 奎宁
D. 喹碘方　E. 氯喹

**【B型题】**

A. 氯喹　B. 奎宁　C. 乙胺嘧啶
D. 伯氨喹　E. 乙胺嘧啶＋伯氨喹
16. 可发生急性溶血性贫血的是（　）
17. 与磺胺药合用可产生协同作用的是（　）
A. 甲硝唑　B. 依米丁　C. 替硝唑
D. 二氯尼特　E. 氯喹
18. 阴道滴虫病首选（　）
19. 用于无症状阿米巴排包囊者（　）
20. 治疗急性阿米巴痢疾（　）
21. 只对肠外阿米巴病有效（　）

**【C型题】**

A. 预防三日疟复发　B. 治愈恶性疟　C. 两者均可　D. 两者均不可
22. 奎尼丁（　）
23. 奎宁（　）
24. 伯氨喹（　）
A. 治疗钩虫病　B. 治疗蛔虫病　C. 两者均可　D. 两者均不可
25. 噻嘧啶（　）
26. 甲苯达唑（　）

**【X型题】**

27. 下列属于主要用于控制疟疾症状的抗疟药是（　）
A. 氯喹　B. 伯氨喹　C. 奎宁
D. 青蒿素　E. 乙胺嘧啶
28. 伯氨喹不同于氯喹之处在于它（　）
A. 对红细胞内期无效　B. 对阿米巴痢疾有效
C. 能根治间日疟　D. 疟原虫对此药易产生耐药性
E. 特异质患者服药可出现高铁血红蛋白血症

29. 关于乙胺嘧啶的叙述，正确的是（　　）
A. 作为病因性预防的首选药
B. 对红细胞内期未成熟裂殖体无效
C. 对恶性疟和间日疟某些虫株的原发性红细胞外期有抑制作用
D. 能阻止疟原虫在蚊体内的有性增殖
E. 抑制疟原虫二氢叶酸合成酶的活性
30. 可用于治疗严重的脑型疟的药物是（　　）
A. 氯喹　　B. 伯氨喹　　C. 乙胺嘧啶
D. 奎宁　　E. 青蒿素
31. 甲硝唑的药理作用有（　）
A. 抗阿米巴原虫　　B. 抗滴虫　　C. 抗厌氧菌
D. 抗绦虫　　E. 抗贾第鞭毛虫
32. 关于吡喹酮药理作用的叙述，正确的是（　　）
A. 对血吸虫的成虫有强大的杀灭作用
B. 对血吸虫的幼虫作用较弱
C. 能促进血吸虫向肝转移
D. 抑制 $Ca^{2+}$ 进入虫体，使虫体肌肉产生松弛性麻痹
E. 对各类绦虫有效
33. 阿苯达唑的作用特点有（　　）
A. 高效、低毒　　B. 广谱　　C. 副作用少
D. 抗线虫的首选药　　E. 兼有免疫增强作用

**二、填空题**

1. 控制疟疾症状发作宜首选________；控制良性疟复发宜首选________；疟疾病因性预防宜首选________。
2. 特异质患者应用伯氨喹可产生________、________等严重不良反应。
3. 乙胺嘧啶的作用机制是________________________；长期大量服用可引起____________贫血。
4. 甲硝唑的药理作用有________、________、________和________。

**三、问答题**

**（一）简答题**

1. 简述抗疟药的分类并写出各类的代表药物。
2. 根据药物的作用部位，可将抗阿米巴病药物分为哪几类？写出各类的代表药物。

**（二）论述题**

1. 为什么氯喹可根治恶性疟而不能根治间日疟？
2. 治疗阿米巴痢疾，首选何药，为什么？若要根治阿米巴痢疾应加用何药，为什么？

## 参考答案

**一、选择题**

1. D　2. A　3. E　4. E　5. B　6. D　7. D　8. A　9. A　10. B　11. E　12. D　13. D　14. D　15. B　16. D　17. C　18. A　19. D　20. A　21. E　22. D　23. D　24. A　25. C　26. C　27. ACD　28. ACE　29. ACD　30. DE　31. ABCE　32. ABCE　33. ABCD

**二、填空题**

1. 氯喹　伯氨喹　乙胺嘧啶
2. 急性溶血性贫血　高铁血红蛋白血症
3. 抑制二氢叶酸还原酶　巨幼红细胞
4. 抗阿米巴原虫　抗滴虫　抗厌氧菌　抗贾第鞭毛虫

**三、问答题**

**（一）简答题**

1. 答：抗疟药分为三类。①主要用于控制症状的药物：代表药氯喹、奎宁、青蒿素等。②主要用

于控制复发和传播的药物：代表药伯氨喹。③主要用于病因性预防的药物：代表药乙胺嘧啶。

2. 答：根据药物的作用部位，可将抗阿米巴病药物分为三类。①抗肠内、肠外阿米巴病药：代表药甲硝唑。②抗肠内阿米巴病药：代表药二氯尼特。③抗肠外阿米巴病药：代表药依米丁。

**(二) 论述题**

1. 答：氯喹对疟原虫的红内期有很强的作用，干扰裂殖体的增殖，但对间日疟的继发性红外期无作用，而不能根治间日疟。恶性疟原虫生活史中无引起复发的继发性红外期，故氯喹应用后不仅控制了恶性疟疾症状发作，也达到了根治的目的。

2. 答：首选甲硝唑。甲硝唑对肠内及肠外阿米巴滋养体均有强大的杀灭作用，是治疗阿米巴病的首选药。但该药在肠道吸收完全，在结肠内浓度低，因而治疗阿米巴痢疾时需与在肠道浓度高的抗肠内阿米巴药二氯尼特或卤化喹啉类合用，可提高疗效，降低复发率。

（廖　芳）

# 第四十八章　抗恶性肿瘤药

**学习目标**

**1. 掌握**　抗肿瘤药的分类；抗肿瘤药的药理作用和耐药机制；甲氨蝶呤、氟尿嘧啶、巯嘌呤、羟基脲、阿糖胞苷、氮芥、环磷酰胺、顺铂、丝裂霉素、喜树碱类、放线菌素D、长春碱类、紫杉醇类的药理作用、临床应用和主要不良反应。

**2. 熟悉**　塞替派、白消安、卡莫司汀、博来霉素、多柔比星、柔红霉素、L-门冬酰胺酶的作用特点、临床应用及不良反应；非细胞毒类抗肿瘤药物的作用机制、临床应用及特点。

**3. 了解**　细胞毒类抗肿瘤药应用的药理学原则和毒性反应。

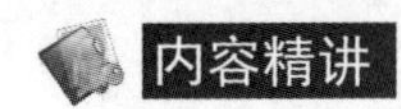


## 第一节　抗恶性肿瘤药的药理学基础

### 一、抗肿瘤药的分类

#### （一）细胞毒类抗肿瘤药

细胞毒类抗肿瘤药是指通过影响肿瘤的核酸和蛋白质结构与功能，直接抑制肿瘤细胞增殖和（或）诱导肿瘤细胞凋亡的药物。

#### （二）非细胞毒类抗肿瘤药

非细胞毒类抗肿瘤药是指作用于肿瘤形成或发展的细胞生物学行为信号通路上，以肿瘤分子病理过程的关键调控分子为靶点的药物。

### 二、抗肿瘤药的药理作用和耐药机制

#### （一）细胞毒类抗肿瘤药的作用机制

**1. 肿瘤细胞增殖周期**　肿瘤细胞的增殖周期有四个时相：DNA合成前期（$G_1$期）、DNA合成期（S期）、DNA合成后期（$G_2$期）和有丝分裂期（M期）。

**2. 肿瘤的生长比率**（growth fraction，GF）　肿瘤细胞群包括增殖细胞群、静止细胞群（$G_0$期）和无增殖能力细胞群。增殖细胞群在全部肿瘤细胞中所占的比率称为肿瘤的生长比率。GF值大，肿瘤生长快，对药物较敏感；反之，GF值小，对药物就较不敏感。

**3. 细胞毒类抗肿瘤药的分类**

① 细胞周期非特异性药物（cell cycle non-specific agents，CCNSA）：对增殖细胞群的各期以及$G_0$期细胞都有杀伤作用，主要包括烷化剂、抗肿瘤抗生素及铂类配合物等。

② 细胞周期特异性药物（cell cycle specific agents，CCSA）：仅对增殖周期某些时相敏感而对$G_0$期细胞不敏感，包括抗代谢药、长春新碱等。

#### （二）非细胞毒类抗肿瘤药的作用机制

**1. 作用机制**　以肿瘤分子病理过程的关键基因和调控分子为靶点，对正常细胞影响小，对肿瘤细胞的作用较大，毒性反应类型与细胞毒类抗肿瘤药物也有所不同。

**2. 非细胞毒类抗肿瘤药的分类**

① 调节体内激素水平的药物：雌激素、雄激素、糖皮质激素等。

② 分子靶向药物：伊马替尼、吉非替尼、曲妥珠单抗等。

③ 其他：维 A 酸、亚砷酸等。

#### （三）耐药性产生的机制

**1. 天然耐药性**（natural resistance）　对药物初始就有不敏感现象，如处于非增殖的 $G_0$ 期肿瘤细胞一般对多数抗恶性肿瘤药不敏感。

**2. 获得性耐药性**（acquired resistance）　肿瘤细胞对原来敏感的药物，治疗一段时间后才产生不敏感现象。

**3. 多药耐药性**（multidrug resistance，MDR）　是指肿瘤细胞在接触一种抗恶性肿瘤药后，产生了对多种结构不同、作用机制各异的其他抗恶性肿瘤药的耐药性，又称多向耐药性（pleiotropic drug resistance）。

（1）MDR 的共同特点　①一般是亲脂性药物，分子量在 300～900kDa 之间；②药物进入细胞是通过被动扩散；③药物在耐药细胞中的积聚比敏感细胞少，结果细胞内的药物浓度不足而未能导致细胞毒作用；④耐药细胞膜上多出现 P-糖蛋白（P-glucoprotein，P-gp）的跨膜蛋白。

（2）MDR 的形成机制　①药物的转运或摄取障碍；②药物的活化障碍；③靶酶质和量的改变；④药物入胞后产生新的代谢途径；⑤分解酶的增加；⑥修复机制增加；⑦特殊膜糖蛋白的增加使细胞排出药物增多；⑧DNA 链间或链内的减少；⑨其他：多药抗性相关蛋白、谷胱甘肽和谷胱甘肽 S-转移酶、PKC 和拓扑异构酶Ⅱ等亦起重要作用。

## 第二节　细胞毒类抗肿瘤药

根据抗肿瘤作用的生化机制，此类药物包括影响核酸生物合成的药物、影响 DNA 结构与功能的药物、干扰转录过程和阻止 RNA 合成的药物，以及抑制蛋白质合成与功能的药物。

### 一、影响核酸生物合成的药物

影响核酸生物合成的药物又称抗代谢药，它们的化学结构和核酸代谢的必需物质如叶酸、嘌呤、嘧啶等相似，可以特异性干扰核酸代谢，抑制细胞的分裂和繁殖。此类药物主要作用于 S 期，是细胞周期特异性药物。

#### （一）二氢叶酸还原酶抑制药

**甲氨蝶呤**

（1）药理作用　甲氨蝶呤（methotrexate，MTX）与二氢叶酸竞争，抑制二氢叶酸还原酶活性，使二氢叶酸不能转变为四氢叶酸，从而使脱氧胸苷酸合成受阻，DNA 合成障碍。其主要作用于细胞周期 S 期。

（2）临床应用　本品用于治疗儿童急性白血病和绒毛膜上皮癌。鞘内注射可用于中枢神经系统白血病的预防和缓解症状。

（3）不良反应　主要包括骨髓抑制和胃肠道毒性。骨髓抑制最为突出，骨髓抑制在大剂量应用 MTX 后肌内注射亚叶酸钙作为救援剂，以保证骨髓正常细胞。胃肠道反应主要是口腔炎、胃炎、腹泻、便血等。长期大量用药可致肝和肾功能损害、肝硬化和肝纤维化。妊娠早期用药可致畸胎、死胎。

#### （二）胸苷酸合成酶抑制药

**氟尿嘧啶**

（1）药动学特点　氟尿嘧啶（fluorouracil，5-FU）口服吸收不规则，需静脉注射给药，吸收后分布到全身体各个组织，肝和肿瘤组织中浓度较高。

（2）药理作用　氟尿嘧啶在细胞内转变为5-氟尿嘧啶脱氧核苷酸（5F-dUMP）而抑制脱氧胸苷酸合成酶，阻止脱氧尿苷酸（dUMP）甲基化为脱氧胸苷酸（dTMP），从而影响DNA的合成；氟尿嘧啶在体内可转化为5-氟尿嘧啶核苷，以伪代谢产物掺入RNA中，干扰蛋白质的合成。

（3）临床应用　氟尿嘧啶对多种肿瘤有效，特别是对消化系统癌和乳腺癌疗效较好，对卵巢癌、宫颈癌、绒毛膜上皮癌、膀胱癌、头颈部肿瘤等也有效。

（4）不良反应　氟尿嘧啶对骨髓抑制和消化道毒性大，出现血性腹泻应立即停药；可引起脱发、皮肤色素沉着和共济失调等。

#### （三）嘌呤核苷酸互变抑制药

**巯嘌呤**

（1）药理作用　巯嘌呤（mercaptopurine，6-MP）在体内先经酶的催化变成硫代肌苷酸后，阻止肌苷酸转变为腺核苷酸和鸟核苷酸，干扰嘌呤代谢，阻碍核酸合成，对S期细胞作用最为显著，对$G_1$期细胞有延缓作用。

（2）临床应用　巯嘌呤可用于急性淋巴细胞白血病的维持治疗，大剂量对绒毛膜上皮癌有较好疗效。

（3）不良反应　多见骨髓抑制和消化道黏膜损害，少数患者可出现黄疸和肝功能障碍。

#### （四）核苷酸还原酶抑制药

**羟基脲**

（1）药理作用　羟基脲（hydroxycarbamide，HU）抑制核苷酸还原酶，阻止胞苷酸转变为脱氧胞苷酸，从而抑制DNA的合成，对S期细胞有选择性杀伤作用。

（2）临床应用　羟基脲对慢性粒细胞白血病有显著疗效，对黑色素瘤有暂时缓解作用，可使肿瘤细胞集中于$G_1$期，故可作同步化药物，增加化疗或放疗的敏感性。

（3）不良反应　主要为骨髓抑制，轻度胃肠道反应。肾功能不全者慎用。可致畸胎，孕妇忌用。

#### （五） DNA多聚酶抑制药

**阿糖胞苷**

（1）药理作用　阿糖胞苷（cytarabine，Ara-C）在体内经脱氧胞苷激酶催化成二或三磷酸胞苷，进而抑制DNA多聚酶的活性而影响DNA合成；也可掺入DNA中干扰其复制，使细胞死亡。其主要作用于S期，与常用抗肿瘤药无交叉耐药性。

（2）临床应用　阿糖胞苷可用于治疗成人急性粒细胞白血病或单核细胞白血病。

（3）不良反应　有严重的骨髓抑制和胃肠道反应，静脉注射可致静脉炎，对肝功能有一定影响。

### 二、影响DNA结构与功能的药物

#### （一）烷化剂

烷化剂是一类分子中有烷化功能基团、化学性质活泼的化合物。烷化基团易与细胞中功能基团如DNA或蛋白质中亲核基团氨基、巯基、羟基和磷酸基等起烷化作用，形成交叉联结或引起脱嘌呤作用，使DNA链断裂，在下一次复制时使碱基配对错码，造成DNA结构和功能的损害，严重时可致细胞死亡。烷化剂属于细胞周期非特异性药物。

**1. 氮芥**

（1）药理作用　氮芥（chlormethine，nitrogen mustard，$HN_2$）与DNA交叉联结，或在DNA和蛋白质之间交叉联结，阻止DNA复制造成细胞损伤或死亡。

（2）临床应用　氮芥是最早应用于恶性肿瘤治疗的药物，目前主要用于治疗霍奇金病和非霍奇金淋巴瘤。由于该药具有高效、速效的特点，尤其适用于纵隔压迫症状明显的恶性淋巴瘤患者。

（3）不良反应 胃肠道反应、骨髓抑制、脱发、黄疸、月经失调、耳鸣、听力丧失、男性不育及药疹等。

**2. 环磷酰胺**

（1）药动学特点 环磷酰胺（cyclophosphamide，CTX）口服易吸收，全身分布。其在肝脏中经细胞色素 $P_{450}$ 转化为醛磷酰胺后，进一步在肿瘤细胞转化为具有抗肿瘤作用的磷酰胺氮芥。本品由肾脏排出，有尿道刺激作用。

（2）药理作用 环磷酰胺在体外无活性，在体内转化为具有抗肿瘤活性的磷酰胺氮芥，其与DNA发生烷化，交叉联结，抑制肿瘤细胞的生长繁殖。

（3）临床应用 环磷酰胺为广谱抗瘤药，对恶性淋巴瘤疗效显著，对多发性骨髓瘤、急性淋巴细胞白血病、肺癌、卵巢癌、乳腺癌、神经母细胞瘤、睾丸肿瘤等有效。

（4）不良反应 常见骨髓抑制、呕吐、恶心、脱发等。大剂量时可引起出血性膀胱炎，可用美司钠预防。

**3. 塞替派**

（1）药理作用 塞替派（thiotepa，triethylene thiophosphoramide，TSPA）又名三乙烯硫代磷酰胺，在体内先转变为三乙撑磷酰胺（硫变为氧）后起烷化作用，属于乙酰亚胺类烷化剂代表。

（2）临床应用 塞替派抗瘤谱较广，主要用于乳腺癌、卵巢癌、肝癌和恶性黑色素瘤及膀胱癌等的治疗。

（3）不良反应 主要为骨髓抑制，可引起白细胞和血小板减少。局部刺激小，可作静脉注射、肌内注射及动脉内给药与胸（腹）腔内给药。

**4. 白消安**

（1）药理作用 白消安（busulfan，BUS，马利兰）属于甲烷磺酸酯类，体内解离后与DNA交叉联结，明显抑制粒细胞的生成。

（2）临床应用 白消安为治疗慢性粒细胞性白血病的首选药。其对慢性粒细胞白血病急性病变及急性白血病无效。

（3）不良反应 主要为骨髓抑制和消化道反应。久用可致肺纤维化、闭经或睾丸萎缩。

**5. 卡莫司汀**

（1）药理作用 卡莫司汀（carmustine，氯乙亚硝脲，卡氮芥，BCNU）属于亚硝脲类烷化剂，可以使DNA、蛋白质及RNA发生烷化，对增殖细胞各期均有抑制作用。

（2）临床应用 卡莫司汀可用于治疗原发或颅内转移脑瘤，对恶性淋巴瘤、骨髓瘤也有一定疗效。

（3）不良反应 主要有骨髓抑制、胃肠道反应及肺部毒性。

### （二）破坏DNA的铂类配合物

**1. 顺铂**

（1）药动学特点 顺铂（cisplatin，DDP）口服无效。静脉给药后迅速分布于全身，肝、肾、膀胱、小肠、卵巢、睾丸浓度最高，原形从肾脏排出。

（2）药理作用 顺铂为含氯金属配合物，进入体内后先将氯离子解离，然后与DNA链上的碱基形成交叉联结，破坏DNA的结构和功能。本品对RNA和蛋白质合成的抑制作用较弱，属周期非特异性药物。

（3）临床应用 顺铂抗瘤谱广，对乏氧肿瘤细胞有效，对非精原细胞性睾丸瘤最有效，对头颈部鳞状细胞癌、卵巢癌、膀胱癌、前列腺癌、淋巴肉瘤及肺癌有较好疗效。

（4）不良反应 主要有消化道反应、骨髓抑制、周围神经炎、耳毒性，大剂量或持久用药可引起严重而持久的肾毒性。

**2. 卡铂**（carboplatin，CBP） 为第二代铂类配合物，作用机制与顺铂相似，但抗恶性肿瘤作用较强，毒性较低。卡铂主要用于小细胞肺癌、头颈部磷癌、卵巢癌和睾丸肿瘤等的治疗。主要不良反应为骨髓抑制。

**（三）破坏DNA的抗生素类**

**1. 丝裂霉素**

（1）药理作用 丝裂霉素（mitomycin C，MMC）能与DNA的双链交叉联结，可抑制DNA复制，也能使部分DNA链断裂，属细胞周期非特异性药物。

（2）临床应用 丝裂霉素抗瘤谱广，可用于胃癌、肺癌、乳腺癌、慢性粒细胞白血病、恶性淋巴瘤等的治疗。

（3）不良反应 主要为骨髓抑制，其次为消化道反应，偶有心、肝、肾毒性及间质性肺炎发生。注射局部刺激性较大。

**2. 博来霉素**

（1）药理作用 博来霉素（bleomycin，BLM）与铜或铁离子络合，使氧分子转成氧自由基，从而使DNA单链断裂，阻止DNA复制，干扰细胞分裂增殖。本品属细胞周期非特异性药断裂物，但对$G_2$期细胞抑制作用较强。

（2）临床应用 博来霉素主要用于鳞状上皮癌（头、颈、口腔、食管、阴茎、外阴、宫颈等）的治疗，也可用于淋巴瘤的联合治疗。

（3）不良反应 肺毒性最为严重，可以引起肺纤维化或间质性肺炎，与肺内皮细胞缺少灭活BLM的酶有关。可有发热、脱发，少数患者可有皮肤色素沉着。

**（四）拓扑异构酶抑制药**

**1. 喜树碱类** 常用药物有喜树碱、羟喜树碱、拓扑替康和伊立替康。

（1）药理作用 此类药物作用于DNA拓扑异构酶Ⅰ，干扰DNA结构与功能，属细胞周期非特异性药物，对S期作用强于$G_1$和$G_2$期。

（2）临床应用 此类药物对胃癌、绒毛膜上皮癌、恶性葡萄胎、急性及慢性粒细胞性白血病等有一定疗效，对大肠癌、膀胱癌和肝癌也有一定疗效。

（3）不良反应 喜树碱不良反应大，主要有泌尿道刺激症状、消化道反应、骨髓抑制及脱发等。羟喜树碱毒性反应较小。

**2. 鬼臼毒素衍生物** 常用药物有依托泊苷（鬼臼乙叉苷，VP16）和替尼泊苷（鬼臼噻吩苷，VM26），为鬼臼毒素的半合成衍生物。

（1）药理作用 鬼臼毒素能和微管蛋白相结合，抑制微管聚合，从而破坏纺锤丝的形成。但VP16和VM26则与鬼臼毒素不同，抑制DNA拓扑异构酶Ⅱ，从而干扰DNA的结构和功能。此类药物属细胞周期非特异性药物，主要作用于S期和$G_2$期细胞。

（2）临床应用 此类药物常与顺铂联合用于治疗肺癌及睾丸肿瘤，疗效较好，也用于淋巴瘤治疗。VM26对脑瘤亦有效。

（3）不良反应 主要是骨髓抑制及胃肠道反应等。

## 三、干扰转录过程和阻止RNA合成的药物

**1. 放线菌素D**

（1）药理作用 放线菌素D（dactinomycin D，DACT，更生霉素）嵌入DNA双螺旋链中相邻的鸟嘌呤和胞嘧啶（G—C）碱基之间，与DNA结合成复合体，阻碍RNA多聚酶的功能，阻止RNA特别是mRNA的合成，从而妨碍蛋白质合成而抑制肿瘤细胞生长。

（2）临床应用 放线菌素D抗瘤谱较窄，对恶性葡萄胎、绒毛膜上皮癌、霍奇金病和恶性淋巴瘤、肾母细胞瘤、骨骼肌肉瘤及神经母细胞瘤疗效较好。

（3）不良反应 消化道反应、骨髓抑制、脱发、皮炎、畸胎等。

**2. 多柔比星**

（1）药理作用　多柔比星（doxorubicin，adriamycin，ADM，阿霉素）能嵌入 DNA 碱基对之间，阻止转录过程，抑制 RNA 合成，也能阻止 DNA 复制，属细胞周期非特异性药物。

（2）临床应用　多柔比星抗肿瘤谱广，疗效高，主要用于对常用抗肿瘤药耐药的急性淋巴细胞白血病或粒细胞白血病、恶性淋巴瘤、乳腺癌、卵巢癌、小细胞肺癌、胃癌、肝癌及膀胱癌等的治疗。

（3）不良反应　最严重的不良反应为心肌退行性病变和心肌间质水肿，此外还有骨髓抑制、消化道反应和皮肤色素沉着、脱发等。

**3. 柔红霉素**（daunorubicin，daunomycin，DNR）　只能静注或静滴；药理作用和机制与多柔比星相似；临床应用于对常用抗肿瘤药耐药的急性淋巴细胞白血病或粒细胞白血病的治疗，但缓解期短；主要毒性反应为骨髓抑制、消化道反应和心脏毒性。

### 四、抑制蛋白质合成与功能的药物

#### （一）微管蛋白活性抑制药

**1. 长春碱类**　常用药物有长春碱（vinblastine，VLB）、长春新碱（vincristine，VCR）、长春地辛（vindesine，VDS）和长春瑞滨（vinorelbine，NVB）。

（1）药理作用　长春碱类可与微管蛋白结合，抑制微管聚合，从而使纺锤丝不能形成，细胞有丝分裂停止于中期，属于细胞周期特异性药物，主要作用于 M 期细胞。

（2）临床应用　长春碱主要用于急性白血病、恶性淋巴瘤及绒毛膜上皮癌的治疗。长春新碱对儿童急性淋巴细胞白血病疗效较好，起效较快，常与泼尼松合用作为诱导缓解药。长春地辛主要用于治疗肺癌、恶性淋巴瘤、乳腺癌、食管癌、黑色素瘤和白血病等。长春瑞滨主要用于治疗肺癌、乳腺癌、卵巢癌和淋巴瘤等。

（3）不良反应　可引起骨髓抑制、神经毒性、消化道反应、脱发。静脉注射因刺激导致血栓性静脉炎。

**2. 紫杉醇类**

（1）药理作用　紫杉醇（paclitaxel，taxol）能促进微管聚合，同时抑制微管解聚，使纺锤体失去正常功能，细胞有丝分裂停止。

（2）临床应用　紫杉醇对卵巢癌、乳腺癌有独特的疗效，对肺癌、食管癌、大肠癌、黑色素瘤、头颈部癌、淋巴瘤、脑瘤也有一定疗效。

（3）不良反应　主要包括骨髓抑制、神经毒性、心脏毒性和过敏反应。

#### （二）干扰核糖体功能的药物

**三尖杉生物碱类**　常用药物有三尖杉酯碱和高三尖杉酯碱。

（1）药理作用　此类药物可抑制蛋白质合成的起始阶段，并使核糖体分解，释出新生肽链，但对 mRNA 或 tRNA 与核糖体的结合并无抑制作用。

（2）临床应用　此类药物对急性粒细胞白血病疗效较好，对急性单核细胞白血病及慢性粒细胞性白血病、恶性淋巴瘤也有效。

（3）不良反应　骨髓抑制、消化道反应、脱发。偶有心脏毒性。

#### （三）影响氨基酸供应的药物

**L-门冬酰胺酶**（L-asparaginase）　可水解血清门冬酰胺，使肿瘤细胞缺乏门冬酰胺而生长受抑制。临床主要用于治疗急性淋巴细胞白血病。不良反应主要是消化道不良反应。

## 第三节　非细胞毒类抗肿瘤药

### 一、调节体内激素平衡药物

**1. 雌激素类**　通过抑制下丘脑及脑垂体，减少脑垂体促间质细胞刺激激素的分泌，从而使来源于睾丸间质细胞与肾上腺皮质的雄激素分泌减少，也可通过直接对抗雄激素，抑制前列腺癌组织生长。雌激素类可用于治疗前列腺癌和绝经期乳腺癌。

**2. 雄激素类** 抑制脑垂体前叶分泌促卵泡激素，使卵巢分泌的雌激素减少，并可对抗雌激素作用。临床应用于晚期乳腺癌的治疗，尤其是骨转移者疗效佳。

**3. 甲羟孕酮酯**（medroxyprogesterone acetate，MPA） 为合成的黄体酮衍生物，主要用于肾癌、乳腺癌、子宫内膜癌的治疗，可增强患者食欲，改善一般状况。

**4. 糖皮质激素**（glucocorticoid） 常用于恶性肿瘤治疗的是泼尼松和泼尼松龙。糖皮质激素可作用于淋巴组织，诱导淋巴细胞溶解。其对急性淋巴细胞白血病及恶性淋巴瘤的疗效较好，作用快，但易产生耐药性；对慢性淋巴细胞白血病，除减低淋巴细胞数目外，还可降低血液系统并发症（自身免疫性贫血和血小板减少症）的发生率。糖皮质激素常与其他抗恶性肿瘤药合用，治疗霍奇金及非霍奇金淋巴瘤；对其他恶性肿瘤无效，甚至可能因抑制体液免疫功能而促进恶性肿瘤扩散；仅在恶性肿瘤引起的发热不退、毒血症状明显时，少量短期应用以减少症状。

**5. 他莫昔芬**（tamoxifen） 是雌激素受体的部分激动剂，具有雌激素样作用，也有抗雌激素的作用。他莫昔芬可抑制雌激素依赖性肿瘤细胞的生长。其临床用于乳腺癌的治疗，对雌激素受体阳性患者效果较好。

**6. 戈舍瑞林**（goserelin） 为合成的抗雌激素类药物，可作用于雌激素受体，产生抗雌激素作用。本品主要用于乳腺癌的治疗，对雌激素受体阳性患者疗效较好。

**7. 亮丙瑞林**（leuprorelin） 为促黄体生成释放激素的高活性衍生物，可以自垂体生成和释放性腺激素。本品主要用于闭经前且雌激素受体阳性的乳腺癌和前列腺癌的治疗。

**8. 氟他胺**（flutamide） 为口服的非甾体类雄激素拮抗剂。氟他胺及其代谢产物羟基氟他胺可与雄激素竞争雄激素受体。氟他胺还可抑制睾丸微粒体细胞色素 $P_{450}$ 17A1，抑制雄激素的生物合成。本品主要用于治疗前列腺癌，尤其是雄激素依赖性前列腺癌。

**9. 托瑞米芬**（toremifene） 为选择性雌激素受体调节药，为雌激素受体竞争性拮抗剂，主要用于治疗绝经妇女雌激素受体阳性的转移性乳腺癌。

**10. 来曲唑**（letrozole） 为选择性非甾体类芳香化酶抑制药，主要用于绝经后雌激素受体阳性的晚期乳腺癌。

**11. 阿那曲唑**（anastrozole） 为高效、高选择性非甾体类芳香化酶抑制药，主要用于治疗绝经妇女雌激素受体阳性的转移性乳腺癌。

**12. 氨鲁米特**（aminoglutethimide） 特异性地抑制雄激素转化为雌激素的芳香化酶，抑制雌激素的生成；刺激肝脏混合功能氧化酶系活性，促进雌激素的体内代谢。临床用于绝经期后晚期乳腺癌。

## 二、分子靶向药物

### （一）单克隆抗体类

**1. 作用于细胞膜分化相关抗原的单克隆抗体** 主要有利妥昔单抗、阿仑珠单抗、替伊莫单抗、托西莫单抗。

**2. 作用于表皮生长因子受体的单克隆抗体** 主要有曲妥珠单抗、西妥昔单抗、帕尼单抗、尼妥珠单抗。

**3. 作用于血管内皮细胞生长因子的单克隆抗体** 主要有贝伐珠单抗。

### （二）小分子化合物类

**1. 单靶点的抗肿瘤小分子化合物**

① 酪氨酸激酶抑制剂：伊马替尼、达沙替尼和尼罗替尼，与 ABL 酪氨酸激酶 ATP 位点结合，抑制激酶活性，阻止 BCR-ABL 阳性慢性粒细胞白血病细胞的增殖，并诱导其凋亡。此外，伊马替尼亦用于胃肠间质瘤的治疗。

② 表皮生长抑制受体酪氨酸激酶抑制剂：吉非替尼、厄洛替尼和埃克替尼主要用于治疗晚

期或转移的非小细胞肺癌。奥希替尼主要用于 T790M 突变阳性的局部晚期或转移性非小细胞肺癌的治疗。

③ 丝/苏氨酸蛋白激酶 mTOR 抑制药：坦罗莫司、依维莫司可阻断 PI3K-Akt-mTOR 信号通路和其他由 mTOR 介导的信号的转导过程，用于晚期肾癌的治疗。

④ 可逆性蛋白酶体抑制药：硼替佐米是哺乳动物细胞中 26S 蛋白酶体糜蛋白酶样活性的可逆抑制剂，可用于多发性骨髓瘤和套细胞淋巴瘤的治疗。

**2. 多靶点的抗肿瘤小分子化合物**

① 索拉菲尼：用于治疗肝癌和肾癌。

② 舒尼替尼：用于治疗晚期肾癌、胃肠道间质瘤和晚期胰腺癌。

③ 克唑替尼：用于治疗 ALK 阳性的局部晚期和转移的非小细胞肺癌。

④ 阿昔替尼：用于治疗既往接受过一种酪氨酸激酶抑制剂或细胞因子治疗失败的进展期肾细胞癌（RCC）的成人患者。

⑤ 帕唑帕尼：适用于晚期肾细胞癌（一种在肾小管中发现癌细胞的肾癌类型）、软组织肉瘤（STS）、上皮性卵巢癌和非小细胞肺癌（NSCLC）的治疗。

⑥ 凡德他尼：为口服小分子多靶点苯胺喹啉化合物，用于治疗不能切除、局部晚期或转移的有症状或进展的髓样甲状腺癌。

⑦ 拉帕替尼：主要用于联合卡培他滨治疗 ErbB-2 过度表达的，既往接受过包括蒽环类、紫杉醇、曲妥珠单抗治疗的晚期或转移性乳腺癌。

**（三）其他**

① 重组人血管内皮抑制素：配合化疗治疗不能手术的非小细胞肺癌。

② 维 A 酸：全反式维甲酸（all-trans retinoic acid，ATRA）治疗急性粒细胞性白血病（APL），与亚砷酸联用疗效更好。

③ 亚砷酸（arsenious acid）：通过降解 PML/RARα 融合蛋白中 PML 结构域、下调 *bcl-2* 基因表达等，选择性诱导白血病细胞凋亡。主要用于治疗急性早幼粒细胞白血病。

### 三、肿瘤免疫治疗药

① 靶向细胞毒性 T 淋巴细胞相关抗原 CTLA-4 的抗体：伊匹单抗用于治疗不可切除的或转移黑色素瘤。

② 靶向程序性死亡受体-1（PD-1）的抗体：尼伏单抗和派姆单抗用于治疗黑色素瘤。

③ 靶向程序性死亡蛋白-1 配体（PD-L1）的抗体：阿替珠单抗和度伐单抗用于治疗局部晚期或转移性尿路上皮癌。

④ 重组人白介素-2：可用于肾细胞癌、黑色素瘤、乳腺癌、膀胱癌、肝癌、直肠癌和肺癌的治疗，控制癌性胸腹水等。

## 第四节　细胞毒类抗肿瘤药应用的药理学原则和毒性反应

### 一、药理学应用原则

（1）从细胞增殖动力学考虑

① 招募作用：设计细胞周期非特异性药物和细胞周期特异性药物的序贯应用方法，驱动更多的 $G_0$ 期细胞进入增殖周期，以增加肿瘤细胞杀灭数量。

② 同步化作用：先用细胞周期特异性药物（如羟基脲）将肿瘤细胞阻止于某时相（如 $G_1$ 期），待药物作用消失后，肿瘤细胞即同步进入下一时相，再应用作用于下一时相的药物。

（2）从药物作用机制考虑

联合应用作用于不同生化环节的抗恶性肿瘤药，可提高疗效。

（3）从药物毒性考虑　①减少毒性重叠；②降低药物毒性。

（4）从药物的抗瘤谱考虑。

（5）从药物的用药剂量考虑。

（6）小剂量长期化疗。

## 二、毒性反应

**1. 近期毒性**

（1）共有的毒性反应　包括骨髓抑制、消化系统毒性和脱发等。

（2）特有的毒性反应　包括心脏毒性、肝脏毒性、肾脏和膀胱毒性、呼吸系统毒性、神经系统毒性、过敏反应、组织坏死和血栓性静脉炎。

**2. 远期毒性**　有第二原发恶性肿瘤、不育和致畸。

## 同步练习

一、选择题

【A型题】

1. 下列为细胞周期特异性抗肿瘤药的是（　　）

A. 氟尿嘧啶　　B. 环磷酰胺　　C. 多柔比星

D. 氮芥　　E. 塞替派

2. 为了减轻甲氨蝶呤的骨髓抑制毒性反应，保护正常骨髓细胞，临床上甲氨蝶呤常与下列哪种药物合用（　　）

A. 维生素 $B_{12}$　　B. 叶酸　　C. 谷氨酸

D. 对氨基苯甲酸　　E. 亚叶酸钙

3. 阿糖胞苷的抗恶性肿瘤的作用机制是（　　）

A. 抑制二氢叶酸还原酶　　B. 抑制胸苷酸合成酶

C. 抑制 DNA 多聚酶　　D. 抑制核苷酸还原酶

E. 抑制肌苷酸转变为腺核苷酸及鸟核苷酸

4. 大多数抗肿瘤药共有的不良反应是（　　）

A. 高尿酸症　　B. 肾脏损害　　C. 骨髓抑制

D. 肺纤维化　　E. 心肌损害

5. 下列抗恶性肿瘤药物的作用机制为干扰核糖体功能的是（　　）

A. 长春新碱　　B. 紫杉醇　　C. 三尖杉生物碱类

D. L-门冬酰胺酶　　E. 长春碱

6. 下列抗恶性肿瘤药物的作用机制为影响氨基酸供应的是（　　）

A. 甲氨蝶呤　　B. 长春新碱　　C. 环磷酰胺

D. L-门冬酰胺酶　　E. 柔红霉素

7. 顺铂常首选用于治疗（　　）

A. 慢性淋巴细胞性白血病　　B. 非精原细胞性睾丸瘤　　C. 恶性淋巴瘤

D. 多发性骨髓瘤　　E. 绒毛膜上皮细胞癌

8. 烷化剂中易诱发出血性膀胱炎的药物是（　　）

A. 氮甲　　B. 苯丁酸氮芥　　C. 环磷酰胺

D. 卡莫司汀　　E. 氮芥

【B型题】

A. DNA 多聚酶抑制剂

B. 与 DNA 联结而破坏 DNA 的结构和功能

C. 与DNA联结而阻碍RNA转录
D. 阻止原料供应而阻碍蛋白质合成
E. 阻碍纺锤丝形成，从而阻断有丝分裂，使细胞分裂停止于M期

9. 阿糖胞苷的主要作用机制是（ ）
10. 长春新碱的主要作用机制是（ ）

【C型题】

A. 阿糖胞苷　B. 环磷酰胺　C. 两者都是　D. 两者都不是

11. 属于DNA多聚酶抑制剂的是（ ）
12. 能与DNA联结而破坏DNA结构和功能的药物是（ ）

【X型题】

13. 针对程序性死亡受体-1（PD-1）的抗体包括（ ）
A. 尼伏单抗　B. 派姆单抗　C. 阿替珠单抗
D. 度伐单抗　E. 索拉非尼
14. 关于影响核酸生物合成的抗恶性肿瘤药物，以下说法正确的是（ ）
A. 本类药物的化学结构大多与细胞生长繁殖所必需的代谢物质相似
B. 本类药物能够竞争性地与酶结合，干扰正常的核酸嘌呤、嘧啶的反应
C. 本类药物可以与核酸结合，取代相应正常核苷酸
D. 本类药物大多数属于周期非特异性药物
E. 本类药物包括二氢叶酸还原酶抑制药、胸苷酸合成酶抑制药、嘌呤核苷酸互变抑制药、核苷酸还原酶抑制药、DNA多聚酶抑制药
15. 以下药物中，属于多靶点的抗肿瘤小分子化合物的是（ ）
A. 索拉菲尼　B. 舒尼替尼　C. 克唑替尼
D. 阿昔替尼　E. 帕唑帕尼
16. 以下药物中，属于分子靶向抗肿瘤药物的是（ ）
A. 伊马替尼　B. 曲妥珠单抗　C. 索拉菲尼
D. 凡德他尼　E. 亚砷酸
17. 抗恶性肿瘤药物按其作用机制可分为以下哪几类（ ）
A. 影响核酸生物合成的药物　B. 影响DNA结构与功能的药物
C. 干扰转录过程和阻止RNA合成的药物　D. 抑制蛋白质合成与功能的药物
E. 调节体内激素平衡药物

## 二、填空题

1. 肿瘤细胞的增殖周期有四个时相包括________、________、________和________。
2. 常用抗肿瘤药物甲氨蝶呤为________抑制剂，临床主要用于治病________和________。
3. 埃克替尼属于________药物，主要治疗________非小细胞肺癌。

## 三、问答题

### （一）简答题

1. 简述长春碱类的药理作用和临床应用。
2. 简述环磷酰胺的临床应用和不良反应。

### （二）论述题

根据抗肿瘤作用的生化机制，抗肿瘤药可分为哪几类？

## 参考答案

### 一、选择题

1. A　2. E　3. C　4. C　5. C　6. D　7. B　8. C　9. A　10. E　11. A　12. B　13. AB　14. ABCE　15. ABCDE　16. ABCDE　17. ABCDE

## 二、填空题

1. DNA合成前期（$G_1$期） DNA合成期（S期） DNA合成后期（$G_2$期） 有丝分裂期（M期）

2. 二氢叶酸还原酶 儿童急性白血病 绒毛膜上皮癌

3. 表皮生长抑制受体酪氨酸激酶抑制剂 晚期或转移的

## 三、问答题

### (一) 简答题

1. 答：(1) 药理作用 长春碱类可与微管蛋白结合，抑制微管聚合，从而使纺锤丝不能形成，细胞有丝分裂停止于中期，属于细胞周期特异性药物，主要作用于M期细胞。

(2) 临床应用 长春碱主要用于急性白血病、恶性淋巴瘤及绒毛膜上皮癌的治疗。长春新碱对儿童急性淋巴细胞白血病疗效较好，起效较快，常与泼尼松合用作为诱导缓解药。长春地辛主要用于治疗肺癌、恶性淋巴瘤、乳腺癌、食管癌、黑色素瘤和白血病等。长春瑞滨主要用于治疗肺癌、乳腺癌、卵巢癌和淋巴瘤等。

2. 答：(1) 临床应用 ①环磷酰胺为广谱抗瘤药，对恶性淋巴瘤疗效显著，对多发性骨髓瘤、急性淋巴细胞白血病、肺癌、卵巢癌、乳腺癌、神经母细胞瘤、睾丸肿瘤等均有一定疗效；②作为免疫抑制药用于自身免疫性疾病及器官移植排斥反应等。

(2) 不良反应 骨髓抑制、呕吐、恶心、脱发等。大剂量时可引起出血性膀胱炎，可用美司钠预防。

### (二) 论述题

答：根据抗肿瘤作用的生化机制，抗肿瘤药可分为以下几类。

(1) 影响核酸生物合成的药物 ①二氢叶酸还原酶抑制药，如甲氨蝶呤等；②胸苷酸合成酶抑制药，如氟尿嘧啶等；③嘌呤核苷酸互变抑制药，如巯嘌呤等；④核苷酸还原酶抑制药，如羟基脲；⑤DNA多聚酶抑制药，如阿糖胞苷等。

(2) 影响DNA结构与功能的药物 ①烷化剂，如氮芥、环磷酰胺等；②破坏DNA的铂类配合物，如顺铂；③破坏DNA的抗生素类，如丝裂霉素、博来霉素；④拓扑异构酶抑制药，如喜树碱类。

(3) 干扰转录过程和阻止RNA合成的药物 如放线菌素D、多柔比星。

(4) 抑制蛋白质合成与功能的药物 ①微管蛋白活性抑制药，如长春碱类、紫杉醇类；②干扰核糖体功能的药物，如三尖杉酯碱；③影响氨基酸供应的药物，如L-门冬酰胺酶。

(5) 调节体内激素平衡药物 如雌激素类、雄激素类等。

（田原僮）

# 第四十九章　影响免疫功能的药物

学习目标

**1. 掌握**　临床常用免疫抑制药环孢素、肾上腺皮质激素类的作用机制、药理作用、临床应用及不良反应；临床常用免疫增强药卡介苗、干扰素、白细胞介素-2、左旋咪唑的药理作用、临床应用及不良反应。

**2. 熟悉**　其他免疫抑制药他克莫司、抗代谢药物、烷化剂、单克隆抗体、抗淋巴细胞球蛋白的药理作用和临床应用及特点；其他免疫增强药转移因子、胸腺素的药理作用和临床应用及特点。

**3. 了解**　免疫应答的过程和免疫病理反应；影响免疫功能的药物分类。

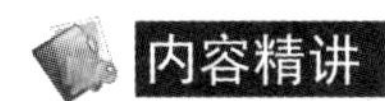

内容精讲

## 第一节　免疫应答和免疫病理反应

**1. 免疫应答**　包括固有性免疫（innate immunity）和适应性免疫（adaptive immunity）两大类。固有免疫亦称为先天性免疫或非特异性免疫，适应性免疫亦称获得性免疫或特异性免疫。

**2. 免疫应答的过程**

① 感应期：巨噬细胞和免疫活性细胞处理和识别抗原的阶段，其中 T 细胞和 B 细胞分别通过 TCR 和 BCR 精确识别抗原。

② 增殖分化期：免疫活性细胞被抗原激活后分化增殖并产生免疫活性物质，如杀伤性 T 细胞、抗体和细胞因子等。

③ 效应期：致敏淋巴细胞或抗体与相应靶细胞或抗原接触，产生细胞免疫或体液免疫效应，清除抗原，其中 T 细胞介导细胞免疫，B 细胞介导体液免疫。

**3. 免疫病理反应**　主要包括超敏反应、自身免疫性疾病、免疫增殖病和免疫缺陷病等，表现为机体的免疫功能低下或免疫功能过度增强，严重时可导致机体死亡。

## 第二节　免疫抑制药

免疫抑制药（immunosuppressant，immunosuppressive agents）是对机体的免疫反应具有抑制作用的药物，临床主要用于器官移植抗排异反应和自身免疫病。免疫抑制药主要包括四大类：①抑制 IL-2 生成及其活性的药物，如环孢素、他克莫司等；②抑制细胞因子基因表达的药物，如糖皮质激素；③抑制嘌呤或嘧啶合成的药物，如硫唑嘌呤等；④阻断 T 细胞表面信号分子，如单克隆抗体等。

**一、环孢素**

**1. 药理作用及机制**

① 环孢素（cyclosporin，环孢菌素 A，CsA）可选择性抑制 T 细胞活化，使 Th 细胞明显减少并降低 Th 与 Ts 的比例；抑制效应 T 细胞介导的细胞免疫反应；对 B 细胞抑制作用较弱，可部分抑制 T 细胞依赖的 B 细胞反应；对巨噬细胞的抑制作用不明显，对 NK 细胞无明显抑制作用，但可间接通过干扰 IFN-γ 的产生而影响 NK 细胞的活力。

② 当抗原与 Th 细胞表面受体结合时，引起细胞内 $Ca^{2+}$ 浓度增加。$Ca^{2+}$ 与钙调蛋白结合从

而激活钙调磷酸酶，进而活化相关转录因子，IL-2、IL-3、IL-4、TNF-α、IFN-γ等细胞因子的基因转录。

③ 环孢素能进入淋巴细胞与环孢素结合蛋白结合，进而与钙调磷酸酶结合形成复合体，抑制钙调磷酸酶活性，从而抑制Th细胞的活化及相关基因的表达。

④ 环孢素还能增加T细胞内转化生长因子-β（transforming growth factor-β，TGF-β）的表达，TGF-β对IL-2诱导的T细胞增殖有强大的抑制作用，也能抑制抗原特异性的细胞毒T细胞产生。

**2. 临床应用** 防止异体器官或骨髓移植时的排斥反应，常与泼尼松龙等合用。环孢素可用于治疗其他药物无效的难治性自身免疫性疾病如类风湿关节炎、系统性红斑狼疮、银屑病、皮肌炎等。

**3. 不良反应** 发生率较高，其严重程度、持续时间均与剂量、血药浓度相关，多为可逆性。①最常见及严重的不良反应为肾毒性作用，发生率为70%；②其次为肝毒性，多见于用药早期，表现为一过性肝损害；③继发感染也较常见，多为病毒感染；④诱发肿瘤；⑤还有食欲减退、嗜睡、多毛症、震颤、感觉异常、牙龈增生、胃肠道反应、过敏反应等。

## 二、他克莫司

**1. 药理作用** 他克莫司（tacrolimus，FK506）与细胞内FK506结合蛋白（FKBP）相互作用，通过抑制钙调磷酸酶而抑制NFAT的脱磷酸作用及向细胞核易位，从而抑制了T细胞的激活；抑制$Ca^{2+}$依赖性T和B淋巴细胞的活化，也可抑制T细胞依赖的B细胞产生免疫球蛋白的能力。但其对IL-2刺激引起的淋巴细胞增殖无抑制作用。

**2. 临床应用** 他克莫司可用于器官移植排斥反应。与环孢素相比，他克莫司在减少急性排异反应的发生率、增加移植物存活率和延长患者生存期等方面具有更大的优越性。

**3. 不良反应** 神经毒性、肾毒性，大剂量应用产生生殖系统毒性等。

## 三、肾上腺皮质激素类

肾上腺皮质激素类常用的有泼尼松、泼尼松龙和地塞米松等。

**1. 药理作用** 肾上腺皮质激素类可作用于免疫反应的各期，对免疫反应的多个环节均有抑制作用。主要是抑制巨噬细胞对抗原的吞噬和处理；也阻碍淋巴细胞DNA合成和有丝分裂，破坏淋巴细胞，使外周淋巴细胞数明显减少，并损伤浆细胞，从而抑制细胞免疫反应和体液免疫反应，缓解变态反应对人体的损害。

**2. 临床应用** 肾上腺皮质激素类主要用于器官移植的排斥反应和自身免疫性疾病。

## 四、抗代谢药物

抗代谢药物主要有硫唑嘌呤、6-巯嘌呤和甲氨蝶呤。

**1. 药理作用** 硫唑嘌呤最为常用，是6-巯嘌呤的衍生物，能干扰嘌呤代谢的所有过程，抑制嘌呤核苷酸合成，进而抑制细胞DNA、RNA和蛋白质合成，抑制T、B淋巴细胞及NK的效应，抑制细胞免疫和体液免疫反应，但不抑制巨噬细胞的吞噬功能。其对T细胞的抑制较明显。

**2. 临床应用** 此类药物主要用于肾移植的排斥反应和自身免疫性疾病如类风湿关节炎和系统性红斑狼疮等的治疗。

## 五、烷化剂

环磷酰胺属于细胞周期非特异性药，不仅可杀伤增殖期淋巴细胞，而且影响某些静止细胞，使循环中淋巴细胞减少；对B细胞比对T细胞敏感，选择性抑制B细胞；明显降低NK细胞活性，抑制初次和再次体液以及细胞免疫反应。临床用于防止排斥反应与移植物抗宿主反应以及治疗糖皮质激素不能长期缓解的多种自身免疫性疾病。

## 六、吗替麦考酚酯

**1. 药理作用** 吗替麦考酚酯（mycophenolate mofetil，霉酚酸酯，MMF）口服后在体内迅速水解为活性代谢产物吗替麦考酚酸（MPA）。MPA 通过抑制次黄嘌呤单核苷磷酸脱氢酶（IMP-DH）的活性，选择性抑制淋巴细胞的增殖和功能。

**2. 临床应用** MMF 主要应用于肾脏和心脏移植，能显著减少急性排异反应的发生，对自身免疫性疾病也有一定疗效。

### 七、单克隆抗体

常用药物有巴利昔单抗、达珠单抗和利妥昔单抗。

**1. 药理作用** 巴利昔单抗和达珠单抗是 IL-2 受体 α 单链的单克隆抗体，可以阻断 Th 细胞 IL-2 受体从而发挥免疫抑制效应。利妥昔单抗是嵌合鼠/人的单克隆抗体，该抗体与前 B 和成熟 B 淋巴细胞膜的 CD20 抗原特异性结合，引发 B 细胞溶解。

**2. 临床应用** 巴利昔单抗和达珠单抗适用于肾移植后的急性排斥反应和预防同种骨髓移植时并发的移植物抗宿主效应，也可以用于自身免疫性疾病的治疗。利妥昔单抗适用于非霍奇金淋巴瘤、慢性淋巴细胞白血病和自身免疫病的治疗。

### 八、抗淋巴细胞球蛋白

**1. 药理作用** 抗淋巴细胞球蛋白（antilymphocyte globulin，ALG）选择性地与 T 淋巴细胞结合，在血清补体的参与下，使外周血淋巴细胞裂解，对 T、B 细胞均有破坏。能有效抑制各种抗原引起的初次免疫应答，对再次免疫应答作用较弱。

**2. 临床应用** ALG 可防治器官移植的排斥反应，可与硫唑嘌呤或糖皮质激素等合用预防肾移植排斥反应，可延迟排斥反应，提高器官移植的成功率。

### 九、来氟米特

**1. 药理作用** 来氟米特（leflunomide，LEF）可抑制二氢乳清酸脱氢酶的活性，从而影响活化淋巴细胞的嘧啶合成，是一个具有抗增殖活性的异噁唑类免疫调节剂。

**2. 临床应用** 来氟米特用于治疗类风湿关节炎、抗移植排斥反应及其他自身免疫性疾病。

### 十、雷公藤总苷

雷公藤总苷（tripterygium glycosides，TG）又称雷公藤多苷，具有较强的抗炎及免疫抑制作用，主要用于类风湿关节炎、系统性红斑狼疮、肾炎、肾病综合征和肾小球疾病等的治疗。

## 第三节 免疫增强药

免疫增强药（immunostimulants）是指单独或同时与抗原使用时能增强机体免疫应答的药物，主要用于免疫缺陷病、慢性感染性疾病的治疗，也常作为肿瘤的辅助治疗药物。

### 一、免疫佐剂

卡介苗（Bacillus Calmette-Guerin Vaccine，BCG）是牛结核杆菌的减毒活菌苗。卡介苗为非特异性免疫增强药。

**1. 药理作用**

① 卡介苗具有免疫佐剂作用，能增强与其合用的各种抗原的免疫原性，加速诱导免疫应答，提高细胞和体液免疫水平。

② 卡介苗能刺激多种免疫细胞如巨噬细胞、T 细胞、B 细胞和 NK 细胞活性，增强机体的非特异性免疫功能。

**2. 临床应用** 除用于预防结核病外，还主要用于肿瘤的辅助治疗，如黑色素瘤、白血病及肺癌。近年来，也用于膀胱癌术后灌洗，预防肿瘤的复发。

### 二、干扰素

干扰素（interferon，IFN）是由单核细胞和淋巴细胞产生的细胞因子，是糖蛋白，主要包括

IFN-α、IFN-β、IFN-γ。干扰素有抗病毒、抗肿瘤和免疫调节作用。IFN-α、IFN-β的抗病毒作用强于IFN-γ。IFN-γ具有免疫调节作用，可活化巨噬细胞、表达组织相容性抗原、介导局部炎症反应。

**1. 药理作用**

（1）干扰素与细胞表面的特异性受体结合，引起一系列细胞效应，包括抑制细胞增殖、增强免疫活性，增加单核巨噬细胞的功能、特异性细胞毒作用和NK细胞的杀伤能力。

（2）IFN可调节抗体的生成。

（3）IFN对免疫应答的总效应，随应用的剂量与时间不同而异，小剂量增强免疫（包括细胞与体液免疫），大剂量则有抑制作用。

**2. 临床应用** 干扰素可用于肿瘤的治疗，包括毛状细胞白血病、恶性黑色素瘤、艾滋病相关的卡波西肉瘤，对肾细胞癌、黑色素瘤、乳腺癌等有效，对肺癌、胃肠道肿瘤及某些淋巴瘤无效。干扰素也可用于某些传染性疾病、慢性乙型肝炎和尖锐湿疣的治疗。

**3. 不良反应** 主要有发热、流感样症状、神经系统症状（嗜睡、神经紊乱）、皮疹、肝损害；大剂量可致可逆性白细胞和血小板减少。过敏体质、严重肝功能不全、肾功能不全、白细胞减少、血小板减少患者慎用。

## 三、白细胞介素-2

**1. 药理作用** 白细胞介素-2（interleukin-2，IL-2）与反应细胞的IL-2受体结合后，可诱导Th、Tc细胞增殖；激活B细胞产生抗体，激活巨噬细胞；增强NK细胞和淋巴因子活化的杀伤细胞（LAK）的活性，诱导IFN-γ的活性。

**2. 临床应用** 本品具有抗肿瘤作用，可治疗黑色素瘤、肾细胞癌、霍奇金病等；合用抗艾滋病药治疗艾滋病。

## 四、左旋咪唑

**1. 药理作用** 左旋咪唑（levamisole，LMS）对正常机体的抗体形成无影响，但当机体免疫功能低下时，则能促进抗体形成，可使低下的细胞免疫功能恢复正常，增强植物血凝素（PHA）诱导淋巴细胞的增殖反应。本品还能增加巨噬细胞的趋化与吞噬功能。其机制可能与提高淋巴细胞内cGMP水平、降低cAMP含量有关。

**2. 临床应用** 本品主要用于免疫功能低下者，恢复免疫功能后，可增强机体的抗病能力。其与抗癌药合用治疗肿瘤，可巩固疗效，减少复发或转移，延长缓解期，降低死亡率。

## 五、依他西脱

依他西脱（etanercept）是由肿瘤坏死因子（tumor necrosis factor，TNF）受体的P75蛋白的膜外区与人IgG的Fc段融合构成的二聚体。本品与血清中可溶性TNF-α和TNF-β有较高的亲和力，可阻断二者与细胞表面的TNF受体的结合，抑制由TNF受体介导的异常免疫反应和炎症过程。本品主要用于类风湿关节炎的治疗。

## 六、转移因子

**1. 药理作用** 转移因子（transfer factor，TF）可将供体的细胞免疫信息转移给受体，使之获得供体样的特异性和非特异性细胞免疫功能，对细胞免疫有双向调节作用，对体液免疫无影响。其机制可能是TF的RNA通过逆转录酶（reverse transcriptase）的作用掺入受者的淋巴细胞中，形成含TF密码的特异DNA。

**2. 临床应用** 本品可用于先天性和获得性细胞免疫缺陷、难治性病毒和真菌感染以及肿瘤的辅助治疗；合用其他药物治疗原发性淋巴细胞障碍、胸腺发育不全或T细胞活性缺如；先天性低丙种球蛋白血症的治疗。

## 七、胸腺素

胸腺素（thymosin）可诱导T细胞分化成熟，调节成熟T细胞的多种功能，调节胸腺依赖性免疫应答反应，具有增强细胞免疫功能和调节免疫平衡等作用。本品可用于治疗胸腺依赖性免疫缺陷病（包括艾滋病）、恶性肿瘤、自身免疫缺陷性疾病和病毒感染等。

### 八、异丙肌苷

异丙肌苷（isoprinosine）是由肌苷、乙酰基苯甲酸和二甲氨基异丙醇酯以1∶3∶3的比例组成的复合物。本品可诱导T淋巴细胞分化成熟，并增强其功能；增强单核巨噬细胞和NK细胞的活性，促进IL-1、IL-2和干扰素的产生；对B细胞无直接作用；增加T细胞依赖性抗原的抗体生成；兼有抗病毒作用。其临床用于病毒感染性疾病、自身免疫性疾病及肿瘤的辅助治疗和改善艾滋病患者的免疫功能。

### 九、免疫核糖核酸

免疫核糖核酸（immunogenic RNA，IRNA）作用似转录因子，可传递对某抗原的特异免疫活力，使未致敏的淋巴细胞活化，传递细胞免疫和体液免疫。其临床用于恶性肿瘤的辅助治疗，也试用于慢性乙型肝炎和流行性乙型脑炎的治疗。

## 同步练习

一、选择题

【A型题】

1. 下列不属于转移因子适应证的是（　　）
A. 免疫力亢进　　B. 胸腺发育不全　　C. 免疫性血小板减少性紫癜
D. 免疫缺陷性疾病　　E. 恶性肿瘤的辅助治疗
2. 通过干扰嘌呤代谢，抑制嘌呤核苷酸的合成，进而抑制细胞DNA、RNA及蛋白质合成的免疫抑制药是（　　）
A. 左旋咪唑　　B. 环磷酰胺　　C. 环孢素A
D. 巯唑嘌呤　　E. 地塞米松
3. 具有抗病毒、抗肿瘤和免疫调作用的药物是（　　）
A. 巯唑嘌呤　　B. 环磷酰胺　　C. 干扰素
D. 阿昔洛韦　　E. 霉酚酸酯
4. 环孢素最常见及严重的不良反应是（　　）
A. 肾毒性　　B. 胃肠道反应　　C. 过敏反应
D. 感觉异常　　E. 牙龈增生
5. 对免疫反应的多个环节都有抑制作用的药物是（　　）
A. 环孢素　　B. 糖皮质激素　　C. 烷化剂
D. 抗代谢药物　　E. 抗淋巴细胞球蛋白
6. 器官移植最常用的免疫抑制药是（　　）
A. 泼尼松　　B. 地塞米松　　C. 　环孢素
D. 硫唑嘌呤　　E. 环磷酰胺
7. 免疫抑制药不可用于（　　）
A. 器官移植的排异反应　　B. 银屑病　　C. 系统性红斑狼疮
D. 类风湿关节炎　　E. 肿瘤化疗的辅助治疗

【B型题】

A. 获得性免疫缺陷病　　B. 病毒感染来源
C. 黑色素瘤　　D. 胸腺依赖性细胞免疫缺陷病
E. 糖皮质激素不能耐受的自身免疫性疾病

8. 卡介苗的主要适应证是（　　）

9. 干扰素的主要适应证是（　　）
10. 胸腺素的主要适应证是（　　）

【C型题】

A. 左旋咪唑　　B. 干扰素　　C. 两者均是　　D. 两者均不是

11. 属于免疫增强药的是（　　）
12. 既有抗寄生虫作用又有增强免疫作用的是（　　）

【X型题】

13. 下列有关环孢素药理作用特点的叙述，正确的是（　　）
A. 选择性抑制B细胞活化
B. 对B细胞抑制作用较弱，可部分抑制T细胞依赖的B细胞反应
C. 对NK细胞无明显抑制作用，不影响NK细胞的活力
D. 能抑制钙调磷酸酶活性，抑制Th细胞的活化及相关基因表达
E. 能增加T细胞内转化生长因子-β的表达
14. 临床常用免疫抑制药包括（　　）
A. 环磷酰胺　　B. 环孢素　　C. 抗淋巴细胞球蛋白
D. 肾上腺皮质激素类　　E. 硫唑嘌呤
15. 临床常用免疫增强药包括（　　）
A. 左旋咪唑　　B. 白细胞介素　　C. 胸腺素
D. 干扰素　　E. 转移因子
16. 可用于肾移植以抑制排斥反应的药物有（　　）
A. 泼尼松龙　　B. 环磷酰胺　　C. 硫唑嘌呤
D. 左旋咪唑　　E. 环孢素

## 二、填空题

1. 影响免疫功能的药物主要包括________和________两大类。
2. ________作为免疫佐剂，临床常用于治疗黑色素瘤、肺癌、白血病。

## 三、问答题

1. 试述环孢素的药理作用及作用机制。
2. 简述卡介苗的药理作用及临床应用。

# 参考答案

## 一、选择题

1. A　2. D　3. C　4. A　5. B　6. C　7. E　8. C　9. B　10. D　11. C　12. A　13. BDE　14. ABCDE　15. ABCDE　16. ABCE

## 二、填空题

1. 免疫增强药　免疫抑制药
2. 卡介苗

## 三、问答题

1. 答：①环孢素可选择性抑制T细胞活化，使Th细胞明显减少并降低Th与Ts的比例；抑制效应T细胞介导的细胞免疫反应；对B细胞抑制作用较弱，可部分抑制T细胞依赖的B细胞反应；对巨噬细胞的抑制作用不明显，对NK细胞无明显抑制作用，但可间接通过干扰IFN-γ的产生而影响NK细胞的活力。②当抗原与Th细胞表面受体结合时，引起细胞内$Ca^{2+}$浓度增加。$Ca^{2+}$与钙调蛋白结合从而激活钙调磷酸酶，进而活化相关转录因子，IL-2、IL-3、IL-4、TNF-α、IFN-γ等细胞因子的基因转录。③环孢素能进入淋巴细胞与环孢素结合蛋白结合，进而与钙调磷酸酶结合形成复合体，抑制钙调磷酸酶活性，从而抑制Th细胞的活化及相关基因的表达。④环孢素还能增加T细胞内转化生长因子-β（TGF-β）的表达，TGF-β对IL-2诱导的T细胞增殖有强大的抑制作用，也能抑制抗原特异性的细胞毒T细胞产生。

2. 答：（1）卡介苗的药理作用　①卡介苗具有免疫佐剂作用，能增强与其合用的各种抗原的免疫原性，加速诱导免疫应答；②卡介苗能刺激多种免疫细胞如巨噬细胞、T细胞、B细胞和NK细胞活性，增强机体的非特异性免疫功能。

(2) 卡介苗的临床应用　除用于预防结核病外，还主要用于肿瘤的辅助治疗，如黑色素瘤、白血病及肺癌。近年来，也用于膀胱癌术后灌洗，预防肿瘤的复发。

（田原僮）

# 模拟试卷

**一、选择题**

**【A型题】**（单项选择题，又称最佳选择题，每道试题下面有A、B、C、D、E 5个备选答案，从中选择1个最佳答案。每小题1分，共25分）

1. 某弱酸性药物的 $pK_a$ 为4.4，当血浆中的pH为7.4，尿液中的pH为5.4时，血浆药物浓度是尿液中药物浓度的（　　）

A. 9倍　　B. 100倍　　C. 91倍
D. 1/100　　E. 1/10

2. 药物在体内按一级动力学规律消除，多次给药后达到稳态血药浓度的时间取决于（　　）

A. 给药的剂量　　B. 给药的次数　　C. 表观分布容积
D. 生物利用度　　E. 药物的消除半衰期

3. 长期应用β受体阻断药时如果突然停药，可引起原来的病情加重，这种现象称为（　　）

A. 药物的副反应　　B. 药物的耐受性　　C. 反跳现象
D. 药物的依赖性　　E. 耐药性

4. 遗传变异对药物代谢动力学的影响主要表现在（　　）

A. 药物在体内分布异常　　B. 药物经肠道吸收异常　　C. 药物在体内生物转化异常
D. 药物经肾脏排泄异常　　E. 以上都不对

5. 毛果芸香碱对眼的作用是（　　）

A. 缩瞳，升高眼内压，调节痉挛　　B. 缩瞳，降低眼内压，调节麻痹
C. 缩瞳，降低眼内压，调节痉挛　　D. 扩瞳，降低眼内压，调节麻痹
E. 扩瞳，升高眼内压，调节麻痹

6. 多巴胺舒张肾血管是通过（　　）

A. 激动α受体　　B. 激动 $β_1$ 受体　　C. 激动多巴胺受体
D. 阻断多巴胺受体　　E. 阻断 $β_1$ 受体

7. 酚妥拉明用量太大引起血压过度下降，为了使血压升高，可采取（　　）

A. 皮下注射去甲肾上腺素　　B. 皮下注射肾上腺素
C. 静脉注射异丙肾上腺素　　D. 静脉注射肾上腺素
E. 静脉注射去甲肾上腺素

8. 下列哪种患者禁止使用巴比妥类药物（　　）

A. 癫痫大发作　　B. 中枢兴奋药引起惊厥　　C. 小儿高热惊厥
D. 破伤风惊厥　　E. 严重肺功能不全和颅脑损伤致呼吸抑制者

9. 治疗癫痫持续状态的首选药物是（　　）

A. 静脉注射地西泮　　B. 静脉注射苯妥英钠　　C. 静脉注射苯巴比妥
D. 静脉注射卡马西平　　E. 静脉注射丙戊酸钠

10. 除晚期癌症疼痛外，吗啡不能长期用于其他疼痛镇痛治疗的主要原因是该药具有（　　）

A. 免疫抑制作用　　B. 呼吸麻痹作用　　C. 中枢抑制作用
D. 心血管抑制作用　　E. 依赖性

11. 大剂量阿司匹林可能会引起凝血障碍，加重出血倾向，可使用下列哪种药物进行预防（　　）

A. 去甲肾上腺素　　B. 纳洛酮　　C. 叶酸
D. 硫酸鱼精蛋白　　E. 维生素K

12. 变异型心绞痛患者伴有高血压宜选用（　　）
A. 普萘洛尔　　B. 硝苯地平　　C. 硝酸甘油
D. 美托洛尔　　E. 戊四硝酯
13. 治疗强心苷中毒引起的室性心律失常最好选用（　　）
A. 阿托品　　B. 异丙肾上腺素　　C. 苯妥英钠
D. 肾上腺素　　E. 麻黄碱
14. 呋塞米与下列哪类抗生素合用时较易发生耳毒性（　　）
A. 青霉素类　　B. 大内酯环类　　C. 氨基糖苷类
D. 喹诺酮类　　E. 四环素类
15. 高血压伴有支气管哮喘的患者不宜用（　　）
A. 利尿药　　B. 钙拮抗药　　C. α受体阻断药
D. β受体阻断药　　E. M受体阻断药
16. 下列哪项不是肝素的临床适应证（　　）
A. 严重高血压　　B. 心脏瓣膜置换术　　C. 血液透析
D. 肺栓塞　　E. DIC早期
17. 不能控制哮喘急性发作的药物是（　　）
A. 肾上腺素　　B. 氨茶碱　　C. 色甘酸钠
D. 地塞米松　　E. 沙丁胺醇
18. 缩宫素对子宫平滑肌作用的特点是（　　）
A. 小剂量引起子宫强直性收缩
B. 收缩血管、升高血压
C. 缩宫作用与体内性激素水平无关
D. 小剂量引起子宫底收缩、宫颈松弛
E. 妊娠早期对药物的敏感性增高
19. 下列哪项是糖皮质激素的适应证（　　）
A. 活动性消化性溃疡病　　B. 骨折修复期　　C. 癫痫
D. 糖尿病　　E. 湿疹
20. 甲亢患者甲状腺手术前先使用硫脲类药物，术前两周左右再加服大剂量碘剂，原因是（　　）
A. 硫脲类作用不强，合用后者可增加其抗甲状腺作用
B. 大剂量碘剂可防止术后发生甲状腺肿大
C. 大剂量碘剂可使代偿性增生的甲状腺腺体缩小变韧
D. 大剂量碘剂可降低基础代谢率，便于手术
E. 大剂量碘剂可使代偿性增生的甲状腺腺体增大变韧
21. 下列通常对青霉素G不敏感的细菌是（　　）
A. 肺炎球菌　　B. 肠球菌　　C. 金黄色葡萄球菌
D. 淋病奈瑟菌　　E. 脑膜炎奈瑟菌
22. 四环素类的临床应用中，错误的是（　　）
A. 立克次体感染　　B. 衣原体感染　　C. 支原体感染
D. 鼠疫　　E. 铜绿假单胞菌的感染
23. 下列关于利福平的描述，不正确的是（　　）
A. 对结核杆菌作用强大　　B. 长期用药应注意肝毒性　　C. 为肝药酶抑制药
D. 穿透力强、体内分布广　　E. 与对氨基水杨酸同服可减少其吸收
24. 下列抗恶性肿瘤药物的作用机制为影响氨基酸供应的是（　　）
A. 甲氨蝶呤　　B. 长春新碱　　C. 环磷酰胺
D. L-门冬酰胺酶　　E. 柔红霉素

25. 环孢素最常见及严重的不良反应是（ ）

A. 肾毒性　B. 胃肠道反应　C. 过敏反应

D. 感觉异常　E. 牙龈增生

**【X 型题】**（多项选择题，每道试题下面有 A、B、C、D、E 5 个备选答案，从中选择 2 个或 2 个以上正确答案，错选、少选或多选均为错。每小题 1.5 分，共 15 分）

26. 副反应是（ ）

A. 在治疗剂量下发生的　B. 多数较轻微　C. 大多可以预料

D. 无法预料　E. 药物本身固有的作用

27. 去甲肾上腺素禁用于（ ）

A. 高血压　B. 动脉硬化症　C. 器质性心脏病

D. 严重微循环障碍　E. 孕妇

28. 普萘洛尔临床应用于（ ）

A. 窦性心动过速　B. 心绞痛　C. 高血压

D. 甲状腺功能亢进　E. 房室传导阻滞

29. 氯丙嗪具有下列哪些药理作用（ ）

A. 抗精神分裂症作用　B. 镇吐作用　C. 升高血压作用

D. 抑制催乳素分泌作用　E. 抑制体温调节中枢作用

30. 抗心律失常药物可通过下列哪些方式降低自律性（ ）

A. 降低动作电位 4 相斜率　B. 提高动作电位的发生阈值

C. 降低动作电位的发生阈值　D. 增加静息膜电位电位绝对值

E. 延长动作电位时程

31. 强心苷可治疗的心律失常是（ ）

A. 心房纤颤　B. 房室传导阻滞　C. 心房扑动

D. 室性心动过速　E. 阵发性室上性心动过速

32. 下列有关奥美拉唑的描述，正确的是（ ）

A. 是第一代质子泵抑制药　B. 抑制胃酸分泌作用强而持久

C. 有抗幽门螺杆菌作用　D. 连续用药的效果优于单次用药

E. 可抑制基础胃酸分泌

33. 下列情况需要选用胰岛素治疗的是（ ）

A. 1 型糖尿病　B. 糖尿病合并重度感染　C. 合并妊娠的糖尿病

D. 糖尿病酮症酸中毒　E. 经饮食控制或口服降血糖药未能控制的 2 型糖尿病

34. 肾功能损害患者应该避免使用下列哪些药物（ ）

A. 青霉素　B. 万古霉素　C. 多西环素

D. 两性霉素 B　E. 氨基苷类

35. 氨基苷类抗生素的抗菌作用特点，正确的是（ ）

A. 杀菌速率和持续时间与浓度呈正相关

B. 仅对需氧菌有效，且抗菌活性显著强于其他类药物

C. 在碱性环境中抗菌活性增强

D. PAE 长，且持续时间与浓度呈正相关

E. 具有初次接触效应

**二、名词解释**（先将英文翻译成中文，再用中文解释和叙述该名词的主要内容和含义，要求语言简洁和准确。每小题 1.5 分，共 15 分）

1. pharmacodynamics

2. pharmacokinetics

3. apparent volume of distribution

4. bioavailability

5. withdrawal reaction
6. idiosyncrasy
7. therapeutic index
8. antibacterial spectrum
9. antibacterial activity
10. bacterial resistance

**三、填空题**（每空 1 分，共 10 分）

1. 药物与血浆蛋白结合影响药物在体内的________、________、________和________。
2. 长期应用激动药可使相应受体数目________，这种现象称为________；长期应用拮抗药，可使相应受体数目________，这种现象称为________。
3. 传出神经系统药物的基本作用靶点在于________和________两方面。

**四、简答题**（每题 5 分，共 15 分）

1. 举例说明药物的相互作用对药物效应的影响。
2. 肾上腺素的哪些作用可迅速缓解过敏性休克的临床症状，挽救患者的生命？
3. 细菌产生耐药性的机制有哪些？举例说明。

**五、论述题**（每题 10 分，共 20 分）

1. 阿托品的药理作用和临床应用有哪些？
2. ACE 抑制药的临床应用和主要不良反应是什么？

# 模拟试卷参考答案

略，详见各相关章节同步练习的参考答案。